MANUAL

DE BOLSILLO

GINECOLOGÍA Y OBSTETRICIA

de bolsillo

AF622740

2.ª edición

Editado por

K. Joseph Hurt, MD, PhD

Assistant Professor
Department of Obstetrics and Gynecology
University of Colorado School of Medicine

Wolters Kluwer

Philadelphia • Baltimore • New York • London
Buenos Aires • Hong Kong • Sydney • Tokyo

Wolters Kluwer

Av. Carrilet, 3, 9.ª planta, Edificio D - Ciutat de la Justícia
08902 L'Hospitalet de Llobregat, Barcelona (España)
Tel.: 93 344 47 18 Fax: 93 344 47 16 e-mail: consultas@wolterskluwer.com

Revisión científica
Diana Jiménez González
Médico Especialista en Ginecología y Obstetricia/Medicina Materno-Fetal
Hospital ISSSTE Bicentenario de la Independencia, Tultitlán, y Hospital Ángeles Santa Mónica, México

Traducción
Néstor Zumaya Cárdenas
Médico cirujano por la Universidad Nacional Autónoma de México, México

Dirección editorial: Carlos Mendoza
Editora de desarrollo: Núria Llavina
Gerente de mercadotecnia: Simon Kears
Cuidado de la edición: Doctores de Palabras
Diseño de portada: Jesús Esteban Mendoza
Impresión: Mercury Print Productions / Impreso en los Estados Unidos de America

Se han adoptado las medidas oportunas para confirmar la exactitud de la información presentada y describir la práctica más aceptada. No obstante, los autores, los redactores y el editor no son responsables de los errores u omisiones del texto ni de las consecuencias que se deriven de la aplicación de la información que incluye, y no dan ninguna garantía, explícita o implícita, sobre la actualidad, integridad o exactitud del contenido de la publicación. Esta publicación contiene información general relacionada con tratamientos y asistencia médica que no debería utilizarse en pacientes individuales sin antes contar con el consejo de un profesional médico, ya que los tratamientos clínicos que se describen no pueden considerarse recomendaciones absolutas y universales.

El editor ha hecho todo lo posible para confirmar y respetar la procedencia del material que se reproduce en este libro y su copyright. En caso de error u omisión, se enmendará en cuanto sea posible. Algunos fármacos y productos sanitarios que se presentan en esta publicación sólo tienen la aprobación de la Food and Drug Administration (FDA) para uso limitado al ámbito experimental. Compete al profesional sanitario averiguar la situación de cada fármaco o producto sanitario que pretenda utilizar en su práctica clínica, por lo que aconsejamos consultar con las autoridades sanitarias competentes.

Derecho a la propiedad intelectual (C. P. Art. 270)
Se considera delito reproducir, plagiar, distribuir o comunicar públicamente, en todo o en parte, con ánimo de lucro y en perjuicio de terceros, una obra literaria, artística o científica, o su transformación, interpretación o ejecución artística fijada en cualquier tipo de soporte o comunicada a través de cualquier medio, sin la autorización de los titulares de los correspondientes derechos de propiedad intelectual o de sus cesionarios.

Reservados todos los derechos.
Copyright de la edición en español © 2020 Wolters Kluwer
ISBN de la edición en español: 978-84-17602-29-1
Depósito legal: M-26888-2019
Edición en español de la obra original en lengua inglesa *Pocket Obstetrics and Gynecology*, 2.ª edición, editada por K. Joseph Hurt, publicada por Wolters Kluwer
Copyright © 2019 Wolters Kluwer

Two Commerce Square
2001 Market Street
Philadelphia, PA 19103
ISBN de la edición original: 978-14-96366-99-3

MPP0625

CONTENIDO

ANESTESIA EN GIN/OB

GINECOLOGÍA GENERAL

GINECOLOGÍA PEDIÁTRICA Y DE LA ADOLESCENTE

CIRUGÍA PÉLVICA Y UROGINECOLOGÍA

INFERTILIDAD

Pietro Bortoletto y Christine Conageski

ATENCIÓN PRENATAL

Meghan Klavans, Amy Nacht y Todd J. Stanhope

TRABAJO DE PARTO Y PARTO NORMALES

Benjamin S. Harris y Jessica C. Ehrig

EMBARAZO Y PARTO COMPLICADOS

Tana Kim, Neggin B. Mokhtari y Shane Reeves

CARDIOLOGÍA Y ENFERMEDAD CARDIOVASCULAR

PULMONAR

NEFROLOGÍA Y VÍAS URINARIAS

GASTROENTEROLOGÍA

HEMATOLOGÍA

Ashley E. Benson, Chelsea K. Chandler, Sarah Rae Easter y Todd J. Stanhope

ENDOCRINOLOGÍA

Maeve Hopkins, Pietro Bortoletto, Megan R. Barrett y Jon G. Steller

NEUROLOGÍA

Ashish Premkumar e Irina Burd

PSIQUIATRÍA

Emily Fay y M. Camille Hoffman

DERMATOLOGÍA

Said S. Saab y Misha D. Miller

ENFERMEDAD INFECCIOSA

Christina Megli y Catherine Albright

ONCOGINEGOLOGÍA

Erin Blake, Allison Gockley y Ritu Salani

APÉNDICE 1. BASES DE ANATOMÍA GINECOOBSTÉTRICA

APÉNDICE 2. PROCEDIMIENTOS Y CIRUGÍAS FRECUENTES

Misha Pangasa y Brittney D. Bastow

APÉNDICE 3. ÍNDICE DE FÁRMACOS

Kevin W. McCool y Allison Faucett

APÉNDICE 4. ALGORITMOS DE ACLS

APÉNDICE 5. ALGORITMO DE REANIMACIÓN NEONATAL

COLABORADORES

Catherine Albright, MD, MS
Assistant Professor
Maternal Fetal Medicine
Obstetrics & Gynecology
University of Washington
Seattle, Washington

Kavita Shah Arora, MD, MBE
Assistant Professor
Obstetrics & Gynecology and Bioethics
Case Western Reserve University
Cleveland, Ohio

K. Lauren Barnes, MD
Resident, Obstetrics & Gynecology
Harvard Medical School
Boston, Massachusetts

Megan R. Barrett, MD
Assistant Professor
Obstetrics & Gynecology
Duke University School of Medicine
Durham, North Carolina

Brittney D. Bastow, MD
Senior Instructor
Obstetrics & Gynecology
University of Colorado
Aurora, Colorado

Ashley E. Benson, MD
Resident, Obstetrics & Gynecology
University of Utah
Sale Lake City, Utah

Erin Blake, MD, MSc
Resident, Obstetrics & Gynecology
University of Colorado
Aurora, Colorado

Pietro Bortoletto, MD
Resident, Obstetrics & Gynecology
Harvard Medical School
Boston, Massachusetts

Irina Burd, MD, PhD
Associate Professor
Maternal Fetal Medicine
Gynecology & Obstetrics
Johns Hopkins School of Medicine
Baltimore, Maryland

Leigh A. Cantrell, MD, MSPH
Associate Professor
Oncoginegología
Obstetrics & Gynecology
University of Virginia School of Medicine
Charlottesville, Virginia

Lauren Carlos, MD
Resident, Obstetrics & Gynecology
Yale School of Medicine
New Haven, Connecticut

Chelsea K. Chandler, MD
Resident, Obstetrics & Gynecology
Magee-Womens Hospital
University of Pittsburgh
Pittsburgh, Pennsylvania

Christine Conageski, MD
Assistant Professor
Obstetrics & Gynecology
University of Colorado
Aurora, Colorado

Sarah Rae Easter, MD
Fellow
Maternal Fetal Medicine and Anesthesia
Obstetrics & Gynecology
Harvard Medical School
Boston, Massachusetts

Jessica C. Ehrig, MD
Fellow
Maternal Fetal Medicine
Obstetrics & Gynecology
University of Colorado
Aurora, Colorado

Sherif El-Nashar, MD, PhD
Associate Professor
Female Pelvic Medicine &
Reconstructive Surgery
Obstetrics & Gynecology
Case Western Reserve University
Cleveland, Ohio

Allison Faucett, MD
Assistant Professor
Maternal Fetal Medicine
Obstetrics & Gynecology
University of Colorado
Aurora, Colorado

Emily Fay, MD
Fellow
Maternal Fetal Medicine
Obstetrics & Gynecology
University of Washington
Seattle, Washington

Lisa Gill, MD
Assistant Professor
Maternal Fetal Medicine
Obstetrics & Gynecology
University of Minnesota
Minneapolis, Minnesota

Allison Gockley, MD
Fellow
Oncoginegología
Obstetrics & Gynecology
Harvard Medical School
Boston, Massachusetts

Chad A. Grotegut, MD
Associate Professor
Maternal Fetal Medicine
Obstetrics & Gynecology
Duke University
Durham, North Carolina

Evelyn Hall, MD
Resident, Obstetrics & Gynecology
Northwestern University
Chicago, Illinois

Leo Han, MD, MPH
Assistant Professor
Family Planning
Obstetrics & Gynecology
Oregon Health and Science
University
Portland, Oregon

Eduardo Hariton, MD, MBA
Resident, Obstetrics
& Gynecology
Harvard Medical School
Boston, Massachusetts

Benjamin S. Harris, MD, MPH
Resident, Obstetrics
& Gynecology
Duke University
Durham, North Carolina

Ross Harrison, MD
Resident, Obstetrics
& Gynecology
University of Wisconsin
Madison, Wisconsin

M. Camille Hoffman, MD, MSCS
Associate Professor
Maternal Fetal Medicine
Obstetrics & Gynecology, and
Psychiatry
University of Colorado
Aurora, Colorado

Maeve Hopkins, MD, MA
Resident, Obstetrics & Gynecology
Duke University
Durham, North Carolina

Catherine Hudson, MD
Assistant Professor
Female Pelvic Medicine and
Reconstructive Surgery
Obstetrics & Gynecology
The Ohio State University
Columbus, Ohio

Tana Kim, MD
Resident, Obstetrics & Gynecology
University of Minnesota
Minneapolis, Minnesota

Meghan Klavans, MD, MBA
Resident, Obstetrics & Gynecology
University of Virginia
Charlottesville, Virginia

Reeva Makhijani, MD
Resident, Obstetrics & Gynecology
Brown University
Providence, Rhode Island

Anne Holland Mardy, MD
Resident, Obstetrics & Gynecology
Columbia University
New York, New York

Kevin W. McCool, MD, PhD
Resident, Obstetrics & Gynecology
University of Wisconsin
Madison, Wisconsin

Jennifer R. McKinney, MD, MPH
Resident, Obstetrics & Gynecology
University of Colorado
Aurora, Colorado

Christina Megli, MD, PhD
Resident, Obstetrics & Gynecology
Oregon Health and Science University
Portland, Oregon

Misha D. Miller, MD
Assistant Professor
Mohs Surgery and Cutaneous Oncology
Dermatología
University of Colorado
Aurora, Colorado

Neggin B. Mokhtari, MD
Resident, Obstetrics & Gynecology
Magee-Womens Hospital
Pittsburgh, Pennsylvania

Amy Nacht, DNP, CNM, MPH
Assistant Professor
Women, Children, & Family Health
College of Nursing
University of Colorado
Aurora, Colorado

Shriddha Nayak, MD
Resident, Obstetrics & Gynecology
Johns Hopkins School of Medicine
Baltimore, Maryland

Jessica Opoku-Anane, MD, MS
Assistant Professor
Minimally Invasive Gynecologic Surgery
University of California San Francisco
San Francisco, California

Misha Pangasa, MD
Resident, Obstetrics & Gynecology
Magee-Womens Hospital
Pittsburgh, Pennsylvania

Elizabeth Patberg, MD
Resident, Obstetrics & Gynecology
Emory University
Atlanta, Georgia

Sharon T. Phelan, MD
Professor Emeritus
Obstetrics & Gynecology
University of New Mexico
Albuquerque, New Mexico

Ashish Premkumar, MD
Resident, Obstetrics & Gynecology
University of California San Francisco
San Francisco, California

Shane Reeves, MD
Associate Professor
Maternal Fetal Medicine
Obstetrics & Gynecology
University of Colorado
Aurora, Colorado

Polina Rovner, MD
Resident, Obstetrics & Gynecology
University of Colorado
Aurora, Colorado

Said S. Saab, MD, MPhil
Resident, Obstetrics & Gynecology
University of Pennsylvania
Philadelphia, Pennsylvania

Ritu Salani, MD, MBA
Associate Professor
Oncoginegología
The Ohio State University
Columbus, Ohio

Dana Marie Scott, MD
Resident, Obstetrics & Gynecology
University of Minnesota
Minneapolis, Minnesota

David I. Shalowitz, MD, MSHP
Assistant Professor
Oncoginegología
Obstetrics & Gynecology
Wake Forest Baptist Health
Winston-Salem, North Carolina

Todd J. Stanhope, MD
Obstetrics & Gynecology
North Memorial Health Care
Robbinsdale, Minnesota

Jon G. Steller, MD
Fellow
Maternal Fetal Medicine
Obstetrics & Gynecology
University of Colorado
Aurora, Colorado

Melissa Teitelman, MD, MSCE
Associate Professor
Gastroenterología
Department of Medicine
Duke University
Durham, North Carolina

Roxanne A. Vrees, MD
Assistant Professor
Obstetrics & Gynecology
Brown University
Providence, Rhode Island

Teresa M. Walsh, MD
Assistant Professor
Obstetrics & Gynecology
University of Texas Southwestern Medical Center
Dallas, Texas

William D. Winkelman, MD
Resident, Obstetrics & Gynecology
University of California San Francisco
San Francisco, California

PRÓLOGO

Es un placer presentar la 2.ª edición de *Ginecología y obstetricia de bolsillo* completamente actualizada. Esta referencia indispensable combina todas las virtudes de un manual de bolsillo con muchos de los valores de quienes lo usarán, los *millennials*.

El diccionario Merriam-Webster define el *manual de bolsillo* como un libro que puede ser portado de forma práctica para su consulta rápida. Claramente, la obra *Ginecología y obstetricia de bolsillo* cumple este criterio. La información bien organizada incluye casi cualquier situación que un proveedor de atención de la salud puede encontrarse en la práctica general (o en situaciones más complicadas) de la ginecoobstetricia, y *Ginecología y obstetricia de bolsillo* cumple con ello en un mínimo espacio, que permite que los médicos lo lleven a cualquier sitio.

Además de brindar los algoritmos de diagnóstico y tratamiento más relevantes, cada tema presenta las referencias que respaldan estas guías. A menudo, usted se encontrará ante la necesidad de hallar rápidamente el tratamiento y los esquemas de dosis, así como otras consideraciones en cuestión de segundos. *Ginecología y obstetricia de bolsillo* satisface esta necesidad de los estudiantes, pues ha sido escrito por personas capacitadas con gran carga de trabajo que han condensado eficazmente la información en listas, tablas e imágenes. Cuando usted disponga de mayor cantidad de tiempo, puede revisar las mismas secciones para estudiar la fisiología, la ciencia básica y las referencias originales con mayor detalle. Recomiendo ampliamente que realice con frecuencia este ejercicio para germinar ideas en un caso de particular complejidad con la intención de motivar que investigue más a fondo el tema. Estos son los momentos en los que se originan las "grandes preguntas", y cuando emergen los descubrimientos científicos que derivan en los tratamientos más novedosos del mañana. Espero que cada uno de ustedes piense acerca de los problemas clínicos con los que se enfrentará en su vida y busque las oportunidades para desarrollar y ampliar el conocimiento que los autores plasmarán en la siguiente *revisión* de *Ginecología y obstetricia de bolsillo*.

Todos los autores a lo largo de los Estados Unidos deben recibir una mención especial por crear un recurso tan eficaz y por aportar su conocimiento a nuestro compendio acerca de la salud de la mujer con tanta inteligencia y cuidado.

Nanette Santoro, MD
Professor and E Stewart Taylor Chair of Obstetrics and Gynecology
University of Colorado School of Medicine
Aurora, Colorado

PREFACIO

Nos enorgullece presentar la 2.ª edición completamente revisada de *Ginecología y obstetricia de bolsillo*. La respuesta entusiasta a la 1.ª edición confirmó la necesidad de tener una referencia de consulta rápida al estilo de manual de bolsillo para la atención de la mujer. Para esta edición revisada, hemos vuelto a reunir a médicos residentes, asistentes y adscritos de los programas más sobresalientes de ginecología y obstetricia en los Estados Unidos. Los materiales se han actualizado por completo y se acompañan siempre de las referencias actuales y las recomendaciones de las mejores prácticas.

Cada capítulo contiene información breve acerca de la fisiología, el diagnóstico diferencial, los algoritmos clínicos y las referencias clave que son más útiles para la valoración y el tratamiento iniciales. En donde fue posible, intentamos enlazar la comprensión de la fisiopatología con la ciencia clínica a manera de puente entre la capacitación médica básica y las rotaciones clínicas. El formato es congruente con el de otros libros de esta serie, por lo que los temas se organizan por aparatos y sistemas. Debido a que la ginecoobstetricia implica capacitación y aprendizaje interdisciplinario, usted se dará cuenta de que algunos temas relacionados se encuentran distribuidos en diferentes capítulos (p. ej., la preeclampsia y la eclampsia se presentan en los capítulos del sistema cardiovascular y el del sistema neurológico). Los apéndices sobre la anatomía pélvica, los procedimientos más frecuentes en ginecoobstetricia y los fármacos habituales mantienen la información útil al alcance de sus manos para que pueda revisarla con rapidez antes de un caso o presentación. Hemos añadido un capítulo acerca de trastornos psiquiátricos y expandido el índice alfabético de materias como respuesta a la recomendación de nuestros lectores. Esperamos que *Ginecología y obstetricia de bolsillo* continúe siendo su guía de referencia rápida preferida.

Por supuesto, la medicina está cambiando de manera rápida y constante, y esta publicación *no* es exhaustiva ni puede sustituir los años de capacitación y la experiencia clínica. Por ello, lo motivamos a que esté pendiente de las actualizaciones en el campo y los cambios en los estándares de atención. Por favor, coméntenos cualquier sugerencia o retroalimentación, y lo incluiremos en la siguiente edición. Para compartir sus opiniones, envíenos un correo electrónico directamente a *LWW.PocketOBGYN.Editor@gmail.com*.

Esperamos que encuentre en esta obra el conocimiento fundamental y las guías de práctica clínica que faciliten la atención de excelencia de la paciente, y que también hagan su trabajo un poco más eficaz. Ya sean estudiantes, proveedores de nivel medio o adscritos con gran experiencia, en la sala de parto o en el quirófano, esperamos que consideren a *Ginecología y obstetricia de bolsillo* como una ayuda indispensable.

K. Joseph Hurt, MD, PhD
Aurora, Colorado

EXPLORACIÓN (ANUAL) DE LA MUJER SANA

Consulta de la mujer sana (*Obstet Gynecol* 2012:120:421)

- **Propósito:** promover un estilo de vida saludable y disminuir los riesgos a la salud. Proveer detección precoz, evaluación, asesoramiento y vacunación. Identificar las preocupaciones sobre la reproducción. Valorar los riesgos específicos según la edad. Ofrecer planificación anticonceptiva y previa a la concepción. Optimizar la atención médica primaria.

Componentes de la exploración asociados con la edad				
Grupo de edad	**Detección precoz**	**Pruebas de laboratorio**	**Valoración de la salud y los riesgos**	**Vacunas**
13-18	HxEf completos, incluyendo Hx GIN y sexuales. Ef con estadificación de Tanner y exploración pélvica si está indicada.	Pruebas para GC/CT y VIH si es sexualmente activa.	Sexual: desarrollo, comportamientos de alto riesgo, anticoncepción, prevención de ETS y seguridad en Internet/dispositivos móviles. Estado físico/nutrición: detección de trastornos alimentarios, obesidad, multivitamínicos + folato y calcio. Psicosocial: detección precoz de suicidio/depresión, preferencia sexual e identidad de género, abuso sexual/maltrato emocional o físico.	TDPa: refuerzo a la edad de11-18 años; con refuerzo de Td c/10 años; esquema de hepatitis B, vacuna contra VPH a los 9-26 años; influenza anual, meningocócica a los 13-18 años; SRP y VVZ si no se administró previamente.
19-39	HxEf completos, incluyendo Hx OB/GIN/sexuales. Ef con valoración de las mamas, exploración pélvica si > 21 años (antes si está indicada).	Pap: 21-29 años, citología + VPH refleja c/3 años; > 30, citología + análisis combinado de VPH c/5 años; > 24 años GC/CT y VIH, antes si es necesario.	Sexual: anticoncepción, planificación de reproducción; comportamientos de alto riesgo, asesoramiento preconcepción/genético, función sexual, ETS. Estado físico/nutrición: suplementación con folatos, calcio. Psicosocial: violencia por la pareja íntima (VPI). Factores de riesgo CV. Valoración de la salud y el riesgo: consciencia de cuidado mamario.	TDPa 1× seguida por Td c/10 años; serie de VPH, influenza anual, SRP y VVZ si no se administró previamente.
40-64	HxEf completos + Hx OB/GIN/sexuales, detección de prolapso de órgano pélvico, Sx menopáusicos, incontinencia urinaria o fecal; Ef con exploración mamaria y pélvica.	Pap con análisis combinado cada 5 años, una colonoscopia a los 50 años, detección de diabetes a los 45 años, lípidos c/5 años a los 45 años, detección de hepatitis C 1× si nació entre 1945 y 1965, mamografía anual.	Sexual: anticoncepción, función sexual. Estado físico/nutrición. Psicosocial: VPI. Factores cardiovasculares, incluyendo preE, DMG, HIE. Valoración de la salud y el riesgo: ácido acetilsalicílico para prevención de ACV a los 55-79 años; TRH; consciencia del cuidado mamario.	TDPa 1×, Td c/10 años, vacuna contra herpes zóster 1× a los 60 años, influenza anual, SRP y VVZ si no se administró previamente.

Grupo de edad	Detección precoz	Pruebas de laboratorio	Valoración de la salud y el riesgo	Vacunas
65+	HxEf completas, con valoración de prolapso de órgano pélvico, Sx menopáusicos, incontinencia urinaria/fecal. La exploración pélvica puede reservarse si la edad y los problemas de salud son tales que la pt rechaza el tratamiento.	Densidad mineral ósea c/2 años; suspender Pap a los 66 años si la detección precoz fue adecuada; colonoscopia c/10 años; mamografía anual; lípidos c/5 años; diabetes c/3 años; TSH c/5 años; albúmina urinaria, detección de hepatitis C 1×.	Sexual: función sexual, protección de barrera, comportamientos de alto riesgo. Estado físico/nutrición. Valoración de la salud y el riesgo psicosocial.	Zóster 1×, influenza anual, neumocócica 1×, Td c/10 años, VVZ si no hay vacunación previa/sin inmunización.
Para una guía completa de los componentes de la exploración de la mujer sana de acuerdo con la edad, visite: http://www.acog.org/About-ACOG/ACOG-Departments/Annual-Womens-Health-Care/Well-Woman-Recommendations				

- **Detección precoz:** dieta/nutrición/ejercicio, seguridad/cinturones de seguridad, VPI, detección de ETS/salud sexual, diabetes, obesidad, síndromes metabólicos, osteoporosis, enf tiroidea, cáncer de mama, displasia cervical, cáncer de colon y cáncer de piel.
- **Momento:** 1.ª visita OB/GIN a los 13-15 años.
- **Hx para la consulta de la mujer sana:**
  - **Motivo principal/HxPA con interrogatorio por aparatos y sistemas/HxP/HxQ.**
  - **HxOb:** incluyendo fechas, edad gestacional, resultados perinatales, peso del lactante, tipo de parto, complicaciones y tipo de anestesia.
  - **HxGin:** FUM regular y confiable.
    - **HxMen:** ¿edad de la menarquia?, ¿ciclos regulares?, ¿duración del ciclo (días)?, ¿días de flujo?, ¿cantidad de flujo (leve, moderado, intenso)?, ¿dismenorrea?, ¿Sx asociados?
    - **ETS:** gonorrea, clamidia, herpes, sífilis, VIH, otros. ¿Reacciones?
    - ¿Número de compañeros sexuales? ¿Compañeros sexuales actuales (hombres, mujeres, ambos)?
    - **Detección de cáncer cervicouterino:** ¿antecedentes de Pap anómalo? Si hay antecedentes de resultados anómalos, ¿colposcopia/PEEQ/CBF? Fecha de última citología.
    - **Anticoncepción:** ¿métodos actuales o anteriores de anticoncepción?
    - **Violencia doméstica:** ¿Hx de abuso sexual, maltrato físico o emocional?
    - **Incontinencia:** ¿urinaria o fecal?
    - **Sexual:** ¿deseo?, ¿dolor?, ¿otras preocupaciones?
  - **Medicamentos:** medicamentos actuales y dosis, vía, esquema e indicación.
  - **Alergias:** incluyendo a alérgenos no farmacológicos y ambientales, con rxn y gravedad.
  - **Hx soc:** incluyendo hábito tabáquico, alcohol y consumo de drogas ilegales. ¿Uso de THC?
  - **HxF:** valorar específicamente cánceres GIN, como cáncer de cuello uterino, de endometrio, de ovario y de mama. También cáncer de colon, alteraciones hemorrágicas/coagulación y anomalías fetales/defectos congénitos.
- **Exploración física para la consulta de la mujer sana:**
  - SV, estatura, peso, IMC, aspecto general, exploración física general, mamas, tiroides, cardiovascular, pulmonar, abdominal, rectal y pélvica (espéculo/bimanual).
  - **Exploración pélvica:** exploración pélvica anual para ≥ 21 años de edad (opinión de expertos). No necesaria para ACO, comenzarlos si es sana y asintomática. Externa solamente para < 21 años de edad, a menos que esté indicado; exploración bajo anestesia en mujeres muy jóvenes. Incluir aspectos internos y externos (meato urinario, introito vaginal, periné, exploración con espéculo de la vagina y el cuello uterino, técnica bimanual de útero, anexos y cuello uterino ± rectovaginal).

Principales causas de mortalidad en mujeres de cualquier raza en los Estados Unidos (2015)						
Edad 15-19	**Edad 20-24**	**Edad 25-34**	**Edad 35-44**	**Edad 45-54**	**Edad 55-64**	**Edad 65+**
Lesiones accidentales	Lesiones accidentales	Lesiones accidentales	Cáncer	Cáncer	Cáncer	Cardiopatía
Suicidio	Suicidio	Cáncer	Lesiones accidentales	Cardiopatía	Cardiopatía	Cáncer
Cáncer	Homicidio	Suicidio	Cardiopatía	Lesiones accidentales	Enf pulmonar crónica	Enfermedad de Alzheimer
Homicidio	Cáncer	Cardiopatía	Suicidio	Enf hepática crónica	Lesiones accidentales	ACV
Cardiopatía	Cardiopatía	Homicidio	Enf hepática crónica	ACV	Diabetes mellitus	Enf respiratoria crónica
Defectos del nacimiento	Complicaciones del embarazo	Complicaciones del embarazo	ACV	Enf pulmonar crónica	ACV	Diabetes
Complicaciones del embarazo	Defectos del nacimiento	Diabetes	Diabetes	Suicidio	Enf hepática crónica	Influenza y neumonía
Tomado de: CDC Leading Causes of Death in Females en www.cdc.gov/women/lcod/2015/all-females. Acceso el 1 de abril de 2018.						

Directrices para la detección precoz de cáncer

- **Displasia cervical:** *véase* más adelante.
- **Cáncer de mama:** *véase* más adelante.
- **Cáncer colorrectal:** empezar a los 50 años de edad. Considerar a partir de los 45 años de edad si es AA; en menores si hay HxF. Preferible la colonoscopia cada 10 años. Otros métodos aceptables:
  Sangre oculta en heces o pruebas inmunohistoquímicas fecales anuales con tres muestras.
  Sigmoidoscopia flexible cada 5 años.
  Combinación de sangre oculta en heces y sigmoidoscopia flexible.
  Enema de bario de doble contraste cada 5 años.
- **Cáncer de piel:** asesoramiento respecto a la exposición a rayos ultravioleta. Considerar exploración cutánea anual y derivación en caso de alto riesgo. Utilizar criterios de asimetría/borde/color/diámetro/aumento de tamaño.
- No existen directrices recomendadas para la detección sistemática de cáncer de **ovario**, **endometrio** o **pulmón**. Investigación guiada por HxEf.

ANOMALÍAS BENIGNAS DE LA MAMA

Masa probablemente benigna: móvil, blanda, lisa y < 2 cm.

Masa preocupante: dura, fija, única, con bordes irregulares, > 2 cm, adenopatía, exudado sanguinolento por el pezón, cambios de la piel y aspecto asimétrico de las mamas.

Hallazgos radiológicos anómalos

- Densidad de partes blandas mal definida, bordes irregulares, en ocasiones, con aspecto en estrella.
- Microcalcificaciones agrupadas en una zona.
- Calcificación en el interior de una masa/densidad de partes blandas.
- Asimetría en el interior de la mama o retracciones de tejido mamario.
- Anomalía nueva no apreciada previamente.
- **Hallazgos preocupantes:** masa de tejidos blandos, microcalcificaciones agrupadas.
- La mayoría de las masas mamarias aparecen en < 25 años, con crecimiento gradual, "grumosas" a la exploración y con bajo riesgo de cáncer → considerar bx si aumenta de tamaño.

Figura 1-1 Diagnóstico de una masa mamaria

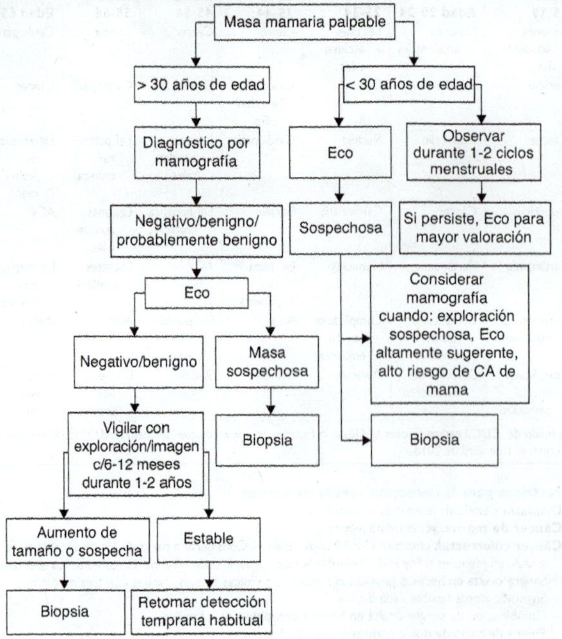

Mamografía/puntuación BIRADS (*Breast Imaging Reporting and Data System*)			
Puntuación	**Descripción**	**Riesgo de cáncer**	**Seguimiento**
0	Incompleta	No disponible	Requiere repetir mamografía o Eco mamario.
1	Negativa	Mínimo	Continuar detección precoz de rutina.
2	Hallazgo benigno	Mínimo	Continuar detección precoz de rutina.
3	Probablemente hallazgos benignos	2%	Seguimiento con mamografía en 6 meses para revalorar.
4	Anomalía sospechosa	25-30%	Puede requerir biopsia.
5	Altamente sugerente de malignidad	95%	Biopsia del núcleo (*core*) o resección de la masa.
6	Cáncer de mama confirmado por biopsia	100% (detectado)	Extirpación, quimioterapia o radiación.

Anomalías benignas de la mama	
Mastalgia	**Definición:** dolor en la mama, puede ser cíclico o no cíclico. *Cíclico:* suele ser más doloroso antes de las reglas y se alivia con estas; usualmente bilateral. Debida a cambios hormonales que causan proliferación del tejido mamario. Puede estar asociada con TRH o ACO. *No cíclico:* con mayor frecuencia unilateral y de ubicación variable en la mama. Las causas incluyen estiramiento de los ligamentos de Cooper, dieta/estilo de vida, TRH, ectasia ductal y dolor de la pared torácica. **Tx:** brindar confort, la mayoría de las veces se resuelve sola. El **danazol** es el único tratamiento aprobado por la FDA, pero tiene efectos androgénicos graves; el tamoxifeno en caso de mastalgia intensa, aunque tiene efectos adversos menstruales. Algunas pacientes pueden responder a AINE, paracetamol, sujetadores con soporte, compresas calientes, dietas bajas en grasa y altas en hidratos de carbono complejos, y ACO; se recomienda disminuir el consumo de cafeína y chocolate; existen pocos datos sobre el empleo de aceite de onagra y vitamina E por las noches.
Mastitis	**Definición:** celulitis aguda que puede progresar a un absceso. Por lo general, se observa en mujeres que amamantan y se manifiesta con una distribución en cuña de los conductos con calor, eritema, hipersensibilidad, fiebre y malestar; dx clínico. **Tx:** dicloxacilina 500 mg c/6 h × 10 d, o cefalexina 500 mg c/6 h × 10 días, compresas tibias; la pt debe continuar la lactancia para facilitar una salida para el drenaje. La lactancia es segura, ya que las bacterias se originan a partir de la flora bucal del lactante (especies de estafilococos y estreptococos).
Quistes mamarios	**Definición:** clasificados por su aspecto mediante Eco; los quistes llenos de líquido suelen ser simples y se originan en el conducto terminal; son frecuentes en mujeres de 35-50 años de edad, generan dolor mamario localizado y suelen resolverse. Los microquistes y quistes con tabiques delgados suelen ser benignos. **Valoración:** abordaje expectante durante 6 semanas o Eco mamaria → si el quiste es simple, no se requiere mayor estudio; considerar la aspiración si el dolor es intenso o si hay obstrucción de tejido mamario adyacente → si recurre o hay datos radiográficos preocupantes, derivar para otros estudios de imagen y bx excisional mamaria.
Necrosis grasa	**Definición:** áreas duras o induradas, por lo general después de traumatismos (por cinturón de seguridad, bx, radiación, infección). Es frecuente en la región subareolar. **Valoración:** puede valorarse con mamografía o Eco mamaria.
Fibroadenoma	**Definición:** masa mamaria más frecuente en < 25 años de edad, tiene un crecimiento gradual, es "grumosa" y móvil a la exploración; tiene un riesgo bajo de cáncer. **Valoración:** considerar bx si aumenta de tamaño.

Secreción por el pezón

- Motivo de consulta sumamente frecuente; suele ser benigno.
- **Secreción no maligna:** frecuente con la estimulación, bilateral y serosa.
- **Galactorrea:** exudado lechoso sin relación con el embarazo; frecuentemente bilateral.
  Causas: desconocidas, anomalías endocrinas asociadas con amenorrea o disfxn hipotalámica por alteraciones endocrinas o masas hipofisarias, numerosos fármacos psiquiátricos (inhibidores de dopamina).
  Valoración: HxPA sobre cambios visuales, valoraciones de salud, menstruación, Sx tiroideos y medicamentos actuales; Ef en busca de defectos del campo visual (visión en túnel).
  Pruebas de lab: prolactina, TSH, T_4 libre, TC craneal en busca de adenoma hipofisario si la prolactina se encuentra elevada.
- **Exudado no benigno:** exudado unilateral, sanguinolento (si no es visible, puede realizarse prueba de guayacol), seroso o coloreado que puede asociarse con una masa mamaria o cambios de la piel suprayacente. Causado por carcinoma, papiloma intraductal, ectasia ductal o cambios fibroquísticos.
  Valoración: enviar exudado para citología; mamografía (> 35 años de edad) o Eco de mama (< 35 años de edad). La citología posee escaso valor y tiene una sensibilidad baja.

CÁNCER DE MAMA

Epidemiología

- El cáncer de mama es la neoplasia maligna más frecuente en mujeres. Es la segunda causa de mortalidad por cáncer en mujeres (después del cáncer de pulmón) en los Estados Unidos. De 1998 a 2007 han disminuido sus tasas de incidencia y mortalidad. Los países desarrollados muestran una incidencia más alta que aquellos en vías de desarrollo. El riesgo durante la vida de cáncer de mama es del 12% (1 por cada 8 mujeres).
- Las mujeres AA muestran una tasa de incidencia menor, una tasa de mortalidad mayor y un estadio más alto al momento del dx.

Factores de riesgo

- **Edad > 40 años de edad:** el 95% de los cánceres de mama ocurren en mujeres > 40 años de edad.
- **HxF de cáncer de mama:** parientes de primer grado, cáncer de mama premenopáusico, mutaciones *BRCA1* y *BRCA2* (genes supresores tumorales, autosómicos dominantes, responsables del 2-7% dx, pero confieren un riesgo de cáncer de mama a lo largo de la vida del 40-70%). Riesgo en la población general 1/400, los judíos askenazis tienen 1/40 de probabilidad de presentar la mutación.
  BRCA1/2: 45-65% de riesgo de cáncer de mama, 10-15% de riesgo de cáncer de ovario → la mastectomía reduce el riesgo en > 90%. La SOB profiláctica disminuye el riesgo de cáncer de mama en un 50% y el riesgo de cáncer de ovario en un 80-95%. Se recomienda la prueba de BRCA en personas con parientes de primer grado con cáncer de mama, parientes con cáncer de mama < 50 años, 3 o + parientes de primer o segundo grado con cáncer de mama, cáncer de mama/ovario en pariente de primer o segundo grado, 2 o + parientes de primer o segundo grado con cáncer de ovario, cáncer de mama masculino. Se recomienda RM/mamografía anual a partir de los 25 años de edad c/6 meses; Eco pélvica y CA-125 si el RR disminuye por SOB. Puede utilizarse tamoxifeno como quimioprevención (*Obstet Gynecol* 2017;130:e110).
- **Exposición hormonal aumentada:** menarquia precoz (< 12 años de edad), menopausia tardía (> 55 años de edad), edad avanzada en el primer embarazo, menor número de embarazos (todo ello → aumento de la exposición a estrógenos de por vida).
- **HxP de cáncer de mama:** riesgo del 0.5-1% de desarrollar este tipo de cáncer en la mama contralateral; la mayoría de las recurrencias aparecen en los primeros 5 años.
- **Exposición a radiación:** riesgo a lo largo de la vida del 35%.
- **Dieta y ejercicio:** la actividad física y el control del peso son factores protectores.

Modalidades de detección precoz del cáncer de mama		
Detección precoz	**Calidad**	**Guías**
Consciencia sobre anomalías mamarias (consciencia del aspecto y la consistencia normales)	Difícil de valorar	ACOG: recomendada. ACS: recomendada. NCCN: recomendada.
Autoexploración mamaria (mensual en el día 7-10 del ciclo)	Difícil de valorar	Educación sobre la consciencia de anomalías mamarias en todas las edades. ACOG: considerar para pts de alto riesgo. USPSTF: no recomendada. ACS: opcional para > 20 años de edad. NCCN: 20-39 años, c/1-3 años; > 40 años, anualmente. El 50-70% de los casos de cáncer de mama se encuentran en la autoexploración.
Exploración clínica de mama (+5 min/mama por profesional de la salud)	Sens 54% Espec 94% VPP 3-4% (*JAMA* 1999;282:1270)	ACOG: 20-39 años, cada 1-3 años; > 40 años, anual. USPSTF: datos insuficientes para valorar. ACS: no se recomienda para mujeres con riesgo prom. NCCN: 25-39 años, c/1-3 años; > 40 años, anualmente.
Ecografía	Sens 80-85% Espec 60-70% (*Int J Clin Pract* 2009;63:1589)	Adyuvante a la mamografía, especialmente en mujeres jóvenes con tejido mamario denso. Puede ayudar a valorar a profundidad hallazgos no concluyentes, guiar bx y diferenciar quistes de masas sólidas. No es la primera elección.
Mamografía	Sens 85% Espec 90% (*bcsc-research.org/*)	ACOG: > 40 años, anualmente, o 10 años menor que el pariente de primer grado afectado. Suspender a los 75 años. USPSTF: 50-74 años, c/2 años. ACS: 45-54 años, estudio anual; > 55 años, c/1-2 años. NCI: > 40 años, estudio c/1-2 años. NCCN: 20-39 años, c/1-3 años; > 40 años, anualmente.
RM de mama	Sens 77% Espec 86% (*Ann Int Med* 2008;9:671)	Para un riesgo a lo largo de la vida > 20% o *BRCA1* o *BRCA2* conocidos, pariente de primer grado con *BRCA* y sin prueba personales, antecedentes de radiación torácica a los 10-30 años de edad y síndromes genéticos (p. ej., Li-Fraumeni, Cowden). No recomendada en caso de HxP de cáncer de mama o displasia, tampoco en mujeres con riesgo prom.

Tomado de: *Obstet Gynecol* 2017;130;e1. *JAMA* 2015;314:1599. *JNCCN* 2009;10:1060. *Ann Int Med* 2009;151:716.

Lesiones premalignas

- **Hiperplasia atípica:** lesión proliferativa, ductal o lobulillar, similar al carcinoma *in situ*; incluye papiloma intraductal, hiperplasia epitelial ductal, adenosis esclerosante → resección y asesoramiento sobre estrategias de reducción de riesgo.

- **CDIS**: lesión precancerosa con un 30% de riesgo de desarrollar cáncer en 10 años. Es el cáncer de mama no invasivo más frecuente (1 de cada 5 casos nuevos); suele diagnosticarse mediante una mamografía; puede realizarse radiación de conservación mamaria ± tamoxifeno ± RT.
- **CLIS:** es más frecuente en mujeres premenopáusicas; es un factor de riesgo para cáncer invasor; a veces puede ser la lesión precursora. Se recomienda la resección ± tamoxifeno.

Cáncer invasor

- **Ductal infiltrante:** el 60-70% del cáncer de mama; incluye los carcinomas mucinoso, tubular y medular; se clasifica según el tipo celular, la arquitectura de la masa y el patrón de diseminación.
- **Lobulillar infiltrante:** el 10-15% del cáncer de mama; se origina en los lobulillos; es multifocal y tiene una mayor incidencia de bilateralidad.
- **Inflamatorio:** el 6% del cáncer de mama; se manifiesta con cambios cutáneos; inicio rápido en unas pocas semanas; causa induración y tumefacción difusas. Dx con bx en sacabocados de la piel y mamografía, tx con quimioterapia.
- **Tumor filoides:** similar al fibroadenoma, con espacios revestidos de epitelio y rodeados de células monoclonales y estroma neoplásico. Se clasifican como benignos, intermedios o malignos en función de su atipia, mitosis y abundancia de células del estroma; edad promedio al momento del dx, 40 años; puede metastatizar a otros órganos, sobre todo al pulmón; tx con incisión local amplia.
- **Enf de Paget:** se manifiesta en forma de cambios cutáneos locales, con una masa asociada en el 60% de los casos. CDIS subyacente en el 66% de los casos y cáncer invasor en el 33%.

Estadificación y pronóstico del cáncer de mama

- El tamaño tumoral y las metástasis ganglionares guardan una correlación estrecha con el pronóstico.
- La expresión elevada de estrógenos y progesterona se asocia con un mejor pronóstico.
- La sobreexpresión de receptor del factor de crecimiento epidérmico humano (HER2, *human epidermal growth factor receptor 2*) se asocia con un peor pronóstico.
- La presencia de receptores de estrógenos y progestágenos se asocia con mejores tasas de supervivencia gracias al tratamiento dirigido con MSRE e inhibidores de la aromatasa (disminuyen los estrógenos circulantes).

Estadificación TNM para el cáncer de mama

T (tumor)	N (ganglios linfáticos)	M (metástasis)
Tx: el tumor no puede valorarse.	Nx: no pueden valorarse los ganglios.	M0: sin metástasis.
T0: sin evidencia de tumor.	N0: sin metástasis en ganglios.	M1: lesiones clínicas, radiológicas o histológicas a distancia > 0.2 mm. *Todo M1 dx estadio 4 antes de quimioterapia citorreductora neoadyuvante.
CIS: carcinoma *in situ* (CDIS, CLIS, Paget).	N1: metástasis móviles ipsilaterales de nivel I y II de ganglios axilares.	
T1 (mi, a, b, c): tumor < 20 mm en su dimensión máxima.	N2 (a, b): metástasis en nivel I y II ipsilateral de ganglios axilares clínicamente fijos o adheridos; o adenopatías mamarias internas ipsilaterales en *ausencia* de metástasis ganglionares axilares.	
T2: tumor > 20 mm, < 50 mm.	N3 (a, b, c): metástasis en ganglios infraclaviculares ipsilaterales (nivel axilar III) con o sin afectación de ganglios axilares de nivel I, II; adenopatías mamarias internas ipsilaterales detectadas clínicamente con signos de metástasis de ganglios axilares de nivel I, II; o metástasis en ganglios supraclaviculares ipsilaterales con o sin adenopatías mamarias internas o axilares.	
T3: tumor > 50 mm.		
T4 (a, b, c, d): tumor de cualquier tamaño con extensión directa a la pared torácica y piel (ulceración, nódulos).		

Con autorización de: American College of Surgeons. Amin, MB, Edge, SB, Greene, FL, et al. (Eds.) *AJCC Cancer Staging Manual*. 8th ed. Springer New York, 2017.

Tratamiento

Depende de la etapa y la ubicación del cáncer. Incluye cirugía, radioterapia y quimioterapia. Es la causa principal de demandas contra ginecólogos (además de causas obstétricas): incapacidad para diagnosticar o derivar de forma adecuada y con rapidez un cáncer de mama (*Med Law* 2005;24:1).

Cirugía: el estándar de atención es la cirugía conservadora de la mama = resección local amplia (lumpectomía) con biopsia de ganglio centinela seguida de radioterapia y terapia hormonal.

Los Ob/Gin generales deben derivar a la paciente al especialista en mama o al cirujano general para evaluación y resección.

DETECCIÓN PRECOZ DE CÁNCER CERVICOUTERINO

Epidemiología y definiciones (*Obstet Gynecol* 2016;128:e111)

- Segundo cáncer más frecuente en mujeres en todo el mundo. Media de edad al momento del dx: 40-59 años; picos de distribución bimodal a los 35-39 años y 60-64 años. El cáncer cervicouterino y la mortalidad relacionada ha ↓ un 50% desde 1975, hasta 6.7/100 000 mujeres en 2011 gracias al cribado con frotis de Pap. ~50% de las mujeres con dx de cáncer cervicouterino no tuvieron detección precoz; el 10% no tuvo pruebas dentro de los 5 años anteriores al dx.

Fisiopatología

- Causado por infxn por VPH. Un sistema inmunitario competente elimina la infxn por VPH; parece que el cáncer cervicouterino se debe a una infxn por VPH de larga duración. Más del 90% de las mujeres sanas eliminan el VPH cervical en un intervalo de 1-3 años, especialmente si tienen < 21 años. La mayoría desaparece a los 8 meses o disminuye a niveles indetectables en 8-24 meses.
- **VPH:** [E (temprana, *early*) y L (tardía, *late*)]: proteínas E6 y E7 expresadas en células malignas. E6 → degradación de p53 supresor tumoral → ↑ proliferación celular. E7 se une a pRb (producto génico del retinoblastoma) supresor tumoral → liberación de factores de transcripción E2F → ↑ la replicación y la división celular. Ciclo celular sin regulación → ↑ malignidad.
  Cepas de VPH de alto riesgo: 16, 18, 31, 33, 35, 45, 58 son carcinógenas; VPH 16 en ~60% de los casos, VPH 18 en ~15% de los casos.
  Cepas de VPH de bajo riesgo: 39, 51, 52, 56, 59, 68, 73, 82 (6, 11 causan verrugas genitales).
- **Factores de riesgo:** gran número de compañeros sexuales, compañeros sexuales nuevos, hábito tabáquico, VIH+ o inmunosupresión (→ menor eliminación vírica).

Guías para la citología vaginal (Pap) (*J Low Genit Tract Dis* 2012;16:175)

- La citología es adecuada si la zona de transformación (unión de células escamosas y cilíndricas) está presente para evaluación citológica. Sens 51%; espec 98%. También se puede llevar a cabo la tipificación del VPH a partir de las células del frotis. Análisis combinado de VPH + Pap (sens 100%, espec 92.5%).
- Empezar a los 21 años de edad, independientemente de los Hx sexuales. NO REALIZAR detección en ≤ 21 años de edad, salvo pacientes VIH+. La reciente ↓ en la frecuencia de las pruebas mantiene los beneficios y disminuye los procedimientos innecesarios. Independientemente del cribado por Pap, se recomienda una exploración Gin anual para todas las mujeres. Si el Pap es anómalo, consultar las guías de la ASSCP (www.asccp.org).

Esquema para la detección precoz con citología vaginal

	USPSTF	**ASCCP**	**ACOG**
¿Cuándo comenzar la detección precoz?	21 años	21 años	21 años
¿Con qué frecuencia realizarla?			
21-29 años (solo Pap si es normal)	Cada 3 años	Cada 3 años	Cada 3 años
30 años o mayores			
Solo Pap si es normal	Cada 3 años	Cada 3 años	Cada 3 años
Pap y análisis combinado para VPH	Cada 5 años	Recomendada, pero no más frecuente que cada 5 años	Cada 5 años, como medida recomendada
Edad para suspender	65 años si la detección precoz fue adecuada	65 años con detección precoz adecuada y sin Hx de NIC 2+ en los últimos 20 años	65 años si la detección precoz fue adecuada y sin Hx de NIC 2, NIC 3 o adenoCa *in situ* o cáncer cervicouterino en los últimos 20 años
Después de histerectomía que incluye la resección de cuello uterino sin Hx de NIC 2-3, adenoCa o cáncer cervicouterino en los últimos 20 años	No se necesita Pap, pero debe continuar la valoración anual para buscar enf vaginal o vulvar.		
Vacunadas contra VPH	Sin cambios en la detección precoz.		
Mujeres VIH+, inmunodeprimidas o con exposición intrauterina a DES	Primer Pap dentro del 1.er año de inicio de actividad sexual O diagnóstico, pero no después de los 21 años de edad; luego, anualmente. Si 3 Pap consecutivos son normales, pueden espaciarse a 3 años. Continuar Pap a lo largo de la vida y no suspender a los 65 años de edad (*Obstet Gynecol* 2016;128:920).		

- Los resultados de Pap (citología) se describen como:
  CASI: células atípicas de significado indeterminado.
  LEIBG: lesión escamosa intraepitelial de bajo grado (~corresponde a NIC 1).
  LEIAG: lesión escamosa intraepitelial de alto grado (~corresponde a NIC 2-3).
  CGA: células glandulares atípicas (se refiere a células cilíndricas, asociadas con NIC 2-3).
- **Tratamiento:**
  CASI → considerar pruebas para alto riesgo de VPH; si VPH es positivo, derivar para colposcopia; si VPH es negativo, repetir en función de las guías apropiadas para la edad (www.asccp.org) O → repetir Pap en 6 meses → si se repite = CASI o mayor, derivar para colposcopia; si negativo, volver a detección precoz anual.

Las pacientes con citología negativa y análisis combinado de VPH positivo deben derivarse directamente para colposcopia o para tipificación de VPH de alto riesgo. Si el tipo es de alto riesgo, derivar para colposcopia. Si el tipo no es de alto riesgo (16 o 18), repetir con un nuevo cribado en 1 año.

LIEBG/LIEAG/CGA: derivar para colposcopia, CGA requiere colposcopia + CEC.

Casos especiales	
Detección precoz de cáncer cervicouterino en el embarazo (ASCCP)	
CASI y VPH+	Derivar a colposcopia durante el embarazo o 6 semanas durante el puerperio, sin CEC durante el embarazo. Si VPH−, repetir citología en 12 meses.
LIEBG	Derivar a colposcopia durante el embarazo o 6 semanas durante el puerperio, sin CEC durante el embarazo.
LIEAG/AIS/CGA	Derivar a colposcopia durante el embarazo, sin CEC en el embarazo.
Las adolescentes no deben someterse a detección precoz antes de los 21 años de edad, a menos que:	
Hx de CASI, LIEBG, NIC 1	Repetir anualmente durante 2 años y después diferir la detección temprana hasta los 21 años de edad; derivar para colposcopia si persiste.
Hx de LIEAG, CGA, CGA que no descarta LIEAG, NIC 2-3	Derivar para colposcopia con CEC.
Adolescentes con VIH	1.er Pap dentro del primer año de actividad sexual o el 1.er año del diagnóstico, pero no después de los 21 años de edad. Anualmente, hasta 3 Pap consecutivos negativos, después c/3 años (*Obstet Gynecol* 2016;128:920).
La detección precoz de VPH es una alternativa viable en lugar de la citología (cada vez mayor evid indica mejor detección de lesiones de alto riesgo; los resultados [−] son más fiables que la citología [−]). Si VPH de alto riesgo → colpo, si es otra cepa de VPH → citología y después colpo en caso de ≥ CASI (*Obstet Gynecol* 2016;127:185).	

Colposcopia

- **Definición:** visualización directa del cuello uterino, la vagina y la vulva mediante un microscopio binocular con luz móvil para identificar, cartografiar (mapear) y obtener bx de lesiones cervicouterinas. Se considera adecuada si se visualiza la zona de transformación en todos los lados, ya que esta es la región en la que se producen los cambios anómalos. La visualización se facilita con:
  Ácido acético: deshidrata las células → aspecto más claro en las células displásicas con ↑ cociente núcleo:citoplasma/↑ cromatina ≈ "cambios acetoblancos".
  Yodo lugol: tiñe las células epiteliales cervicovaginales no malignas de color oscuro debido a su alto contenido de glucógeno, mientras que las células displásicas son más claras; se usa en lugar del ácido acético o con este.
- Los hallazgos colposcópicos anómalos incluyen:
  Punteado: vasos sanguíneos pequeños visibles como puntos pequeños.
  Mosaicismo: células epiteliales blancas y no malignas intercaladas.
  Lesiones acetoblancas: gama de epitelio blanquecino con bordes difusos o delimitados.
  Vasos atípicos: vasos más grandes al interior de las lesiones que pueden indicar una lesión más avanzada.
- Se toma una biopsia de toda lesión anómala para evaluar el cáncer preinvasor; la colposcopia no siempre conlleva bx; solo se obtienen muestras de las lesiones anómalas y el conducto endocervical.
- **Curetaje endocervical:** curetaje del conducto endocervical para obtener células glandulares o lesiones no visualizadas.
- **Resultados de bx:** se describen como:
  NIC 1: atipia celular leve confinada al tercio inferior del epitelio plano.
  NIC 2: atipia celular moderada confinada a los 2/3 basales del epitelio.
  NIC 3: atipia celular grave que abarca > 2/3 e incluye el grosor completo de las lesiones sin invasión de la membrana basal (anteriormente denominado *carcinoma* in situ).
  AIS: estado glandular premaligno, único precursor del adenocarcinoma cervical frente a CE.

Tratamiento de la displasia cervical (*Obstet Gynecol* 2013;121:829)

- NIC 1 → puede seguirse un tratamiento conservador con vigilancia; considerar la conización si persiste > 2 años.
- NIC 2 → considerar la conización o el seguimiento repitiendo Pap/colposcopia, sobre todo en mujeres jóvenes (21-24 años de edad).
- NIC 3 → conización/PEEQ (30% de las NIC sin tx progresan a cáncer dentro de 30 años) frente a histerectomía si la paridad está satisfecha.
- AIS → se recomienda histerectomía frente a tratamiento conservador con PEEQ si se desea mantener la fertilidad.
- Cáncer invasor → derivar a ONC/GIN (*véase* cap. 22).
- Consultar la ASCCP para las recomendaciones actualizadas (www.asccp.org).

LÍPIDOS Y COLESTEROL

Detección precoz y tratamiento

- La enf cardiovascular es la causa más importante de mortalidad (todas las edades) en las mujeres (22%).
- Recomendaciones de la ACOG para la detección precoz: valorar el perfil de lípidos cada 5 años a partir de los 45 años de edad, a menos que exista alto riesgo.

  Factores de riesgo que requieren detección precoz antes de lo habitual (18-44 años): HxF de hiperlipidemia familiar, DM, EVP, ECV prematura (< 50 para H/< 60 para M); HxP de obesidad, CC o equivalentes de riesgo, DM, más de un factor de riesgo para CC (HTA y hábito tabáquico).

Figura 1-2 Guías ACC/AHA para el algoritmo de tratamiento del colesterol sanguíneo

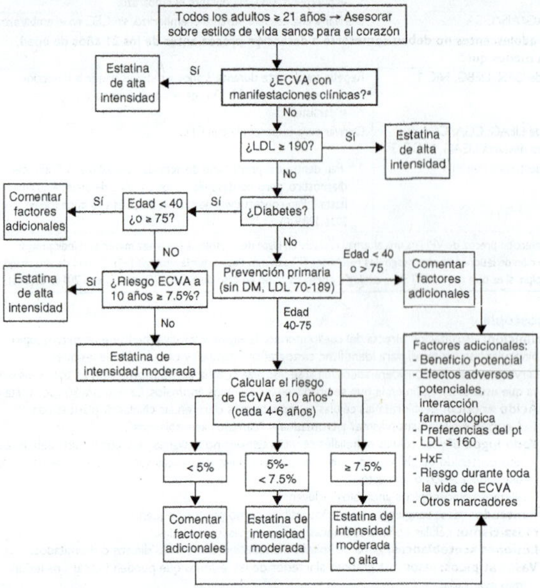

[a]Enfermedad cardiovascular ateroesclerótica (ECVA) con manifestaciones clínicas = cardiopatía, síndrome coronario agudo, Hx de infarto de miocardio, angina (estable o inestable), revascularización coronaria, ACV, AIT, arteriopatía periférica.

[b]Riesgo de ECVA a 10 años en función de la edad, etnicidad, sexo, colesterol total, HDL, hábito tabáquico, diagnóstico de diabetes y presión arterial. Calculadora actualizada en: http://my.americanheart.org/cvrisk-calculator. Adaptado de: *Am Fam Physician* 2014;90(4):260–5.

Guías del tratamiento de anomalías del colesterol

Tratamiento	Efecto	Ejemplos	Población
Estatina de intensidad alta	↓ ≥ 50% LDL	Atorvastatina 40-80 mg Rosuvastatina 20-40 mg	• Enfermedad cardiovascular ateroesclerótica con manifestaciones clínicas • DM y puntuación de riesgo a 10 años ≥ 7.5% • LDL ≥ 190
Estatina de intensidad moderada	↓ 30-50% LDL	Atorvastatina 10-20 mg Rosuvastatina 5-10 mg Simvastatina 20-40 mg Pravastatina 40 mg Lovastatina 40 mg	• DM y puntuación de riesgo a 10 años < 7.5% • Edad 40-75 años y puntuación de riesgo a 10 años del 5-7.5%

Tratamiento	Efecto	Ejemplos	Población
Estatina de baja intensidad	↓ < 30% LDL	Simvastatina 10 mg Pravastatina 10-20 mg Lovastatina 20 mg	• Considerar en pacientes con edad < 40 o > 75 años con DM o riesgo a 10 años > 7.5% después de comentar riesgos y beneficios. • Pacientes que no toleran dosis mayores.
Modificación del estilo de vida	Diversos	Dieta y ejercicio, que incluye: disminución de grasas saturadas (< 7% de las calorías totales), ingesta diaria total de colesterol < 200 mg (dieta del NCEP), disminución de la ingesta de sal, ejercicio durante 40 min 3-4×/sem	Todos los adultos.
Secuestradores de ácidos biliares	↓ 15-30% LDL	Colestiramina, colestipol	• Fármacos de 2.ª elección. • Para quienes no toleran las estatinas. • Considerar añadir como fármaco de 2.ª elección en pt con alto riesgo y respuesta deficiente ante estatinas. • Evid insuficiente para recomendar no estatinas además de estatinas, a fin de disminuir aún más el riesgo de eventos ateroescleróticos.
Inhibidor de la absorción de colesterol	↓ 20% LDL	Ezetimiba	
Ácido nicotínico	↓ 10-15% LDL ↑ 15-30% HDL ↓ 40% TG	Niacina	
Fibratos	↓ 5-15% LDL ↑ 10-20% HDL ↓ 30-50% TG	Fenofibrato	
No hay evidencia suficiente para recomendar o evitar el tratamiento con un objetivo específico de concentraciones de colesterol. Adaptado de: *Circulation* 2014;129(25 suppl2):S13.			

- Efectos hormonales en los lípidos:
  Estrógenos: ↓ LDL, ↑ HDL y ↑ TG.
  Progestágenos: antagonizan los cambios por estrógenos → ↑ LDL, ↓ HDL y ↓ TG.
- Anticoncepción: si hay múltiples factores de riesgo para ateropatía (incluyendo dislipidemia, hábito tabáquico, DM), evitar AOC (CME cat 3/4). AOSP, DIU LNG e implantes: CME 2.
- Mujeres posmenopáusicas con TRH (estrógenos o progesterona) → ↑ 29% en incidencia de coronariopatía; no existe indicación para TRH con el fin de prevenir coronariopatía. Las mujeres con TRH tuvieron ↑ 41% en incidencia de ACV (*JAMA* 2002;288:321). Los datos más actuales desde el estudio WHI sugieren que las mujeres posmenopáusicas más jóvenes (< 60 años de edad) con TRH no tienen ↑ incidencia de coronariopatía (*véase* cap. 5).

OBESIDAD

Definición de obesidad		
Categorías de peso de la OMS	**IMC para adultos (> 21 años de edad)**	**Aumento de peso recomendado en el embarazo**
Insuficiencia ponderal	< 18.5	13-18 kg
Peso normal	18.5-24.9	11 kg
Sobrepeso	25-29.9	7-11 kg
Obesidad	≥ 30	5-9 kg
Obesidad de clase 1	30-34.9	
Obesidad de clase 2	35-39.9	
Obesidad de clase 3	≥ 40	
IMC = peso (lb)/[estatura (in)]^2 × 703 = peso (kg)/[estatura (m)]^2		

Epidemiología (*CDCNHANES* 2011–2014)

- Cerca del 37% de todos los adultos de EE.UU. (34% ♀ 20-39 años de edad) tienen obesidad, un ↑ dramático en los últimos 20 años; diferencias entre razas, el 57% de mujeres AA padecen obesidad.
- Alrededor del 17% de todos los niños y adolescentes estadounidenses tienen obesidad → aumento en la tasa de enf cardíacas, diabetes y síndrome metabólico.

Obesidad y ginecología

- **Infertilidad:** oligoovulación y anovulación, ↓ respuesta a gonadotropinas; el tx inicial es la pérdida de peso/cambios en el estilo de vida seguidos de inducción de la ovulación con clomifeno/letrozol.
- **Anticoncepción:** ↓ concentraciones de progestágenos circulantes, pero la relación epidemiológica/clínica aún no es clara; pueden utilizarse parches/AOC/implantes.
- **Riesgo anestésico/quirúrgico:** ↑ dificultad para anestesia espinal/epidural, ↑ riesgo de intubación difícil con puntuación de Mallampati más alta (considerar consulta anestésica preoperatoria), ↑ dehiscencia de heridas con laparotomía. ↑ riesgo de TVP; considerar profilaxis, deambulación, dispositivos de compresión neumática intermitente y medias antitrombóticas.
- **Riesgo de cáncer de endometrio:** estrógenos sin oposición (androstenodiona → estrógenos por aromatasa de tejido adiposo) → hiperplasia endometrial.

Obesidad y obstetricia (*Obstet Gynecol* 2015;126(6):e112-26)

- **Anomalías fetales:** ↑ anomalías: labio/paladar hendido, tubo neural y defectos cardíacos.
- **Complicaciones preparto:** ↑ 20% riesgo de aborto espontáneo, ↑ 40% riesgo de muerte fetal (↑5-13× si clase III al término); en el 46% de los casos el aumento de peso es mayor del recomendado (5-9 kg en caso de obesidad); ↑ macrosomía fetal; ↑ diabetes gestacional, HTA gestacional/preeclampsia, enf cardíaca.
- **Parto y trabajo de parto:** difícil de vigilar FCF con tocometría → ↑ intervenciones como colocación de electrodos en el cuero cabelludo del feto. Curva de trabajo de parto prolongada y ↑ distocias en el parto → ↑ número de cesáreas. ↓ tasa de éxito de PVCP. ↑ distocia de hombros.
- **Complicaciones posparto:** ↑ endometritis, dehiscencia de la herida, TEV, depresión y anemia; ↓ lactancia.

Tratamiento

- **No quirúrgico:** programas de nutrición y ejercicio, objetivos establecidos con el médico, citas de seguimiento cercanas, en algunos casos tx farmacológico limitado; objetivo inicial de disminución de peso en el 10%, repetir hasta lograr IMC < 25.
- **Quirúrgico:** cirugía bariátrica para IMC > 40 o > 35 con comorbilidades mediante banda gástrica, gastrectomía con manga o derivación gástrica. Debe prestarse atención a la anticoncepción en mujeres con cirugía bariátrica, pues la fertilidad puede ↑.

OSTEOPOROSIS

Definición (*Obstet Gynecol* 2013;121:718)

- Masa ósea disminuida, deterioro de su microarquitectura y aumento de su fragilidad. La OMS la define de acuerdo con los puntajes T de DEXA:
  - **Puntaje T:** desviación estándar de la DMO media de un adulto sano (30 años de edad).
    - **Normal:** puntaje T ≥ –1
    - **Osteopenia:** puntaje T < –1, pero > –2.5
    - **Osteoporosis:** puntaje T ≤ –2.5
  - **Puntaje Z:** desviación estándar de la DMO media de la población ajustada para la edad, útil en casos de osteoporosis grave.

Epidemiología (*AJOG* 2006;194:S3)

- Cerca del 8-17% de las mujeres con menopausia en los Estados Unidos padecen osteoporosis.
- La incidencia aumenta con la edad → el 48-70% la padece a los 80 años de edad.
- A los 70 años de edad, las mujeres blancas de los Estados Unidos tienen un 40% de riesgo de fracturas de cadera, columna vertebral o antebrazo.

Etiología

Factores de riesgo para osteoporosis	
Etiología	**Factores de riesgo**
Pérdida ósea dependiente de la edad	Edad
Masa ósea disminuida	Esqueleto delgado y pequeño, caucásica, asiática, fractura previa, HxF de fractura
Deficiencia de estrógenos (hipogonadismo)	Posmenopausia, amenorrea y anorexia nerviosa
Anomalías endocrinas	Hiperparatiroidismo, hipertiroidismo y DM
Anomalías digestivas	Enf celíaca, malabsorción, enf pancreática, derivación gástrica o cirugía digestiva
Nutrición	Déficit de calcio, vitamina D y proteínas
Medicamentos	Acetato de medroxiprogesterona (Depo-Provera®), glucocorticoides, agonistas de la hormona liberadora de gonadotropina, heparina y anticonvulsivos, tamoxifeno y quimioterapia oncológica
Estilo de vida	Hábito tabáquico, consumo excesivo de alcohol y sedentarismo

Manifestaciones clínicas

- Clínicamente silenciosa hasta la fractura. La complicación más grave es la fractura de cadera, en especial la trocantérica frente a la intracapsular. A menudo, la fractura vertebral se manifiesta con dorsalgia, cifosis y pérdida de estatura. También es factible la fractura del antebrazo.

Detección precoz

- **Herramienta de valoración de riesgo FRAX** (www.shef.ac.uk/FRAX/): calcula el riesgo de fractura a los 10 años.
- **DEXA:** (prueba de referencia) a los 65 años de edad, o antes si hay posmenopausia con fractura o factores de riesgo (Hx de fractura por fragilidad, peso < 57 kg, causas médicas de pérdida ósea acelerada, hábito tabáquico, alcoholismo, artritis reumatoide, HxF de fractura de cadera en los padres). Riesgo a los 10 años FRAX > 9.3% (riesgo a los 65 años de edad) → adelantar detección precoz.

Guías de la detección precoz con DEXA	
Organización	**Criterios**
National Osteoporosis Foundation	Todas las mujeres mayores de 65 años HxP de fractura después de los 50 años < 65 años y mujeres en posmenopausia con factores de riesgo
USPSTF	Todas las mujeres mayores de 65 años Todas las mujeres cuyo riesgo de fractura FRAX sea > 9.3% debido a factores de riesgo
ACOG	Todas las mujeres mayores de 65 años < 65 años con factor de riesgo o FRAX del 9.3% para riesgo de fractura

- **Otras modalidades de detección precoz** (Eco, TC, Rx, adsorciometría fotónica) están disponibles, pero son menos eficaces en términos de costo y precisas, o no están disponibles.
- **Marcadores bioquímicos** de recambio óseo:
  Marcadores de resorción ósea: hidroxiprolina, enlaces cruzados con piridinio.
  Marcadores de formación ósea: fosfatasa alcalina, osteocalcina, propéptidos de procolágeno I.
  El cociente calcio/Cr en orina en ayuno indica el equilibrio entre resorción y formación.

Tratamiento y medicamentos

- **Prevención y tratamiento no farmacológico:** ejercicios regulares con peso + 800 UI vit D diaria + 1200 mg calcio diario + evitar fumar cigarrillos o consumir una cantidad excesiva de alcohol. Precauciones contra caídas en pacientes mayores o inestables. Recomendaciones del ACOG sobre calcio/vit D:
  Edad 9-18: calcio 1300 U c/24 h, vit D 600 U c/24 h.
  Edad 19-50: calcio 1000 U c/24 h, vit D 600 U c/24 h.
  Edad 51-70: calcio 1200 U c/24 h, vit D 600 U c/24 h.
  Edad ≥ 70: calcio 1200 U c/24 h, vit D 800 U c/24 h.
- **Farmacológico:** iniciar tx en > 50 años con fractura de cadera/vertebral o puntaje T ≤ −2.5 en cuello femoral o columna; o un puntaje T de −1 a −2.5 en el cuello femoral o la columna y riesgo de fractura a 10 años ≥ 3%, riesgo de fractura osteoporótica a 10 años ≥ 20% o riesgo bajo de fractura traumática (sobre todo vertebral/cadera).
  Bisfosfonatos: 1.ª elección, oral o i.v. (alendronato, risedronato, ibandronato, etidronato). Efectos adversos: esofagitis, mialgias, úlceras gástricas, osteonecrosis de la mandíbula (infrecuente) y fractura subtrocantérica (infrecuente).
  MSRE: oral (raloxifeno). Efectos adversos: sx vasomotores, TVP, calambres en las piernas.
  Calcitonina: última elección. Administración nasal o subcutánea. Efectos adversos: náuseas, rinitis.
  Hormona paratiroidea: administración subcutánea. Para pts que no han respondido o son intolerantes a otros tx. Efectos adversos: hiperCa, náuseas, calambres en las piernas.
  Estrógenos: orales, transdérmicos. WHI mostró ↓ de osteoporosis tanto con estrógenos solos como con estrógenos-progestágenos. Efectos adversos: ↑ TEV, enf cardiovascular, cáncer de mama. Riesgo mucho menor dentro de los primeros 10 años de menopausia.

Vigilancia de la respuesta al tratamiento: seguimiento con DEXA cada 1-2 años después de iniciado el tratamiento; disminuir la frecuencia si la respuesta es adecuada.

DETECCIÓN PRECOZ DE CÁNCER DE PIEL

Carcinoma basocelular (*J Natl Compr Canc Netw* 2010;8:836; *BMJ* 2012;345:37s)

- **Definición:** se origina a partir de la capa basal epidérmica; localmente invasor.
- **Epidemiología:** es la causa más frecuente de cáncer de piel. Corresponde al 75% del cáncer de piel no melanoma. Probablemente, 1-3 millones de CBC al año en los Estados Unidos. Hay un 15-28% de riesgo durante toda la vida en las mujeres.
- **Riesgos:** edad, raza, hombres; exposición a luz UV, *en especial si es intermitente e intensa*; exposición crónica a arsénico, radiación ionizante; inmunosupresión; tratamiento PUVA para psoriasis.

- **Fisiopatología:** exposición solar/inflamación. Genética: *PTCH1*, cromo 9, gen supresor tumoral, hipótesis de doble golpe.
- **Manifestaciones clínicas:** el 85% en la cara y el cuello, el 15% en el tronco.
  Nodular: el 60% de los casos; se presenta como pápulas de color carne, perladas o translúcidas, con vaso telangiectásico; puede presentar ulceración.
  Superficial: el 30% de los casos, sobre todo en tronco; placa escamosa, definida, con micropápulas translúcidas.
  Morfeiforme: placas lisas de color carne, atróficas, bordes mal definidos y agresivo.
  Síndrome de nevo basocelular: herencia autosómica dominante; mutación *PTCH1*; se manifiesta con múltiples CBC a una edad temprana, macrocefalia, costillas bífidas, quistes óseos, punteado palmar y meduloblastoma.
- **Tx:** CBC de bajo riesgo (diámetro < 10 mm en cabeza/cuello, < 20 mm en el resto de zonas; histología nodular o superficial, sin invasión perineural; lesión primaria, bordes definidos, pt inmunocompetente, sin radiación previa) → electrodesecación y curetaje, resección quirúrgica. CBC de alto riesgo → cirugía de Mohs, resección quirúrgica, RT.
- **Pronóstico:** excelente, tasa de metástasis del 0.55%, pero la invasión profunda y la recurrencia pueden causar morbilidad. El 40% de los pts → segundo CBC en ≤ 5 años.

Carcinoma epidermoide (*NEJM* 2001;344:975)

- **Definición:** se origina a partir de los queratinocitos epidérmicos; localmente invasor.
- **Epidemiología:** segundo cáncer cutáneo más frecuente (25% del cáncer de piel no melanoma), riesgo del 4-9% a lo largo de la vida para las mujeres estadounidenses.
- **Riesgos:** igual que para el CBC, *véase* sección anterior.
- **Fisiopatología:** luz UV, sobre todo al acumular > 30000 h → mutación *p53*. Prevención: protección contra la exposición al sol, retinoides.
  Queratosis actínica: lesión precursora; máculas eritematosas escamosas; el 1% progresan a CE; el 60% de los CE se originan en queratosis actínicas.
- **Manifestaciones clínicas:** suelen presentarse en piel fotodañada.
  CE *in situ* (enf de Bowen): bordes bien definidos, placa escamosa y eritematosa.
  CE invasor: pápulas hiperqueratósicas o nódulos, firmes, pueden presentar ulceraciones.
  Carcinoma verrucoso: crecimientos con forma de coliflor, bien definidos.
  Xeroderma pigmentoso: multigénico, autosómico recesivo, sensibilidad intensa al sol, degeneración de piel y ojos.
  Epidermólisis ampollosa: formación de ampollas sin traumatismos previos, aumento de riesgo de CE agresivo.
- **Tx:** estadificación con base en criterios TNM después de una exploración de la totalidad del cuerpo → si hay bajo riesgo (mismos criterios que para CBC), entonces electrodesecación y curetaje, resección quirúrgica y radiación. Si hay alto riesgo → cirugía de Mohs, resección quirúrgica y radiación (*véase* www.NCCN.org para las guías de tratamiento más actualizadas).
- **Pronóstico:** tasa de curación a los 5 años > 90%; tasa de recurrencia a 5 años del 5% (tasas de curación, recurrencia y metástasis dependen de la estadificación tumoral).

Melanoma (*NEJM* 2006;355:51)

- **Definición:** se origina a partir de los melanocitos epidérmicos; es la forma más mortal de cáncer cutáneo.
- **Epidemiología:** 4% del cáncer de piel; responsable del 80% de las muertes por cáncer cutáneo.
- **Riesgos:** edad, raza, exposición a luz UV (sobre todo aguda e intermitente), nevos atípicos, recuento alto de nevos y HxF. HVRM: www.cancer.gov/melanomarisktool/
- **Prevención:** los datos son insuficientes para que USPSTF recomiende la detección precoz universal, pero debe permanecerse alerta. Pacientes de alto riesgo → detección precoz anual por parte de un dermatólogo.
- **Manifestaciones clínicas:**
  Melanoma de diseminación superficial: el 70% de todos los melanomas; máculas de pigmentación variable con bordes irregulares.
  Melanoma nodular: el 15-30% de todos los melanomas; pigmentación oscura, nódulos pedunculados.
  Melanoma lentigo maligno: comienza como una mácula de color marrón que crece para volverse más oscura, asimétrica y con zonas elevadas.
  Melanoma lentiginoso acral: < 5% de todos los melanoma; forma más frecuente de melanoma en personas de piel oscura, sobre todo en palmas de las manos y plantas de los pies.
  ABCDE: asimetría, bordes irregulares, color irregular, diámetro > 5 mm, lesión evolutiva (*Dermatology* 1998;197:11). Sens 97% si se cumple un solo criterio, 43% si se cumplen los cinco criterios. Espec del 36% si se cumple un solo criterio y del 100% si se cumplen los cinco.
  Criterios de Glasgow: derivar si se presenta un criterio mayor; la presencia de criterios menores refuerza la necesidad de derivación.
  Mayores: cambios en tamaño (o nueva lesión), en forma o en color.
  Menores: diámetro > 6 mm, inflamación, costras o sangrado y cambios sensitivos.
  Signo del patito feo: se utiliza para observar a una paciente con múltiples nevos; derivar si aparece una lesión pigmentada diferente de las lesiones circundantes.

- **Tx:** estadificación con base en el grosor tumoral, índice mitótico y ulceración → resección local amplia, resección de ganglios e inmunoterapia complementaria.
- **Pronóstico:** con base en el grosor tumoral (*J Clin Oncol* 2009;27;6199); el 14% con supervivencia a 5 años con melanoma metastásico.

Pronóstico del melanoma basado en el grosor tumoral		
Etapa tumoral	**Grosor de la invasión**	**Tasa de supervivencia a 10 años**
T1	< 1 mm	92%
T2	1.01-2 mm	80%
T3	2.01-4 mm	63%
T4	> 4 mm	50%

Tomado de: *J Clin Oncol* 2009;27:6199.

VIOLENCIA DOMÉSTICA

Definiciones

- Control intencionado o comportamiento violento por parte de alguien en relación con la víctima. Incluye maltrato físico, sexual, verbal y emocional, así como privación económica.
- **Violencia por la pareja íntima:** violencia física/sexual, agresión psicológica u hostigamiento (incluyendo actos forzados) por parte de un compañero íntimo actual o anterior (CDC).
- **Violencia de pareja común:** no relacionada con un comportamiento de control general, surge de una sola discusión cuando uno o los dos integrantes de la pareja resultan lesionados.
- **Terrorismo íntimo:** patrón general de control del maltratador; incluye el maltrato emocional y psicológico; no es mutuo y tiene probabilidades de empeorar a lo largo del tiempo; alta probabilidad de evolucionar a lesiones graves.
- **Resistencia violenta:** autodefensa, violencia por parte de la víctima contra el maltratador.
- **Fases del maltrato:** desarrollo de tensión (mala comunicación, miedo, la víctima trata de apaciguar al maltratador), agresión (brote de comportamiento violento y abusivo) y conciliación (fin de la violencia → afectuosidad y disculpas).

Epidemiología (CDC *National Intimate Partner and Sexual Violence Survey* 2010, *véase* www.cdc.gov/ViolencePrevention/pdf/NISVS_Report2010-a.pdf)

- 1 de cada 3 ♀ (35.6%) experimentan VPI, ~1 de cada 5 ♀ (18.3%) han sido violadas.
- Mayor prevalencia en < 35 años; solteras; divorciadas/separadas; con alcoholismo, drogadicción o hábito tabáquico; embarazadas; clases sociales más bajas; con antecedentes de maltrato infantil.
- **Maltrato geriátrico:** el 10% de las mujeres mayores de 65 años informan maltrato físico, sexual o verbal, o negligencia. Riesgos: edad avanzada, AA, incapacidad para el autocuidado, demencia, depresión, antecedentes de fractura de cadera, ACV, aislamiento social, clase socioeconómica baja, recortes de personal institucional.
- **Embarazo:** la VPI afecta al 7-20% de los embarazos; el riesgo es tres veces mayor si el emb no es intencionado. El emb puede ser resultado de una coerción reproductiva (emb forzado por un sabotaje de la anticoncepción). Las víctimas tienen más probabilidad de parto pretérmino y de cesárea. El riesgo de tentativa de homicidio o de homicidio consumado ↑ 3×. El riesgo de VPI es mucho mayor durante el tercer trimestre y el puerperio.
- No hay un maltratador ni una víctima típica: la VPI afecta a todas las edades, las razas y las clases socioeconómicas.

Manifestaciones clínicas

- Explicación poco convincente de lesiones o demoras en la solicitud de tx. Molestias somáticas (cefalea, dolor pélvico/abdominal y fatiga). Depresión, ansiedad y trastornos de alimentación.
- Presentación tardía a la APN. Visitas frecuentes a los SU. Falta de cumplimiento del tx. Desgarros cutáneos, hematomas, fracturas óseas, malnutrición, deshidratación y úlceras por presión son frecuentes en víctimas de maltrato geriátrico.
- La mayoría de las lesiones son en mamas, abdomen y genitales, sobre todo en el emb. Se observan heridas defensivas en manos y brazos. Hay hematomas de diferente antigüedad.

Estudio y pruebas diagnósticas

- Vigilancia rutinaria en todas las pacientes embarazadas y consultas preventivas en la mujer sana. El ACOG recomienda la detección precoz anual, pero no promueve el uso de una herramienta específica. No hay pruebas sólidas de que el cribado rutinario disminuya el daño (USPSTF).
- **Preguntas SAFE** (*JAMA* 1993;269:2367):
  "¿Se siente segura en su relación?".
  "¿Ha estado alguna vez en una relación en la que se hubiera visto amenazada, herida o atemorizada?".
  "¿Sabe su familia o amigos que la han lastimado? ¿Podría comentárselo y podrían darle su apoyo?".
  "¿Tiene algún lugar seguro al que ir y los recursos necesarios en caso de emergencia?".

- Preguntas de detección precoz del ACOG Committee Opinion (No. 518, Feb 2012):
  "¿Su pareja actual la ha amenazado o atemorizado en alguna ocasión?".
  "¿Su pareja la ha golpeado, ahorcado o lastimado físicamente en alguna ocasión?".
  "¿Su pareja la ha forzado a realizar actos sexuales que usted no deseaba realizar o se ha negado a utilizar preservativo?".
- Para la detección precoz de maltrato geriátrico, puede usarse el **BASE** y el **CTS** (*JAGS* 2004;52:297).

Tratamiento y medicamentos

- **RADAR:** detección precoz rutinaria, preguntas directas (*ask direct questions*), documentación de hallazgos, valoración de la seguridad (*assess safety*), revisión de opciones. Proporcionar asesoramiento de apoyo y validación del temor de la paciente.
- **Valorar el riesgo de empeoramiento de violencia:** presencia de armas en el hogar, aumento de la frecuencia/gravedad, conocimiento de los planes de la pareja de salir del hogar, amenazas de homicidio.
- Derivar a trabajo social, casas seguras o SU. 1-800-799-SAFE brinda información relativa a los recursos locales en los Estados Unidos.
- La documentación específica, detallada, precisa y sin prejuicios es crucial en caso de que una víctima solicite indemnizaciones legales.
- Informe: el maltrato infantil y geriátrico es de declaración obligatoria en la mayoría de los Estados Unidos (napsa-now.org). Se requiere informe de las lesiones relacionadas con la VPI (diversas definiciones) en todo Estados Unidos, *excepto* en Alabama, Wyoming y Nuevo México. Se debe informar cualquier caso de VPI en Kentucky (con o sin lesiones). Políticas específicas dentro de los Estados Unidos: acf.hhs.gov/sites/default/files/fysb/state_compendium.pdf

ABUSO DE SUSTANCIAS

- La detección precoz del abuso de sustancias es parte de la valoración OB/GIN de la mujer sana y la atención primaria. *Véase* el capítulo 19 (p. 19-3).

DETECCIÓN PRECOZ DE DEPRESIÓN Y ENF PSIQUIÁTRICA

- La detección precoz de depresión y enfermedad psiquiátrica es parte de la atención de la mujer sana y la atención primaria OB/GIN. *Véase* el capítulo 19 (p. 19-1).
- **Detección precoz** (herramienta de 2 ítems): "¿Durante el mes anterior, se ha sentido triste, deprimida o desesperada?" y "¿Durante el mes anterior, ha sentido escaso interés o placer al hacer las cosas?". PHQ-9: valora 9 síntomas de la definición de depresión en el DSM-IV-TR.

ANTICONCEPCIÓN Y ESTERILIZACIÓN

Epidemiología (*Contraception* 2011;83:397)

- ~50% de los embarazos en los Estados Unidos son no deseados.
- **PRAMS:** el 33% de las ♀ con embarazo no deseado no consideraban que pudieran embarazarse al momento de la concepción; el 22% informaron que su pareja no quería utilizar anticonceptivos; el 16% comentaron efectos adversos; el 10% mencionaron falta de acceso.
- La eficacia anticonceptiva debe compararse con la tasa de emb sin protección del 85% en 1 año. Valorado con base en *uso perfecto* (tasa de fallo que se obtiene si se emplean de acuerdo con las guías) y *uso típico* (tasa de fallo para el cumplimiento habitual).

Métodos anticonceptivos (*véase más adelante)

Método	Uso perfecto	Uso típico	Mecanismo de acción principal
Esterilización			
Femenina*	< 1%	< 1%	Obstrucción mecánica
Masculina Procedimiento ambulatorio (urología)	< 1%	< 1%	Obstrucción mecánica
Anticonceptivos de acción prolongada reversibles (AAPR)			
Implante de etonogestrel (Implanon®/Nexplanon®)	< 1%	< 1%	Inhibición de la ovulación
DIU con levonorgestrel* (Mirena®)	< 1%	< 1%	Espesamiento del moco cervical, rxn inflamatoria estéril
DIU de T de cobre (ParaGard®)	< 1%	< 1%	Rxn inflamatoria estéril, interferencia en función espermática

Método	Uso perfecto	Uso típico	Mecanismo de acción principal
Hormonales combinados			
Comprimidos, parche, anillo vaginal*	< 1%	9%	Inhibición de la ovulación
Solo progestágenos			
Depo-Provera®	< 1%	6%	Inhibición de la ovulación
AOSP	< 1%	9%	Espesamiento del moco cervical
Barrera			
Preservativo masculino ↓ ETS/VIH	2%	18%	Obstrucción mecánica de los espermatozoides
Preservativo femenino ↓ ETS/VIH en menor medida que el preservativo masculino	5%	21%	Obstrucción mecánica de los espermatozoides
Diafragma + espermicida*	6%	12%	Obstrucción mecánica y química de los espermatozoides

*Consideraciones especiales

- Criterios de la OMS o los CDC para consideraciones anticonceptivas con problemas médicos; *véase* www.cdc.gov/reproductivehealth/unintendedpregnancy/usmec.htm
- **Esterilización femenina** ("CREST Study" *Am J Obstet Gynecol* 1996;174:1161):
  Salpingectomía puerperal: método más eficaz de esterilización femenina; después del parto (tasa de fallo acumulativo a 10 años = 7.5/1000 LTB; realizada hasta 2 días después del parto).
  Esterilización de intervalo: esterilización en otro momento que no sea el puerperio. Diversos abordajes laparoscópicos.
  Esterilización histeroscópica (Essure®): no estaba disponible para el estudio CREST, pero es sumamente eficaz; ambul. Método mínimamente invasivo sin limitaciones de IMC o enf por adherencias. Se necesita confirmación de la oclusión tubárica con histerosalpingografía a los 3 meses.
- **Métodos hormonales combinados (= estrógenos + progesterona):**
  Efectos adversos: hemorragia intercurrente, hipersensibilidad mamaria, cefaleas y N/V.
  ACO: tanto estrógenos/progestágeno como progestágeno solo. Puede interactuar con otros medicamentos (antirretrovirales, antiepilépticos) → ↓ potencial de la eficacia de cualquiera de los medicamentos o de ambos. Utilidad para menorragia, dismenorrea, hirsutismo y acné. ↓ riesgo de cáncer de endometrio y ovario. Existen preparados con distintas hormonas y dosis. Es factible una posología mensual o continua, aunque es preferible la última para endometriosis, SPM/TDPM y por motivos de estilo de vida.
  Parche anticonceptivo: sustituido semanalmente × 3 semanas y con 1 semana de descanso (menstruación). Menos eficaz en mujeres > 90 kg.
  Anillo vaginal: colocado intravaginalmente × 3 sem, después retirado durante 1 sem (menstruación). Pequeño ↑ de vaginitis, secreción vaginal y leucorrea en comparación con ACO.
- **Métodos solo con progestágenos:**
  Mecanismo de acción: moco cervical espeso, endometrio adelgazado e inhibición de la ovulación.
  Efectos adversos: sangrado intercurrente, acné, quistes foliculares, aumento de peso y cambios en el estado de ánimo.
  AOSP: tasa de embarazo < 1% con uso perfecto y 9% con uso típico. Debe tomarse aproximadamente a la misma hora todos los días. Vida media más corta, por lo que las dosis olvidadas tienen mayor relevancia.
  AMPD: tasa de emb < 1% con uso perfecto, 6% con uso típico. Una inyección i.m. o s.c. cada 90 días (12 sem). Efectos adversos: aumento de peso (1.5-3 kg/año), sobre todo en adolescentes con obesidad; ↓ DMO, reversible después de suspenderlo (no se recomienda DEXA).
  Implante de etonogestrel (Implanon®/Nexplanon®): se coloca en el brazo en la consulta; eficaz durante 3 años. Efectos adversos: sangrados intercurrentes frecuentes → motivo fundamental para la suspensión precoz, no ↓ DMO como el AMPD. Los riesgos de inserción incluyen dolor, sangrado, infxn y dificultades para su extracción.
  DIU con levonorgestrel (Mirena®/Liletta®): se coloca en el consultorio, dura 5 años. Eficaz para menorragia, dismenorrea, endometriosis, hiperplasia endometrial y, posiblemente, cáncer endometrial de grado 1 estadio 1. La adolescencia, la nuliparidad, las ETS previas y los emb ectópicos previos *no son contraindicaciones* para colocar el DIU. Se produce un ↑ de emb ectópicos con los DIU, pero la tasa de emb ectópicos ↓ debido al menor número de embarazos.
- **Métodos no hormonales:**
  DIU de cobre: se coloca en el consultorio. Eficaz durante 10 años. No altera la regularidad menstrual, pero puede hacer que la menstruación sea algo más intensa. La adolescencia, la nuliparidad, las ETS previas y los emb ectópicos previos *no son contraindicaciones* para colocar el DIU.
  Diafragma con espermicida: requiere ajustes; infrecuente en los Estados Unidos. Requiere recolocación si hay emb o cambio en el peso reciente. Aumenta el riesgo de infxn urinarias. Colocar en las 6 h previas a las relaciones sexuales y retirar en las 6-24 h siguientes a las relaciones.
  Coito interrumpido: tasa de emb del 4% con uso perfecto, 22% con uso típico. Lo usan hasta el 56% de las mujeres que utilizan anticoncepción, habitualmente adyuvante junto con preservativos.

Amenorrea de la lactancia: tasa de emb del 2% con uso perfecto, del 5% con uso típico. Eficaz en los primeros 6 meses posparto ***solo si*** hay lactancia materna exclusiva (única fuente de alimentación para el lactante); lactancia materna cada 4 h durante el día y al menos cada 6 h durante la noche, sin menstruación si ≥ 56 días posparto.

Método del ritmo: tasa de emb del 0.4-5% con uso perfecto y del 12-23% con uso típico. Se basa en la regularidad de los ciclos menstruales y la viabilidad limitada de los óvulos/espermatozoides sin fecundación. Pueden usarse calendarios menstruales, cambios en el moco cervical, temperatura corporal basal o pruebas de ovulación para evitar relaciones sexuales en los días fértiles de mitad del ciclo.

ANTICONCEPCIÓN DE URGENCIA (AU)

Definición (*Obstet Gynecol* 2015;126(3):e1–11)

- Uso de fármacos o de un DIU como medida de emergencia para evitar un emb.
- Diseñada para uso ocasional o de respaldo, no como método anticonceptivo principal.
- **Indicaciones:** ausencia de anticoncepción o fracaso/empleo incorrecto de esta durante relaciones sexuales en las 120 h previas.

Mecanismo de acción

- Para los comprimidos de AU: inhibición o retraso en la ovulación. Para el DIU de cobre: interferencia con el transporte en las trompas uterinas o la fecundación. Prevención de la implantación.
- La AU *no* interrumpe el embarazo y es ineficaz después de que este se ha establecido.
- Dado que la AU oral solo retrasa la ovulación, debe asesorarse a las pacientes acerca de que el sexo sin protección después de tomar los comprimidos representa un riesgo de embarazo.

Tratamiento y medicamentos (*Obstet Gynecol* 2015;126(3):e1–11)

- La exploración física y las pruebas de laboratorio no son necesarias antes de comenzar la AU. Debe descartarse el embarazo antes de colocar un DIU. No hay condiciones derivadas de enfermedades, de acuerdo con los CDC y los CME.
- **Levonorgestrel** (Plan B®): 1.5 mg v.o. en una sola dosis. Eficaz hasta 120 h desde la relación sin protección, aunque es más eficaz en primeras 72 h. El 98% de las pacientes menstrúan en los 21 días siguientes (media 7-9 días). Realizar una prueba de emb si no menstrúa en los siguientes 28 días.
  Efectos adversos: sangrado irregular, náuseas y vómitos (administrar antieméticos). Repetir la dosis si hay vómitos en las 2 h siguientes a la administración.
- **Ulipristal** (Ella®): 30 mg v.o. en una sola dosis. Modulador selectivo del receptor de la progesterona. Eficaz hasta 120 h desde la relación sin protección. Más eficaz que el levonorgestrel en las 72-120 h después del sexo sin protección.
- **DIU de cobre** (ParaGard®): debe introducirse en las 120 h siguientes a las relaciones sin protección. Es el método de AU más eficaz. Brinda anticoncepción eficaz y a largo plazo, además de la AU.
- **Método de Yuzpe:** 2-5 ACO c/12 h 2× dentro de las 72 h después del sexo sin protección. Menos eficaz que otros métodos de AU, pero es posible que sea más accesible. Las dosis de acuerdo con los diferentes comprimidos puede consultarse en bedsider.org

Métodos de anticoncepción de urgencia

Método	Dosis	Momento	Disponibilidad	Eficacia	Efectos adversos
Modulador selectivo del receptor de progesterona (Ella®)	30 mg v.o de acetato de ulipristal 1×	Hasta 5 días después del contacto sexual	Solo por prescripción	Tasa de embarazo del 1.4%	AH (19%) Náuseas (12%) Sangrado irregular (16%)
Solo progestágenos (Plan B®)	Levonorgestrel 1.5 mg v.o. 1× O Levonorgestrel 0.75 mg v.o. c/12h 2×	Hasta 3 días después del contacto sexual	Disponible OTC sin restricción por edad Disponible OTC si > 17 años de edad	Tasa de embarazo del 2.2% (tasa de prevención del 60-94%) Menor eficacia si existe obesidad	Similar a ulipristal
Comprimidos combinados de progestágenos y estrógenos (AOC)	Diversas presentaciones[a]	Hasta 5 días después del contacto sexual	Requieren prescripción médica	Tasa de prevención del embarazo del 59-89% RR de embarazo ~50% mayor que Plan B®	Náuseas (más que con otros métodos)

Método	Dosis	Momento	Disponibilidad	Eficacia	Efectos adversos
DIU de cobre (ParaGard®)	No aplica	Hasta 5 días después del contacto sexual	Requiere de una consulta médica para colocarlo	Tasa de embarazo del 0-2%	< 1% perforación uterina ↑ duración de la menstruación y dismenorrea

Presentación de ACO para AU disponible en http://ec.princeton.edu/questions/dose.html
Adaptada de: *Obstet Gynecol* 2015;126(3):e1–11.

VACUNAS

Figura 1-3 Esquema de vacunación de adultos recomendada en los Estados Unidos 2016

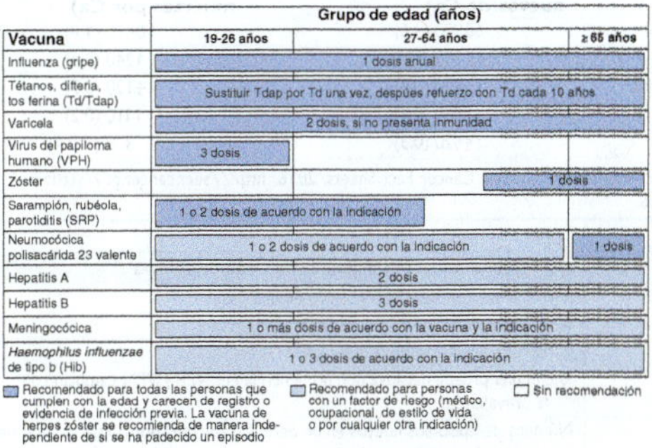

Tomado de: Advisory Committee on Immunization Practices, Department of Health and Human Services, Centers for Disease Control and Prevention. Mayor información, recomendaciones y notas completas en: http://www.cdc.gov/vaccines/schedules/downloads/adult/adult-schedule.pdf. Acceso en: enero de 2018.

Figura 1-4 Vacunas del adulto por indicación médica 2016

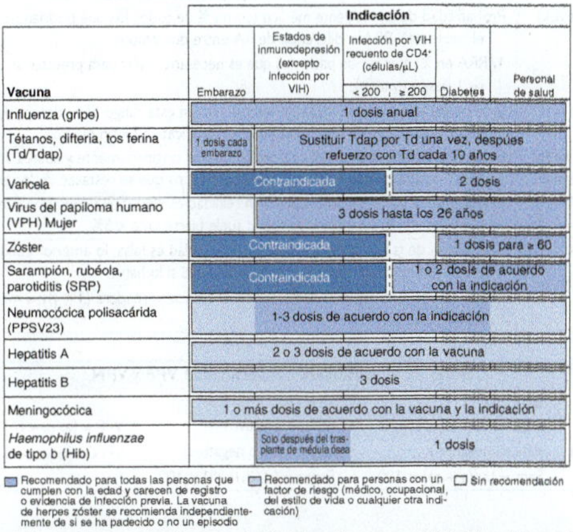

Tomado de: Advisory Committee on Immunization Practices, Department of Health and Human Services, Centers for Disease Control and Prevention. Mayo información y recomendaciones y notas completas en: http://www.cdc.gov/vaccines/schedules/downloads/adult/adult-schedule.pdf. Acceso en: enero de 2018.

EPIDEMIOLOGÍA E INVESTIGACIÓN EN SALUD DE LA MUJER

Mortalidad de las mujeres estadounidenses: causas principales para todas las mujeres y todas las edades, 2015

1. Cardiopatía, 22.3%
2. Cáncer, 21.1%
3. Enf crónica de vías respiratorias inferiores, 6.2%
4. Accidente cerebrovascular, 6.1%
5. Enf de Alzheimer, 5.7%
6. Lesiones accidentales, 4.0%
7. Diabetes, 2.7%
8. Influenza y neumonía, 2.3%
9. Nefropatía, 1.8%
10. Septicemia, 1.6%

Tomado de: CDC "Leading Causes of Death in Females." 2015 data. https://www.cdc.gov/women/lcod/2015/index.htm. Acceso el: 1 de abril de 2018.

Nuevos diagnósticos y muertes anuales por cáncer en los Estados Unidos, 2016

Causa	Casos (% de todos los dx nuevos de Ca)	Muertes (% de todas las muertes por Ca)
Endometrio	60050 (3.6)	10470 (1.8)
Ovario	222280 (1.8)	14240 (2.4)
Cuello uterino	12990 (0.8)	4120 (0.7)
Vulva	5950 (0.4)	1110 (0.2)
Vagina	4620 (0.3)	376 (< 0.1)

Tomado de: NIH SEER Program, Cancer Fact Sheets, 2016. http://seer.cancer.gov/statfacts/. Acceso el: 10/11/2016.

Terminología relacionada con epidemiología

Sensibilidad	% con la enf con resultado positivo en una prueba.
Especificidad	% sin la enf con resultado negativo en una prueba.
VPP	% con una prueba positiva que *sí tienen* la enf.
VPN	% con una prueba negativa que no tienen la enf; VPP y VPN cambian con la prevalencia.
Incidencia	Número de episodios nuevos en un período concreto por población con riesgo al inicio de dicho intervalo de tiempo.
Prevalencia	Número de personas con una enf en *un momento* del tiempo por población con riesgo en dicho momento.
RP (*odds ratio*)	Probabilidades de una enf en sujetos expuestos sobre las probabilidades de la misma enf en un grupo control; frecuente en estudios de casos y controles.
RR (*relative risk*)	Proporción de expuestos que desarrollan una enf sobre la proporción de no expuestos que desarrollan la enf ($I_{exp}/I_{no\ exp}$); para estudios de cohortes.
RA (*absolute risk*)	Probabilidad de un incidente médico (como % de todos los que podrían padecer el incidente). RRA = diferencia de RA entre dos grupos.
NNT	1/RRA en %; número de pacientes que es necesario tratar para prevenir un caso (= 1 riesgo evitado).
IC	Si se repite la exposición 100×, la verdad está en este rango 95× (dentro del IC del 95%). Si el IC cruza 1, el hallazgo no es significativo (= sin efecto).
Análisis por intención de tratar	En función de cómo se distribuyeron los sujetos originariamente y abarca a todos ellos; sin abandonos ni pacientes problemáticos que se restasen de los grupos.
Error de tipo 1 (α)	Rechazo de la hipótesis nula cuando en realidad es cierta; ello condiciona creer que hubo un efecto cuando no lo había; suele fijarse en $p < 5\%$.
Error de tipo 2 (β)	Aceptación de la hipótesis nula cuando en realidad es falsa; lo anterior condiciona creer que no había efecto cuando en realidad sí lo había.
Potencia	Capacidad del estudio para detectar una diferencia verdadera (1 – β); a menudo se fija en el 80%.

Cálculo de la sensibilidad, especificidad, VPP y VPN

	Enf (+)	Enf (–)	
Pueba (+)	a (positivo verdadero)	b (falso positivo)	VPP = [a/(a + b)] × 100
Prueba (–)	c (falso negativo)	d (verdadero negativo)	VPN = [d/(c + d)] × 100
	Sens = [a/(a + c)] × 100	Espec = [d/(b + d)] × 100	

Tipos de estudios	
Series de casos	**Qué:** resumen de casos y resultados para un episodio poco frecuente. **Pros:** bueno para procesos raros, interesantes o nuevos o rxn. **Contras:** solo es descriptivo; sin control ni causalidad.
Cohorte	**Qué:** seguimiento de un grupo expuesto y uno de control para resultados concretos (en tiempo real o después de que se haya producido un resultado). Espera con anticipación un resultado. Definido por exposición → eval resultado. **Pros:** puede ser retrospectivo ("cohorte histórica") o prospectivo. **Contras:** sin causalidad; el prospectivo es largo y costoso.
Casos y controles	**Qué:** búsqueda de exposición previa en los casos (con enf) comparado con controles (sin enf). Mirar hacia atrás. **Pros:** puede discurrir rápidamente con las bases de datos existentes. Bueno para procesos poco frecuentes. **Contras:** sin causalidad; el emparejamiento de casos y controles puede ser difícil.
ECA	**Qué:** seguimiento de grupos de pacientes aleatorizados con rxn o placebo para valorar resultados/complicaciones. Un "experimento verdadero". **Pros:** nivel de evidencia 1; estudio de referencia para investigación clínica. **Contras:** a menudo, es costoso y es difícil conseguir sujetos. Posiblemente no sea factible o ético para ciertas cuestiones clínicas (p. ej., diversas anomalías obstétricas).

Fases de los estudios clínicos (Understanding Clinical Trials, NIH, clinicaltrials.gov)

- **Fase 1:** se prueba un fármaco o una rxn experimental en un grupo pequeño de personas (10-80) para evaluar la seguridad, fijar la dosis e identificar los efectos secundarios.
- **Fase 2:** el fármaco o rxn de estudio experimental se administra a un número de personas mayor (100-300) para observar si es eficaz y para seguir evaluando la seguridad.
- **Fase 3:** el fármaco o rxn de estudio experimental se administra a un número de personas mayor (1000-3000) para confirmar la eficacia, monitorizar los efectos secundarios y obtener datos de la seguridad.
- **Fase 4:** después de su salida al mercado, se hace una revisión de los riesgos/beneficios, así como de los episodios inesperados.

ESTUDIOS DE IMAGEN EN GIN/OB

Ecografía (Eco)

- **Eco transabdominal:** transductor curvilíneo de 4-5 mHz; funciona mejor si la paciente tiene la vejiga llena.
  Indicaciones frecuentes: FAST, presentación fetal.
- **Eco transvaginal (EcoTV):** transductor de 5-10mHz; permite una mejor visualización de los órganos pélvicos; la vejiga de la paciente debe estar vacía.
  Indicaciones frecuentes: localización del embarazo, valoración de los anexos.
- **Doppler:** el cambio en la frecuencia de los ecos reflejados muestra el flujo sanguíneo. Es útil para valorar el flujo. En los escenarios de atención aguda, puede evaluar el flujo hacia los ovarios, la retención de productos de la concepción y los RCF, entre otros. En el embarazo temprano, el modo M es el preferido para el registro de la FCF con Doppler pulsado.
- **Medidas normales:**
  El útero mide 8 × 5 × 4 cm (más pequeño en mujeres prepúberes o posmenopáusicas). Diámetro AP normal de 3-5 cm y longitud de 6-10 cm.
  La EE es < 15 mm (premenopáusicas) y < 8 mm (posmenopáusicas). En el cribado del sangrado vaginal posmenopáusico se considera normal < 5 mm (VPP 9% y VPN 99% para cáncer de endometrio). La EE se mide a partir de las interfases ecogénicas de las capas basales anterior y posterior.
  El volumen del ovario es de 9.8 ± 5.8 cm^3. Los folículos ováricos tienen un diámetro de hasta 2.5 cm. El ovario promedio normal mide 3.5 × 2.5 × 1.5 cm → 2 × 1.5 × 1 cm en mujeres posmenopáusicas.
  Las trompas uterinas (de Falopio) generalmente no son visibles, a menos que haya una patología, como el hidrosálpinx.
  Las cantidades pequeñas de líquido en el fondo de saco posterior pueden ser fisiológicas.

Radiografía (Rx)

- Indicaciones frecuentes: fracturas, DIU desplazados, valoración cardiopulmonar, traumatismos, otras anomalías no relacionadas con el embarazo. Se emplea protección abdominal.

Tomografía computarizada (TC)

- **Indicaciones frecuentes:** abdomen agudo, síntomas postoperatorios, valoración intracraneal, sospecha de malignidad ginecológica. Contraste i.v. apto durante el embarazo.
- **TC sin contraste:** nefrolitiasis, neuropatología (ACV hemorrágico, traumatismo craneal, hemorragia intracraneal, lesiones/masas intracraneales, fractura craneal).
- **TC con contraste:** patología vascular (aneurisma, disección, ACV isquémico), traumatismos, patología intestinal (diverticulitis, apendicitis), abscesos y embolia pulmonar.

Resonancia magnética (RM)

- Puede ayudar a valorar a las pacientes embarazadas para detectar apendicitis aguda o trombosis de seno venoso.

Estudios de imagen durante el embarazo (*Obstet Gynecol* 2016;127:75; *Am J Obstet Gynecol* 2012;206:456)

- Sin informes de efectos adversos mortales con Eco o RM.
- Con algunas excepciones, la radiación derivada de la TC o la Rx son de menor dosis que la asociada con daño fetal, por lo que no deben restringirse si están indicadas → el riesgo depende de la exposición y la edad gestacional (EG).
  Dosis extremadamente altas de radiación ionizante → efecto de "todo o nada" acompañado de pérdida temprana del embarazo.
  Con < 18 sem, el umbral estimado para la pérdida del embrión son 500 rad.

Exposición fetal a radiación durante los estudios de imagen	
Procedimiento	**Exposición fetal a radiación estimada (mrad)**
Rx de tórax (2 proyecciones)	0.02-0.07
Rx abdominal (1 proyección)	100
Rx de cadera (1 proyección)	200
TC de cráneo o tórax	< 1000
TC de abdomen o columna lumbar	3500
Pelvimetría por TC	250

De término, el umbral son 2 000 rad y los riesgos fetales son los mismos que los riesgos maternos.
La exposición a una radiación < 5 rad no aumenta los riesgos de anomalía, retraso del crecimiento o aborto espontáneo. Probablemente el umbral verdadero sea > 20 rad.
El riesgo de efectos sobre el SNC (p. ej., microcefalia, retraso mental) alcanza su punto más alto en las sem 8-15. No se han fijado riesgos para fetos de < 8 sem o > 25 sem.
Dosis umbral de radiación ionizante → retraso mental en < 16 sem si es de 35-50 rad. Después de las 16 sem, el umbral es de 150 rad.
La exposición del feto a 1-2 rad puede ↑ el riesgo de leucemia 1.5-2×, pero el riesgo de cáncer infantil basal es del 0.2-0.3%; por lo tanto, el riesgo global sigue siendo bajo.

Ningún procedimiento diagnóstico por separado proporciona una dosis de radiación lo suficientemente significativa para provocar efectos adversos embrionarios/fetales, sobre todo a la mitad o al final del embarazo.

- **Medicina nuclear:** el yodo radioactivo está contraindicado en el emb. El Tc-99m suele causar una exposición fetal de < 0.5 rad.
- **Medios de contraste:** los contrastes yodados pueden usarse con seguridad en el emb. El gadolinio está relativamente contraindicado durante el emb: valorar riesgos/beneficios del contraste y obtener consentimiento informado. El gadolinio atraviesa la placenta → se excreta en el líquido amniótico. Se desconoce la duración de la exposición y los efectos sobre el feto.

ECOGRAFÍA EN EL EMBARAZO TEMPRANO

Ecografía en el embarazo *(Obstet Gynecol 2009;113:451; NEJM 2013:369:1443)*

- **Eco del primer trimestre:** la EcoTV es mejor en la fase inicial del emb para confirmar un EIU, evaluar un emb ectópico, determinar la EG, evaluar la corionicidad en emb gemelar, confirmar la actividad cardíaca y valorar masas anexiales. También para obtener la translucencia nucal y visualizar el hueso nasal para el cribado prenatal.

  Saco gestacional (SG): visible ~4 sem de EG, implantado excéntricamente en la zona medial y superior del fondo con una rxn decidual brillante (signo del doble anillo), visible en dos planos. *No* se usa para determinar la EG final. Diámetro medio del saco (promedio de 3 mediciones en mm) + 30 = EG (días) ± 3 días.

  Saco vitelino: visible a las 5 sem de EG, debe verse cuando el diámetro medio del SG es > 13mm.

  Embrión: visible a las 6 sem de EG o cuando el diámetro medio del SG es ≥ 20 mm.

  La longitud cráneo-cadera (LCC) del primer trimestre se considera más precisa para determinar la EG. Si hay ≤ 9.5 sem de EG, LCC en milímetros + 42 = EG (días) ± 3 días.

  Movimiento cardíaco fetal (MCF): observado cuando la LCC del embrión mide ≥ 5 mm. FCF = 100 lpm a las 5-6 sem de EG y → máximo de 175 lpm a las 9 sem de EG. Si se aprecia MCF, la tasa de aborto espontáneo (AE) es del 2-3% en pts asintomáticas de bajo riesgo. Las pts < 35 años de edad que acuden con HV = tasa de AE del 5% si la Eco es normal y muestra MCF.

  Para calcular rápidamente la FEP a partir de la fecha de última menstruación (FUM), usar la regla de Naegele: añadir 1 año, restar 3 meses y añadir 7 días (= 280 días desde FUM).

  Criterios dx por Eco para fallo del embarazo: longitud cefalocaudal ≥ 7 mm y ausencia de FC, diámetro de saco medio ≥ 25 mm y ausencia de embrión, ausencia de FC 2 sem después de un estudio con saco gestacional, pero sin saco vitelino, o ausencia de FC 11 días después de un estudio con saco gestacional y saco vitelino.
- **Eco del segundo y tercer trimestres:** *véase* el capítulo 9 (p. 9-8).
- **Eco para determinar la EG:** la fecha ecográfica tiene preferencia sobre la fecha menstrual cuando la discrepancia es > 7 días en el primer trimestre; > 10 días en el segundo trimestre. En el tercer trimestre, la precisión de una Eco es de entre 3 y 4 sem.

DOLOR PÉLVICO AGUDO

Definiciones y epidemiología *(Natl Health Stat Report 2010;6:1)*

- Dolor pélvico o abdominal bajo presente durante < 7 días. Es el síntoma de presentación más frecuente y el dx fundamental en mujeres de 15-64 años de edad que asisten al SU.

Causas de dolor pélvico	
Causas OB/GIN de dolor pélvico agudo	**Otras causas de dolor pélvico agudo**
Dismenorrea	Gastroenteritis
Embarazo ectópico	Apendicitis
Aborto espontáneo	Obstrucción del intestino delgado
Quiste o tumor ovárico	Estreñimiento grave
Torsión ovárica	Hernia
EPI	Diverticulitis
Absceso tuboovárico (ATO)	Nefrolitiasis
Leiomioma degenerativo	Pielonefritis
Herpes simple, chancroide	Cistitis
Quiste o absceso del conducto de Bartolino	
Tomado de: Flasar MH, Cross R, Goldberg E. Acute abdominal pain. *Prim Care* 2006;33(3):659.	

Fisiopatología y manifestaciones clínicas *(Prim Care 2006:33:659)*

- **Dolor visceral:** detección de estiramiento, distensión, torsión o contracción de órganos abdominales por nociceptores autónomos aferentes → fibras C "lentas" llevan la señal al SNC → el dolor suele referirse en la línea media o bilateral; tiene una localización imprecisa; es sordo, urente o espasmódico.

- **Dolor parietal:** irritación directa del revestimiento peritoneal detectado por nociceptores somáticos aferentes → fibras A-δ "rápidas" llevan la señal → el dolor es unilateral, localizado y agudo.
- **Dolor referido:** las aferencias nerviosas viscerales transportan estímulos desde un órgano enfermo y entran en la médula espinal a la misma altura que las aferencias somáticas procedentes de localizaciones anatómicas remotas. Por ejemplo, la presencia de líquido libre en el abdomen puede irritar el diafragma causando dolor referido en el hombro.

Exploración física

- Fiebre, taquicardia, hipotensión → estudio dx rápido; posibilidad de sepsis/infxn, hemorragia intraabdominal (p. ej., rotura de emb ectópico, quiste ovárico hemorrágico), torsión de ovario y apendicitis.
- **Exploración abdominal:** observar las cicatrices de cirugías previas, así como la presencia de distensión, ruidos intestinales hiperactivos, de tono alto o hipoactivos, dolor a la descompresión, defensa y rigidez. Palpar los cuatro cuadrantes.
- **Exploración pélvica:** observar tumefacción, eritema, lesiones, hemorragia, exudado, masas, nodularidad, movilidad cervicouterina dolorosa o dolor.

Estudios y pruebas diagnósticas

- **Lab:** β-hCG en orina o suero (en toda mujer en edad fértil en el SU), hemograma, análisis general y cultivo de orina, frotis vaginal, PCR para gonorrea y clamidias.
- **Estudios de imagen:** FAST, Eco transabdominal o EcoTV.
- **Culdocentesis:** no suele emplearse. Aspiración de líquido del fondo de saco. Se considera en entornos con recursos limitados.
- **Laparoscopia diagnóstica:** considerar en paciente inestable con dolor abdominal, en especial si hCG+.
- Rx y medicamentos dependen del diagnóstico (*véanse* otras secciones más adelante).

EMBARAZO ECTÓPICO

Definición y epidemiología (*Obstet Gynecol* 2008;111:1479; *NEJM* 2009;361:379)

- Embarazo fuera de la cavidad endometrial. El 2% de las gestaciones en el primer trimestre.
- Cerca del 3-4% de todos los fallecimientos asociados con emb (principal causa de muerte en el primer trimestre).
- La incidencia del emb ectópico está en aumento (4.5/1000 emb en 1970 → 19.7/1000 en 1992).
- Tasa de rotura de embarazo ectópico del 20-35%.

Etiología

- El blastocisto se implanta e invade indebidamente una zona no endometrial; en el 97% de los casos, las trompas uterinas, sobre todo en la región de la ampolla. Otros puntos de implantación son la porción ístmica de la trompa, las fimbrias, los cuernos uterinos, el cuello uterino, el ovario, la cicatriz de una cesárea previa o el abdomen.
- Emb heterotópico → dos o más puntos de implantación (un EIU y un emb ectópico). Es infrecuente, solo en 1:4000 embarazos normales. Aumenta hasta 1/1000 después de la FIV.
- **Factores de riesgo:** emb ectópico previo, cirugía tubárica previa, hábito tabáquico, EPI previa, infxn por *Chlamydia trachomatis*, tres o más AE previos, edad > 40 años, abortos quirúrgicos o médicos previos, infertilidad > 1 año, > 5 parejas sexuales a lo largo de la vida, utilización de DIU, FIV/TRA. No obstante, el 50% de las mujeres con emb ectópico no tienen factores de riesgo.

Manifestaciones clínicas y exploración física

- Dolor en la zona inferior del abdomen en el lado afectado. Hemorragia vaginal.
- Los hallazgos clínicos a menudo son poco notables en el emb ectópico íntegro. Solo el 75% desarrolla una hipersensibilidad abdominal manifiesta. Puede manifestarse con dolor, mareo y síncope. Los Hx y los factores de riesgo son de utilidad para valorar el riesgo/sospecha.
- SV y valoración clínica en busca de signos de inestabilidad hemodinámica.
- **Exploración pélvica:** masa anexial. Exploración abdominal: dolor a la palpación. Evaluar la presencia de un abdomen quirúrgico: dolor a la descompresión, defensa y rigidez.

Estudios y pruebas diagnósticas

- **Lab:** hemograma (a veces Hb seriada), grupo sanguíneo (RhoGAM si Rh negativo), QS con BUN/Cr, y AST/ALT (si se plantea la administración de MTX).
- **hCG sérica (cuantitativa):**
  - Si hCG por encima de "zona discriminatoria" de 1500-2000 mUI/mL, generalmente se observa un EIU en la EcoTV.
  - Si hCG >1500-2000 mUI/mL y no EPI en la EcoTV → probabilidad de emb anómalo (p. ej., emb ectópico, aborto incompleto, aborto completado en resolución), a menos que se trate de emb gemelar o múltiple.
  - Si hCG < zona discriminatoria y no EIU → repetir hCG en 48 h (en el MISMO laboratorio).
  - En el 85% de las mujeres con un EIU normal, la hCG ↑ ≥ 63% en 48 h.
  - En el 99% de las mujeres con un EIU normal, la hCG ↑ ≥ 53% en 48 h.
  - Un ↑ en la hCG sérica de < ~53% en 48 h → emb anómalo. Es importante saber que el 21% de los embarazos ectópicos muestran un aumento normal de la hCG.

- **EcoTV:** la sensibilidad de la EcoTV para el diagnóstico de los embarazos ectópicos varía del 73 al 93% de acuerdo con la EG y el ecógrafo. El SG extrauterino o embrión se ven solo en el 15-30% de los casos. El hallazgo más frecuente es una masa anexial entre el ovario y el útero.
  Una masa anexial (distinta a un quiste ovárico simple) es un 84% sensible y 99% específica para el emb ectópico.
  La estría endometrial trilaminar aislada es 38% sensible y 94% específica para una emb ectópico.
  Un seudosaco (acumulación de líquido intrauterino en la línea media) no es sensible o específico para el diagnóstico de emb ectópico. No confundir seudosaco con EIU.
- **Progesterona sérica:** a menudo, no es definitiva. Las concentraciones entre 5 y 20 ng/mL pueden estar equivocadas.
  Un valor de progesterona sérica < 5 ng/mL sugiere emb anómalo (espec del 100% y sens del 60%).
  Un valor de progesterona sérica > 20 ng/mL sugiere un EIU normal (espec del 40% y sens del 95%).
- **Curetaje endometrial:** en "emb de localización desconocida". El curetaje uterino mediante D+C o aspiración manual con vacío pueden evaluar PdC (las vellosidades flotan) y ayudar a tomar la decisión de implementar tratamiento médico o quirúrgico frente al diagnóstico de emb intrauterino.

Opciones de tratamiento

- **Tx expectante:** 68% → resolución satisfactoria (*Lancet* 1998;351:1115).
  Si la hCG inicial es < 200 mUI/mL, el 88% se resuelve sin rxn.
  Comprobar de nuevo la hCG a las 48 h de las pruebas analíticas para asegurarse de que la hCG sérica disminuye.
- **Tx farmacológico:** el MTX inhibe la dihidrofolato reductasa → disminución de tetrahidrofolato → ↓ síntesis de nucleótidos de purina → ↓ ADN/ARN en la fase S del ciclo celular → evita la proliferación (en tejidos activos como trofoblasto, médula ósea, mucosa bucal/intestinal).
  Dos protocolos (*véase* más adelante). Los regímenes con múltiples dosis son más eficaces para una EG avanzada, con concentraciones de β-hCG altas (> 5000) y actividad cardíaca fetal+.
  Efectos adversos: suelen ser autolimitados. Los más frecuentes son náuseas, vómitos, estomatitis, conjuntivitis, agravamiento del dolor abdominal de 2-3 después del empleo de MTX debido a la expansión del tejido gestacional afectado, disfx hepática transitoria y mielosupresión poco frecuente, alopecia, daños pulmonares y anafilaxia.
  Educación de la pt: suspender vitaminas prenatales y suplementos de folato, evitar la exposición al sol, limitar el consumo de alcohol, limitar las relaciones sexuales y la actividad física vigorosa.
  Contraindicaciones absolutas para el MTX: rotura tubárica o inestabilidad hemodinámica, lactancia, alcoholismo, hepatopatía alcohólica o de otro origen, inmunodeficiencia, discrasias sanguíneas previas (hipoplasia de médula ósea, leucopenia, trombocitopenia, anemia significativa), enf pulmonar activa, enf ulcerosa péptica, disfx hepática, renal o hemática, Cr > 1.3 mg/dL, AST o ALT > 50 UI/L, sensibilidad al MTX, incapacidad de cumplir con el seguimiento necesario.
  Contraindicaciones relativas al MTX:
  SG > 3.5-4 cm. Una sola dosis de MTX tiene una eficacia del 93% cuando el SG es < 3.5 cm. Disminuye hasta una eficacia del 87-90% cuando es > 3.5 cm. SG grande → ↓ éxito.
  Actividad cardíaca embrionaria. Una sola dosis de MTX tiene una eficacia del 87% si existe movimiento cardíaco fetal activo.
  Concentración de hCG sérica > 5000 mUI/mL. La tasa de fracaso con una sola dosis de MTX es del 14.3% si la hCG es > 5000 mUI/mL (comparado con la tasa de fracaso del 3.7% si la hCG es < 5000 mUI/mL). Considerar un tx con múltiples dosis o tx quirúrgico.

Esquema con una sola dosis de MTX
Tasa de éxito del 89%; dosis de MTX: 50 mg/m^2
Día 1: valorar hCG (y otros estudios de laboratorio), administrar MTX.
Días 4 y 7: valorar β-hCG.
↓ hCG ≥ 15% desde el día 4-7→ continuar vigilando semanalmente las concentraciones séricas de hCG hasta que se vuelvan indetectables (nota: la hCG puede ↑ desde el día 1-4).
Si la hCG no disminuye adecuadamente desde el día 4-7 → considerar la repetición de la Eco; después, repetir la dosis de MTX o realizar una laparoscopia.

Esquema con múltiples dosis de MTX
Tasa de éxito del 93%.
Dosis de MTX: 1 mg/kg + dosis de ácido folínico (leucovorina): 0.1 mg/kg.
Día 1: medir hCG, administrar MTX.
Día 2: administrar ácido folínico.
Día 3: medir hCG. Si la hCG NO ha disminuido un 15% desde el día 1, administrar MTX.
Día 4: administrar ácido folínico.
Día 5: medir hCG. Si la hCG NO ha disminuido un 15% desde el día 3, administrar MTX.
Día 6: administrar ácido folínico.
Día 7: medir hCG. Si la hCG NO ha disminuido un 15% desde el día 5, administrar MTX.
Día 8: administrar ácido folínico.
Si se administran 4 dosis de MTX sin una disminución del 15% en la hCG a lo largo de 48 h → proceder con la laparoscopia.
Si la hCG disminuye ≥ 15% a lo largo de 48 h → seguimiento semanal de los valores séricos de hCG hasta que se vuelvan indetectables.

Esquema con dos dosis de MTX
Tasa de éxito del 87%. Dosis de MTX: 50 mg/m^2 i.m. Día 0: administrar MTX. Día 4: valorar β-hCG y repetir MTX 50 mg/m^2 i.m. Día 7: valorar β-hCG. Si hay disminución de > 15%, vigilar semanalmente las concentraciones séricas de hCG hasta que sea indetectable. Si la disminución en la hCG es < 15%, volver a administrar MTX 50 mg/m^2 en los días 7 y 11, y determinar la concentración de hCG. Día 11: administrar MTX en 50 mg/m^2. Si la concentración de hCG disminuye 15% entre los días 7 y 11, continuar con la vigilancia semanal hasta lograr una concentración de hCG que no indique embarazo. Si la disminución es < 15% entre los días 7 y 11, considerar el tratamiento quirúrgico.

- **Tx quirúrgico:** adecuado cuando la paciente no cumple con los criterios de tx médico. Cuando el tratamiento quirúrgico está indicado, se prefiere la laparoscopia sobre la laparotomía. Si la pt es HDE → tiempo de cirugía más corto, menor pérdida de sangre, menores requerimientos analgésicos, estancia más corta, sin diferencia en las tasas de permeabilidad tubárica, tasas de EIU similares.
  Salpingostomía: cirugía preferida para embarazo ectópico. Se abre la trompa afectada y se evacuan los PdC ectópicos. Especialmente útil para pacientes con una trompa contralateral anómala que desean mantener su fertilidad. Emb ectópicos persistentes en el 4-15% de los casos. Considerar una dosis empírica de MTX postoperatorio si no está contraindicada. Seguimiento semanal de los valores séricos de hCG hasta que dejan de ser detectables. Revisar la anatomía patológica para confirmar los PdC.
  Salpingectomía: extirpación de toda la trompa uterina afectada. Adecuada para pacientes con una trompa contralateral de aspecto normal y que desean mantener su fertilidad, o en pacientes que no la desean. Elimina el riesgo de emb ectópico persistente o emb ectópico recurrente homolateral. Si se confía en que se ha extirpado todo el trofoblasto, no es necesario realizar determinaciones seriadas de hCG.

FALLO DEL EMBARAZO TEMPRANO

Definición y epidemiología *(Fertil Steril 2003;79:577; Obstet Gynecol 2005;105:333)*

- Completamente dependiente de cómo se defina el embarazo clínico.
- AE que se presenta antes de la semana 20, 0/7 días y < 500 g.
- El 10-20% de los embarazos clínicamente reconocidos culminan en AE.
- El fracaso precoz del emb complica el 12-15% de los embarazos conocidos y el 17-22% de todos los embarazos; el 80% ocurre en las primeras 12 sem de gestación; fecundación → 30% de fracasos de implantación → 30% abortos precoces (≈ 60% abortos antes de un emb clínico reconocido) → 12-15% de los AE clínicos → 25% nacidos vivos.
- Hemorragia vaginal en el 20-40% de los embarazos confirmados durante el primer trimestre → ~50% de estos son AE.
- Una vez detectada la actividad cardíaca fetal, el 90-96% presenta un emb en curso.
- **Factores de riesgo:** ↑ edad materna, AE previos, hábito tabáquico intenso, alcoholismo, cocaína, AINE, fiebres, cafeína > 200 mg/d puede asociarse con AE, enf materna crónica (DM, enf autoinmunitaria, SAAF), intervalo breve entre embarazos, anomalías uterinas.

Tipos de aborto espontáneo (< 20 semanas 0/7 días)

Nombre	Sx	¿Hemorragia?	¿Orificio cervical interno?	¿Expulsión de tejido?	Notas
Retenido	Sin sx; +/− polo fetal, sin actividad cardíaca. Sin cólicos	± (puede ser escasa)	Cerrado	Ninguno	Incluye anembriónicos y anembrionados
Amenaza	Cualquier sangrado brinda el dx, ± dolor	Sí	Cerrado	No	Aumenta la tasa de pérdida fetal y PPT
Inevitable	AE inminente, habitualmente con calambres dolorosos	Sí	Abierto	No	
Incompleto	Hemorragia y expulsión de algunos PdC	Sí	Abierto	Parcial	Tratamiento médico o quirúrgico

Nombre	Sx	¿Hemorragia?	¿Orificio cervical interno?	¿Expulsión de tejido?	Notas
Completo	Después de la expulsión de los PdC ± calambres	Sí o en mejoría	Cerrado	Todos los PdC son expulsados	Habitualmente, no requiere intervención
Séptico	Calambres/ hipersensibilidad uterina, ± fiebre/ escalofríos/ malestar general/ secreciones	±	±	No o parcial; los PdC infectados están retenidos	La pt puede estar MUY enferma
Recurrente	2-3 abortos consecutivos	Cualquiera de los anteriores	Cualquiera de los anteriores	Cualquiera de los anteriores	Derivar para estudio de PRE

Etiología

- Anomalías cromosómicas (50%), anomalías congénitas, traumatismos (el útero al inicio de la EG suele estar protegido de los traumatismos contusos), factores del hospedero (p. ej., anomalías [tabiques] uterinas), infxn materna, endocrinopatías maternas o disfx del cuerpo lúteo, trombofilia materna hereditaria o adquirida, idiopática.
- **DxD:** enf cervical, vaginal o uterina (pólipos, malignidad, traumatismos), emb ectópico, infxn, emb molar, AE (*véase* antes), hemorragia subcoriónica y traumatismo vaginal.

Manifestaciones clínicas y exploración física

- Amenorrea, hemorragia vaginal o dolor pélvico/calambres.
- Cese de los sx normales del emb (p. ej., náuseas, hipersensibilidad de las mamas).
- Inspección con espéculo/digital para valorar la dilatación cervical, PdC.
- Evaluación de la magnitud del sangrado (p. ej., hemorragia) y la estabilidad materna.

Diagnóstico (*Obstet Gynecol* 1992;80:670; *Ultrasound Obstet Gynecol* 1994;3:63)

- **Tejido eliminado:** "vellosidades flotantes" en solución salina para evaluar las vellosidades coriónicas en forma de helechos; enviar a anatomía patológica.
- **Eco TV:** distingue EIU de emb extrauterino, viable de inviable; presencia de enf trofoblástica gestacional, PdC retenidos y emb ectópico.
- **Aborto retenido:** ausencia de actividad cardíaca fetal + LCC > 7 mm O diámetro medio de saco > 25 mm y ausencia de embrión O ausencia de embrión con FC > 2 sem después de que un estudio muestra SG sin saco vitelino O ausencia de embrión con FC > 11 días después de demostrar SG con saco vitelino.
- **Hallazgos sugerentes de fracaso precoz del emb:** saco francamente distorsionado, ausencia de saco vitelino con DSM > 13 mm; ausencia de polo embrionario con DSM > 20 mm; aumento de tamaño del saco vitelino (> 6 mm), saco irregular o de implantación baja; RCF lentos (< 100 lpm a las 5-7 sem); SG pequeño (diferencia entre DSM y LCC < 5 mm); hematoma subcoriónico > 25% volumen del SG.
- **β-hCG cuantitativa:** rendimiento bajo una vez confirmado el EIU. En caso de que no haya EIU, hCG seriadas cada 48 h para descartar emb ectópico → ↓ hCG = EIU no viable o emb ectópico en resolución espontánea.

Tratamiento de los abortos del primer trimestre

Tratamiento de los abortos del primer trimestre	
Espontáneo	Si hay evidencia de eliminación completa y sin sangrado excesivo, no se necesita tx adicional. Puede adoptarse una actitud conservadora en caso de emb muy deseado, sin infxn/hemorragia y, especialmente, si no hay seguridad de fechas.
Retenido, incompleto o inevitable	Tx expectante si < 13 sem con SV estables y sin evidencia de infxn. ~40% necesitará evacuación uterina; ~80% de éxito con tx expectante en caso de aborto incompleto. **Médico:** misoprostol (análogo de PGE1) en el primer trimestre; contraindicaciones: alergias, emb ectópico o infxn pélvica e inestabilidad hemodinámica. **Aborto retenido:** 800 μg vía vaginal cada 24 h hasta 3 dosis o 400 μg por vagina c/4 h 4× o 600 μg sublingual c/3h 2× si fuera necesario (71% de éxito a los 3 días, 84% de éxito a los 8 días; 12% requiere D+C). **Incompleto:** 600 μg v.o. O 400 μg sublingual 1× (82% de éxito a los 5 días, 95% de éxito a los 7 días; 3% necesita D+C). **Quirúrgico:** D+C con aspiración o aspiración con vacío manual. Riesgo de perforación uterina, adherencias intrauterinas, traumatismos cervicouterinos e infxn. Recomendación: doxiciclina 100 mg v.o. en preoperatorio y 200 mg v.o. en postoperatorio (tasa de éxito del 97%).

Amenaza	**Tx expectante:** precauciones en la hemorragia, reposo pélvico. La progesterona no tiene efectos en la amenaza de aborto, pero puede ↓ aborto recurrente (*Cochrane Database Syst Rev* 2013;10:CD003511).
Si Rh(D) negativo y pt no sensibilizada, administrar RhoGAM 50-300 μg i.m. (evita aloinmunización). Ofrecer estudio cromosómico/anatomía patológica. Apoyo de duelo. Medicamentos analgésicos (AINE ± opiáceos). Precauciones del sangrado. Antieméticos para náuseas. Seguimiento con Eco en algunos casos (depende de la presentación clínica).	
Tomado de: *NEJM* 2005;353:761; *Am J Obstet Gynecol* 2005;193:1338; *Obstet Gynecol* 2014;123:676.	

QUISTES OVÁRICOS

Definiciones (*Obstet Gynecol* 2011;117:1413; *Am Fam Physician* 2009;80:815)

- **Quistes ováricos funcionales:** los quistes foliculares se forman cuando un folículo ovárico íntegro se llena de líquido seroso → distensión de la cápsula/dolor. Los quistes de cuerpos lúteos aparecen sobre todo en la fase inicial del emb; pueden sangrar → distensión o hemorragia activa.
- **Quistes ováricos benignos y neoplásicos** (*véase también* cap. 22): tumores de células dermoides, del estroma o germinales; fibromas; neoplasias epiteliales; cistoadenoma, y endometrioma.

Epidemiología y etiología

- Incidencia de quistes ováricos ≈ 5-15%. Riesgo a lo largo de la vida del 5-10% para cirugía de masas anexiales.
- **DxD:** leiomiomas, ATO, hidrosálpinx, emb ectópico, quistes paratubáricos, absceso diverticular, absceso apendicular, tumores de las vainas nerviosas, divertículo ureteral, riñón pélvico, divertículo vesical, quistes de inclusión peritoneal y neoplasias malignas.

Manifestaciones clínicas

- La mayoría son asintomáticas, pero pueden presentarse con dolor, sensación de presión y dispareunia.
- Un dolor intermitente puede apuntar hacia una torsión ovárica. Un dolor agudo e intenso puede representar una torsión ovárica o rotura quística. El aumento del perímetro abdominal, la distensión, la pérdida de peso y la saciedad precoz pueden suscitar la sospecha de neoplasias malignas.

Exploración física y diagnóstico

- **Exploración pélvica:** sens 45% y espec 90%. ↓ detección con IMC > 30.
- **Lab:** hCG, hemograma, pruebas de coag/otras según la presentación y los Hx.
- **Estudios de imagen:** la Eco es el estudio de imagen de elección para valorar los ovarios; la EcoTV con sens 82-91% y espec 68-81%, para diferenciar una enf benigna de una maligna. El aspecto clásico de un quiste simple es anecoico, bien circunscrito, ecolúcido con reforzamiento postacústico.
- *Véase* el capítulo 22 para el dx de malignidad, marcadores tumorales y derivación a ONCO/GIN.

Tratamiento y medicamentos

- **Observación:** la mayoría de los quistes ováricos simples involucionan en 6 meses. ↑ torsión ovárica/anexial con masas de 6-10 cm. Riesgo de malignidad del 0-1% si el quiste es unilocular, de paredes finas, sonolúcido, con un diámetro < 10 cm y con bordes lisos y regulares.
  Las pacientes premenopáusicas con quistes < 3 cm no requieren seguimiento.
  En mujeres premenopáusicas con quistes de 4-10 cm que desean un tx expectante → repetir Eco para resolución en 12 semanas (4-12 semanas en función de la preocupación).
  En las mujeres posmenopáusicas con quistes de 4-10 cm y CA-125 < 35 U/mL que desean un tx expectante → Eco seriadas cada 4-6 semanas.
- **Cirugía:** proporciona un dx anatomopatológico definitivo. Indicada en casos de inestabilidad hemodinámica, quistes > 6-10 cm, sospecha de malignidad, sospecha de torsión o sx persistentes.
  Laparoscopia: ↓ la morbilidad perioperatoria, el dolor postoperatorio, las dosis de analgésicos, el tiempo de recuperación y los costos.
  Laparotomía: generalmente, en casos de malignidad (con la estadificación adecuada), inestabilidad hemodinámica o fracaso de la laparoscopia.
  Cistectomía frente a ooforectomía: considerar la edad de la paciente, sus deseos de fertilidad, su estado menopáusico y el dx preoperatorio. Si se extirpa un quiste de cuerpo lúteo durante un emb con < 12 sem de EG → suplementos de progesterona.

TORSIÓN ANEXIAL

Definición y epidemiología (*Am J Obstet Gynecol* 1985;152:456)

- Torsión de componentes anexiales (sobre todo ovario ± trompa uterina) sobre sus soportes ligamentosos → obstrucción venosa, arterial y linfática.
- Constituye la quinta urgencia GIN más frecuente; el 2.7% de las urgencias quirúrgicas femeninas.

- Se presenta en mujeres de todas las edades (fetal/neonatal hasta mayores); sin embargo, el 70% se produce entre los 20 y 39 años de edad.
- El riesgo aumenta con el emb (20-25% de todos los casos) y con la hiperestimulación ovárica.

Etiología (*Clin Exp Obstet Gynecol* 2004;31:34; *Am J Obstet Gynecol* 1991;164:577)

- El 86-95% está asociado con masas anexiales (48% quistes, 46% neoplasias). ↑ con masas 6-10 cm.
- Ligamentos ováricos largos congénitos.
- ↑ con el ejercicio intenso, las relaciones sexuales o el ↑ brusco de la presión abdominal.
- La torsión del ovario derecho es más frecuente que la del izquierdo (protegido por el colon sigmoide).

Fisiopatología

- El compromiso de los pedículos vasculares impide el flujo arterial aferente y el flujo eferente linfático y venoso →
  drenaje venoso interrumpido antes que el arterial, debido a la menor compresibilidad de las paredes arteriales →
  el tamaño del ovario puede aumentar de forma notable al continuar la perfusión y seguir bloqueado el flujo de salida.

Manifestaciones clínicas y exploración física (*Ann Emerg Med* 2001;38:1506)

- **Dolor pélvico agudo** (83%): dolor súbito/agudo (59%) que se irradia a espalda/flanco/ingle (51%) con signos peritoneales (3%).
- **Náuseas y vómitos** (70%): sx cólicos o esporádicos derivados de la torsión intermitente.
- **Neonatos:** por lo general, en los tres primeros meses de vida con intolerancia alimentaria, vómitos, distensión abdominal e irritabilidad/nerviosismo; generalmente, los quistes ováricos ya se han identificado mediante Eco prenatal (*Arch Pediatr Adolesc Med* 1998;152:1245).
- Resolución de los sx al cabo de unas 24 h debido a la necrosis isquémica de las estructuras implicadas. Puede conservarse su funcionalidad con una intervención inmediata.
- **Exploración bimanual:** masa anexial (72%), dolor a la palpación en el lado afectado.
- **Fiebre** (< 2%): puede ser un indicador de necrosis, sobre todo en el contexto de una leucocitosis.

Estudios y pruebas diagnósticas

- La torsión anexial suele diagnosticarse clínicamente.
- El dx se confirma en la cirugía. Aproximadamente el 40% son diagnósticos preoperatorios correctos (*J Reprod Med* 2000;45:831).
- **Dx clínico:** 1) dolor en tercio inferior de abdomen, 2) quiste/masa ovárica y 3) flujo sanguíneo ausente o disminuido en los vasos ováricos o en el Doppler de flujo a color. Descartar emb ectópico, EPI, apendicitis, diverticulitis, nefrolitiasis y sx asociados con leiomiomas.
- **Lab:** hCG para descartar emb; hemograma; QS; puede observarse anemia, leucocitosis o anomalías electrolíticas por los vómitos.
- **ECO:** masa quística o sólida (70%), líquido libre en el fondo de saco posterior (> 50%), ovario aumentado de tamaño y de aspecto heterogéneo (*J Ultrasound Med* 2001;20:1083). Un ovario normal en el Eco *no descarta torsión*, pero uno anómalo sí la sugiere.
  Doppler: controvertido; algunos estudios con sensibilidad y especificidad del 100% y 97%, otros con 43% y 92% (*Eur J Obstet Gynecol Reprod Biol* 2002;104:64); el Doppler con flujo a color ↑ dx de torsión cuando está ausente, pero no es fiable en presencia de flujo.
  Signo del remolino: hallazgo del Doppler en el pedículo vascular (*J Ultrasound Med* 2009;28:657).
  RM/TC: valor limitado, pueden identificar edema de ovario; los criterios diagnósticos no están bien definidos ni validados. La TC potencialmente es útil para descartar otros diagnósticos diferenciales.

Tratamiento (*NEJM* 1989;321:546; *Obstet Gynecol Surv* 1999;54:601)

- **Eval quirúrgica rápida:** preserva la función ovárica y evita infxn secundarias a necrosis.
- **Tx laparoscópico** de la torsión con cistectomía en pacientes premenopáusicas (tx preferido en estas pt); la mayoría recuperan la función, incluso si tienen un aspecto intraoperatorio isquémico. No ↑ riesgo de desprendimiento de coágulos/EP con el tratamiento de la torsión. Considerar la ooforopexia preventiva, sobre todo con la torsión ovárica recurrente.

ENFERMEDAD PÉLVICA INFLAMATORIA (EPI)

Definición y epidemiología (*Obstet Gynecol* 2010;116:419)

- **EPI:** espectro clínico de alteraciones inflamatorias del aparato genital femenino superior, que incluye endometritis, salpingitis, ATO y peritonitis pélvica.
- > 800 000 casos/año en los Estados Unidos; se desconoce la magnitud verdadera debido a la dificultad diagnóstica.
- **Factores de riesgo:** edad < 25 años, edad joven en la primera relación sexual, anticoncepción sin barrera, múltiples parejas sexuales, anticoncepción oral, ectopia cervical, inserción de DIU en las 3 semanas previas.

Etiología y microbiología (*NEJM* 1975;293:166; *Ann Intern Med* 1981;95:685)

- ***Neisseria gonorrhoeae:*** 1/3 de los casos; 15% con gonorrea endocervical desarrolla EPI.
- ***C. trachomatis:*** 1/3 de los casos; 15% con clamidia endocervical desarrolla EPI.
- **Otros patógenos:** flora vaginal (p. ej., anaerobios, *Gardnerella vaginalis*, *Haemophilus influenzae*, bacilos entéricos gramnegativos y *Streptococcus agalactiae*).

Manifestaciones clínicas

- Dolor en la zona inferior del abdomen (90%). Exudado mucopurulento (75%).
- **Secuelas a largo plazo:** infertilidad (18%), emb ectópico, dolor pélvico crónico, dispareunia.

Diagnóstico de EPI	
Criterios diagnósticos de los CDC (el dx es impreciso; mantener un umbral bajo para la rxn debido a las secuelas a largo plazo)	1. Dolor pélvico o en el hemiabdomen inferior. 2. No puede identificarse otra causa aparte de la EPI. 3. Uno o más criterios menores presentes en la exploración física: a) dolor cervicouterino con la movilidad, b) dolor con la palpación uterina o c) dolor con la palpación anexial.
Criterios adicionales (potencian la especificidad)	1. Temperatura bucal > 38.3 °C. 2. Exudado mucopurulento cervicouterino o vaginal anómalo. 3. Presencia de un número abundante de leucos en el frotis. 4. VSG elevada. 5. ProCR elevada. 6. GC/CT+. 7. Infxn por *Chlamydia* o *Neisseria gonorrhoeae* confirmada por laboratorio.
Criterios específicos (si fueran necesarios)	Bx endometrial con endometritis. EcoTV o RM con hidrosálpinx o líquido libre pélvico. Confirmación laparoscópica de infxn pélvica.
Tomado de: CDC. *Sexually Transmitted Diseases Treatment Guidelines*, 2015. http://www.cdc.gov/std/tg2015/pid.htm	

Tratamiento

- **Indicaciones para la hospitalización:** emb, fracaso del tx ambulatorio al cabo de 72 h, falta de cumplimiento terapéutico, enf grave (p. ej., N/V, fiebre alta) o ATO.
- **DIU:** no es necesario retirar el DIU; vigilancia clínica estrecha si se mantiene colocado.
- **Cribado de ETS adicionales:** seguimiento en el consultorio en 3 días.
- TPA indicado para prevenir reinfección en todos los casos de infección confirmada: *véase* la legislación específica de cada estado: http://www.cdc.gov/std/ept/legal/default.htm

Guías de tratamiento de los CDC 2015		
Hospitalización	Cefotetán 2 g i.v. c/12 h O cefoxitina 2 g i.v. c/6 h + doxiciclina 100 mg v.o. o i.v. c/12 h × 14 días.	Suspender los atb i.v. 24-48 h después de mejoría clínica y afebril.
	Clindamicina 900 mg i.v. c/8 h + gentamicina i.v. o i.m (2 mg/kg) 1×, después 1.5 mg/kg c/8 h o 3-5 mg/kg c/24 h.	
Ambulatorio	Ceftriaxona 250 mg i.m.* 1× O Cefoxitina 2 g i.m. ×1 y probenecid 1 g v.o. 1× O Cefalosporina de 3.ª gen (ceftizoxima/cefotaxima) + doxiciclina 100 mg v.o. c/12 h × 14 días y ± metronidazol 500 mg v.o. c/12 h × 14 días. *Si existe alergia a las cefalosporinas de 3.ª generación, se puede considerar levofloxacino 500 mg v.o. c/6 h O ofloxacino 400 mg c/12 h O moxifloxacino 400 mg c/24 h + metronidazol 500 mg v.o. c/24 h x 14 días.	
*Nota: las cefalosporinas orales ya no están recomendadas para el tratamiento de la gonorrea, pues existe resistencia en aumento (tanto como el 6%) en algunas regiones. CDC. *MMWR*. 2012;61(31):590. Tomado de: CDC Sexually Transmitted Diseases Treatment Guidelines, 2015. http://www.cdc.gov/std/tg2015/pid.htm		

HEMORRAGIA UTERINA AGUDA

Definición y epidemiología (*Fertil Steril* 2011;95:2204; *Obstet Gynecol* 2002;99:1100)

- Hemorragia uterina anómala: cualquier alteración en el volumen o el patrón del sangrado menstrual.

- Hemorragia uterina anómala aguda: sangrado vaginal intenso suficiente para requerir una intervención inmediata para prevenir mayor pérdida. Puede aparecer en el contexto de una hemorragia uterina anómala crónica. *Véase* el capítulo 5 (pp. 5-8 a 5-9), *Hemorragia uterina anómala*.
- Afecta al 10-30% de las mujeres. Supone el 12% de las consultas GIN en el SU. *Véase también* AE en secciones anteriores.
- **DxD:** embarazo ectópico roto, placenta previa, desprendimiento de placenta, HPP, menorragia aguda grave, traumatismo genital, AE, malignidad invasora, fármacos y coagulopatía.

Exploración física

- **Determinar con rapidez la agudeza:** aspecto general y estabilidad. Taquicardia, hipotensión y SV ortostáticos.
- **Interrogatorio dirigido:** FUM, momento, duración, cantidad y síntomas de hipovolemia.
- **Exploración con espéculo:** descartar causas no uterinas (p. ej., hemorragia rectal, laceraciones genitourinarias o vaginales y lesiones cervicales), cuantificar la hemorragia y determinar la dilatación del cuello uterino. Revisar para lesiones previas.
- **Exploración bimanual**: evaluar anomalías estructurales, como prolapso de miomas y dolor local.

Estudios y pruebas diagnósticas

- Descartar siempre emb: hCG cualitativa. Lab: hemograma, coagulación con fibrinógeno y grupo y tipificación sanguínea. Estudios de imagen: considerar EcoTV si la clínica lo indica.

Tratamiento y medicamentos

- Si es inestable: dos vías i.v. de gran calibre, reanimación con cristaloides.
- Considerar infusión de 2U de concentrados de eritrocitos si Hb < 7.5.
- En caso de anemia, iniciar la administración de sulfato ferroso v.o. al dar el alta hospitalaria.
- Instaurar un tratamiento según el objetivo.

Tratamiento médico de la hemorragia uterina aguda			
Categoría	**Fármaco**	**Dosis**	**Comentarios**
Estrógenos	Premarin® (considerar rxn de antiemético)	25 mg i.v. c/4-6 h hasta 24 h	Evitar en fumadoras > 35 años, HTA no controlada, coronariopatía, Hx de TEV, ACV, enf hepática.
AOC	EtE/noretindrona (considerar rxn de antieméticos)	35 µg/1 mg c/8 h × 1 sem, después c/24 h × 3 sem	Evitar en fumadoras > 35 años, HTA no controlada, coronariopatía, Hx de TEV, ACV, enf hepática; considerar antieméticos para disminuir los efectos adversos.
Progestágenos	Acetato de noretisterona	5 mg c/8 h × 1 sem, después c/12 h × 3 sem	Usarse con precaución en pacientes con Hx TEV, ACV o IM y enf hepática.
	Medroxiprogesterona	20 mg c/8 h × 1 sem, después c/12 h × 3 sem	
No hormonal	Ácido tranexámico	1.6 g v.o. c/8 h × 5 días O 10 mg/kg i.v. c/8 h hasta 5 días	Evitar en pacientes con enf renal activa, enf tromboembólica aguda o riesgo intrínseco de trombosis.
Tomado de: *Obstet Gynecol* 2006;108:924; *J Obstet Gynecol* 1997;37:228; *Am J Obstet Gynecol* 1982:59:285.			

Tratamiento quirúrgico de la hemorragia uterina aguda	
Taponamiento intracavitario	Balón de Foley (30-50 mL); balón de Bakri (no superar los 500 cc).
D+C; histeroscopia	Reservar para casos urgentes; puede ayudar en el episodio agudo; menstruaciones posteriores sin cambios.
Embolización de la arteria uterina (EAU)	Reservar para casos urgentes; sobre todo con leiomioma o sospecha de MAV.
Histerectomía	Reservar para casos urgentes que ponen en riesgo la vida; definitiva.
Tomado de: Clinical Guideline for Heavy Menstrual Bleeding, National Institute for Health and Clinical Excellence, última actualización: marzo de 2018.	

TRAUMATISMOS EN EL EMBARAZO

Epidemiología *(Int J Gynaecol Obstet 1999;64:87; Obstet Gynecol 2009;114:147)*

- Complica el 3-8% de los embarazos; 2/3 por colisiones en vehículos motorizados. La causa más importante de mortalidad materna de causa no obstétrica durante el emb *(Am J Obstet Gynecol* 2013;209:1).
- La incidencia de traumatismos aumenta a medida que progresa el embarazo.
- Hasta el 20% de las mujeres embarazadas son víctimas de violencia doméstica (VD). El emb por sí solo es un factor de riesgo independiente para la VD *(Am J Obstet Gynecol* 1991;164:1491).
- Los resultados guardan una relación directa con la edad gestacional y con la gravedad o el mecanismo de lesión.
- El 40-50% de las pérdidas fetales se deben a traumatismos que ponen en peligro la vida de la madre (p. ej., choque, traumatismos craneales que causan coma, laparotomía de urgencia por indicaciones maternas; *Obstet Gynecol Clin North Am* 1991;18:371).
- El 1-5% de las pérdidas fetales tienen que ver con lesiones que no ponen en riesgo la vida de la madre, pero, debido a que son más frecuentes, > 50% de las pérdidas fetales ocurren con traumatismos menores.
- **Traumatismo contuso:** desprendimiento de placenta (40% casos graves, 3% casos no graves), lesión fetal directa (< 1%), rotura uterina (< 1%), choque materno y muerte materna.
- **Traumatismo penetrante:** heridas por arma de fuego o arma blanca; el pronóstico fetal suele ser peor que el materno.
- **Fracturas pélvicas:** la tasa de mortalidad fetal alcanza el 35%; pueden provocar una hemorragia retroperitoneal significativa. Estas fracturas no constituyen una contraindicación absoluta para el parto vaginal.
- **Quemaduras/lesiones eléctricas:** puede variar desde una sensación incómoda hasta la muerte fetal/materna. Valorar en busca de aborto espontáneo, desprendimiento de placenta, arritmias cardíacas, quemaduras fetales y muerte fetal intrauterina.

Manifestaciones clínicas y exploración física *(Obstet Gynecol 2009;114:147)*

- **Desprendimiento de placenta:** hemorragia vaginal, dolor uterino, dolor abdominal, dolor de espalda, contracciones uterinas de alta frecuencia, hipertonía uterina, disminución de movimientos fetales o, incluso, muerte fetal.
- **Estudio inicial:** obsérvese que las mujeres embarazadas pueden perder una cantidad significativa de sangre antes de presentar anomalías en los SV a causa del aumento de su volumen intravascular; la determinación del tamaño uterino y gestacional es importante.
- **Abdomen:** equimosis (nuevas y antiguas), lesión por cinturón de seguridad, lesiones abdominales penetrantes, palpación de contracciones o de hipersensibilidad.
- **Espéculo:** se observa sangrado, rotura de membranas, laceraciones vaginales y fragmentos óseos pélvicos.

Estudios y pruebas diagnósticas *(Obstet Gynecol 2009;114:147)*

- **ECO:** actividad cardíaca fetal, EG y presentación fetales, líquido peritoneal libre o hemorragia materna. Considerar FAST para valorar líquido libre en las áreas perihepática, periesplénica, pericárdica y pélvica.
- **Eval radiológica:** no debe demorarse si es imprescindible para la valoración materna, sin importar la modalidad o la preocupación por la exposición a radiación.

Tx inicial *(ACOG 1998)*

- **Madre:** el objetivo inicial es establecer la estabilidad cardiopulmonar. O_2 suplementario; dos vías i.v. de gran calibre; tx con soluciones i.v. de reposición en una proporción 3:1 con base en las pérdidas sanguíneas; desplazamiento uterino lateral izquierdo después de las 20 sem (si se sospecha lesión medular, es aceptable el desplazamiento manual o la colocación de una cuña debajo de la tabla rígida); lab: hemograma, grupo y tipificación, coag y tubo de muestra extra. Kleihauer-Betke y RhoGAM en las madres Rh negativo.
- Una vez estabilizada la madre, proceder con la **valoración fetal**.
  Viabilidad de 23-24 sem de EG, de acuerdo con la institución:
  - < Viable: registrar la FCF mediante Doppler o Eco en tiempo real; tocometría si hay gran sospecha de desprendimiento por Hx o exploración.
  - > Viable: 4-6 h de vigilancia fetal continua (incluye FCF y tocodinamometría). Si > 6 contracciones en una hora, mecanismo de alto riesgo o lesión grave → vigilancia prolongada durante 24 h. PER arreactiva → evaluación adicional (PBF o vigilancia fetal prolongada).
- En el contexto de un **paro cardiopulmonar materno**: parto mediante cesárea (histerotomía de reanimación) si han transcurrido > 4 min o ritmo no desfibrilable. La reanimación materna mejora al disminuir la compresión uterina del retorno venoso.

Figura 2-1 Tratamiento de traumatismos en el embarazo

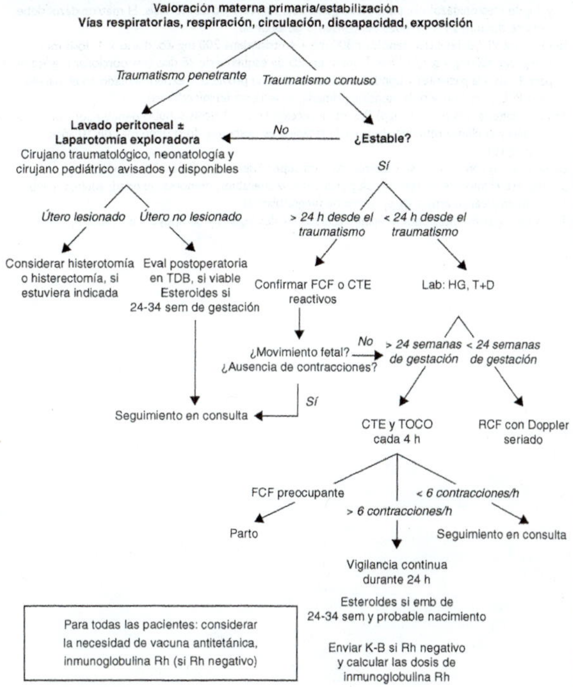

Tomado de: *Am J Obstet Gynecol* 1990;162:1502; *Am J Obstet Gynecol* 2004;190:1661; *Am J Obstet Gynecol* 2004;190:1461; *Am J Obstet Gynecol* 2013;209:1 UNC SOM OB Algorithms 2004; ATLS Course Manual 2012.

AGRESIÓN SEXUAL

Epidemiología

- Se define como una gran gama de comportamientos que implican contacto sexual no deseado.
- La prevalencia durante la vida es del 18-19% en las mujeres estadounidenses. Varía en otros países.
- Debe realizarse detección de violencia por la pareja íntima o abuso sexual en todas las pacientes. Factores de riesgo: mujer, edad < 25 años, agresión previa, universitarias, militares, hospitalizadas en centros de salud mental o con retraso en el desarrollo.

Valoración inicial

- Necesidades médicas agudas: valorar y tratar las lesiones físicas, evaluar el embarazo y la necesidad de anticoncepción de urgencia; proporcionar profilaxis de ETS/VIH como esté indicado, valoración y apoyo psicológicos.
- Valoración forense: debe realizarse tan pronto como sea posible y hasta 96 h después de la agresión. El personal de enfermería explorador de agresión sexual u otro personal calificado debe llevarla a cabo cuando sea posible, ya que facilita el proceso en contra del perpetrador si la recolección de evidencia la realiza un profesional.
- La detección temprana de ETS no es necesaria si se administra profilaxis.
- La profilaxis postexposición (PPE) para VIH debe abordarse con todas las supervivientes de agresión sexual con exposición de vagina, recto, boca o cualquier otra mucosa a la sangre, semen o secreción vaginal/rectal Y que se presentan para su atención dentro de las 72 h después de la exposición.

Tratamiento

- El tratamiento empírico de ETS debe incluir 250 mg de ceftriaxona i.m., 1 g de azitromicina v.o. y 2 g de metronidazol v.o. para tratar gonorrea, clamidia y tricomonosis. El metronidazol debe evitarse durante 24 h después del consumo de alcohol.
- La PPE para VIH debe incluir tenofovir 300 mg + emtricitabina 200 mg v.o. diario × 1 dosis más raltegravir 400 mg v.o. c/12 h × 1 dosis seguida de esquema de 28 días (proporcionar medicamentos para 4 días a la paciente) y brindar seguimiento con un proveedor experimentado en el manejo de la PPE (p. ej., médico de atención primaria, especialista en infecciones).
- Tétanos/difteria/tos ferina (Tdap) 0.5 mL, inyección i.m. × 1 dosis si hubo penetración con un objeto extraño y el último refuerzo de toxoide tetánico es desconocido o tiene más de 10 años de antigüedad.
- La vacunación contra VPH se recomienda para supervivientes de 9-26 años de edad.
- Se requiere el informe obligatorio en poblaciones vulnerables, menores de edad, adultos mayores y si se emplearon armas (p. ej., arma de fuego/blanca).
- Todas las supervivientes deben recibir recursos locales legales y de apoyo y protección.

Evaluación preoperatoria

- La evaluación preop es necesaria en todas las pacientes antes de cualquier procedimiento, e incluye una valoración completa de los **Hx médicos/quirúrgicos y del riesgo periop**.

Sistema de clasificación del estado físico de la American Society of Anesthesiologists (ASA)	
ASA-I	Normal, sano
ASA-II	Enfermedad sistémica leve
ASA-III	Enfermedad sistémica grave
ASA-IV	Enfermedad sistémica grave que pone en riesgo la vida constantemente
ASA-V	Paciente moribundo que no se espera que sobreviva
Tomado de: American Society of Anesthesiologists Physical Status Classification System. https://www.asahq.org/resources/clinical-information/asa-physical-status-classification-system. Última actualización: 15 de octubre de 2014. Acceso el 6 de mayo de 2018.	

- **Revisión de las alergias y de la medicación actual:** comentar la necesidad de suspender la administración de AINE, antiagregantes plaquetarios, suplementos anticoagulantes (p. ej., aceite de pescado); considerar el cambio de anticoagulantes de acción prolongada a fármacos de acción más breve (p. ej., warfarina a heparina). Revisar los medicamentos herbolarios.
- Revisar **informes quirúrgicos** previos relevantes.
- La mayoría de las mujeres sanas sin FR identificables no precisan más **pruebas ni interconsultas**.
- Considerar la realización de un ECG en mujeres > 50 años de edad. En función de lo cruento que sea el procedimiento y su urgencia, se recomienda una eval periop con un MAP ± anestesista u otros especialistas. Las pruebas adicionales tienen como base los riesgos identificados.
- **Consentimiento informado**, con análisis cuidadoso de:
  Riesgos, beneficios, alternativas (incluyendo el tratamiento conservador y los posibles procedimientos adicionales) y complicaciones.
  Equipo de salud y sus cometidos, incluyendo los equipos en formación y de apoyo.
  Permiso para realizar fotografías o videograbaciones con fines documentales o formativos.
  Posibilidad de uso de sangre o hemoderivados.
- Identificar la existencia de voluntades anticipadas y de apoderados o de poderes notariales. Considerar la redacción de voluntades anticipadas si no existen.
- Comentar la evolución postop previsible (estancia hospitalaria, recuperación, cambios funcionales, etc.).
- Identificar necesidades especiales para el quirófano (p. ej., servicios de intérpretes, equipos especializados, etc.).

Optimización perioperatoria

- Enf médicas nuevas o no controladas → consulta/optimización con especialista adecuado + unidad de asistencia primaria.
- **Enf pulmonar:**
  FR = adultos mayores, hábito tabáquico actual, obesidad, apnea obstructiva del sueño, hipoalbuminemia (< 3 g/dL) y BUN > 30 mg/dL; las puntuaciones más altas de la clasificación de la ASA están relacionadas con mayor riesgo de complicaciones pulmonares postop (*Ann Surg* 2000;232:242; *Ann Intern Med* 2006;144(8):581).
  El asma bien controlada no está asociada con complicaciones pulmonares postop.
  Aconsejar dejar de fumar > 8 sem antes de una cirugía programada (si < 8 sem, no disminuyen las complicaciones pulmonares).
  PFP/RxT/GA preop si existe disnea inexplicada o sx respiratorios; considerar si existe EPOC de gravedad incierta.
  Después de la cirugía: los ejercicios de respiración profunda, la espirometría de incentivo, la ambulación precoz, la posición erguida y el control adecuado del dolor son medidas eficaces para evitar las complicaciones pulmonares postop.
- **ECV:** la mayoría de las intervenciones abdominales/pélvicas se consideran de riesgo intermedio en cuanto a morbilidad cardíaca.
  Ciertos procedimientos pueden ser de riesgo bajo (p. ej., D+C) o alto (qx citorreductora mayor).
  La qx no urgente debe retrasarse o cancelarse si la paciente presenta: 1) sx coronarios inestables, 2) insuficiencia cardíaca descompensada, 3) arritmias significativas o 4) valvulopatía grave.

Índice de riesgo cardíaco revisado (IRCR)
La presencia de cualquiera de estos puntos supone un riesgo mayor de morbilidad cardíaca periop importante: 1. Cirugía de alto riesgo (p. ej., qx abdominal abierta) 2. Cardiopatía isquémica (Hx de IM, angina, uso de nitroglicerina sublingual, prueba de esfuerzo positiva, ondas Q en el ECG) 3. Insuficiencia cardíaca 4. Enf cerebrovascular 5. Diabetes insulinodependiente 6. Insuficiencia renal con Cr > 2 mg/dL
Tomado de: *Circulation* 1999;100(10):1043.

Pruebas para factores del IRCR		
Riesgo bajo	Ausencia de factores de IRCR	No se necesitan pruebas. Considerar ECG en > 50 años de edad.
Riesgo intermedio (1-2 factores de IRCR)	Estado funcional bueno, sin Hx de angina ni EVP	No se necesitan pruebas.
	Estado funcional malo/indeterminado, Hx de angina o EVP	Considerar pruebas de esfuerzo incruentas: Si son negativas: no están indicadas más intervenciones. Si son positivas: sopesar cateterismo cardíaco y revascularización con cardiología. No emplear β-bloqueadores en pts con puntuaciones de IRCR ≤ 2. Disminuye el riesgo de IM, pero aumenta el de ACV no mortal (*Lancet* 2008;372:1962).
Riesgo alto (> 3 factores de IRCR)	Sx primarios relacionados con insuficiencia, arritmia o válvulas	Optimización médica.
	Pacientes con > 2 FR que TAMBIÉN presentan isquemia extensa inducida por esfuerzo en pruebas no invasivas	Revascularización (*Eur Heart J* 2009;30:2769).
Los β-bloqueadores y las estatinas solo deben empezar a administrarse en caso de indicaciones para uso a largo plazo. Empezar el tx semanas antes de la cirugía. Objetivo: FC 60-80 lpm. Tomado de: 2009 ACCF/AHA; *J Am Coll Cardiol* 2009;54:2102.		

- **Hematología:**
  - **Anemia:** investigar si no tiene causa aparente; corregir la anemia con suplementos de hierro si hubiese tiempo antes de la cirugía o transfundir si Hb < 7g/dL, si es sintomática o si se prevén pérdidas sanguíneas importantes. Considerar la supresión menstrual si la menorragia es un factor contribuyente. Considerar la administración de estimulantes de la eritropoyesis si se rechaza la transfusión.
  - **Trombocitopenia:** objetivo de plaquetas > 50 000 para cirugía abierta; considerar consulta con hematología si hay preocupación por la afectación de la función plaquetaria, independientemente del recuento de plaquetas.
  - **Paciente en anticoagulación:**
    - Determinar el riesgo que supone la suspensión de la anticoagulación en el marco perioperatorio. Suspender la administración de warfarina 5 días antes del procedimiento, objetivo de INR < 1.5. Considerar la administración de heparina a modo de puente en caso de alto riesgo de trombosis.
    - Evitar cirugía programada en el mes siguiente a una trombosis arterial o venosa aguda.
    - Considerar la colocación de un filtro de VCI en caso de una trombosis reciente o riesgo alto de hemorragia con anticoagulantes.
- **Endocrino:**
  - **DM** (*Diabetes Care* 2017;40(Suppl 1):S120–7):
    - Problemas de glucemia periop: 1) estrés quirúrgico, 2) ayuno preop, 3) disminución de la v.o. en el postop, 4) tipo de anestesia (general > neuroaxial).
    - Consideraciones esenciales: 1) de tipo 1, de tipo 2 o diabetes gestacional; 2) cronología, duración e invasividad del procedimiento; 3) esquema farmacológico actual.
    - Un control insuficiente de la glucemia periop se asocia con: 1) aumento del riesgo de infxn, 2) cicatrización deficiente de las heridas, 3) secuelas neurológicas/cardíacas de la hipoglucemia.
    - Objetivos postop: mantener la euglucemia (80-180mg/dL) y evitar la cetoacidosis y el estado hiperosmolar no cetósico.
    - En pacientes con enfermedad crítica, se recomienda el control glucémico liberal, pues el control intensivo aumenta la mortalidad (*NEJM* 2009;360:1283–97).
    - La metformina está contraindicada en la insuficiencia renal o hipoperfusión tisular; las tiazolidinedionas pueden agravar el edema o precipitar una ICC.

Tratamiento perioperatorio de la DM		
PREOP	DM de tipo 2, controlada con dieta	Determinar la glucemia capilar preop y postop.
	DM de tipo 2, controlada con fármacos v.o.	Suspender los fármacos la mañana de la cirugía.
	DM insulinodependiente (DM1 o DM2)	Mantener la insulina basal/acción prolongada. Considerar la reducción de dosis. Reducir en el preop un 50% la dosis de insulina de mantenimiento de acción inter- media (p. ej., NPH). Infusión i.v. de G5%. Considerar insulina i.v. solo en casos prolongados y complejos.

POSTOP	DM no insulinodependiente	Dosis ajustable menor al esquema basal/bolo, solo si fuera necesario y por ayuno (*Diabetes Care* 2011;34:256). Reanudar los medicamentos domiciliarios si no hay contraindicación; tan pronto como sea posible, recuperar la v.o.
	DM insulinodependiente	**Continuar con la insulina basal para evitar la cetogénesis en la DM1.** Considerar disminución de dosis. Ayuno: insulina basal domiciliaria + dosis ajustable regular c/6 h, G5% en infusión i.v. Con dieta oral: esquema domiciliario basal/bolo O 0.5 UI/kg de insulina divididas entre basal y de acción corta preprandial con los alimentos.

- **Enf tiroidea:**
  Hipertiroidismo: en caso de dx nuevo o no controlado, posponer la cirugía, consultar con endocrinología y mantener los medicamentos crónicos.
  Hipotiroidismo: considerar consulta con endocrinología si el dx es nuevo. De otro modo, mantener. No hay necesidad de tx hormonal sustitutivo i.v./i.m. si ayuna durante < 7 días.
  En caso de hipo e hiperparatiroidismo: seguimiento del desequilibrio del calcio.
- **Insuficiencia suprarrenal:**
  Aumento en el riesgo de crisis suprarrenales periop (hipotensión, hiponatremia).
  Supresión mínima del eje HHS en pacientes con < 5 mg de prednisona (o equivalente) diaria, < 10 mg prednisona en días alternos o CUALQUIER dosis de glucocorticoides durante < 3 sem. Estas pacientes no necesitan suplementos de esteroides (*N Engl J Med* 2003;348:727).
  Reemplazo con base en el tipo de cirugía (*JAMA* 2002;287:236):
  - **Cirugía menor** (cirugía ambul o mínimamente invasiva): → considerar la administración de 25 mg de hidrocortisona el día del procedimiento → paciente regresa a su dosis regular.
  - **Casos obstétricos y todos los casos de cirugía ginecológica:** → 50 mg de hidrocortisona inmediatamente antes del procedimiento → seguido de 25 mg/8 h i.v. durante 24 h → regreso a la dosis de mantenimiento.
  - **Estrés quirúrgico intenso** (considerar en cirugías citorreductoras extensas): 100-150 mg de hidrocortisona el día del procedimiento → reducción rápida a la dosis habitual en 1-2 días.
  - **Pacientes en estado muy grave** (choque séptico): → 50-100 mg/6-8 h de hidrocortisona i.v. hasta que se resuelva el choque → reducción lenta (vigilancia del sodio).
- **Pacientes mayores:**
  Polifarmacia: revisión cuidadosa de la medicación y de las posibles interacciones.
  Evitar la preparación intestinal debido al mayor riesgo de deshidratación/alteraciones electrolíticas.
  Riesgo postop mayor (*Am J Obstet Gynecol* 2003;189:1584) de:
  - Delírium y cambios del estado mental; garantizar higiene del sueño, orientación en el entorno y dosificación cuidadosa de psicofármacos. Estudio diagnóstico de causas médicas de delírium.
  - Edema pulmonar con insuficiencia cardíaca secundaria a sobrecarga de líquido; vigilar el equilibrio hídrico.
  - IM y ACV.
  - Recuperación lenta de la fxn intestinal.
- **Pacientes con obesidad:**
  Riesgo postop mayor (*Am J Obstet Gynecol* 2010;202:306):
  - IHQ: planificar la incisión y la dosis de atb correctamente de acuerdo con el peso de la pt.
  - Complicaciones pulmonares: fomentar ambulación precoz e higiene pulmonar; vigilar CO_2.
  - Complicación tromboembólica: considerar la dosis de anticoagulante en función del peso.

MEDIDAS PREOPERATORIAS

- **Prueba de emb:** en TODAS las mujeres en edad fértil.
- Grupo sanguíneo y tipificación: considerar la realización de pruebas cruzadas para cirugía de riesgo alto/intermedio.
- **Ppx antibiótica para prevenir IHQ:** *véase* más adelante.
- **Ppx antibiótica para prevenir EBS:**
  No se recomienda de forma sistemática para procedimientos GU. Se utiliza en mujeres con el riesgo potencial más alto (prótesis valvular, endocarditis infecciosa previa, paciente con cardiopatía cianótica no reparada, cardiopatía reparada en los 6 meses siguientes al procedimiento o enf reparada con defectos residuales cerca del material protésico o trasplante cardíaco con disfxn valvular significativa) (*JACC* 2014;63:22).
- **Ppx de tromboembolia venosa:** *véase* más adelante.
- **Preparación intestinal:** la prep intest mecánica (p. ej., citrato magnésico, polietilenglicol) no se recomienda para la mayoría de las qx ginecológicas o colorrectales (*Am J Obstet Gynecol* 2011;205:309).
- **Ayuno:** el ayuno preop reduce el riesgo de aspiración. Leche o alimentos fritos/grasos: 8 h; comidas ligeras, sin incluir leche: 6 h; líquidos claros: 2 h (*Anesthesiology* 2011;114:495). *Véase* la sección *RMDC*.
- **Preparación de la piel:** IHQ, *véase* más adelante.
- **Elección de la posición y la incisión:** posición neurológica neutra y almohadillado de todas las articulaciones. Evitar una posición de litotomía prolongada (> 4 h) o en Trendelenburg forzada. Elegir la incisión para lograr la exposición adecuada y evitar una retracción excesiva.

Lesiones nerviosas frecuentes en cirugía ginecológica			
Nervio y afección	**Presentación**	**Mecanismo y factores de riesgo**	**Prevención**
Nervio femoral (L2-L4)	• Flexión de cadera y extensión de pierna debilitadas • Dificultad para subir escalones • Cambios sensitivos en la pierna anterior y medial	El nervio femoral penetra en el músculo psoas para pasar por debajo del ligamento inguinal. Neuropatía frecuente después de la cirugía ginecológica, en especial con la histerectomía abdominal (~11%). FR: uso de separadores autoestáticos. Incisión de Pfannenstiel o de Maylard amplia, IMC $< 20\ kg/m^2$, duración > 4 h, hipodesarrollo de los músculos rectos, pelvis estrecha, hiperflexión de la cadera o rotación externa en litotomía.	Evitar la compresión del músculo psoas por los separadores autoestáticos. Evitar la ampliación de la incisión de Pfannenstiel más allá del borde lateral del músculo recto. Evitar la hiperflexión y la rotación externa de la cadera con estribos.
Nervios ilioinguinal (T12-L1) e iliohipogástrico (T12-L1)	• Dolor en el monte del pubis y los labios mayores laterales	La trayectoria de los nervios ilioinguinal e iliohipogástrico discurre unos 3 cm inferomedial a la EIA. Riesgo de pinzamiento o corte en el borde lateral de la incisión de Pfannenstiel. Propensión a la formación de neuromas después de la lesión.	En caso de necesidad de ampliar la incisión lateralmente al recto, curvar la incisión de la fascia en sentido cefálico. Evitar la colocación de puntos de sutura laterales al cerrar la fascia (< 1.5 cm lateral al borde).
Nervios genitofemoral (L1-L2) y femorocutáneo lateral (L2-L3)	• Dolor/parestesias de labios mayores y muslo	Estos nervios discurren sobre el vientre del músculo psoas, lateralmente a la arteria ilíaca externa. Retracción lateral excesiva. Sección transversal durante la disección ganglionar pélvica.	Evitar una tracción lateral excesiva sobre el músculo psoas. Aislar los nervios durante la disección ganglionar pélvica.
Nervio obturador (L2-L4)	• Debilidad en la aducción de la cadera	El nervio se sitúa posterior al músculo psoas y pasa por el conducto obturador. Lesión directa durante la DGL pélvica. Colocación del cabestrillo de la cinta transobturatriz (CTO).	Disección cuidadosa en la fosa obturatriz. Colocación cuidadosa del trocar durante la colocación del cabestrillo de la CTO.
Nervio pudendo (S2-S4)	• Dolor perineal	Sale de la pelvis a través del agujero ciático mayor y entra de nuevo a través del agujero menor alrededor de la espina isquiática (tercio lateral del ligamento sacroespinoso). Lesión durante la fijación sacroespinosa. Atrapamiento con las mallas vaginales.	Evitar el tercio lateral del ligamento sacroespinoso durante la fijación.
Nervio peroneo (L4-L5, S1-S2)	• Debilidad en la dorsiflexión del pie (pie caído)	Gira alrededor de la cabeza lateral del peroné. Compresión excesiva en la cara lateral de la rodilla.	Almohadillado adecuado de los estribos de la cara lateral de la rodilla durante la cirugía. Deambulación temprana después de la cirugía.

Nervio y afección	Presentación	Mecanismo y factores de riesgo	Prevención
Plexo braquial (C5-C8, T1)	• Debilidad/hormigueo en el brazo o la mano • Grave: parálisis de Erb o de Klumpke	Gira alrededor de la cara lateral del cuello y la parte superior del hombro. Hiperabducción del hombro. Compresión con topes para los hombros. Trendelenburg marcada por tiempo prolongado. Obesidad mórbida.	Evitar el uso de topes para los hombros (se prefieren dispositivos antideslizamiento, como espuma en forma de cráter o colchones con bolsas de bolitas al vacío). Evitar la abducción del hombro > 90°.

Adaptada de: *Obstet Gynecol* 2004;103:374.

RECUPERACIÓN MEJORADA DESPUÉS DE LA CIRUGÍA (RMDC)

Definición (*Obstet Gynecol* 2016;128(3):457–66): protocolos para mejorar la educación y las expectativas para la cirugía, disminuir los períodos de ayuno, mejorar el control multimodal del dolor, disminuir el uso de opiáceos y las infecciones, así como promover el pronto regreso a la dieta y la actividad habituales.

Preoperatorio
- Control del dolor multimodal con fármacos para evitar opiáceos (paracetamol, gabapentina, AINE/celecoxib) y anestesia regional, si está indicada.
- Permitir líquidos claros hasta 2 h antes de la cirugía ± bebidas con abundantes hidratos de carbono 2 h antes de la cirugía.
- Antibióticos preoperatorios adecuados y profilaxis de TEV.

Intraoperatorio
- Administración de líquidos limitada o con objetivo; regular la temperatura corporal.
- Disminuir los opiáceos de acción prolongada y los paralíticos; emplear anestésicos locales alrededor de la incisión.
- Elegir fármacos anestésicos para disminuir las náuseas postoperatorias.

Postoperatorio
- Alimentación temprana, movilización y alta de acuerdo con criterios.
- Evacuaciones intestinales por horario y vigilancia de opiáceos para disminuir el riesgo de íleo.

ÍLEO POSTOPERATORIO

Definición
- Estreñimiento con intolerancia a la ingesta oral debido a alteraciones de la motilidad intestinal postoperatorias.
- El íleo fisiológico puede durar 1-3 días en el postop en función del procedimiento. Una duración mayor puede ser anómala.

Etiología
- Inhibición de la motilidad normal por inflamación postop, inhibición de los reflejos medulares, opiáceos, polipéptido intestinal vasoactivo, sustancia P y óxido nítrico.

Manifestaciones clínicas
- Incapacidad para tolerar una dieta por vía oral, dolor abdominal, distensión, timpanismo, disminución de ruidos intestinales y flato tardío/disminuido.

Diagnóstico
- En general, clínico, aunque debe descartarse una obst de intestino delgado (*véase* más adelante).
- Dilatación intestinal sin evidencia de un punto de transición en la TC y la Rx de abdomen.

Tratamiento
- Reposo intestinal, sonda NG en caso de necesidad. Reposición de la volemia, reposición de electrólitos según las necesidades, deambulación.
- Reducir/eliminar medicación agravante (p. ej., opiáceos, ondansetrón).
- Exploraciones abdominales seriadas hasta observar descompresión abdominal.
- Avanzar la dieta en el momento en el que se recuperen las flatulencias/ruidos intestinales.

Prevención
- Anestesia epidural + local en lugar de opiáceos sistémicos o epidurales (*Cochrane Database Syst Rev* 2000;(4):CD001893).
- Alvimopán (antagonista selectivo del receptor de opioides) postop. La FDA ha limitado el acceso a este fármaco, ya que puede aumentar el riesgo de IM en algunos pacientes.
- Mascar chicle en el postop inmediato (*World J Surg* 2009;33(12):2557).
- **Uso programado** de laxantes en el postop de histerectomía (*Am J Obstet Gynecol* 2007;196(4):311.e1).
- Manipulación intraop intestinal mínima.
- NO está indicada la colocación sistemática de sonda NG (*Cochrane Database Syst Rev* 2007;18(3):CD004929).

FIEBRE POSTOPERATORIA

Definiciones

- La temperatura normal oscila entre 36.5 y 37.5 °C.
- La fiebre se define como una temperatura > 38.0 °C.

Diagnóstico

- **Hx:** revisión de la historia en busca de infxn preop, complicaciones intraop, transfusiones, lista de medicamentos, alergias, sonda urinaria y lugares de acceso vascular. Preguntar por diarrea, exantema cutáneo, dolor de nueva aparición, esputo y enfermedades preop.
- **Ef:** temp (y tendencias), pulso, PA y frecuencia respiratoria. Explorar la piel (exantemas), los pulmones (disminución de ruidos respiratorios, estertores, roncus), el corazón (soplos nuevos), el abdomen (dolor a la palpación o signos peritoneales), el foco quirúrgico (incluido el manguito vaginal), los sitios de catéteres/drenajes/accesos i.v. y las extremidades inferiores (TVP).
- **Lab:** con base en los Hx, la Ef y el DxD. Puede constar de análisis y cultivo de orina, HG con diferencial, hemocultivos 2× antes de tx atb (una serie procedente de un catéter venoso central si lo hubiera), cultivo de esputo (generalmente con rendimiento bajo), cultivos de la herida (rendimiento bajo), RxT, Eco de miembros inferiores para TVP y protocolo de EP con TC. Seguimiento de otras alteraciones médicas cuando se considere conveniente.

Causas frecuentes de fiebre postoperatoria según el inicio y la cronología	
Inmediatas (primeras 24 h)	• Principalmente no infecciosas: efectos de medicamentos, rxn transfusionales, infxn preop, hipertermia maligna (infrecuente); atelectasia.
Agudas (1-7 días)	• Infecciosas: infxn intrahospitalarias (sobre todo neumonía; en pacientes en estado grave puede ser NAV o neumonía por aspiración) e IVU, *Clostridium difficile*; infxn extrahospitalarias; IHQ e infxn asociadas con catéteres vasculares y endometritis. • No infecciosas: inflamación del sitio quirúrgico, frecuente después de cirugía uterina (p. ej., miomectomía); rxn medicamentosas; tromboembolia (TVP, EP), ACV; pancreatitis; abstinencia alcohólica; enf reumatológicas, e hipertiroidismo.
Subagudas (1-4 sem)	• Principalmente infecciosas: IHQ; asociadas con CVC; IVU, sinusitis (sobre todo si hay una sonda NG colocada); neumonía; *C. difficile*; absceso del sitio quirúrgico. • No infecciosas: rxn medicamentosas y tromboembolia (TVP, EP). Considerar tromboflebitis pélvica séptica.
Tardías (> 1 mes)	• Principalmente infecciosas: infxn intrahopitalarias o extrahospitalarias; EBS; *C. difficile*; infxn por cuerpo extraño; osteomielitis; e infxn no relacionadas.

- **Tx:** con base en la etiología. En caso de que los atb estén indicados, dirigidos a los focos sospechosos; ajustar a los resultados de los cultivos cuando estén disponibles.

INFECCIONES DEL SITIO QUIRÚRGICO

Definición, microbiología y epidemiología

- La infección del sitio quirúrgico (ISQ) se produce al momento de la cirugía por flora endógena.
- **Microorganismos más frecuentes:** *Staphylococcus aureus*, enterococos, *Escherichia coli*, estafilococos coagulasa negativos. Las ISQ en GIN se deben con mayor frecuencia a bacilos gramnegativos, enterococos, estreptococos del grupo B y anaerobios.
- **FR:** obesidad, infxn previas, diabetes, hábito tabáquico, corticoesteroides, inmunosupresión, desnutrición, cirugía de larga duración, vaginosis o cervicitis bacteriana activa.

Clasificación de las heridas quirúrgicas		
Tipo	**Ejemplos**	**Tasa de infección**
I. Limpia: no infectada, cierre de primera intención, no entra en los intestinos o la vagina.	Dx lap, SOB, lap tubárica, histeroscopia	2.6%
II. Limpia contaminada: GU o del tubo digestivo, controlada.	Histerectomía, cirugía vaginal	3.6%
III/IV. Contaminada/sucia: derrame franco desde el tubo digestivo, heridas abiertas, infectadas.	Desbridamiento o herida infectada, intestino perforado	10.5%
De: *Arch Surg* 1999;134:1041.		

Profilaxis (*Infect Control Hosp Epidemiol* 2008;29:S51)

- **Preparación de la piel:** la clorhexidina-alcohol es superior a la povidona yodada en la lap y la cirugía abierta, pero no muestra beneficio en la cesárea (*NEJM* 2010;362:18; *J Matern Fetal Neonatal Med* 2017;30:1–8).

- Técnica estéril, no rasurar la piel (en su lugar recortar/esquilar); evitar la hiperglucemia.
- **Ppx antimicrobiana** (*Am J Obstet Gynecol* 2008;199:301.e1, *Obstet Gynecol* 2009;113:1180; *Am J Heal Pharm* 2013;70(3):195–283):

  Administrar < 30 min antes de la cirugía (*Ann Surg* 2009;250:10) o en el momento de la inducción anestésica.

  Se requiere una dosis adicional en la cirugía de larga duración (cefazolina c/4 h, clindamicina c/6 h) y para PSE > 1 500 mL (con excepción de vancomicina/gentamicina para cualquier indicación).

  En pacientes obesas pueden necesitarse dosis adicionales de acuerdo con el peso.

Profilaxis antibiótica para cirugía obstétrica y ginecológica	
Procedimiento	**Opciones de antibióticos (dosis única)**
Histerectomía y procedimientos uroginecológicos	Cefazolina* 1 g i.v. (3 g i.v. si peso > 120 kg) Clindamicina 600 mg i.v. + gentamicina 1.5 mg/kg i.v. o ciprofloxacino 400 mg i.v. o aztreonam 1 g i.v. Metronidazol 500 mg i.v. + gentamicina 1.5 mg/kg i.v. o ciprofloxacino 400 mg i.v.
Aborto quirúrgico	Doxiciclina 100 mg v.o./i.v. 1 h antes, 200 mg v.o. después del procedimiento Metronidazol 500 mg v.o. dos veces al día × 5 días
HSG con EPI o hidrosálpinx	Doxiciclina 100 mg v.o. dos veces al día × 5 días
Cesárea	Una cefalosporina de primera generación (p. ej., cefazolina 1 g i.v.) + azitromicina 500 mg i.v. si es durante el trabajo de parto o 4 h después de la RM Clindamicina 600 mg i.v. + gentamicina 1.5 mg/kg i.v.
No ppx para laparoscopia, cirugía limpia, histeroscopia, colocación de DIU, bx endometrial o urodinamia.	
*Alternativas aceptables: cefotetán, cefoxitina, cefuroxima o ampicilina-sulbactam. Tomado de: *Obstet Gynecol* 2009;113:1180; *Obstet Gynecol* 2011;117:1472; *N Engl J Med* 2016; 375: 1231–41.	

Manifestaciones clínicas (*Infect Control Hosp Epidemiol* 1992;13:606; *Infect Dis Obstet Gynecol* 2003;11:65)

- **Celulitis de la incisión:** calor, tumefacción, eritema y dolor con acumulación de líquido.
- **Infección superficial de herida quirúrgica** (piel, tejido subcutáneo): cx positivo y secreción purulenta.
- **Infección profunda de la herida quirúrgica** (fascia, músculo): dehiscencia espontánea y absceso.
- **Celulitis vaginal:** edema, induración y eritema del manguito vaginal.
- **Espacio orgánico:** absceso pélvico; abscesos del manguito vaginal.
- **Fascitis necrosante:** eritema, tumefacción/edema, dolor desproporcionado en la exploración (seguido de analgesia), crepitación y exudado de color grisáceo.

Diagnóstico

- Hemograma (leucocitosis ± bandemia), tinción de Gram + cx de la incisión o del líquido del absceso y hemocultivo.
- **Eco:** bajo costo, sensibilidad del 56-93%, especificidad del 86-98% para abscesos pélvicos (*J Emerg Med* 2011;40:170).
- **TC:** absceso caracterizado por aspecto multilocular (89%) y refuerzo de pared engrosada (95%) (*J Reprod Med* 2005;50(3):203).

Tratamiento

- **Celulitis de la incisión:** tx atb con cobertura para grampositivos; considerar cobertura para SARM.
- **En IHQ más complicadas:** tx con atb parenteral ± drenaje del absceso.
- **Fascitis necrosante:** desbridamiento *urgente* local amplio + betalactámico/inhibidor de betalactamasa + **clindamicina** (efecto antitoxina) + cobertura frente a SARM.

TVP Y EP PREOPERATORIAS

Definición y epidemiología

- **TEV:** TVP y EP con complicaciones perioperatorias frecuentes. *Véase* el capítulo 16 para más detalles acerca del diagnóstico y el tratamiento.
- **Tasas de TEV posquirúrgica sin tx:** 29% para GIN benigna y 38% para ONC-GIN (*Br Med J* 1978;1:272; *Aust N Z J Obstet Gynecol* 1983;23:216).

Estadificación del riesgo perioperatorio de TEV	
Puntos	**Factores de riesgo (puntos por cada uno de los factores presentes)**
1	Edad 41-60 años; cirugía menor; IMC > 25; edema en miembros inferiores; venas varicosas; emb/posparto; Hx de AE; ACO/TRH; septicemia < 1 mes; enf pulmonar (neumonía) < 1 mes; función pulmonar anómala; IM agudo; ICC < 1 mes; Hx de EII, y reposo en cama.
2	Edad 61-74 años; cirugía abierta > 45 min; laparoscopia > 45 min; cáncer; > 72 h de reposo en cama, y vía venosa central.
3	Edad ≥ 75; Hx de TEV; FVL; mutación G20210A de la protrombina; anticoagulante lúpico; Ab anticardiolipídicos; ↑ homocisteína; TIH, y trombofilia.
5	ACV < 1 mes; Fx de pelvis/cadera/miembro inferior, y lesión medular.

Profilaxis de trombosis		
Puntos (riesgo de TEV)	**Riesgo de sangrado promedio**	**Riesgo de sangrado alto**
0 (< 0.5%)	Deambulación temprana	
1-2 (~1.5%)	Ppx mecánica, preferentemente compresión neumática intermitente (CNI)	
3-4 (~3%)	DBHNF o HBPM o CNI	Ppx mecánica, preferir CNI
≥ 5 (~6%)	DBHNF o HBPM + ME o CNI	CNI sola hasta que el riesgo disminuya; después, agregar DBHNF o HBPM
Cáncer	DBHNF o HBPM + ME o CNI + HBPM durante 4 sem después del alta	CNI sola hasta que el riesgo disminuye; después, agregar DBHNF o HBPM
Contraindicación para heparina	Fondaparinux o ácido acetilsalicílico en dosis bajas (160 mg) + CNI	CNI hasta que disminuya el riesgo de sangrado → agregar ácido acetilsalicílico o fondaparinux
Dosis	DBHNF = HNF 5000 U s.c. c/12 h o c/8 h HBPM = enoxaparina de sodio 40 mg s.c. diario; dalteparina 5000 U s.c. diario Fondaparinux sódico = 2.5 mg s.c. diario	
Tomado de: *Chest* 2012;141:e227S.		

Prevención perioperatoria de TVP y EP		
Riesgo	**Pt y cirugía**	**Ppx sugerida**
Bajo	Menor (< 30 min) en pacientes < 40 años sin FR adicionales	• Movilización temprana
Moderado	Cirugía < 30 min con FR, cirugía > 30 min en pacientes de 40-60 años sin FR; cirugía mayor en pacientes < 40 años sin FR	• HNF 5000 unidades c/12 h o • HBPM: dalteparina 2500 U c/24 h o enoxaparina 40 mg c/24 h o • DCNI o medias antitrombóticas
Alto	Cirugía < 30 min en pacientes de > 60 años o con FR; cirugía mayor en pacientes > 40 años con FR	• HNF 5000 U/8 h o • HBPM: dalteparina 5000 U c/24 h o enoxaparina 40 mg c/24 h o • DCNI o medias antitrombóticas
Máximo	Cirugía mayor en pts > 60 años con cáncer o TEV previa o estado hipercoagulable	• HNF 5000 U/8 h o • HBPM: dalteparina 5000 U c/24 h o enoxaparina 40 mg c/24 h y • DCNI o medias antitrombóticas y • HBPM durante 4 semanas después de la cirugía por cáncer
Tomado de: *Obstet Gynecol* 2007;110:429; *Chest* 2008;133: 381S; *Obstet Gynecol* 2012;119:155. *N Engl J Med* 2002; 346:975–80.		

SEPTICEMIA

Definiciones (*JAMA* 2016;315(8):801–10)

- La **septicemia** es una alteración orgánica que pone en peligro la vida, causada por una respuesta no regulada del hospedero ante la infección que origina una respuesta intravascular inflamatoria amplificada, descontrolada y autosostenible. Tasa de mortalidad intrahospitalaria > 10%.
- **Choque séptico:** tipo de septicemia en el que las anomalías circulatorias, celulares y metabólicas se asocian con mayor riesgo de mortalidad que solo la septicemia. Los signos incluyen elevación del lactato > 2 mmol/L y vasopresores para mantener la PAM > 65. Tasa de mortalidad intrahospitalaria > 40%.

Epidemiología (*NEJM* 2003;348:16)

- **Incidencia:** 240 casos por 100 000, ↑ 9% anual de 1979-2000.

Manifestaciones clínicas

- Los componentes de la pared bacteriana (endotoxinas, LPS) y sus productos (exotoxinas) activan la defensa del hospedero, con una respuesta de mediadores de la inflamación excesiva (TNFα e IL-1) que activa la cascada de la coagulación y la formación de trombos microvasculares, lo que afecta la oxigenación tisular y daña el tejido.
- HoTN y ↑ inicial del gasto cardíaco, pero finalmente termina con insuficiencia sistólica y diastólica.
- **EMA** (encefalopatía): agitación, confusión, obnubilación.
- **Insuficiencia renal aguda secundaria a hipoperfusión/hipoxia:** oliguria, anomalías electrolíticas.
- Edema pulmonar → desequilibrio V/Q → hipoxia → SDRA.

Diagnóstico

- Obtener los cx adecuados (p. ej., sangre, orina, herida, punta del catéter).
- RxT para valorar lesión pulmonar aguda y SDRA (infiltrados bilaterales difusos).
- Estudios de imagen (p. ej., TC) para confirmar foco de infxn y muestra de la posible fuente.
- **Puntuación SOFA:** es una puntuación con base en PaO_2/FiO_2, recuento de PLT, bilirrubina, PAM, escala de coma de Glasgow, Cr y GU para estratificar el riesgo. Una puntuación ≥ 2 es anómala = riesgo de mortalidad general del 10%.
- **qSOFA** (*quick* SOFA): RR > 22, estado mental alterado, PAS ≤ 100 mm Hg; se emplea como triaje.
- Vigilar la concentración de lactato como marcador de perfusión tisular.

Tratamiento (*Crit Care Med* 2008;36:296; *JAMA* 2017;317(8):847–8)

- **Atb i.v.:** obtener cultivos y administrar atb de amplio espectro dirigidos a los patógenos más probables **dentro de la primera hora de la identificación de la septicemia**. Ajustar de acuerdo con los cultivos y la mejoría clínica.
- **Acceso adecuado:** CVC en caso de choque séptico o choque, así como vías i.v. de gran calibre.
- **Reanimación intensiva con líquidos:** proporcionar 30 mL/kg de cristaloides i.v. dentro de 3 h. Líquidos adicionales según la valoración frecuente, necesarios para prevenir disfxn orgánica. **Objetivos:** PVC ≥ 8 mm Hg (12 mm Hg si ventilación), PAM ≥ 65 mm Hg, gasto urinario ≥ 0.5 mL/kg/h.
- **Vasopresores:** si la PA no responde a líquidos i.v. (choque séptico), emplear vasopresores para mantener la PAM > 65 mm Hg (norepinefrina es la primera elección, pero otras alternativas incluyen fenilefrina, epinefrina, vasopresina, dopamina).
- **Estabilización respiratoria temprana:** oximetría de pulso, ventilación mecánica según la necesidad por insuficiencia respiratoria.
- **Corticoesteroides:** considerar hidrocortisona i.v. (por insuficiencia suprarrenal) solo si la PA no responde a la reanimación con líquidos.

OLIGURIA PERIOPERATORIA

Definiciones

- Generalmente, diuresis < 30 mL/h durante 2-3 h o < 500 mL/día.
- Según los criterios RIFLE para la LRA (*Crit Care* 2007;11:R31):
  - **Riesgo:** gasto urinario < 0.5 mL/kg/h durante 6-12 h; o ↑ Cr > 50%.
  - **Lesión:** gasto urinario < 0.5 mL/kg/h durante > 12 h; o ↑ Cr > 100%.
  - **Insuficiencia:** gasto urinario < 0.3 mL/kg/h durante > 24 h o anuria durante 12 h; o ↑ Cr > 200%, o Cr > 4 con aumento agudo > 0.5 mg/dL. O inicio de terapia de reemplazo renal (TRR).
  - **Pérdida:** TRR > 4 semanas.
  - **Etapa terminal:** TRR > 3 meses.

Causas frecuentes de oliguria perioperatoria	
Prerrenal	• Hipovolemia verdadera: enf gastrointestinal (vómitos, diarrea), pérdidas renales (diuréticos, diuresis osmótica, DI), pérdidas cutáneas y respiratorias (pérdidas insensibles, sudor, quemaduras) y secuestro en el tercer espacio (edema, lesión por aplastamiento, fractura ósea, preeclampsia). • *HoTN (choque séptico o cardíaco); insuficiencia cardíaca, cirrosis y síndrome nefrótico; isquemia renal selectiva.*
Renal	• *Tubulares:* necrosis tubular aguda por HoTN intraop prolongada, fármacos nefrotóxicos (AINE, IECA, ARA-II). • *Glomerulares:* vasculitis. • *Intersticiales:* nefritis intersticial aguda por fármacos nefrotóxicos.
Posrenal	• *Lesión/bloqueo ureteral.* • *Espasmo reflejo del esfínter voluntario* por dolor o ansiedad; uso de fármacos como anticolinérgicos y opiáceos; atonía del detrusor como consecuencia de manipulación quirúrgica o anestesia. • *Obst mecánica* por hematoma en expansión o acumulación de líquido o por una sonda de Foley obstruida.

Diagnóstico

- Obtener la historia clínica y realizar una exploración física.
- Revisar la sonda de Foley e irrigar como primer paso.
- Realizar estudios de imagen de vejiga si se considera obstrucción.
- Evaluar los medicamentos y suspender/sustituir los AINE y otros fármacos nefrotóxicos. Considerar la dosificación renal de otros fármacos en función de las necesidades.
- Revisar el informe quirúrgico y de anestesia: ingresos y egresos intraoperatorios y PA.
- **Lab**
  EGO con revisión del sedimento en busca de cilindros granulares, marrones turbios (NTA) y eosinófilos (nefritis intersticial).
  Hemograma, Cr, electrólitos séricos y electrólitos en orina/Cr.
  BUN/Cr sérico: un cociente > 20 normalmente sugiere enf prerrenal.
  EF_{Na}: < 1% en enf prerrenal y > 2% en enf renal intrínseca. **Recuerde que la EF_{Na} no es útil si no hay oliguria.** Considerar EF_{urea} con el uso reciente de diuréticos.
- **Eco renal:** obst posrenal, enf renal crónica.

Tratamiento

- **Prerrenal:** prueba inicial de líquidos de 500-1000 mL de cristaloides. La creatinina se resuelve en 1-3 días.
- **Renal:** identificación y tx de la causa subyacente.
- **Posrenal:**
  Retención aguda: catéter transuretral o suprapúbico.
  Lesiones ureterales/vesicales: considerar la colocación de un tubo de nefrostomía percutáneo, prueba de endoprótesis (anterógrada o retrógrada) seguida de reparación tardía. Drenaje en caso de urinoma.

OBSTRUCCIÓN INTESTINAL

Definición

- Incapacidad del contenido intestinal para avanzar con normalidad a lo largo del intestino delgado. La obstrucción de intestino delgado (OID) es más frecuente después de una cirugía.

OBSTRUCCIÓN DE INTESTINO DELGADO

Etiología

- Las causas más probables son adherencias, neoplasia maligna y hernia, y hasta en el 42% de las mujeres con cáncer de ovario (*Ann Oncol* 1993;4(1):15).
- La estenosis (p. ej., después de radiación o por enf de Crohn), la invaginación, el vólvulo y los cálculos biliares son causas menos probables.

Manifestaciones clínicas

- Náuseas, vómitos (± fecaloideos), dolor abdominal cólico e incapacidad para tolerar la v.o.
- La magnitud de la distensión abdominal depende del lugar de la obstrucción.
- Por lo general, hay incapacidad para eliminar gases o heces.
- Puede cursar con clínica de hipovolemia.
- Los signos peritoneales pueden indicar isquemia o perforación intestinal (sospechar si el lactato está elevado).

Diagnóstico

- Evidencia radiográfica (Rx, TC) de "punto de transición" con dilatación proximal y descompresión distal del intestino.
- La TC es más sensible para signos de isquemia/estrangulación intestinal, perforación, obst de asa cerrada (proximal + distal), hernia y patología intraabdominal adicional.
- Considerar el lactato para evidencia bioquímica de isquemia asociada con OID.

Tratamiento

- Las medidas conservadoras consisten en reposo intestinal, colocación de sonda NG para aspiración baja con finalidad descompresiva, reposición de volumen y de electrólitos según las necesidades. APT si estuviese indicada.
- Considerar el uso terapéutico de Gastrografin® (contraste hidrosoluble) (*World J Surg* 2008;32(10):2293).
- Considerar tx médico con octreotida en pacientes con cáncer de ovario avanzado para disminuir las secreciones (*Cochrane Database Syst Rev* 2010;7:CD007792).
- Laparotomía exploradora si hay sospecha de estrangulación/isquemia, perforación, OID precoz después de cirugía laparoscópica con sospecha de hernia del portal de entrada o fracaso del tx conservador.
- La sonda NG puede retirarse si: 1) paso de gases o de heces, 2) volumen residual de contenido gástrico < 100 mL luego de 4 h de pinzamiento.

Obstrucción del intestino grueso

- En la cirugía ginecológica, suele relacionarse con malignidad.
- No es probable que responda al tx conservador.
- Las opciones de tx incluyen colostomía o endoprótesis endoscópica, según la ubicación y la clínica.

COMPLICACIONES DE LA LAPAROSCOPIA

Incidencia (*Clin Obstet Gynecol* 2002;45(2):469)

- Ocurren en el 0.2-10.3% de todos los casos de laparoscopia.
- Más del 50% durante la entrada en la cavidad abdominal.

Complicaciones de la laparoscopia (*J Minimally Invasive Gynecol* 2006;13:352)

- **Insuflación extraperitoneal:** colocación errónea de la aguja de Veress → abombamiento peritoneal.
  Signos: presión de insuflación inmediata > 15 mm Hg, plenitud de la pared abdominal/crepitación, hipercapnia y compromiso respiratorio si es de gran volumen.
  Prevención: vigilancia de la presión de insuflación y recolocación de la aguja de Veress cuando sea conveniente.
  Tx: alertar al anestesiólogo, debe resolverse con tx de soporte.
- **Lesión nerviosa**: *véase* un resumen en la tabla anterior.
- **Lesión vascular:** durante la entrada (aguja de Veress o colocación de los portales) o intraop.
  Vasos lesionados con mayor frecuencia: arteria epigástrica inferior/superior, aorta, vena cava y vasos ilíacos.
  Signos: hemorragia en portal de entrada, hemorragia intraabdominal en entrada, taquicardia e HoTA.
  Prevención: colocación correcta de la aguja y visualización directa de las entradas de los trócares. El abordaje abierto (Hasson) puede disminuir el riesgo de lesión vascular (*Aust N Z J Obstet Gynecol* 2002;42:246).
  Tx: vasos pequeños → taponamiento o ligadura; vasos grandes → laparotomía, empaquetamiento abdominal y líquidos si no está disponible inmediatamente un cirujano vascular (*J Min Invas Gynecol* 2010;17:692).
- **Lesión GI:** incidencia de 13/1000, ocurre durante la entrada o en el intraop (*Br J Surg* 2004;91:1253).
  Signos: si no se diagnostica intraop, agravamiento de dolor abdominal, taquicardia, fiebre. La presencia de aire intraperitoneal no es un signo fiable, ocurre en el 38.5% de las laparoscopias (*J Reprod Med* 1976;16(3):119).
  FR: cirugía previa o patología intraabdominal (endometriosis, EPI, adherencias).
  Prevención: sonda NG u OG para descomprimir el estómago. En pacientes de alto riesgo, considerar un punto de entrada no umbilical (**punto de Palmer**: 3 cm por debajo del borde costal en la línea medioclavicular izquierda).
  Tx: reparación quirúrgica (sobresutura o resección) y atb.
- **Hemorragia postop:**
  Signos: taquicardia, descenso de Hb/Hct > del esperado, HoTN, oliguria, estado mental alterado, aumento del dolor abdominal y hemorragia por la incisión o de la vagina.
  Síndrome compartimental abdominal: sangrado/ascitis → ↑ presión intraabdominal → ↓ distensibilidad pulmonar, ↓ retorno venoso, ↓ fxn renal → hipoxia, oliguria e insuficiencia renal. **Requiere descompresión quirúrgica.**
  Tx: reanimación con líquidos, monitorización de la diuresis, ayuno, tendencia del hemograma y posible exploración quirúrgica.
- **Lesión de vías urinarias:** incidencia en la histerectomía laparoscópica total de hasta el 0.3% para lesiones del uréter y del 0.8% para lesiones de la vejiga (*Obstet Gynecol* 2015;126(6):1161–9). Solo se reconoce el 18% de los casos de lesiones ureterales y el 79% de las lesiones vesicales durante la intervención.
  Signos: dolor abdominal/flanco, peritonitis, hematuria, oliguria/anuria, fiebre, filtración de orina desde la incisión o la vagina, elevación de Cr. Considerar TC ± urografía, muestras de líquido libre en el abdomen si hay sospecha de urinoma; enviar líquido para determinar BUN/Cr. Si se parece al suero, se trata de un trasudado (ascitis); si es mayor, se sospecha filtración de orina.
  Prevención: descompresión de la vejiga con una sonda de Foley, visualización directa durante la colocación del trocar, disección y visualización de los uréteres (peristaltismo); no se recomienda endoprótesis sistemática.
  Tx: cierre en caso de gran cistostomía, descompresión vesical postop y reparación ureteral.
- **Hernia del sitio del trocar:** incidencia del 0.5% (*Br J Surg* 2012;99:315).
  Signos: abultamiento y obst de intestino delgado.
  FR: trocares piramidales, trocares de un tamaño ≥ 12 mm (3% frente a < 1%) (*AJOG* 1993;168:1493).
  Prevención: cerrar los defectos de los portales > 10 mm (*Arch Surg* 2004;139:1246).
  Tx: quirúrgico frente a expectante en función de la gravedad.
- **Dolor de hombro:** frecuente, dolor referido por irritación diafragmática (CO_2, sangre y líquido).
- **Embolia aire/CO_2** (infrecuente) → colapso circulatorio (↓ sat O_2 súbita, ↓ PA, arritmia). Colocar a la pt en decúbito lateral izquierdo con la cabeza inclinada hacia abajo; soporte cardiopulmonar.

COMPLICACIONES DE LA HISTEROSCOPIA

Complicaciones y tratamiento (*Obstet Gynecol* 2011;117:1486; *Best Pract Res Clin Obstet Gynaecol* 2009;23:619)

- **Sobrecarga hídrica (5-6%):** absorción intrauterina excesiva del medio de distensión.
  Tipos principales de líquidos de distensión:
  No electrolíticos (glicina, manitol, sorbitol): para usar con instrumentos monopolares.
  Electrolíticos (solución salina, RL): para histeroscopia diagnóstica y con instrumentos bipolares o mecánicos.
  Fisiopatología: sobrecarga de volumen: ICC, edema pulmonar; desequilibrio metabólico: HoNa, ↓ osmolaridad sérica, ↑ amoníaco, hiperglucemia, acidosis; ↓ Na sérico en unos 10 mmol/L/1000 mL de déficit de glicina (*Lancet* 1994:344:1187); secuelas neurológicas: edema cerebral, náuseas, cambios visuales, crisis convulsivas y coma. Evitar la sobrecarga: seleccionar los medios de distensión que disminuyan el riesgo de sobrecarga (isotónicos, soluciones con electrólitos), vigilar con frecuencia el déficit de líquidos, utilizar sistemas de monitorización automáticos de líquidos.
  Tx: suspender la infusión (*J Am Assoc Gynecol Laparosc* 2000;7:167).
  Solución no electrolítica > 1000-1500 mL.
  Solución electrolítica > 2500 mL.
  O Na sérico < 130 mmol/L.
  En caso de hiponatremia intensa → solución salina hipertónica. Los diuréticos de asa no están indicados, a menos que no haya evidencia clínica de sobrecarga hídrica; pueden exacerbar las anomalías electrolíticas. Umbral bajo para derivar a la UCI para vigilancia intensiva.
- **Hemorragia (2-3%):** por resección, laceraciones cervicales, lugar de la pinza de cuello uterino y perforación.
  Tx: electrocauterización, inyección de vasopresina, sutura del desgarro de la pinza en el cuello uterino, taponamiento con balón (*AJOG* 1983;147:869), sutura laparoscópica, histerectomía y EBA.
- **Perforación uterina (1-1.5%)** → hematoma retroperitoneal, lesión intestinal/vesical o signos de hemorragia aguda.
  Prevención: medición cuidadosa del tamaño del útero, dilatación cervical adecuada, colocar el resectoscopio hacia la usuaria (no hacia la pared uterina).
  Tx:
  Hemodinámicamente estable → monitorizar sangrado, dolor, infxn.
  Perforación de gran tamaño, paciente inestable o perforación con bisturí eléctrico → exploración quirúrgica con reparación.
- **Infxn:** complicación poco frecuente de la histeroscopia (< 1%).
- **Embolia de aire/CO_2** (gas que rara vez se emplea como medio de distensión) → insuficiencia circulatoria (↓ brusca de la $SatO_2$, ↓ PA, arritmias). Colocar a la pt en decúbito lateral izquierdo con la cabeza inclinada hacia abajo; soporte cardiopulmonar.

ANESTESIA GINECOLÓGICA

- Numerosos procedimientos ambulatorios y determinadas intervenciones transvaginales pueden llevarse a cabo con anestesia local, con o sin sedación/analgesia.
  Ejemplos: procedimientos de resección con asa electroquirúrgica, dilatación y legrado en el primer trimestre, histeroscopia y ablación endometrial.
  Técnica: bloqueo paracervical o bloqueo intracervical.
- Toxicidad de los anestésicos locales:
  Suele ocurrir después de una inyección intravascular inadvertida.
  Los efectos sobre el SNC suelen preceder a los efectos CV.
    SNC: pródromo de excitación, sabor metálico, zumbido de oídos, parestesias peribucales, confusión y agitación → crisis convulsivas breves → coma.
    SV: inicialmente HTA y taquicardia; seguido de hipotensión, arritmias y paro cardíaco.
    Excepción: bupivacaína: predomina la cardiotoxicidad; bloqueo prolongado de canales de Na^+.
    Tratamiento: solicitar apoyo, detener la inyección, valorar la vía aérea, administrar benzodiazepinas para crisis convulsivas, tratar la arritmia de acuerdo con las guías ACLS y administrar emulsión lipídica (1.5 mg/kg i.v.).
  Puede añadirse epinefrina para ↓ la captación total y para aumentar el efecto local e indicar la captación vascular; es más eficaz cuando se utilizan fármacos de acción corta; es menos útil con anestésicos de acción prolongada/lipofílicos (p. ej., bupivacaína).
  Contraindicaciones de epi absolutas: HTA grave o sin tratamiento, ICC, arritmias, coronariopatía, hipertiroidismo y alcaloides ergotamínicos. Relativas: uso de antidepresivos tricíclicos, IMAO, β-bloqueadores, fenotiazina o cocaína, asma o diabetes.

Anestésicos locales de uso frecuente					
Mecanismo: bloqueo de canales de Na dependientes de voltaje; previene la despolarización nerviosa/potencial de acción.					
Liposolubilidad elevada = favorece la entrada en la célula = más potentes, mayor duración.					
Anestésico	**Tipo II**	**Liposolubilidad**	**Concentración**	**Dosis máxima sin epi**	**Dosis máxima con epi**
Lidocaína	Amida	++	1% 10 mg/mL	4 mg/kg	7 mg/kg
Bupivacaína	Amida	++++	0.25% 2.5 mg/mL	2.5 mg/kg	3 mg/kg
2-cloroprocaína	Éster	+	2% 20 mg/mL	11 mg/kg	14 mg/kg
Ropivacaína	Amida	+++	1% 10 mg/mL	3 mg/kg	NO DISPONIBLE
Mepivacaína	Amida	++	1% 10 mg/mL	4 mg/kg	7 mg/kg
Tomado de: Hawkins JL, Bucklin BA. Obstetrical anesthesia. En: Gabbe SG, ed. *Normal and Problem Pregnancies*. 6th ed. Philadelphia, PA: Saunders, Elsevier; 2012:362.					

- Las cirugías ginecológicas laparoscópicas y prolongadas suelen realizarse con anestesia general (AG).
  Los procedimientos laparoscópicos requieren parálisis.
  Se aplican las técnicas anestésicas estándar y las precauciones convencionales.
  En muchos procedimientos laparoscópicos, se necesita una posición de Trendelenburg prolongada para acceder a la pelvis; la ventilación puede ser difícil.
- Cambios fisiológicos con neumoperitoneo:
  Cardíaco: ↑ RVP y PAM; la bradicardia profunda por respuesta vagal ante el estiramiento peritoneal es poco frecuente.
  Pulmonar: ↓ volumen pulmonar, capacidad funcional residual y expansibilidad; ↑ PCO_2.
- Los procedimientos transvaginales y otros procedimientos abdominales pueden realizarse bajo anestesia/sedación neuroaxial, en especial si la paciente no es candidata a AG por comorbilidades (impide el uso de relajantes).
  Ejemplos: D+C/evacuación, histeroscopia quirúrgica, histerectomía vaginal o histerectomía abdominal en pacientes que no son candidatas a AG.
- Tanto las minilaparotomías como algunos procedimientos laparoscópicos (sobre todo de esterilización) pueden realizarse solo con sedación y anestesia local.

ANALGESIA PARENTERAL EN OBSTETRICIA

- Todos los métodos no neuroaxiales proporcionan solo un alivio parcial del dolor en el trabajo de parto.
  Pueden ayudar a las mujeres en trabajo de parto a afrontar el dolor.
  Son útiles en los casos de contraindicación absoluta o rechazo de la paciente a la anestesia neuroaxial, o en situaciones en las que los problemas fetales no podrían limitar la administración de opiáceos (p. ej., muerte fetal intrauterina).
- Los opiáceos actúan como agonistas de los receptores opioides: μ (mu), κ (kappa), δ (delta).

- Su transferencia a través de la placenta es rápida y significativa; los efectos en el feto pueden limitar su uso. La transferencia del fármaco es influida por su capacidad de unión a proteínas, tamaño e ionización. En general, todos los anestésicos locales y los opiáceos se difunden libremente a través de la placenta. La acidosis fetal provoca atrapamiento iónico → acumulación del fármaco en el feto.
- Efectos adversos de los opiáceos sistémicos:
  En la madre: sedación, depresión respiratoria, N/V, prurito y somnolencia.
  Fetales: disminución de la variabilidad de la FC fetal durante el trabajo de parto; patrón de FC seudosinusoidal y depresión respiratoria al nacer. Utilizar opiáceos de acción corta sin metabolitos activos, si es posible. Vigilar continuamente al feto durante la administración de opiáceos sistémicos. Evitar su administración poco después del parto.
- **Sedantes:** no proporcionan analgesia, uso típico para sueño/relajación en trabajo de parto latente.

Opiáceos parenterales			
Opiáceo	**Inicio de acción**	**Vida media neonatal**	**Desventajas**
Fentanilo Remifentanilo, también de acción rápida	1 min i.v.	5.3 h	Duración corta; es posible que no controle bien el dolor de parto; el remifentanilo es un potente depresor respiratorio.
Morfina	5 min i.v. 40 min i.m.		La duración más larga puede provocar sedación prolongada.
Nalbufina	2-3 min i.v. 15 min i.m	4.1 h	Agonista/antagonista parcial: las propiedades antagonistas limitan los efectos adversos, pero también pueden limitar el alivio.
Meperidina Históricamente, la primera elección en el trabajo de parto; ha dejado de usarse de forma generalizada	5 min i.v. 30-45 min i.m.	13-22 h, 63 h para el metabolito activo	Tanto el fármaco como el metabolito activo (normeperidina) atraviesan la placenta; sedación fetal prolongada; el riesgo de síndrome serotoninérgico mortal en pacientes que toman IMAO limita su uso.

Tomado de: *Obstet Gynecol* 2002;100:177.

Métodos de administración de opiáceos parenterales		
Método	**Ventajas**	**Desventajas**
Administración intermitente Administrado por el personal de enfermería Opiáceos de acción corta o intermedia	No se necesita bomba de infusión ni personal para fijar los parámetros del aparato. El PEC debe vigilar el estado fetal para administrarlo.	Menor autonomía, mayores retrasos y mayor empleo de opiáceos.
Analgesia controlada por la paciente (ACP) Programada para administrar bolos a demanda Acción corta (p. ej., fentanilo)	Autonomía de la pt, menor cantidad de retrasos en la administración que lleva a menor dosis total de opiáceos administrada.	Necesita una bomba de infusión y personal de anestesia para fijar sus parámetros. Riesgo de autoadministración durante períodos de sufrimiento fetal.

ANESTESIA NEUROAXIAL EN OBSTETRICIA

Mecanismos del dolor en el trabajo de parto			
Dolor	**Mecanismo**	**Vías**	**Anestesia neuroaxial**
Visceral	a. Contracciones → isquemia → liberación de mediadores del dolor b. Estiramiento/distensión	Los nervios sensitivos siguen las vías nerviosas simpáticas, entran en la médula espinal en T10-L1.	Bloqueo de aferencias T10-L1
Somático	Cabeza fetal ocasiona la distensión de la vagina/perineo Dolor por laceraciones	Los nervios pudendos entran en la médula en S2-S4.	Extensión del bloqueo hasta S4 O: bloqueo pudendo, infiltración local

- Es el método más eficaz para tratar el dolor durante el trabajo de parto; es el estándar para la cesárea, la ligadura de trompas y los procedimientos posparto urgentes.
- Indicaciones para la anestesia neuroaxial durante el parto: deseo materno; previsión de parto vaginal instrumentado o distocia de hombros; presentación de nalgas, embarazo gemelar; alto riesgo de cesárea; riesgo de hemorragia; intubación complicada; estado materno en el que el dolor grave

o el estrés pudiera suponer un riesgo médico (enf respiratoria grave o cardíaca); enf materna que pueda limitar o afectar el uso de anestesia neuroaxial durante fases ulteriores del trabajo de parto (p. ej., agravamiento de trombocitopenia o coagulopatía).

- Contraindicaciones a la anestesia neuroaxial en el trabajo de parto:
  - **Absolutas:** rechazo materno, paciente no colaboradora; infxn de tejidos blandos en el lugar de punción; hipovolemia no corregida; anticoagulación terapéutica no corregida: enoxaparina sódica en las 24 h previas; algunas enf raquídeas (p. ej., ependimoma); trombocitopenia grave (< 50 000); aumento de la presión intracraneal.
  - **Relativas:** algunas enf raquídeas (p. ej., discectomía, fusión con varillas metálicas); trombocitopenia moderada (< 75 000); derivación de PL, algunas enf neurológicas (p. ej., esclerosis múltiple); situaciones con gasto cardíaco fijo (EA).
- Tipos de bloqueos neuroaxiales: espinal, epidural, combinada:
  - **Espinal:** los anestésicos/opiáceos se administran directamente en el LCR con una aguja mediante punción dural.
  - **Beneficios:** inicio rápido (2 min); 1/20 de la dosis epidural utilizada, por lo que el riesgo de efectos adversos es menor; bloqueo sacro.
  - **Desventajas:** duración limitada (1-1.5 h).
  - **Epidural:**
  - Los anestésicos/opiáceos se administran en el espacio epidural mediante infusión continua por catéter.
    - **Beneficios:** capacidad de infusión continua y de ajuste de dosis según las necesidades; controlada por la paciente.
    - **Desventajas:** inicio de acción más lento (20 min) y se usan dosis mayores (20 veces más que las dosis espinales).
  - **Espinal-epidural combinada (EEC):**
    - Los fármacos se administran directamente en el LCR y, después, se coloca un catéter en el espacio epidural.
    - **Beneficios:** combina un inicio rápido y la capacidad de infusión continua.
    - **Desventajas:** técnicamente es más exigente que la epidural o la espinal solas; mayor riesgo de cefalea pospunción lumbar que la espinal sola.

Figura 4-1 Bloqueo epidural

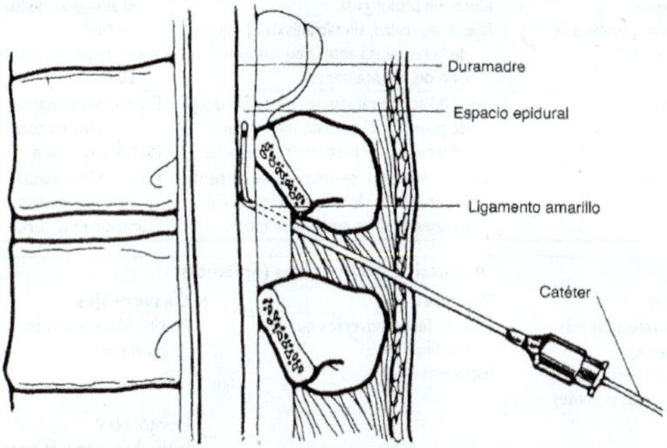

Modificado de: Mulroy MF. *Regional Anesthesia: An Illustrated Procedural Guide*. Philadelphia: PA, Lippincott Williams & Wilkins; 2002:104.

Complicaciones de la anestesia neuroaxial

Complicación	Incidencia	Mecanismo	Tratamiento
Hipotensión arterial	28-31% Prehidratación = ligeramente menor	El anestésico local causa bloqueo simpático.	La hidratación previa disminuye algo la incidencia. Epinefrina/fenilefrina. Evitar compresión aortocava.
Fiebre > 38 °C (incidencia mayor que en mujeres con opiáceos parenterales)	15-33% nulíparas 1-5% multíparas	No está bien comprendido; no infecciosa; inflamación respiratoria, alteración de la termorregulación.	Medidas conservadoras. El paracetamol no trata de manera confiable la fiebre epidural.

(continúa)

Complicación	Incidencia	Mecanismo	Tratamiento
Desaceleraciones de la FCF (transitorias)	8%	Hipotensión materna; disminución de la perfusión uterina; ↓ de la liberación de adrenalina materna.	Recolocación materna, hidratación, oxígeno y epinefrina.
Cefalea pospunción posdural (cefalea espinal)	1.5-3% espinal 1-2% epidural en conjunto; 60-80% c/punción dural	Filtración de LCR por la punción dural.	Posición en decúbito supino, analgésicos y cafeína. Parche hemático si dura > 24 h, muy eficaz.
Prurito (con opiáceos en espinal/epidural)	1.3-26% epidural 41-85% espinal	Efectos agonistas periféricos de la morfina.	Nalbufina 2.5-5 mg i.v.; naloxona 40 μg i.v.
Bloqueo deficiente	9-15% epidural		
Complicaciones raras: hematoma epidural, abscesos, bloqueo espinal completo (espinal alto, causado por la inyección intratecal de los anestésicos locales) y efectos adversos de anestésicos locales.			
Tomado de: *Obstet Gynecol* 2002;100:177.			

- Combinación de anestésicos locales y opiáceos típicos. El anestésico local brinda el mejor efecto anestésico, pero también bloquea las funciones motoras y cuenta con potencial de toxicidad (0.02% después de la administración epidural; *Int J Obstet Anesth* 2004;14:37; *Am J Obstet Gynecol* 2001;185:128). El opiáceo tiene un efecto sinérgico con el anestésico local, lo que permite disminuir la dosis (20-30% menor cantidad de anestésico), además de no contar con capacidad intrínseca de bloqueo motor.

Anestésicos neuroaxiales (locales)		
Anestésicos locales	**Ventajas**	**Desventajas**
Bupivacaína (la elección más frecuente) Ropivacaína (similar a la bupivacaína)	Buena diferenciación motora/sensitiva. Duración prolongada. Buena seguridad, sin taquifilaxia (↓ agudo de la respuesta ante la administración del medicamento).	Cardiotoxicidad, bloqueo prolongado de los canales de Na$^+$. Inicio de acción más lento: 20 min.
Lidocaína	Inicio de acción rápido: se usa como dosis de prueba, bolo rápido para reparación perineal y parto instrumentado.	Escasa diferenciación sensitivo-motora. Mayor taquifilaxia.
Cloroprocaína	Inicio muy rápido: se utiliza como dosis de prueba, bolo rápido para reparación perineal y parto instrumentado.	Escasa diferenciación sensitivo-motora. Duración muy corta.

Anestésicos neuroaxiales (opiáceos)		
Opiáceo	**Ventajas**	**Desventajas**
Fentanilo (elección más frecuente) Sufentanilo (perfil de EA similar, más potente)	Menos efectos adversos que la morfina. Inicio más rápido.	Prurito (ocurre con todos los opiáceos).
Morfina		Prurito, N/V. Inicio de acción más lento.
Hidromorfona	Analgesia mayor que el fentanilo en algunos estudios; atraviesa la barrera hematoencefálica como el fentanilo, pero su vida media es más prolongada.	Perfil EA similar al de la morfina que limita su uso.

Efectos de la anestesia neuroaxial sobre la evolución y el resultado del trabajo de parto	
1.ª etapa del trabajo de parto	No hay efecto significativo en la duración de la primera etapa de parto.
2.ª etapa del trabajo de parto	En promedio, es ~14 min más prolongada debido a mayor sensación/reflejo de pujar.
Estimulación del trabajo de parto	Aumenta las tasas de estimulación del trabajo de parto (RR 1.19).
Partos vaginales instrumentados	Leve aumento de las tasas de partos vaginales instrumentados (RR 1.38).
Tasa de cesáreas	No ↑ la tasa global de partos por cesárea; ligero aumento en el riesgo de parto por cesárea a causa de sufrimiento fetal (RR 1.43).
Referencia:	*Cochrane Database Syst Rev* 2005;4:CD000331.

ANESTÉSICOS LOCALES EN OBSTETRICIA

- Indicaciones para los anestésicos locales:
  Infiltración de la piel para episiotomías/partos instrumentales (situaciones no urgentes); reparación de laceraciones perineales (con o sin otros métodos de analgesia).
  Bloqueos nerviosos: pudendo y paracervical (íntima proximidad a vasos grandes → mayor potencial de efectos adversos).
  Anestesia espinal y epidural.
- En los casos urgentes en los que se demorará el acceso a la anestesia general, puede administrarse una gran cantidad de anestésicos locales para realizar una cesárea, seguida de anestesia general en cuanto esté disponible.

Figura 4-2 Administración de anestesia neuroaxial y regional

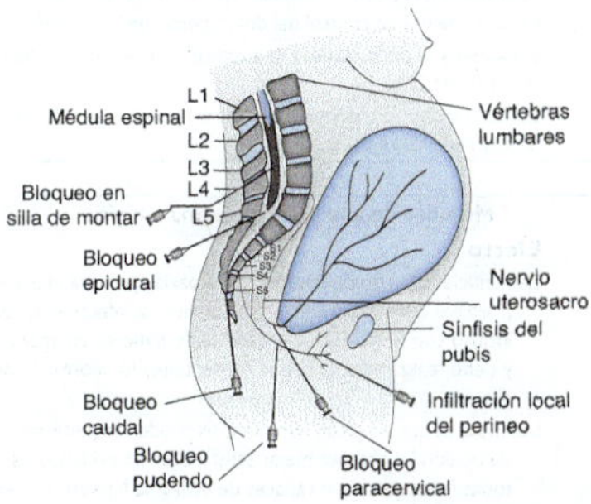

Adaptado de: Cheek TG, Gutsche BB, Gaiser RR: The pain of childbirth and its effect on the mother and fetus. En: Chestnut DH, ed. *Obstetric Anesthesia: Principles and Practice.* 2nd ed. St Louis, MO: Mosby; 1999:323.

Figura 4-3 Bloqueos pudendo y cervical

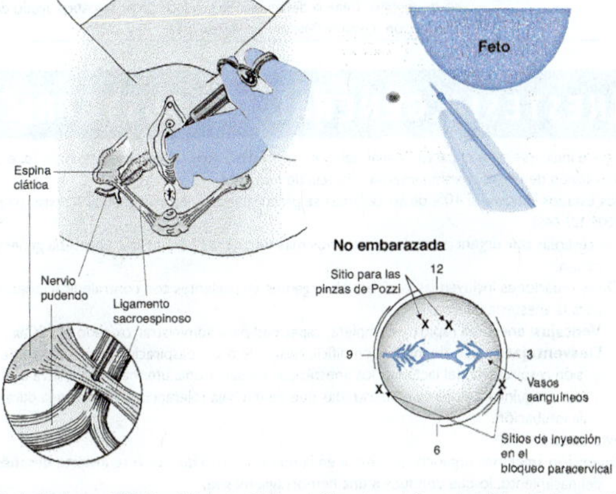

Adaptado de: Beckmann CRB, Ling FW, Laube DW, et al. *Obstetrics and Gynecology.* 7th ed. Baltimore, MD: Lippincott Williams & Wilkins; 2013; Vidaeff AC. Pudendal and paracervical block. Eckler K, ed. UpToDate. Waltham, MA: UpToDate Inc. http://www.uptodate.com (Acceso el 12 de junio de 2018); Jain S, Inamdar DB, Majumdar A, Jain DK. Effectiveness of paracervical block for pain relief in women undergoing hysterosalpingography. *J Hum Reprod Sci.* 2012;61(31):230.

ANALGESIA NO FARMACOLÓGICA EN OBSTETRICIA

- **Ventajas:** resulta empoderadora, tiene escasos efectos adversos y es posible que mejore la satisfacción general sobre el trabajo de parto.
- **Desventajas:** alivio incompleto; las pacientes pueden percibir la futura reacción farmacológica como un fracaso.
- **Evidencias:** estudios de baja calidad; técnicas heterogéneas y diversas variables.

Métodos de analgesia no farmacológica	
Método	**Efecto**
Apoyo durante el trabajo de parto	Disminución de las dosis analgésicas, acorta el trabajo de parto; mayor probabilidad de parto vaginal espontáneo; mayor satisfacción. Debe ser continuo, de forma individualizada (*Cochrane Database Syst Rev* 2011;2:C003766).
Respiración	Falta de evidencia de control del dolor, pero puede calmarlo.
Tacto, masaje	Los masajes y el tacto casual ↓ la ansiedad y la percepción del dolor (*J Nurse Midwifery* 1986;31:270).
Música	Mejora la satisfacción, disminuye el estrés, puede ↓ la necesidad de analgesia (*Pain Manag Nurs* 2003;4:54).

Métodos de analgesia no farmacológica	
Método	**Efecto**
Inmersión en agua	Disminución del uso de anestesia neuroaxial; primera etapa ~30 min más corta. (*Cochrane* 2009;2:CD000111). No aumenta la infección materna o neonatal, incluso con RPM. *ACOG*: el nacimiento inmerso en agua es "experimental" y debe realizarse solo con el consentimiento informado durante estudios clínicos.
Hipnosis	Las mujeres que emplean autohipnosis pueden requerir menores dosis de anestesia epidural y obtener mejor satisfacción. La evidencia es muy limitada; no todas las mujeres son capaces de utilizar la hipnosis con éxito (*BR J Anaesth* 2004;93:505).
Acupuntura	No proporciona analgesia adecuada. No es el estándar y tiene pocos estudios clínicos.
NET	No brinda alivio eficaz del dolor durante el trabajo de parto en comparación con el placebo.
Inyecciones de agua estéril	Basada en la teoría de la compuerta; irrita los nervios del dermatoma que percibe el dolor. Puede tener utilidad en el dolor de espalda asociado con el trabajo de parto, pero no altera el resultado del trabajo de parto o el uso de analgesia de rescate. Tiene la desventaja de producir dolor somático agudo durante la inyección (*Cochrane Database Syst Review* 2012).

ANESTESIA GENERAL EN OBSTETRICIA

- No suele indicarse para el parto vaginal, salvo en procedimientos urgentes imprevistos (p. ej., extracción de nalgas, versión interna, distocia de hombros).
- En los Estados Unidos, el 10% de las cesáreas se practican con anestesia general (*Anesthesiology* 2005;103:645).
  - Las cesáreas por urgencia son los escenarios más frecuentes para utilizar anestesia general en esta cirugía.
  - Otras situaciones incluyen las cesáreas no urgentes en pacientes con contraindicaciones absolutas para la anestesia neuroaxial.
    - **Ventajas:** anestesia rápida y completa; capacidad para administrar oxígeno al 100%.
    - **Desventajas:** riesgo de intubación difícil; riesgo de broncoaspiración; ligero riesgo de depresión respiratoria del lactante; los anestésicos causan atonía uterina, lo que lleva a más pérdidas sanguíneas; mujeres embarazadas que tienen baja tolerancia ante la apnea durante la intubación.
- **Otros usos:**
  - **Inversión uterina:** urgencia obstétrica en la que el cuerpo del útero se invierte después del nacimiento, lo que conduce a una hemorragia masiva.
    - El óxido nítrico o los anestésicos halogenados relajan el útero y facilitan la recolocación.
      - Puede administrarse nitroglicerina i.v./sublingual si se prevé una demora en la anestesia general.
    - Puede considerarse en casos de placenta retenida por un anillo de Bandl o por atrapamiento de la cabeza en la extracción de nalgas; debe sopesarse con el riesgo de atonía uterina.

CONTROL POSTOPERATORIO DEL DOLOR

- El dolor después de la cesárea es un dolor visceral (útero) y somático (pared abdominal).
- Esquemas de tratamiento farmacológico multimodal:

  Objetivos: 1) control analgésico adecuado, 2) ↓↓ opiáceos para ↓ efectos adversos asociados, como íleo, sedación y efectos sobre el lactante por la secreción de compuestos activos hacia la leche materna.

  Analgésicos orales: tx de elección una vez que la paciente tolera la v.o.; las dosis de analgésicos no opiáceos con horario fijo pueden tener utilidad para disminuir la exposición a opiáceos.

  Opiáceos: tienen los efectos adversos descritos.

  AINE: eficaces para el tratamiento del dolor visceral derivado de la involución uterina.

  Paracetamol: seguridad materna y neonatal adecuada.

  Lactancia materna: se considera que los opiáceos, el paracetamol y los AINE son adecuados durante la lactancia materna.

  Excepción: la meperidina causa sedación prolongada del lactante a causa de su metabolito activo normeperidina.

Control postoperatorio del dolor después de una cesárea		
Método	**Ventajas**	**Desventajas**
Epidural/espinal: dosis única de opiáceo de acción prolongada Morfina, morfina de liberación prolongada Fentanilo Sufentanilo Hidromorfona	Mejor alivio del dolor que con la ACP, menos efectos adversos sistémicos Acción prolongada Posible retirar el catéter después de la dosis	Prurito N/V Puede provocar depresión respiratoria; es necesaria la vigilancia.
Analgesia epidural controlada por la paciente (AECP)	Mismo nivel de analgesia que el anterior Menos efectos adversos Control de la paciente → menos dosis total de fármaco	Prurito N/V El catéter debe permanecer en su sitio.
Epidural/espinal: adición de anestésicos locales	↓ dosis de opiáceos y de efectos adversos	Mayor bloqueo motor.
Analgesia i.v. controlada por la paciente (ACP)	Mejor que los opiáceos i.m.; se utiliza menor cantidad de fármaco	Menor sedación con dosis solo a demanda.
Infiltración de herida Inyección única o catéter en la herida	Menos efectos sistémicos Menos dosis total de analgésico utilizada Menor cantidad de opiáceo necesaria en el posparto	Sin efecto, salvo que el catéter se deje en la herida para infiltración continua.
Bloqueo del plano abdominal transversal Bloqueo de la raíz nerviosa T6-L1 con anestésicos locales	Mejoría en el control del dolor en las pacientes que no reciben morfina intratecal; menos efectos adversos (*Can J Anesth* 2012;59:766)	Requiere un procedimiento después de la cirugía.

- **Ligadura de trompas bilateral posparto:**

  Evitar la administración de opiáceos/anestésicos locales de acción prolongada por vía intratecal/epidural si el objetivo es dar de alta a la paciente pronto después del procedimiento. Se ha demostrado que la infiltración de la piel y las trompas uterinas con anestésicos locales ↓ la cantidad de analgesia total utilizada y ↑ el tiempo hasta el uso de analgesia en el postoperatorio. Tanto el sufentanilo como la bupivacaína o la lidocaína son eficaces.
- **Control del dolor después del alta hospitalaria:**

  Suele ser adecuada la administración de paracetamol + AINE después del parto vaginal; los opiáceos se emplean después de una cesárea, aunque la dosis real que se consume suele ser menor que la prescrita.

ANALGESIA INHALADA EN OBSTETRICIA

- **Óxido nitroso:** es el fármaco inhalado que se emplea con mayor frecuencia; su uso en los Estados Unidos es limitado (~1%), pero es más frecuente en Reino Unido y Canadá; las pacientes se autoadministran N_2O antes de las contracciones; no se comprende del todo el mecanismo de acción (posiblemente liberación de opiáceos endógenos).

  Beneficios: alto grado de satisfacción; eliminación rápida; no hay evidencia de riesgos neonatales debido a su metabolismo rápido (vida media < 3 min).

  Efectos adversos: N/V (frecuentes), parestesias, mareos y somnolencia.

VULVOVAGINITIS

Definición (*Obstet Gynecol* 2006:107:1195)

- Síntomas vulvovaginales como prurito, ardor, irritación y secreción anómala. Vaginosis bacteriana (VB, la más frecuente), candidosis vulvovaginal y tricomonosis.
- **Flora vaginal normal:** ↑ estrógenos → ↑ glucógeno epitelial vaginal → ↑ fuentes de glucosa → ↑ lactobacilos → ↑ ácido láctico → ↓ pH vaginal ≈ 3.8-4.5 (*NEJM* 2006;355:1244).

Fisiopatología y factores de riesgo

Fisiopatología y factores de riesgo			
Tipo de vaginitis	**Patogenia**	**Factores de riesgo**	**Secuelas**
Vaginosis bacteriana	Consecuencia de la variación en la flora vaginal de lactobacilos a flora mixta (*Gardnerella vaginalis*)	> 1 pareja, cambios de parejas (últimos 30 días), lesbianismo, duchas vaginales	↑ Riesgo de ITS, ↑ complicaciones después de cirugía, PPT, RPM y PEG (no está claro el beneficio de implementar tratamiento en un embarazo asintomático)
Candidosis	Con mayor frecuencia debida a *Candida albicans*; en raras ocasiones por especies no *albicans* (*C. glabrata*)	Emb, fase lútea del período menstrual, nuliparidad, espermicidas, ↓ edad, atb de amplio espectro, inmunodeprimidos	Resultados adversos del emb (RPM, PPT, PEG)
Tricomonosis	Parásito vaginal habitual	Nueva pareja, relaciones sexuales ≥ 2 veces/sem, > 3 parejas/mes, presencia de otras ITS	Resultados adversos del embarazo (PPT, RPM)
Tomado de: *NEJM* 2006;355:1244; *MMWR* 2010;59:NO.RR-12.			

Manifestaciones clínicas (*NEJM* 2006;355:1244; *JAMA* 2004;291:1368; *Obstet Gynecol* 2006;107(5):1195)

- **VB:** flujo vaginal abundante, poco viscoso, de color blanco grisáceo y fétido (aroma "a pescado"). Prurito menos probable.
- **Candidosis:** secreción espesa, blanca y grumosa (queso *cottage*). Sin aroma. Prurito (+), disuria y eritema vaginal. El dx no debe hacerse solo con base en HxEf.
- **Tricomonosis:** secreción abundante amarilla verdosa y espumosa, a menudo maloliente. Puede haber prurito, sangrado poscoital y disuria, así como eritema vaginal/cervical (cuello uterino en fresa).
- **Vaginitis inflamatoria descamativa (VID):** secreción anómala amarilla o verde, ardor y dispareunia. Es una forma rara de vaginitis; generalmente se diagnostica en pacientes en la perimenopausia o posmenopausia. Diagnóstico de exclusión.

Estudios de diagnóstico (*NEJM* 2006;355:1244)

- **VB:** puntuación de Nugent = (estándar de referencia) tinción de Gram con recuento de bacterias y células clave (de la vaginosis bacteriana). Criterios de Amsel = frecuentemente utilizados; criterios diagnósticos simples.

Los criterios de Amsel para el diagnóstico de VB requieren la presencia de 3 de 4 hallazgos clínicos	
1. pH vaginal > 4.5	Exudado de la porción media de la pared vaginal lateral, que se deposita en papel reactivo a pH. El moco cervical y la presencia de semen o sangre pueden alterar el pH.
2. Secreción acuosa poco espesa y grisácea	Visualizar/valorar mediante la exploración con espéculo.
3. > 20% de células clave en preparado en fresco	Células clave = células epiteliales con bordes oscurecidos por bacterias.
4. Prueba de aminas (olor)	Añadir KOH al 10% al portaobjetos → + con olor a amina ("a pescado").
Tomado de: *Am J Med* 1983;74:14; *Obstet Gynecol* 2006;107:1195.	

- **Candidosis:** presencia de hifas visibles en KOH o preparado en fresco O cultivo de levaduras (útil si la paciente tiene sx, pero el preparado en fresco es negativo, o si infxn recurrentes).
- **Tricomonosis:** presencia de tricomonas móviles en el preparado en fresco; a menudo hay ↑ PMN.
- **Resultado en el Pap:** la presencia de candidosis, VB o tricomonas en el pap NO confirma la enfermedad, por lo que se requieren mayores pruebas. Si la paciente es asintomática para VB o candidosis, no se requiere tratamiento o pruebas.

Tratamiento

Tratamiento de la vulvovaginitis		
VB	[b]Metronidazol 500 mg v.o. c/12 h × 7 días[a] O gel al 0.75% con aplicador vaginal ×1 c/24 h × 5 días Crema de clindamicina al 2% 5 g, con aplicador vaginal ×1 antes de dormir × 7 días O clindamicina 300 mg v.o. c/12 h × 7 días[a] O 100 mg óvulos vaginales c/24 h × 3 días (esquema alternativo) [b]Tinidazol 2 g v.o. c/24 h × 2 días O 1 g v.o. c/24 h × 5 días (esquema alternativo)	
Candidosis	Tx v.o.	Fluconazol 150 mg v.o. × 1 dosis
	OTC por vía vaginal	Butoconazol crema al 2%, 5 g con aplicador vaginal × 3 días Clotrimazol crema al 1%, 5 g con aplicador vaginal × 7 días; o crema al 2%, 5 g con aplicador vaginal × 3 días[a] Miconazol crema al 2%, 5 g con aplicador vaginal × 7 días[a]; O crema al 4%, 5 g por vía vaginal × 3 días, O 100 mg en supositorio o comprimido por vía vaginal × 7 días, O 200 mg en supositorio o comprimido por vía vaginal × 3 días, O 1200 mg en supositorio o comprimido por vía vaginal c/24 h × 1 días O Tioconazol al 6.5% en ungüento, 5 g por vía vaginal × 1 dosis
	Tx por vía vaginal	Butoconazol crema al 2%, 5 g con aplicador vaginal × 1 día O Nistatina 100 000 U en comprimido vaginal, 1 comprimido c/24 h × 14 días O Terconazol crema al 0.4%, 5 g por vía vaginal × 7 días, o crema al 0.8%, 5 g por vía vaginal × 3 días O 80 mg en supositorio o comprimido vaginal × 3 d
	Recurrente (4 o +/año)	7-14 días de tratamiento con azoles tópicos Y Fluconazol 100 mg, 150 mg o 200 mg v.o. c/72 h × 3 dosis → semanalmente × 6 meses
	Infxn grave	7-14 días de azoles tópicos O Fluconazol 150 mg v.o. c/72 h × 2 dosis
	Especies distintas a *C. albicans*	7-14 días de tratamiento tópico u oral con azoles Si existe recurrencia: ácido bórico 600 mg vía vaginal × 14 días
Tricomonosis	[b]Metronidazol 2 g v.o. × 1 dosis[a] o 500 mg v.o. c/12 h × 7 días (esquema alternativo) O [b]Tinidazol 2 g v.o. × 1 dosis Tratar a los compañeros sexuales. El tratamiento de la pareja acelerado (TPA) no se recomienda de rutina	
VID	Clindamicina crema al 2% por vía vaginal c/24 h × 14 días (*ACOG Obstet Gynecol* 2015)	

[a]Segura/preferida en el embarazo.
[b]Evitar el consumo de alcohol durante el tratamiento.
Tomado de: *MMWR Recomm Rep* 2015;64.

QUISTE Y ABSCESO DE GLÁNDULAS DE BARTOLINO

Definición (*J Obstet Gynaecol* 2007;27:241)

- Las glándulas de Bartolino secretan lubricación vaginal mucosa. Se localizan cerca de las 4 y las 8 en punto en los labios menores, a ambos lados, detrás del anillo del himen. No son palpables, salvo que exista enfermedad. Por lo general se observan en mujeres de 20-30 años de edad.

Etiología y fisiopatología

- Bloqueo del flujo de salida de la glándula → acumulación de moco → quiste del conducto de Bartolino.
- Infección del quiste de Bartolino → absceso del conducto de Bartolino. Polimicrobiana. Las bacterias de aparición más frecuente son anaerobios y aerobios facultativos.
- Los quistes y los abscesos de Bartolino son poco frecuentes en mujeres > 40 años de edad. Considerar biopsias de la pared del quiste para descartar cáncer.

Manifestaciones clínicas y exploración física

- Los quistes pequeños son asintomáticos. Los de mayor tamaño → presión vaginal o dispareunia. Típicamente unilaterales, redondos y tensos.
- Absceso = dolor intenso, dificultad para caminar, sentarse, mantener relaciones sexuales. Puede ser doloroso a la palpación, con eritema/induración y exudado purulento.
- DxD: quistes de inclusión epidérmicos, quiste mucoso del vestíbulo, quiste del conducto de Nuck y quiste del conducto de Skene (*J Obstet Gynaecol* 2007;27:241).

Tratamiento (*véase también* apéndice de Procedimientos frecuentes)

- Los quistes pequeños y asintomáticos no requieren tratamiento. Los analgésicos sin prescripción, las compresas calientes y los baños de asiento pueden ofrecer alivio sintomático y facilitar el drenaje en algunos casos.
- Los abscesos pueden drenar espontáneamente. Al drenar se produce un alivio inmediato del dolor.

- El tx quirúrgico se reserva para las recurrencias, los abscesos o los quistes grandes y sintomáticos.
  1) **IyD:** alivio, pero la incisión puede volver a cerrar → acumulación de líquido. Tasas de recurrencia elevadas después de IyD. El catéter de Word (o sonda de Foley pediátrica) permite el drenaje continuo y la epitelización del trayecto. Dejar el catéter en su sitio 4-6 sem. Puede desprenderse antes de ese tiempo.
  2) **Marsupialización:** crear un nuevo foco de drenaje. Incisión en el techo del quiste → suturar los bordes de la pared del quiste con el borde cutáneo adyacente. Requiere anestesia, tiempo y colocación de las suturas. Recurrencia escasa después de la marsupialización.
  3) **Resección de la glándula de Bartolino:** reservada para los quistes que recurren repetidamente. ↑ riesgo de sangrado. No se practica si hay una infxn activa.
- Antibióticos:

  Los antibióticos deben prescribirse de manera empírica después del tratamiento quirúrgico del absceso. Los cultivos no suelen alterar el tratamiento (*Am Fam Physician 2003*;68:135).

  Obtener cultivos si existe el riesgo de SARM o en pacientes de alto riesgo (inmunodeprimidos y embarazadas).

  Utilizar atb de amplio espectro.

MIOMAS (FIBROMAS) UTERINOS

Definición

- Tumores benignos del músculo liso que se originan a partir de tejido miometrial (leiomioma).
- Los miomas uterinos pueden clasificarse según su localización anatómica.

Tipo	Ubicación
0	Pedunculado subseroso
I	< 50% intramural
II	> 50% intramural
III	Hace contacto con el endometrio
IV	Intramural
V	Subseroso > 50% intramural
VI	Subseroso < 50% intramural
VII	Pedunculado subseroso
VIII	Otro

Figura 5-1 Ubicación de miomas y nomenclatura

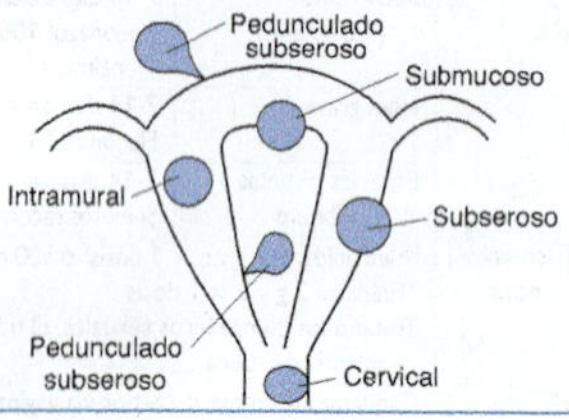

Epidemiología (*Obstet Gynecol Clin N Am* 2011;38:703)

- Para los 50 años de edad, los fibromas se presentan en ~70% de las mujeres caucásicas y > 80% de las afroamericanas. Indicación para el 30-40% de las histerectomías.
- Riesgos: > 40 años, raza negra, HxF, nuliparidad y obesidad.

Anatomía patológica

- **Macroscópica:** aperlado, redondo y bien definido. Tamaño y localización variable. Relativamente avasculares, pero rodeados de un sistema vascular abundante.
- **Histología:** células musculares lisas agrupadas en haces.
- **Tipos de leiomiomas:** hialino (65%), mixomatoso (15%), calcificado (10%, sobre todo en mujeres mayores), quístico (4%, áreas hialinizadas → licuefacción), grasos (infrecuentes) y necrosis carnosa (rojos; sobre todo en *pacientes embarazadas*, agudo debido a hipervascularización sanguínea → infarto muscular agudo → dolor intenso e irritación peritoneal local).
- Los leiomiomas no se transforman en leiomiosarcomas. Probablemente representan una neoplasia maligna *de novo*.

Fisiopatología

- Los miomas son tumores sensibles a estrógenos y progesterona. Los miomas ↑ estrógenos → ↑ crecimiento y mantenimiento del tamaño. ↑ condiciones estrogénicas (obesidad, menarquia temprana, SOP, embarazo) → ↑ riesgo de miomas.

Manifestaciones clínicas

- Con mayor frecuencia son asintomáticos. Los síntomas dependen del tamaño, la ubicación y la cantidad. En general, entre mayor sea el tamaño del mioma, mayor es la probabilidad de presentar síntomas.
- Hemorragia uterina anormal (HUA) = síntoma más frecuente; puede causar anemia.
- **Otros síntomas:** dolor pélvico, presión, polaquiuria, dispareunia, incontinencia, estreñimiento, infertilidad y, en el caso de los tumores de gran tamaño, hidronefrosis o TVP (compresión de los uréteres, VCI).
- Existe evidencia que sugiere que los miomas son la causa principal de infertilidad solo en un pequeño número de mujeres. Los miomas que distorsionan la cavidad uterina y los intramurales

de mayor tamaño pueden tener consecuencias adversas sobre la fertilidad (*Fertil Steril* 2008;90:S125).

Exploración física y estudios de diagnóstico

- **Hallazgos:** aumento del tamaño uterino y contorno uterino irregular.
- Deben descartarse otras causas de hemorragia anómala. La hemorragia posmenopáusica con miomas debe valorarse de la misma manera que en las mujeres sin miomas.
- **Estudios de imagen:**

  Eco: define la anatomía pélvica y es eficaz para localizar los miomas (*J Ultrasound Med 2003;22:601*).

  Eco con infusión salina: permite evaluar la cavidad uterina, sobre todo si se sospecha infertilidad o HUA. Adecuada para las variantes submucosas.

  RM: es muy precisa, pero costosa. Tiene importancia en la cartografía (mapeo) de los miomas y la diferenciación de la adenomiosis.

  Histeroscopia: estándar de referencia para los miomas submucosos.

Tratamiento y medicamentos

- **Observación:** los miomas asintomáticos no necesitan intervención alguna, sin importar su tamaño o la edad de la paciente.
- **Tx médico** (*Obstet Gynecol Clin N Am* 2011;38:703): debe adaptarse para aliviar los sx. Los costos y los efectos adversos del tx pueden limitar su empleo a largo plazo.

  AINE: no hay datos que apoyen su uso como único fármaco para el tx. Adecuados para la dismenorrea debido al papel de las prostaglandinas como mediadores del dolor.

  ACO: primera elección. Los ACO son útiles en mujeres con HUA y dolor, pero no lo son en la disminución de los síntomas por efecto de masa.

  DIU con levonorgestrel: beneficio en el caso de los síntomas de HUA (aprobado por la FDA). Puede disminuir el volumen uterino. Aquellas que utilizan AAPR para HUA tienen mayores tasas de continuación, en comparación con aquellas en tx con ACO (*BJOG* 2017;124(2):322).

  Agonista de la GnRH (leuprorelina 3.75 mg i.m. cada mes o 11.25 mg i.m. c/3 meses): desensibilización a GnRH → ↓ FSH y LH. Amenorrea reversible en la mayoría y el 35-65% ↓ de tamaño en los 3 meses siguientes. Utilizar en el preoperatorio si un ↓ en el tamaño uterino cambiará el abordaje quirúrgico (mínima invasión frente a cirugía abierta), O ↑ Hb antes de la cirugía. Ablanda los miomas y hace que los planos sean más complicados de visualizar → evitar antes de la miomectomía. Induce síntomas de la menopausia y ↓ la densidad ósea. Considerar añadir tratamiento hormonal adicional; puede iniciarse de inmediato.

  Antagonistas de la GnRH (cetrorelix, ganirelix): evitan el pico abrupto de GnRH, inicio de acción rápido. Desventajas: inyecciones diarias.

  Inhibidores de la aromatasa (p. ej., letrozol): bloquean la producción de estrógenos ovárica y periféricos, ↓ concentración de estradiol después de un día de tx. ↓ EA en comparación con la GnRH, con resultados rápidos. No están aprobados por la FDA.

  Antiprogestágenos (mifepristona 5 o 10 mg/día × 6 meses): ↓ 26-74% el volumen uterino y menor crecimiento recurrente después de su suspensión. EA: hiperplasia endometrial dependiente de la dosis. No están aprobados por la FDA.
- **Tx no quirúrgico:**

  Embolización de la arteria uterina (EAU): el radiólogo intervencionista inyecta esferas de alcohol polivinílico en ambas arterias uterinas → isquemia y necrosis → ↓ tamaño y síntomas. El *síndrome postembolización* puede obligar a una hospitalización postop para controlar el dolor. Después de la EAU, pueden lograrse embarazos exitosos, aunque en ocasiones con placenta anómala; no obstante, los datos a largo plazo son limitados.

  Ecografía focalizada de alta intensidad (USFAI) o ecografía focalizada guiada por resonancia magnética (EFgRM): mediante guía por RM. Las ondas de ultrasonido se dirigen al mioma → desnaturalización de proteínas, daño celular y necrosis. ↓ leve del volumen, pero puede aliviar los síntomas. Se requieren estudios a largo plazo.
- **Tx quirúrgico:**

  Miomectomía histeroscópica: tx de primera línea para los miomas submucosos sintomáticos (tipos 0, 1, 2). Riesgos: sobrecarga hídrica y perforación.

  Ablación térmica con radiofrecuencia (ARF) guiada por ecografía: el electrodo se dirige al mioma mediante Eco y, a continuación, se realiza la ablación → reabsorción. Preservación de la fertilidad. Tasa de reintervención similar a la de la miomectomía o la EAU. Estudio TRUST: aleatorización de ARF frente a miomectomía frente a EAU (*Curr Obstet Gynecol* 2016;5(4):318).

  Miomectomía: en los casos en los que se desea preservar la fertilidad o no se acepta la histerectomía. El objetivo es eliminar los miomas visibles y accesibles, así como la reconstrucción del útero. Se realiza mediante laparoscopia, laparotomía o asistencia robótica. La incidencia de recurrencias se incrementa con el número de miomas. Riesgos: histerectomía no planificada (< 1%), hemorragia o transfusión. Es probable que se requiera el parto por cesárea en los emb de 37-38 sem, de acuerdo con el tamaño y la ubicación de la miomectomía (*Obstet Gynecol* 2011;118:323).

  Histerectomía: tx quirúrgico definitivo. Tasa de satisfacción > 90%.

ADENOMIOSIS

Definición

- Presencia de glándulas y estroma endometrial en el miometrio.
- La magnitud y el grado de invasión es variable. Depósitos glandulares difusos (adenomiosis) o circunscritos (adenomioma).

Epidemiología

- El 70-80% de los casos se diagnostican en la cuarta o quinta décadas de la vida. Solamente el 5-25% de las adenomiosis se presentan en < 39 años de edad.

Anatomía patológica

- **Macroscópica:** útero agrandado globalmente, decoloración rojiza del miometrio y aspecto esponjoso con áreas de hemorragia localizada.
- **Histología:** concentrados ectópicos de glándulas y estroma dentro del miometrio.
- A menudo coexisten con otras enfermedades uterinas (endometriosis, miomas).

Fisiopatología

- Su etiología no es clara, pero existen diversas teorías: invaginación del endometrio hacia el miometrio o desplazamiento de las células madre de los vestigios müllerianos.
- El estrógeno y la progesterona pueden tener un papel en el desarrollo y el mantenimiento. A menudo, se presenta en los años fértiles e involuciona tras la menopausia. FR: paridad, edad ↑.

Manifestaciones clínicas y exploración física

- HUA y dismenorrea. Dolor pélvico crónico (DPC); mayoría de casos sin sx. La gravedad se relaciona con los focos ectópicos y la extensión de la invasión. Otros síntomas: infertilidad y dispareunia.
- Tejido endometrial ectópico prolifera → útero globular aumentado de tamaño a la exploración.

Diagnóstico (*J Minim Invasive Gynecol* 2011;18:428)

- Dx definitivo por histología.
- La modalidad de imagen de elección es la EcoTV = heterogeneidad miometrial mal definida, quistes miometriales (áreas anecoicas redondeadas), asimetría en las paredes anterior y posterior, y proyecciones del endometrio que se extienden hasta el miometrio.
- La RM puede ser complementaria = útero asimétrico de gran tamaño, zona de la unión engrosada (capa miometrial más interna) y ausencia de miomas.

Tratamiento y medicamentos

- No existe tratamiento médico en la actualidad para el control de los síntomas que permita la fertilidad simultánea.
- El tratamiento médico conservador para la adenomiosis sintomática es similar al de la HUA o la dismenorrea. Objetivo: alivio del síntoma principal.
- A menudo se administran AINE. Pueden considerarse: anticonceptivos orales continuos, progestágenos, DIU con levonorgestrel, así como agonistas de la GnRH.
- **Tx quirúrgico** (*J Minim Invasive Gynecol* 2011;18:428):
  - **EAU:** mejoría del 83%; disminución del volumen uterino al tercer mes (*J Vasc Interv Radiol* 2017;28(12):1629). Es menos eficaz si también se presentan miomas.
  - **Ablación endometrial:** tratamiento de las menorragias sintomáticas. La lesión al revestimiento puede activar la invaginación y *causar* adenomiosis.
  - **Técnicas no excisionales:** las técnicas de preservación del útero incluyen electrocoagulación del miometrio, ablación por radiofrecuencia o ultrasonido focalizado de alta intensidad (USFAI). En la bibliografía médica se describen diversos estudios pequeños con estas técnicas (*Fertil Steril* 2014;101(2):472–87).
  - **Resección localizada:** debe identificarse la zona, los márgenes y la extensión de la enf. Baja eficacia (50%). Puede afectar la fertilidad y el parto.
  - **Histerectomía:** el tratamiento de elección para aquellas que tienen paridad satisfecha.

ENDOMETRIOSIS

Definición y epidemiología (*Obstet Gynecol* 2016;128(69):457–66)

- Se define por la presencia de glándulas y estroma endometriales viables, sensibles a estrógenos, asociadas con una respuesta inflamatoria fuera del útero.
- Prevalencia: edad fértil, 6-10%; infértil, 20-50%; DPC, 71-87%.
- Si una familiar de primer grado está afectada, ↑ el riesgo 7-10 veces de desarrollar endometriosis.
- **Factores de riesgo:** menarquia temprana (< 11 años), ciclos menstruales < 27 días y menstruación abundante y prolongada.
- **Factores de riesgo protectores:** ↑ en la paridad, ↑ en los períodos de lactancia, ejercicio habitual (> 4 h/sem).

Etiología

- Teorías clásicas de la diseminación: menstruación retrógrada o implantación directa, metaplasia celómica y diseminación linfática/hematógena. Teorías más actuales: anomalías de los receptores hormonales e inmunidad anómala.

Manifestaciones clínicas *(Obstet Gynecol 2016;128(69):457–66)*

- A menudo es asintomática.
- La tríada clásica es dismenorrea, dispareunia profunda, disminución de la fertilidad. Otros síntomas incluyen DPC y disquecia.
- El dolor pélvico se describe como un dolor antes de las menstruaciones (secundario a dismenorrea); dispareunia profunda (empeora durante las menstruaciones). El dolor atípico de la endometriosis también puede ser continuo.
- Puede afectar el intestino o la vejiga; el dolor suele ser cíclico: disquecia, hematuria, disuria.

Estudios y pruebas diagnósticas *(N Engl J Med 2010;362:2389)*

- **Ef:** nodularidad en el ligamento uterosacro, masa anexial.
- **Laparoscopia con o sin bx para histología (prueba de referencia).** Anatomía patológica: glándulas/estroma endometrial con cantidades variables de inflamación/fibrosis. Macrófagos cargados de sangre o hemosiderina. La bx no es imprescindible, pero es definitiva.
- **Aspecto visual:** lesiones clásicas = en grano de pólvora. No clásica = rojo o blanca.
- No hay correlación entre la gravedad de la enf visual y el grado de dolor o del pronóstico con tx, pero sí cierta asociación con la profundidad de la infiltración.
- No hay marcadores séricos ni modalidades de imagen útiles para el dx.
- La sensibilidad de las pruebas de imagen (RM, Eco) depende del tipo de endometriosis presente. Los implantes peritoneales y ováricos a menudo no se visualizan, mientras que las masas anexiales y pélvicas se identifican fácilmente.
- **Eco:** los endometriomas ováricos aparecen como quistes con ecos internos homogéneos, de nivel bajo, debidos a sangre antigua. EcoTV = modalidad de imagen de elección para detectar endometriosis del recto o el tabique rectovaginal que infiltra en profundidad.

Clasificación

- Se han propuesto diversos esquemas. La clasificación de la ASRM es la más utilizada. Valor = registro uniforme de hallazgos quirúrgicos y comparación de intervenciones terapéuticas.
- **Criterios de la ASRM:** estadio I (mínima) → estadio IV (grave). Se basa en la extensión y la localización de las lesiones de endometriosis observadas durante el procedimiento quirúrgico. No es buen factor predictivo del embarazo después del tratamiento y no se correlaciona con el dolor, la dispareunia o la infertilidad.

Tratamiento y medicamentos

- No existe tratamiento médico en la actualidad para el control de los síntomas que permita la fertilidad simultánea.
- Siempre debe comenzar con el tratamiento médico.

Figura 5-2 Algoritmo de tratamiento sugerido para la endometriosis

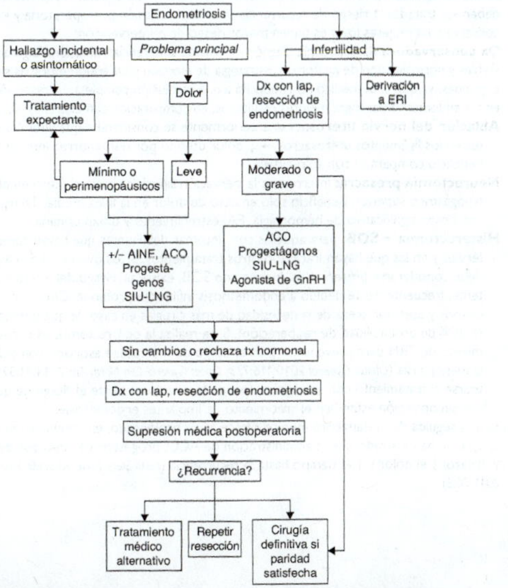

Adaptado de: *Obstet Gynecol* 2007;110:201 y DiSaia et al. *Clinical Gynecologic Oncology* 2012.

- Se trata de mejor manera con medidas médicas y la cirugía se reserva.
- **Tx médico** (*Fertil Steril* 2008;90:S260). Los tratamientos médicos supresores son ineficaces para la infertilidad (*Int J Gynaecol Obstet* 2001;72:263):
  - **AINE:** la evidencia no es concluyente en cuanto a la eficacia del tratamiento para el dolor por endometriosis con AINE (*Cochrane Database Syst Rev* 2017;23:1).
  - **ACO:** es el tratamiento de primera elección tradicional. El tratamiento continuo es más eficaz que el cíclico. No es útil en casos de dispareunia y endometriosis atípica.
  - **Progestágenos:** es el nuevo tratamiento de elección. Antagoniza los efectos estrogénicos sobre el endometrio → atrofia endometrial consecuente en los sitios de endometriosis.
    - Acetato de medroxiprogesterona (AMP) 20+ mg v.o. c/24 h o 150 mg i.m. c/3 meses (de depósito) o 104 mg s.c. c/3 meses: no existe dosis máxima de progesterona. Su eficacia es similar a la de un agonista de la GnRH para ↓ el dolor. Es seguro a largo plazo.
    - Noretindrona 2.5-5 mg c/24 h: eficaz en la dismenorrea, la dispareunia profunda, el dolor por endometriosis atípica y la disquecia. ↑ la satisfacción de la paciente. Buen control del sangrado.
    - SIU-LNG c/5 años: mejora el dolor en etapas I-IV.
    - Etonogestrel c/3 años: datos insuficientes. Puntuaciones de satisfacción y disminución del dolor similares que con AMP.
  - **Agonistas de GnRH:** ↓ señalización del eje HHS → ↓ estrógenos → amenorrea y atrofia endometrial. Formulación en espray nasal (acetato de nafarelina) o de depósito (acetato de leuprorelina) c/1-3meses. EA = síntomas de menopausia + ↓ densidad ósea. No es útil en mujeres posmenopáusicas con endometriosis. El **tx complementario** con progesterona o combinado (estrógenos/progesterona) para ↓ EA puede iniciarse de inmediato; es necesario en el tx a largo plazo. Teoría = cantidad necesaria para prevenir los sx de la menopausia < cantidad para estimular la endometriosis. No disminuye la eficacia. Acetato de noretindrona (única hormona aprobada por la FDA como tx complementario), 5 mg v.o. c/24 h con o sin estrógenos 0.625 mg c/24 h × 12 meses. También comenzar con 1000 mg de calcio diarios. El agonista de GnRH está aprobado por la FDA para su uso durante 12 meses.
  - **Danazol** (600-800 mg c/24 h): inhibe el pico de LH → estado anovulatorio crónico. EA androgénicos e hipoestrogénicos considerables que limitan su utilidad clínica y pueden hacerlo inaceptable. EA = acné, hirsutismo, edema, cambios en la voz, sofocos y calambres musculares.
  - **Inhibidores de la aromatasa:** en especial en escenarios de investigación. La bibliografía médica sugiere su empleo en endometriosis posmenopáusica. No existe información suficiente como para recomendar su uso de rutina.
  - La revisión Cochrane concluyó que para la inhibición del dolor relacionado con la menstruación, son útiles el agonista de GnRH, el SIU-LNG y el danazol (*Cochrane Database Syst Rev.* 2014 Mar 10;(3):CD009590).
- **Tratamiento quirúrgico** (*Fertil Steril* 2008;90:S260). Alivio del dolor tras cirugía = 50-95%. La resección laparoscópica de la endometriosis visible disminuye el dolor. Todas las lesiones visibles deben ser tratadas. ↑ riesgo de recurrencia si no hay supresión postoperatoria y los ovarios se conservan; las mujeres jóvenes tienen mayor riesgo de reintervención:
  - **Qx conservadora** (laparoscopia diagnóstica, lisis de adherencias, ablación/fulguración de implantes visibles y normalización de anatomía): estrategia de elección para endometriomas sintomáticos o grandes, ya que el tx médico no conducirá a una resolución completa. La resección de los quistes en los endometriomas logra mejores resultados, en comparación con el drenaje simple del quiste.
  - **Ablación del nervio uterosacro:** anteriormente se consideraba que alteraba las fibras eferentes en los ligamentos uterosacros → ↓ dolor uterino por dismenorrea intratable. No hay beneficio comparado con solo cirugía.
  - **Neurectomía presacra:** interrumpe la inervación simpática hacia el útero en el nivel del plexo hipogástrico superior. Beneficio solo en caso de dolor en la línea media. Técnicamente difícil, con riesgo significativo de hemorragia. EA: estreñimiento y disfxn urinaria.
  - **Histerectomía + SOB:** para aquellas con síntomas debilitantes que hayan completado sus años fértiles y en las que hayan fracasado otros tratamientos. Si los ovarios tienen aspecto normal, debe considerarse preservarlos. Incluso con SOB, existe un riesgo del 10-15% de dolor persistente; frecuentemente debido a endometriosis infiltrante profunda. Considerar respetar los ovarios y asesorar acera de la necesidad de más cirugías en caso de que persistan los síntomas (5-20% de probabilidad de reoperación). Si se realiza la ooforectomía, es necesario el tratamiento de TRH para prevenir un ↑ en el riesgo de mortalidad asociado con SOB antes de la menopausia (*Obstet Gynecol* 2010;116:733; *Obset Gynecol Clin North Am* 2014;41:371–83). Debe usarse el tratamiento con estrógenos/progesterona, pues existe el riesgo de que los estrógenos sin oposición estimulen el crecimiento de implantes endometriales.
- La cirugía seguida del tratamiento médico ofrece alivio prolongado, en comparación con solo la cirugía. Se ha mostrado que la administración de ACO, progesterona, análogos de la GnRH y danazol ↓ el dolor y ↑ el tiempo hasta la recurrencia (*Fertil Steril* 2008;90:S260; *Hum Reprod* 2011;26:3).

HEMORRAGIA UTERINA ANORMAL (HUA)

Definición y etiología

HUA: flujo menstrual que no corresponde al volumen, la duración, la regularidad o la frecuencia normales. Pérdidas sanguíneas excesivas según la percepción de la paciente.

Clasificación de PALM-COEIN	
Causas estructurales de HUA	
P	Pólipos
A	Adenomiosis
L	Leiomioma (submucoso u otro)
M	Malignidad, hiperplasia
Causas no estructurales de HUA	
C	Coagulopatía (warfarina, heparina, SMA y otras alteraciones hemorrágicas en el 20%)
O	Disfunción ovárica
E	Endometrio
I	Iatrogenia (hemorragia intercurrente a causa de anticonceptivos o ATC)
N	No clasificada
Emparejar la HUA con los términos para describir el patrón de sangrado o calificar la letra según se describe arriba para indicar la etiología (p. ej., HUA-P, HUA-A, HUA-L).	
De: *Int J Gynaecol Obstet* 2011;113(1):3.	

Fisiopatología

- *Véase* la tabla sobre PALM-COEIN.
- Anovulación → ausencia de oposición a los estrógenos → ↑ riesgo de malignidad e hiperplasia.

Diagnóstico diferencial

- Siempre considerar el embarazo o complicaciones asociadas (AE, emb ectópico).
- **Adolescentes:** cese del ciclo menstrual (CCM) debido a anovulación persistente por disregulación del eje HHS, coagulopatía, anticoncepción, infxn o tumor.
- **Edad fértil** (19-39 años): anomalías estructurales (PALM), ciclos anovulatorios, anticoncepción e hiperplasia endometrial. El cáncer es menos frecuente, pero puede ocurrir.
- **Perimenopausia:** hiperplasia endometrial, cáncer, sangrado anovulatorio debido a disminución de la fxn ovárica, PALM.

Diagnóstico (*BMJ* 2007;334:1110; *Obstet Gynecol Clin N Am* 2008;35:219)

- Hx y Ef detalladas, con inspección bimanual, para evaluar el útero, y con espéculo, para evaluar el cuello uterino y la vagina. Los antecedentes menstruales completos son esenciales y pueden aportar un dx con la confianza suficiente para iniciar el tx empíricamente.
- Antecedentes: hirsutismo, intolerancia al calor; SMA desde la menarquia O hemorragia posparto (HPP); hemorragia con procedimientos dentales O (dos de los siguientes) equimosis 1-2×/mes, epistaxis 1-2×/mes, sangrado de encías o HxF de síndromes hemorrágicos (*Fertil Steril* 2005;84:1345).
- Ef: hirsutismo, aumento del tamaño de la glándula tiroides, acantosis *nigricans* y petequias.
- Miomas, adenomiosis: menstruación regular y abundante.
- Pólipos: manchado intermenstrual, sangrado abundante.
- **Pruebas de laboratorio:** prueba de emb, HG, TSH, PRL. Considerar citología y pruebas para clamidia. Descartar alteraciones hemorrágicas, sobre todo en adolescentes.
- No siempre se requiere una BEM, excepto para aquellas > 45 años O en menores con FR (consumo prolongado de estrógenos sin oposición, tratamiento médico fallido o HUA persistente).
- Los estudios de imagen incluyen la ecografía y la histerografía con solución salina, que se reservan para valorar los hallazgos de la exploración cuando los síntomas persisten a pesar del tratamiento o se sospecha de enf intrauterina (HUA-P, HUA-L). La histerografía con solución salina es mejor que la EcoTV para el diagnóstico de lesiones intracavitarias (pólipos, miomas submucosos), aunque la histeroscopia con biopsia es el estándar de referencia (*J Obstet Gynaecol* 2011;31(1):54–8).

Tratamiento y medicamentos (*Obstet Gynecol Clin N Am* 2008;35:219; *Menopause* 2011;18:453)

- Tratar la etiología subyacente; comenzar tx médico empírico con progestágeno solo o AOC. Se presenta mejoría en 3 meses. Fallo para mejorar → requiere descartar otras etiologías antes de modificar el tx. *Véase también* el capítulo 2 para la hemorragia aguda.
- **Tratamiento médico (agudo):**
  - **EEC:** 25 mg i.v. c/4-6 h; detiene el sangrado dentro de 8 h después de la administración (*Obstet Gynecol* 1982;59:285–91).
  - **AOC:** monofásicos con 35 µg v.o., c/8 h × 7 días.
  - **Medroxiprogesterona:** 20 mg v.o., c/8 h × 7 días.
  - **Ácido tranexámico (AT):** 1.3 g v.o. o 10 mg/kg i.v. (máx. 600 mg/dosis), c/8 h × 5 días.

- **Tratamiento médico (crónico):**
  Para el tratamiento a lago plazo de la HUA-A, la HUA-O y la HUA-L. Incluye DIU-LNG, AOC (continuos), AMP, noretindrona, AINE y AT. El acetato de medroxiprogesterona de depósito (AMPD) o el implante de etonogestrel puede ser una opción, pero los EA provocan hemorragia irregular, así que pueden no ser la mejor opción de acuerdo con la etiología de la HUA.
  En las pacientes con neoplasia intraepitelial que no son candidatas para cirugía o desean mantener la fertilidad:
  AMP 10-20 mg/día o 12-14 días/mes (cíclico)
  AMPD 150 mg i.m. c/3 meses
  Progesterona vaginal micronizada 100-200 mg/día o 12-14 días/mes (cíclico) × 3 meses.
  Acetato de megestrol 40-200 mg/día.
  SIU-LNG 52 mg/5 años.
  → seguimiento con BEM seriadas c/3-6 meses para detectar regresión (aunque no se ha definido la frecuencia adecuada).
- **Objetivos del tx:** 1) revertir las anomalías del endometrio secundarias a la anovulación crónica, 2) inducir o restaurar menstruaciones cíclicas predecibles de un volumen y duración normales.
- **Tx quirúrgico:**
  Agudo: en caso de inestabilidad hemodinámica, sangrado resistente al tratamiento con 2 dosis de estrógenos conjugados i.v. o pérdidas sanguíneas que no pueden reponerse con transfusión, es preciso un tx qx (D+C). Después de la D+C, debe mantenerse el tx médico. En el consentimiento informado debe incluirse la histerectomía. Puede considerarse como alternativa la embolización de la arteria uterina, en caso de que estuviera disponible.
  Histeroscopia por cirugía: HUA-P y HUA-L submucosa.
  Ablación endometrial: tasa de éxito alta. Cerca del 25-50% tienen amenorrea y el 80-90% muestran ↓ de la hemorragia. Es una alternativa eficaz a la histerectomía. El éxito ↑ si se tratan previamente con progesterona o agonistas de la GnRH. Descartar cáncer antes de la cirugía. Hasta un tercio optará a la larga por someterse a una histerectomía. No es la primera elección.
  Histerectomía: satisfacción alta, pero mayor morbilidad y mala opción en pacientes con enf médicas con alto riesgo para la cirugía.

Figura 5-3 Algoritmo para el diagnóstico de la hemorragia uterina anómala

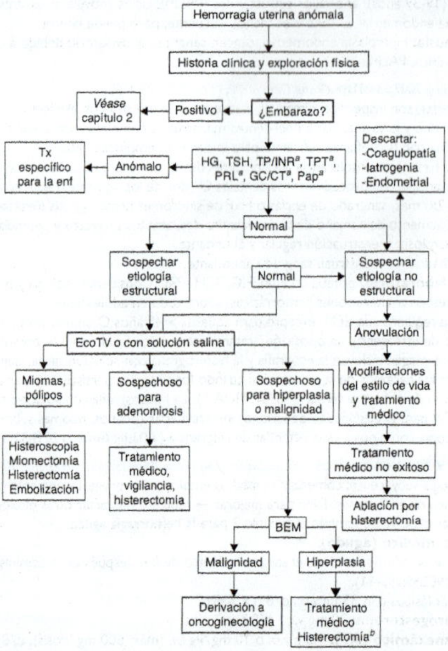

Modificado de: Hoffman BL, Schorge JO, Schaffer JI, et al., eds. *Williams Gynecology*. 2nd ed. New York, NY: McGraw-Hill; 2012.

[a]Estudio obtenido con base en la historia clínica de la paciente.

[b]Derivación a oncoginecología a causa de hiperplasia compleja, a discreción del proveedor de atención.

HEMORRAGIA POSMENOPÁUSICA

Definición, epidemiología y etiología (*Obstet Gynecol* 2010;116:168)

- **Hemorragia posmenopáusica (HPM):** sangrado vaginal que ocurre tras un lapso ≥ 12 meses de amenorrea.
- La HPM "es un cáncer endometrial hasta que no se demuestre lo contrario". La tasa de malignidad con la HPM es del 1-14%. El valor predictivo depende de la edad y el riesgo: obesidad, HTA, diabetes y paridad baja.
- DxD: cáncer, atrofia (más frecuente), hiperplasia endometrial, TRH y pólipos.

Diagnóstico (*Obstet Gynecol* 2010;116:168)

- **HxEf detallada:** exploración pélvica para evaluar origen rectal, vulvar, vaginal o cervicouterino.
- **Objetivo de la evaluación endometrial:** 1) descartar malignidad, 2) tx basado en la etiología adecuada (patología anatómica o no anatómica).
- **Evaluación endometrial:**

  Eco TV: la EcoTv con medición de estría endometrial (EE) ≤ 4 mm descarta de manera confiable el cáncer de endometrio (*Obstet Gynecol* 2009;114:409–11). Limitaciones: la estría endometrial no siempre es visible. El hallazgo incidental de EE > 4 mm en pacientes asintomáticas no requiere intervención. Si la EE es ≤ 4 mm, pero persiste la hemorragia, se requiere mayor valoración.

  BEM: es precisa para descartar cáncer, pero solo examina el 4-12% del endometrio. Sens 99%, espec 98%. Tasa elevada de muestra insuficiente o fallida (0-54%) → eval adicional mediante D+C ± histeroscopia (*Maturitas* 2011;68:155).

  Histeroecografía: las técnicas de imagen con infusión salina superan algunas limitaciones de la EcoTV.

  D+C: es útil cuando no es posible obtener BEM (estenosis cervical, intolerancia de la pt, etc.). Riesgos: tasa de complicaciones del 1-2%. Puede pasar por alto el 10% de las lesiones endometriales.

  Histeroscopia: útil para lesiones que pueden pasarse por alto en la BEM.

Figura 5-4 Tratamiento de la hemorragia posmenopáusica

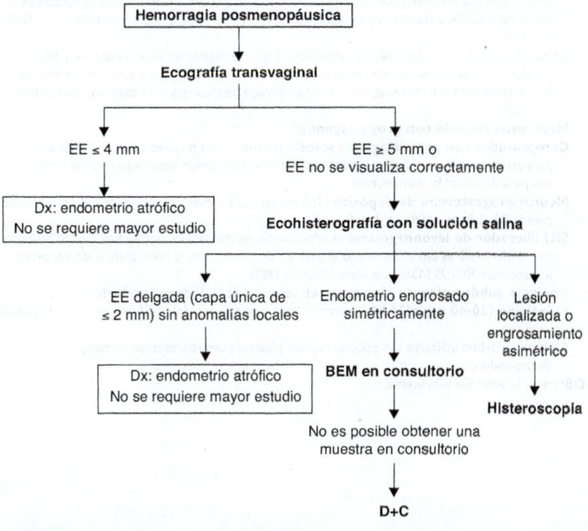

Modificado de: Hoffman BL, Schorge JO, Schaffer JI, et al., eds. *Williams Gynecology*. 2nd ed. New York, NY: McGraw-Hill; 2012.

DISMENORREA

Definiciones y epidemiología

- Dismenorrea = menstruación dolorosa. Uno de los motivos de consulta GIN más frecuentes.
- Dismenorrea primaria (DP) = dolor menstrual percibido en ausencia de enf pélvica subyacente. Afecta al 43-91% de las mujeres jóvenes; la gravedad es variable. Es más prevalente a los 20-24 años de edad; ↓ a partir de ese momento. Riesgos: menarquia temprana y hábito tabáquico. No se asocia con la paridad o el ejercicio (*Contraception* 2010;81:185; *Obstet Gynecol* 2006:108:428).
- Dismenorrea secundaria (DS) = dolor menstrual secundario a una enf pélvica. Riesgos: IMC < 20, nuliparidad, depresión, ciclos menstruales cortos (< 27 d), hiperpolimenorrea, HxF, EPI, Hx de agresiones sexuales y tabaquismo intenso (*Obstet Gynecol* 2010;116:223).

Fisiopatología y etiología

- DP: ↓ premenstrual de progesterona → ↑ PGF2 → ↑ contractilidad uterina → dolor/cólicos (*Contraception* 2010;81:185).
- DS: la causa más frecuente es la endometriosis.
  Etiología GIN: adenomiosis, miomas, DIU, EPI, adherencias y anomalías müllerianas.
  Etiología no GIN: SII, EII, IVU, cálculos renales, cistitis intersticial, dolor pélvico crónico y psicosomática (*BMJ* 2006;332:1134; *Am Fam Phy* 2014;89:341).

Manifestaciones clínicas

- **DP:** se manifiesta poco después de la menarquia. Dolor cólico en la línea media que comienza con el inicio de la menstruación. Se alivia en 12-72 h. Puede estar asociada con anemia hemolítica, N/V, dolor de espalda y diarrea.
- **DS:** comienzo en cualquier momento después de la menarquia. El momento de presentación durante el ciclo menstrual es variable. Puede acompañarse de dispareunia (*Contraception* 2010;81:185; *BMJ* 2006;332:1134).

Diagnóstico

- Diagnosticar DP mediante Hx y Ef normal. Considerar DS si la exploración es anómala, no hay respuesta al tx empírico o si los síntomas aparecen después de años de menstruación sin dolor (*Contraception* 2010;81:185).
- Eco pélvica: valorar las etiologías funcionales (p. ej., cuerno uterino no comunicante).

Tratamiento y medicamentos (*Obstet Gynecol* 2006;108:428; *Obstet Gynecol* 2010;115:206)

- **DP:**
  AINE: *tratamiento de primera línea*. Los AINE tienen una eficacia de ~90%. Se deben empezar el día *previo* a la menstruación, o *al inicio*; continuar con la dosis habitual. Los inhibidores específicos de la COX-2 (celecoxib) también han demostrado eficacia (no aprobados por la FDA para DP).
  AOC: eficacia 70-80%. Suprimen la ovulación y ↓ el engrosamiento endometrial → ↓ PG → ↓ dolor. ACO con dosis medias de estrógenos. Los ACO continuos ↓ dolor por mayor tiempo que la administración mensual, pero ↑ la hemorragia intercurrente. El anillo vaginal también es eficaz.
  Medicamentos solo con progestágenos:
  Comprimidos con progestágenos solos: adecuados para mujeres con contraindicación para estrógenos. No inhiben de manera constante la ovulación, pero adelgazan el endometrio para disminuir la dismenorrea.
  Medroxiprogesterona de depósito (150 mg i.m. c/3 meses): no hay información suficiente para la DP. ↓ hemorragia → ↓ dolor.
  SIU liberador de levonorgestrel: la información de metaanálisis y estudios clínicos muestra que el SIU-LNG es tan eficaz como el análogo de GnRH para el control de la dismenorrea (*Contraception* 2007;75:S134; *Hum Reprod* 2005;20:1993).
  Implante subdérmico de etonogestrel: cerca del 81-82% de reducción de DP.
  Nifedipino (20-40 mg c/24 h): ↓ contractilidad uterina → ↓ dolor. EA: rubefacción, taquicardia y cefaleas.
  Opiáceos: deben utilizarse tan poco como sea posible, pues representan un riesgo de dependencia.
- **DS:** tratar la anomalía subyacente.

Figura 5-5 Algoritmo de tratamiento de la dismenorrea

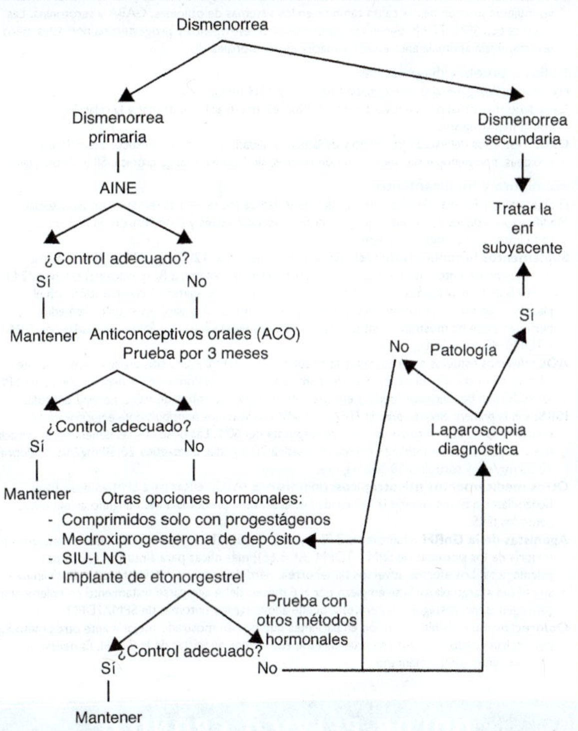

Modificado de: Hoffman BL, Schorge JO, Schaffer JI, et al., eds. *Williams Gynecology*. 2nd ed. New York, NY: McGraw-Hill; 2012.

SÍNDROME PREMENSTRUAL (SPM) Y TRASTORNO DISFÓRICO PREMENSTRUAL (TDPM)

Definición y epidemiología (*Am J Psych* 2012;169:465; *Obstet Gynecol* 2010;115:206; *Maturitas* 2015;82:436–40)

- **SPM:** presencia de al menos un síntoma (edema, mastalgia, edema periférico, cambios leves del estado de ánimo o alteraciones del sueño) durante la fase lútea que afecta la función.
- **TDPM (criterios diagnósticos del DSM-5®):** forma grave de SPM. Cinco o más de los siguientes sx durante la semana previa a la menstruación y que se alivian unos días tras el inicio de esta. Al menos uno de los cinco síntomas debe ser central (en negritas). Los síntomas deben provocar molestia o interferencia significativa con el trabajo, los estudios o las relaciones.
  Síntomas: **labilidad emocional** e **irritabilidad intensas, estado de ánimo notablemente deprimido, ansiedad importante**, disminución de interés por las actividades habituales, dificultades de concentración, letargia/reducción de la energía, hipersomnia o insomnio, sentimiento de abrumo y sx físicos.
  Dx exclusión: no debe ser resultado de otro trastorno emocional, abuso de sustancias o enf médica.
- SPM: el 30% de las mujeres que menstrúan. TDPM: afecta al 3-8% de las mujeres en edad fértil.
- Afectación importante en el estilo de vida. Las mujeres afectadas tienen ↑ tasas de ausencia en el trabajo, ↑ gastos médicos y ↓ calidad de vida.

Etiología

- Multifactorial: es desencadenada por los cambios en los esteroides ováricos durante la fase lútea en las mujeres susceptibles → causa cambios en los sistemas de opioides, GABA y serotonina. Las mujeres con SPM/TDPM tienen concentraciones de estrógenos y progesterona normales, pero una respuesta anómala ante estas fluctuaciones hormonales.

Estudios y pruebas diagnósticas

- Hx menstruales/generales, exploración física, HG y TSH sérica.
- Calendario menstrual prospectivo durante 2-3 meses: registrar los síntomas y la relación con la menstruación.
- **DxD:** trastornos del estado de ánimo y de la personalidad, maltrato doméstico, alteraciones tiroideas, perimenopausia, anemia, endometriosis, síndrome de fatiga crónica, SII y fibromialgia.

Tratamiento y medicamentos

- El objetivo es ↑ los días sin afectación y ↓ la intensidad de los sx → ↑ el rendimiento psicosocial.
- Modificaciones del estilo de vida: ejercicio, disminución del estrés y modificación de la dieta (↑ hidratos de carbono complejos).
- **Suplementos herbolarios/dietéticos:** carbonato de calcio 1200 mg c/24 h (48% muestra disminución de síntomas en comparación con el placebo). Vitamina B_6 (piridoxina) 80 mg c/24 h (más eficaz en el tratamiento de los trastornos del estado de ánimo en comparación con el placebo, mas no los síntomas físicos). *Vitex agnus-castus* (saucegatillo): es el único remedio herbolario que ha mostrado controlar las variaciones en el estado de ánimo asociadas con SPM y TDPM, 40 gotas/día.
- **AOC:** diversos estudios con resultados favorables. Para TDPM: AOC con drospirenona durante 24 días; ha mostrado mejorar los sx (en comparación con versiones de 21 días activos). Para SPM: los AOC son beneficiosos, pero la eficacia entre los diversos tipos de AOC no está definida.
- **ISRS:** *son la primera elección para el TDPM y el SPM con síntomas principalmente emocionales.* Un metaanálisis de ECA mostró una tasa de respuesta del 60%. Las dosis diarias tienen mejor eficacia que las dosis solo durante la fase lútea. Fluoxetina 20 mg/día, paroxetina 20-30 mg/día, citalopram 20-30 mg/día y sertralina 50-150 mg/día.
- **Otros medicamentos psicotrópicos:** clomipramina (ATC): eficaz para SPM en dosis bajas. Benzodiazepinas: útil cuando la irritabilidad es el síntoma predominante. Ninguno es tan eficaz como los ISRS.
- **Agonistas de la GnRH** (leuprorelina 3.75 mg i.m. c/mes, 11.25 mg i.m. c/3 meses). Metaanálisis: mejoría de los síntomas de SPM y TDPM (RP 8.66); más eficaz para síntomas físicos que psicológicos. Los efectos adversos (amenorrea, pérdida ósea, sx vasomotores, rubor) limitan su utilidad a largo plazo. Si se emplean por > 6 meses, debe agregarse tratamiento complementario (estrógenos/progestágenos), pero este puede aumentar los síntomas de SPM/TDPM.
- **Ooforectomía:** es la última opción en pacientes que no han mostrado mejoría ante otros métodos, pero sí han tenido respuesta en pruebas terapéuticas con agonistas de la GnRH. Es necesario el tratamiento complementario.

DOLOR PÉLVICO CRÓNICO

Definiciones, epidemiología y etiología (*Clin Obstet Gynecol* 1990;33:130; *Br J Obstet Gynaecol* 1999;106:1149)

- Dolor no cíclico de una duración ≥ 6 meses en la pelvis (debajo del ombligo); causa discapacidad funcional o solicitud de asistencia médica.
- La prevalencia del DPC es del 4-16%. Solamente ~1/3 de las mujeres busca atención médica.
- **Diagnóstico diferencial (amplio):**
  - **Ginecológico (20%):** endometriosis, leiomioma, adenomiosis, quistes ováricos recurrentes, hidrosálpinx, síndrome del vestigio ovárico, enfermedad pélvica inflamatoria, enfermedad pélvica por adherencias y síndrome posligadura de trompas.
  - **Urológico (30%):** cistitis intersticial/síndrome de vejiga dolorosa, cistitis por radiación, cáncer de vejiga, síndrome uretral y cistitis recurrente.
  - **Digestivo (38%):** síndrome de intestino irritable, enfermedad intestinal inflamatoria, estreñimiento crónico, carcinoma colorrectal, enfermedad celíaca y hernias abdominales/pélvicas.
  - **Musculoesquelético:** dolor miofascial abdominal, disfunción del suelo pélvico, fibromialgia, coccidinia y síndrome piriforme.
  - **Neurológico:** pinzamiento de un nervio de la pared abdominal (ilioinguinal/iliohipogástrico), neuralgia pudenda e hipersensibilidad nociceptiva central.
  - **Vascular:** síndrome de congestión pélvica.
  - Alta prevalencia de trastornos psiquiátricos concomitantes, antecedentes de maltrato.

Estudios y pruebas diagnósticas

- **Antecedentes:** historia clínica detallada que incluya síntomas urinarios, gastrointestinales, ginecológicos, musculoesqueléticos, sexuales y psicosociales.

- Considerar un cuestionario estandarizado (International Pelvic Pain Society, "Pelvic Pain Assessment").
- Características del dolor y su ubicación (síntomas asociados, factores que lo aumentan/disminuyen, tipo, radiación, momento, aspectos de temporalidad).
- **Exploración física:** exploración sistemática completa, incluyendo espalda, abdomen y miembros.
- **Exploración pélvica: inspección de los genitales externos, pruebas de sensibilidad con hisopo húmedo** (palpación superficial desde los muslos medialmente hasta el vestíbulo), exploración del suelo pélvico (palpación del músculo elevador del ano, el transverso interno perineal y el obturador interno para detectar dolor o contracción) y exploración bimanual y con espéculo (emplear el espéculo más pequeño posible).
- **Pruebas de laboratorio:** el DPC no provoca cambios en las pruebas de laboratorio. Las pruebas se utilizan para descartas otras etiologías. Prueba de embarazo, análisis general de orina/cultivo, pruebas para gonorrea, clamidia y tricomonosis, así como examen en fresco.
- **Estudios de imagen:** Eco pélvica para valorar la pelvis, en especial si se presenta masa anexial o útero agrandado a la exploración o hay Hx de hemorragia anormal. Considerar resonancia magnética si se sospecha endometriosis infiltrante profunda.
- Si los síntomas o la exploración indican una fuente distinta del dolor, se debe considerar derivar a la paciente con el especialista adecuado (urología, gastroenterología, psiquiatría o fisioterapia pélvica) (*Obstet Gynecol* 2002;100:337).

Tratamiento y medicamentos (Barbieri RL, *Treatment of Chronic Pelvic Pain in Women, UpToDate*)

- Dirigir el tx hacia las causas subyacentes probables. A menudo requiere atención a largo plazo.
- La etiología multifactorial suele requerir de un abordaje multidisciplinario.
- **Control del dolor:** los AINE son la primera elección. Evitar los opiáceos de ser posible.
- **Modificaciones del estilo de vida/tratamiento no médico:** ejercicio, compresas calientes, acupuntura, masaje, fisioterapia.
- **Tratamiento empírico:**
  - **Endometriosis:** ACO/AINE. Si no hay mejoría en 2-3 meses, realizar una prueba terapéutica con progestágenos continuos (acetato de medroxiprogesterona 10-50 mg/día, noretindrona 2.5-30 mg/día, acetato de medroxiprogesterona de depósito 150 mg i.m. c/3 meses, SIU-LNG) o agonista de la GnRH.
  - **Síndrome de intestino irritable:** modificaciones de la dieta y la conducta.
  - **Cistitis intersticial:** modificación de la conducta (evitar irritantes vesicales como cafeína, edulcorantes artificiales, picante, vitamina C y alcohol; control hídrico), fisioterapia del suelo pélvico, amitriptilina y pentosano polisulfato de sodio.
  - **Síndrome de dolor miofascial:** fisioterapia, inyecciones analgésicas en puntos dolorosos y relajantes musculares.
  - **Síndrome de congestión pélvica:** existe información limitada que indica que los agonistas de la GnRH, los progestágenos sintéticos y la psicoterapia pueden mejorar el dolor. El tx invasivo incluye la histerectomía, la embolización de las arterias ováricas (± venas ilíacas internas), la escleroterapia, la ligadura quirúrgica de las venas ováricas (no hay información de ECA sobre ninguna de estas opciones invasivas).
- **Tx quirúrgico:**
  - Laparoscopia diagnóstica y terapéutica para la endometriosis refractaria con fulguración de implantes. La adhesiólisis es ineficaz para el DPC.
  - La histerectomía ± SOB es el último recurso para la endometriosis refractaria. No es útil para las causas no ginecológicas del dolor.

DOLOR VULVAR/VULVODINIA

Definiciones y etiología (*J Reprod Med* 2006;51:447; *Obstet Gynecol* 2016;128:e78)

- Afecta al 18-20% de las mujeres.
- ***2015 Consensus Terminology and Classification System*** (*Obstet Gynecol* 2016;127:745)
- **Dolor vulvar causado por una alteración específica:**
  - Infecciosa (p. ej., candidosis recurrente, herpes)
  - Inflamatoria (p. ej., liquen plano, liquen escleroso, anomalías inmunovesiculares)
  - Neoplásica (p. ej., enfermedad de Paget, carcinoma epidermoide)
  - Neurológica (p. ej., neuralgia postherpética, compresión o lesión nerviosa, neuroma)
  - Traumatismos (p. ej., mutilación de genitales, laceraciones obstétricas)
  - Iatrogénica (p. ej., postoperatorio, quimioterapia, radiación)
  - Deficiencias (p. ej., síndrome genitourinario de la menopausia, amenorrea de la lactancia)
- **Vulvodinia: dolor vulvar que dura al menos 3 meses sin una causa identificable. Puede contar con factores asociados. Se describe mediante los siguientes factores:**
  - Localizada (p. ej., vestibulodinia), generalizada o mixta (generalizada y localizada)
  - Provocada (p. ej., contacto a la penetración), espontánea o mixta
  - Comienzo (primaria o secundaria)
  - Patrón temporal (intermitente, persistente, constante, inmediata o tardía)

Manifestaciones clínicas

- Dolor del área genital externa. A menudo se describe como ardoroso, punzante, irritante, sordo, dolorimiento o pulsátil.
- Es posible que toda la vulva sea dolorosa o que el dolor se concentre en un área específica.
- Provocada por el coito, el contacto vulvar con un tampón o espéculo, la vestimenta ajustada, el aseo o lavado, la posición sedente, andar en bicicleta o montar a caballo.

Diagnóstico

- **Antecedentes:** valorar los detalles de la localización del dolor y los factores que lo alivian o lo agravan.
- **Exploración pélvica:** inspección general, exploración unidigital y exploración con espéculo. La biopsia solo es necesaria si existen otras indicaciones.
- **Pruebas con hisopo de algodón:** evaluación de la ubicación del dolor. La prueba comienza en los muslos, avanza a los labios mayores, el surco interlabial y el vestíbulo en las posiciones 2, 4, 6, 8 y 10 del reloj. El dolor se clasifica como leve, moderado o intenso.
- **Pruebas de laboratorio:** examen en fresco, pH vaginal, cultivo de levaduras, detección temprana de ETS, según la necesidad.
- **Diagnóstico de exclusión:** descartar otras etiologías (infecciosa, dérmica, neoplásica, neurológica, musculoesquelética, psicológica, maltrato doméstico o problemas domésticos).

Tratamiento y medicamentos

- La mayoría se basa en la evidencia de pequeños estudios o en opinión de expertos.
- Amplia educación de la paciente sobre higiene vulvar (ropa interior de algodón, evitar irritantes vulvares/jabón, lubricación adecuada durante las relaciones sexuales). Asesoramiento sexual.
- Medicamentos tópicos: anestésico local (lidocaína en gel al 5%) que se aplica inmediatamente antes de las relaciones sexuales. Crema con estrógenos. Antidepresivos tricíclicos formulados en una crema tópica.
- Antidepresivos tricíclicos, anticonvulsivos: evitar la polifarmacia; toman hasta 3 semanas en controlar el dolor. Primera elección = amitriptilina (5-25 mg por la noche, aumentar 10-25 mg cada semana. Dosis máxima: 150 mg/día. Disminuir de forma gradual si se planea suspender. La gabapentina se ha estudiado ampliamente (64% muestran ↓ de sx del 80%). La dosis inicial es de 300 mg/día. Aumentar a un máximo de 3600 mg/día divididos en tres dosis (*J Reprod Med* 2007;52(2):103).
- Fisioterapia de suelo pélvico ± biorretroalimentación: particularmente eficaz si se presenta vaginismo.
- La intervención quirúrgica es la última opción. Vestibulectomía.

DISFUNCIÓN SEXUAL FEMENINA

Definiciones (DSM-5®)

- **Trastorno orgásmico femenino:** retraso notable/ausencia o ↓ en la intensidad del orgasmo en el 75-100% de las veces.
- **Trastorno del interés/excitación sexual femenina:** falta o ↓ del interés/excitación sexual.
- **Trastorno de dolor genitopélvico/penetración:** dificultad, miedo/ansiedad, dolor (dispareunia) o tensión de los músculos del suelo pélvico en anticipación a la penetración vaginal (vaginismo).
- Cada uno de los trastornos debe presentarse durante ≥ 6 meses y acompañarse de preocupación o dificultades interpersonales.

Epidemiología

- **Prevalencia del 43%:** bajo deseo sexual (22-39%); problemas de excitación (14-26%); dolor durante el orgasmo (21%) o el coito (7%) (*JAMA* 1999;281:537; *Obstet Gyn* 2008;112:976).

Etiología

- Orgánica, psicológica o una mezcla de ambas; pueden coexistir más alteraciones. Riesgos: ↓ edad, ↓ nivel educativo, ↓ nivel socioeconómico, infección de vías urinarias y trauma sexual.
- Médica (depresión, ansiedad, incontinencia urinaria, ERET, anemia, tiroides, DM, abuso de sustancias o alcohol, cánceres), medicamentos (ISRS con mayor frecuencia, β-bloqueadores, antipsicóticos), relación actual, factores socioculturales, deficiencia de estrógenos y anomalía ginecológica.

Fisiopatología

- El ciclo de la respuesta sexual ♀ cuenta con cuatro fases: deseo, meseta, orgasmo, resolución (descritas por primera vez por Masters y Johnson en 1966). El modelo no lineal integra la intimidad emocional, los estímulos sexuales y la satisfacción de pareja; un encuentro sexual puede comenzar sin deseo inicial (*Clin Update Women's Health Care* 2003;11(2):1).

Estudios y pruebas diagnósticas

- La historia clínica sexual completa incluye registros médicos, quirúrgicos, sociales y psiquiátricos. Uso de medicamentos de prescripción y de venta libre.
- Instrumento de tamizaje para síntomas sexuales (*J Sex Med* 2010;337).
- Realizar una valoración ginecológica completa dirigida a las áreas que mostraron información durante el interrogatorio de la función sexual.
- Pruebas de laboratorio según la indicación clínica: TSH, PRL, entre otras.

Tratamiento y medicamentos

- **Tratamiento no farmacológico (primera elección):** identificar los objetivos del tratamiento y tratar las causas reversibles; terapia sexual con necesidad de ejercicios (dilatadores, vibradores) y terapia Eros® (aprobado por la FDA), fisioterapia del suelo pélvico, desensibilización y ejercicios de relajación.
- Lubricantes vaginales (a base de silicona o agua). Humectantes vaginales.
- **Tratamiento farmacológico:**
  - Testosterona transdérmica: mejora el trastorno de excitación femenina en el corto plazo, pero no hay datos acerca de su uso > 6 meses. EA: hiperandrogenismo (hirsutismo, acné).
  - Sildenafilo: no hay evidencia para su uso en el trastorno de excitación femenina (*Obstet Gynecol* 2011;117:996; *Menopause* 2006;13:770).
  - Estrógenos: estrógenos vaginales tópicos para la atrofia vulvovaginal (*véase* la sección *Menopausia*, para las dosis). También se encuentra disponible la terapia de reemplazo hormonal sistémico (*véase* la sección *Terapia hormonal*, para las dosis).

MENOPAUSIA

Definiciones y epidemiología (*Fertil Steril* 2012;97(4):843)

- El último período menstrual se define por la amenorrea de 12 meses a causa del cese en la función ovárica. Transición perimenopáusica: amplia variación en los perfiles hormonales; ↑ la duración del ciclo irregular; el estudio cuantitativo de FSH es > 25 UI/mL en una muestra aleatoria.
- Si la FUM ocurre con < 40 años de edad = menopausia prematura (~1%).
- Existe un número creciente de mujeres en menopausia. Alrededor de 37.9 millones de mujeres mayores de 55 años de edad (2010) → 45.9 millones (2020).
- Edad media para la menopausia: 51.4 (*Am J Epidemiol* 2001;153:865). Distribución gaussiana entre los 40 y 58 años de edad.

Etiología

- Disminución en la cantidad y la calidad de los folículos en el envejecimiento → ↓ inhibina ↓ estrógenos ováricos → ↑ FSH → pérdida de folículos ováricos → agotamiento del suministro de folículos → senescencia ovárica.
- Los receptores α y β de estrógenos se encuentran en todo el cuerpo; ↓ estrógenos → síntomas.

Manifestaciones clínicas

- **Inestabilidad vasomotora (~75%):** sofocos, sudoración nocturna; son más frecuentes durante la etapa tardía de la transición menopáusica (etapa −1) hasta el período menopáusico temprano (etapa +1). Leve (calor transitorio), moderado (calor + sudoración + capacidad de continuar con las actividades), intenso (calor + sudoración + cese de la actividad). SxVM mod-graves = 7 sofocos (bochornos)/día o 50-60/semanas. Autolimitada con alivio durante los primeros 5 años de la posmenopausia; 25% permanecen sintomáticas durante > 5 años.
- **Atrofia urogenital (hasta 75%):** prurito, IVU recurrente, neuropatía vaginal en la distribución del nervio pudendo, disfunción sexual y dispareunia; más frecuente durante la etapa tardía de la menopausia (etapa +2).
- **Alteraciones en los patrones menstruales:** anovulación crónica → hemorragia disfuncional profusa durante los últimos años reproductivos (etapa −3a) y la transición menopáusica (etapas −2, −1).
- **Infertilidad:** infertilidad secundaria a agotamiento de ovocitos.
- **Aumento del riesgo de enf cardiovascular:** ↑ colesterol total, ↑ notable de LDL.
- **Pérdida ósea acelerada:** a causa de disminución de los estrógenos. ↓ densidad ósea vertebral en un 15-30% en los primeros 5-7 años de la posmenopausia; después, 1-2% al año. El efecto predomina sobre todo en el hueso trabecular (*Hormone Therapy* 2010;115(4):844).
- **Disminución del sostén de colágeno:** ↓ colágeno cutáneo en un 30% en los primeros 5 años tras la menopausia; ↓ ~2% al año durante los primeros 10 años tras la menopausia establecida.
- Aumento del riesgo de cáncer endometrial y de mama debido a una producción sin oposición de estrógenos endógenos.

Estudios y pruebas diagnósticas

- El dx clínico se basa en la valoración longitudinal de la ausencia de menstruación durante 12 meses.
- Exploración pélvica: puede observarse el tejido vaginal delgado, pálido, seco y sin pliegues; pérdida de elasticidad; hemorragias petequiales; atrofia cervical; estenosis/estrechamiento vaginal y carúncula uretral.
- Valoración de los riesgos de ECV y osteoporosis (estilo de vida, HxF, perfil de lípidos). DEXA para conocer DMO a fin de diagnosticar osteoporosis y predecir el riesgo de fractura. *Véase* el capítulo 1.

Tratamiento y medicamentos (*Obstet Gynecol* 2014;123:202)

- **Transición perimenopáusica:** actividad física, social y mental.
- **Síntomas vasomotores (SxVM):** modificaciones del estilo de vida. ISRS/IRSN (↓ importante de síntomas en comparación con el placebo). La paroxetina (7.5 mg/día) es el único tratamiento no hormonal aprobado por la FDA para SxVM. Venlafaxina (37.5 mg/día). Gabapentina (↓ 45% frecuencia, ↓ 54% gravedad de los SxVM). Terapia de reemplazo hormonal (*véase* la tabla adelante).

- **Atrofia urogenital/disfunción sexual/urinaria:** síntomas leves (humectación vaginal regular, lubricantes durante el sexo; actividad sexual regular). Estrógenos vaginales (anillos, cremas y comprimidos) con absorción sistémica mínima y seguridad. TRH sistémica (*Obstet Gynecol* 2010;115(4):843).

Tratamiento para síntomas atróficos vaginales o genitourinarios	
Estrógenos vaginales	**Esquema**
Anillo vaginal con 17β-estradiol, 7.5 µg/día	Reemplazar el anillo cada 90 días.
Comprimido vaginal de 10-25 µg	Insertar un comprimido al día × 2 semanas, luego dos veces cada semana.
Crema vaginal con 17β-estradiol 2 g/día, crema vaginal de estrógenos conjugados 0.5-2 g/día	Diario al comenzar, disminuir a dos veces cada semana.
Terapia de reemplazo hormonal sistémica (*véase la tabla Esquemas de terapia hormonal*)	

- Prevención primaria y secundaria de CC, ACV, TEV y osteoporosis. Cambios en el estilo de vida, dejar de fumar; control de la HTA, la dislipidemia y la DM. Suplementación con calcio (1200-1500 mg diarios) y vitamina D (800 UI diarias).

TERAPIA HORMONAL

Definiciones (*Obstet Gynecol* 2014;123:202)

- La terapia hormonal (TH) abarca el tratamiento con estrógenos y progesterona. La terapia con estrógenos (TE) solo utiliza esta hormona.
- "Hipótesis de la sincronización": la sincronización del comienzo de la TH en relación con la edad/duración de la menopausia afecta los resultados principales (*Am J Epidemiol* 2007;166:511); el análisis secundario de la WHI y estudios observacionales → el comienzo de la TH antes de los 60 años de edad o dentro de los 10 años tras la menopausia puede brindar cardioprotección máxima durante 6 años o más y mejorías en la calidad de vida durante 5-30 años (*Climateric* 2012;15(3):217).

Indicaciones

- Utilizar la TH cuando los beneficios del control de síntomas superen los riesgos. La relación riesgo-beneficio cambia con la edad y los síntomas (p. ej., SxVM, alteración del sueño, atrofia vaginal, dispareunia y disminución de la libido).
- "Hipótesis de la sincronización": los beneficios de la TH a corto plazo superan los riesgos CV cuando el tratamiento hormonal comienza cerca del inicio de la menopausia en las pts apropiadas (*Hormone Therapy* 2010;115(4):847).
- **Contraindicaciones:** Hx de cáncer de mama/endometrio, CC, TEV o ACV, enf hepática activa o alto riesgo de estas complicaciones.
- **Están contraindicados los estrógenos sistémicos en cualquier mujer con útero (debe optarse por TH).**

Valoración de la relación riesgo-beneficio

- **Women's Health Initiative (WHI):** ECA que valoró los efectos de la TH. Las mujeres con un episodio CV tuvieron una edad media de 63-64 años y > 10 años de posmenopausia.
- En un análisis secundario de la información de la WHI: las mujeres con edades de 50-59 años en el grupo de TE tuvieron una disminución significativa de las variables principales de valoración cardiovasculares (IM, revascularización de arteria coronaria y muerte coronaria).

Women's Health Initiative (WHI): resultado principal de la TH

Episodio	Riesgo relativo (IC 95%)	Aumento del riesgo absoluto por 10 000/personas/año	Aumento del beneficio absoluto por cada 10 000 personas/año
Episodio CV (IM)	1.29	7	
ACV	1.41	8	
Tromboembolia	2.13	18	
Cáncer de mama	1.26	8	
Cáncer colorrectal	0.63		6
Fractura de cadera	0.66		5
Índice global	1.15		

Tomado de: Anderson GL, Limacher M, Assaf AR, et al. Effects of conjugated equine estrogen in postmenopausal women with hysterectomy: The Women's Health Initiative randomized controlled trial. *JAMA*. 2004;291(14):1701–12.

Tratamiento y medicamentos

- **TH:** la TE sistémica es el tratamiento más eficaz para los SxVM moderados o graves; es el único tx aprobado por la FDA con esta indicación (↓ 75% de los síntomas).
- La TH debe guiarse por la administración de las menores dosis y duración posibles para el alivio sintomático.

- **Duración de la TH:** se recomienda el tratamiento a corto plazo (≤ 2-3 años). Requiere revaloración cada año.
- **Suspensión de la TH:** ~55% de las mujeres tienen recurrencia de los síntomas cuando suspenden súbitamente el tx (*JAMA* 2004;291(14):1701). El retiro gradual del fármaco no evita la recurrencia. Si recurren los sofocos, intentar los fármacos no hormonales. Si esto es ineficaz, revalorar el riesgo-beneficio de recomenzar la TH.

Esquemas de terapia hormonal			
Tratamiento	**Dosis/esquema**	**Evidencia del beneficio**	**Aprobado por la FDA**
Estrógenos solos o combinados con progestágenos (AMP oral, DIU con progestágeno en todas las mujeres con útero)			
• Dosis estándar	Estrógeno conjugado 0.625 mg/día	Sí	Sí
	17β-estradiol micronizado 1 mg/día	Sí	Sí
	17β-estradiol transdérmico 0.0375-0.05 mg/día	Sí	Sí
• Dosis baja	Estrógeno conjugado 0.3-0.45 mg/día	Sí	Sí
	17β-estradiol micronizado 0.5 mg/d	Sí	Sí
	17β-estradiol transdérmico 0.025 mg/día	Sí	Sí
• Dosis ultrabaja	17β-estradiol micronizado 0.25 mg/día	Mixto	No
	17β-estradiol transdérmico 0.014 mg/día	Mixto	No
Estrógeno combinado con agonista/antagonista de estrógeno	Estrógeno conjugado 0.45 mg/día y bazedoxifeno 20 mg/día	Sí	Sí
Progestágenos	Acetato de medroxiprogesterona de liberación prolongada	Sí	No
Tibolona	2.5 mg/día	Sí	No
Testosterona	No recomendada	No	No
Hormonas bioidénticas	No recomendada	No	No
Tomado de: *Obstet Gynecol* 2014;123:202.			

FINALIZACIÓN DEL EMBARAZO

Epidemiología (*Obstet Gynecol* 2016:128(1394):457–66)

- En 2008 se llevaron a cabo 1.2 millones de abortos en los Estados Unidos.
- El 6.2% a las 13-15 sem gest, el 4.0% a ≥ 16 sem y el 1.3% a ≥ 21 sem.
- El límite superior de edad gestacional para el aborto inducido varía de acuerdo con el estado en dicho país.
- Los médicos de los Estados Unidos deben cumplir con la Partial-Birth Abortion Ban Act de 2003: prohibición de los abortos en los que el médico extrae deliberadamente a un feto vivo por vía vaginal hasta el punto en el que cualquier parte del tronco fetal por encima del ombligo está fuera del cuerpo de la madre.

Aborto médico (*Am J Obstet Gynecol* 2003:188(3):664; *Obstet Gynecol* 2014;123:676)

- Utiliza un esquema de medicamentos establecido que induce el aborto hasta los 63 días de edad gestacional estimada (EGE).
- El 6% de todos los abortos en los Estados Unidos se realizan con medicamentos.
- Se requiere completar el aborto por medios quirúrgicos en caso de que este falle, pues existe el riesgo de teratogenicidad por misoprostol.
- **Esquemas del primer trimestre:** *véase* la tabla a continuación.
- **Esquemas del segundo trimestre:** mifepristona y misoprostol (más rápido y eficaz; promedio de 6-11 h para que se complete). Misoprostol solo (terminación en 9-20 h). La oxitocina sola se recomienda solo si no se cuenta con misoprostol o mifepristona.

Protocolos para la atención médica de la finalización del embarazo en el 1.er trimestre			
Esquemas frecuentes	**EGE**	**Éxito**	**% de continuación del embarazo**
Mifepristona 600 mg, misoprostol 400 µg v.o. de 36-48 h más tarde (aprobado por la FDA)	49 días	92%	Fracaso < 1% si se inicia < 49 días; el 49% aborta en las 4 h siguientes, el 75% en las 24 h siguientes.

Esquemas frecuentes	EGE	Éxito	% de continuación del embarazo
Mifepristona, 200 mg v.o.; misoprostol, 800 μg vía vaginal/bucal/sublingual 24-48 h después (esquema alternativo con base en pruebas; de elección; resulta más eficaz, con menores EA y es más conveniente)	63 días	95-99%	Fracaso < 1% si se inicia < 49 días, 2% si se administra a los 49-63 días.
Metotrexato, 50 mg/m² i.m. o 50 mg vía vaginal y misoprostol 800 μg vía vaginal 3-7 días después	49 días	92-96%	Pueden necesitarse hasta 4 semanas para lograr el aborto completo, fracaso < 1% si se inicia < 49 días.
Misoprostol, 800 μg vía vaginal; repetir hasta 3 dosis c/3-24 h	63 días	88%	< 1% si se inicia < 49 días, 4-10% si 49-72 días.
Tomado de: *Obstet Gynecol* 2014;123:676.			

Contraindicaciones para el aborto médico	
Evitar la finalización del embarazo en las siguientes pts:	
Contraindicaciones para mifepristona	Emb ectópico confirmado o sospechoso, masa anexial no diagnosticada, DIU *in situ*, tx con corticoesteroides sistémicos de larga duración, insuficiencia suprarrenal crónica, anemia grave, coagulopatía conocida o tx anticoagulante o intolerancia o alergia a mifepristona.
Contraindicaciones relativas para mifepristona	Enf hepática, renal o respiratoria grave, HTA no controlada, ECV o anemia grave.
Contraindicaciones para misoprostol	Crisis convulsivas no controladas o pacientes con alergia o intolerancia a misoprostol.
Otros factores	La paciente no puede asistir al seguimiento para verificar la finalización exitosa, está ansiosa por completar el aborto, no es capaz de realizar seguimiento, ausencia de barreras de idioma o de comprensión para asesoramiento, EIU sin EG confirmada, hemodinámicamente inestable.
Tomado de: *Obstet Gynecol* 2014;123:676.	

Finalización quirúrgica (*Obstet Gynecol* 2016;128(1394):457–66)

- La ppx universal con atb es eficaz y económica (riesgo de infección postaborto ↓ 42%): doxiciclina 100 mg v.o. 1 h preop y 200 mg v.o. dosis postop.
- Las mujeres no sensibilizadas Rh negativas deben recibir Ig Rho(D) dentro de las primeras 72 h tras el aborto. 50 μg con EG < 13 sem y 300 μg con EG > 13 sem.
- La instauración de anticoncepción inmediata con anticonceptivos reversibles de larga duración puede ↑ el empleo de anticonceptivos, mejorar la continuación y disminuir los emb y los abortos repetidos.
- **Posibles complicaciones:** inmediatas (intraoperatorias o en la sala de recuperación) o tardías (hasta 2 sem postoperatorias): producto retenido de la concepción, hemorragia, lesión uterina (lesiones cervicales, perforación uterina, síncope, alteraciones tromboembólicas y cardiorrespiratorias). Las complicaciones tardías también incluyen infección y emb intrauterino o ectópico persistente.
- La tasa de complicación es menor que la de inducción del parto en el segundo trimestre.
- **D+C:** suele realizare con mayor frecuencia en una EGE de 7-13 semanas. Por convención, D+C = < 14 semanas.
  Aspiración manual con vacío: se usa con una EGE < 10 sem; aspiración de 60 mm Hg.
  Aspiración con bomba de vacío eléctrica: para todas la EG, 60 mm Hg de succión.
- **D+E:** por convención, D+E = EGE > 14 sem.
  Se dilata mecánicamente el cuello uterino (laminaria, Dilapan®, misoprostol, dilatadores quirúrgicos) para permitir la evacuación del feto y del tejido placentario mediante fórceps o aspirador al vacío.

MASAS ANEXIALES

Epidemiología (*Obstet Gynecol* 2007;110:201)

- La mayoría de las masas anexiales son benignas.
- En los Estados Unidos, las mujeres cuentan con un riesgo durante toda la vida del 5-10% de someterse a cirugía por masas anexiales.
- El 1.3% de todas las mujeres serán diagnosticadas con cáncer de ovario en su vida, con mayor frecuencia entre los 55 y 64 años de edad.
- Los quistes simples ≤ 10 cm en esencia no tienen riesgo de malignidad, incluso en mujeres posmenopáusicas.

Anatomía patológica y etiología (*Obstet Gynecol* 2007;110:201)

- **Estados agudos:** embarazo ectópico, torsión ovárica y absceso tuboovárico.
- **Quistes funcionales:** asociados con la ovulación en mujeres premenopáusicas. Inducidos por altas concentraciones de gonadotropinas durante la menopausia temprana en mujeres posmenopáusicas. Hay riesgo de hemorragia. Aspecto simple, hipoecoico en la ecografía.
- **Endometriomas:** a menudo, asociados con síntomas de endometriosis. Aspecto homogéneo de vidrio esmerilado.
- **Cistoadenomas:** neoplasia ovárica benigna. Existen los subtipos seroso y mucinoso. No involucionan espontáneamente.
- **Seroso:** suelen ser > 10 cm. Son de aspecto similar a los quistes funcionales en la Eco; cerca del 10% son bilaterales.
- **Mucinoso:** hasta 50 cm. Unilateral. A menudo son multiloculados con ecogenicidad variable.
- **Dermoides (teratoma maduro):** el 15-25% son bilaterales. Hay riesgo de torsión o rotura y un 1-3% de riesgo de transformación maligna. Estudios de imagen: calcificaciones, densidad grasa y áreas hiperecoicas.
- **Miomas:** tumor sólido de origen en el tejido conjuntivo. Con frecuencia, los miomas se diagnostican erróneamente con las técnicas de imagen. Histología: células estrelladas o en forma de huso con un patrón fusiforme. Sin potencial de malignidad.
- **Tumores de Brenner:** macroscópicamente, son idénticos a los miomas. Histología: matriz fibromatosa hiperplásica intercalada con grupos de células epitelioides (patrón en grano de café).

Manifestaciones clínicas

- Las pacientes pueden presentarse con dolor (torsión, quiste hemorrágico) y síntomas por efecto de masa (masas de gran tamaño), o pueden ser hallazgos incidentales.
- Síntomas que indican malignidad: pérdida de peso, edema generalizado, ↑ perímetro abdominal, saciedad temprana.

Estudios y pruebas diagnósticas (*Obstet Gynecol* 2007;110:201)

- El objetivo del estudio diagnóstico es descartar la malignidad.
- Historia clínica y exploración física.
- **Antecedentes familiares:** Hx de cáncer de mama, seroso de ovario de alto grado, de páncreas y melanoma, que sugieren una mutación del gen *BRCA* (riesgo durante toda la vida de cáncer de ovario del 40% para mutación de *BRCA1*; 12% para *BRCA2*). Los antecedentes de cáncer de colon y endometrial pueden sugerir síndrome de Lynch (riesgo durante toda la vida para cáncer de ovario de hasta el 24%) (*AJOG* 2017;4:1).
- **Estudios de imagen:** Eco pélvica = estudio de imagen de primera elección. Características en el estudio de imagen que indican malignidad: tamaño > 10 cm, componentes papilares o sólidos, irregularidad, aumento del flujo sanguíneo y ascitis. Los quistes simples de hasta 10 cm en la EcoTV probablemente sean benignos y solo pueden vigilarse. La TC y la RM pueden ser útiles en caso de masas de tamaño muy grande (*Obstet Gynecol* 2016;128:e126).
- **Biomarcadores séricos:** CA-125, β-hCG, AFP y LDH son útiles para detectar malignidad. Existen diversos sistemas de puntuación para la valoración del riesgo (EIM, ROMA, IRM). La prueba OVA1 es un estudio sérico aprobado por la FDA para valorar el riesgo de malignidad.

Umbral anómalo para el biomarcador sérico y la prueba multimodal en mujeres con masas anexiales

Prueba	Premenopausia	Posmenopausia
CA-125	No se ha validado el umbral	> 35 U/mL
EIM (ensayo de índice multivariado)	≥ 5.0	≥ 4.4
ROMA (riesgo de malignidad ovárica)	≥ 1.31	≥ 2.77
IRM (índice de riesgo de malignidad)	> 200	> 200

Tomado de: *Obstet Gynecol* 2016;128:e126.

Biomarcadores séricos en los tumores de células germinales ováricos

	α-hCG	AFP	LDH	CA-125
Disgerminoma	+	−	+	−
Tumor del seno endodérmico	−	+	−	−
Coriocarcinoma	+	−	−	−
Teratoma inmaduro	−	+	+	+
Carcinoma embrionario	+	+	−	−

Tomado de: *Obstet Gynecol* 2016;128:e126. *Véase también* la tabla en el capítulo sobre oncoginecología.

Tratamiento

- **Tratamiento expectante:** es adecuado para la etiología benigna que no requiere tratamiento (p. ej., quiste funcional en una mujer premenopáusica).

- **Vigilancia continua:** es adecuada cuando la sospecha de malignidad es baja. Incluye a mujeres posmenopáusicas con quistes simples < 10 cm. La mayoría de las masas anexiales corresponden a esta categoría.
  - No hay guías claras acerca de la frecuencia y la duración de la vigilancia. De acuerdo con las opiniones de expertos, se deben repetir las pruebas de imagen cada 3-6 meses. Observar las masas estables sin componentes sólidos durante un año y las masas estables con componentes sólidos durante 2 años.
- **Cirugía:** es adecuada si existen síntomas o se sospecha torsión, endometriomas o teratomas de gran tamaño. Si existe sospecha de malignidad, derivar a oncoginecología.
  - Se prefiere el abordaje mínimamente invasivo en los casos en los que se considera que las masas anexiales son benignas.
  - Intentar cistectomía en lugar de ooforectomía en las mujeres premenopáusicas para preservar la fertilidad.

Figura 5-6 Tratamiento de las masas anexiales

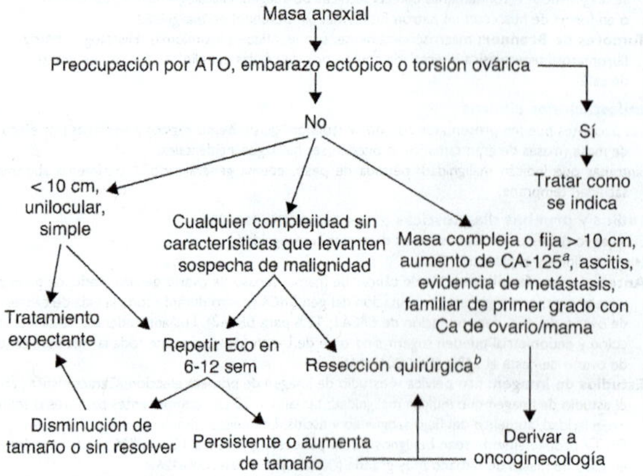

[a]CA-125 elevado si > 200 U/mL en mujeres premenopáusicas, > 30 U/mL en mujeres posmenopáusicas.
[b]Salpingooferectomía si son menopáusicas. Considerar la cistectomía en las premenopáusicas.
Adaptado de: *Obstet Gynecol* 2007;110:201 y DiSaia et al. *Clinical Gynecologic Oncology* 2012.

PUBERTAD

Definición

- **Pubertad:** transición fisiológica normal desde la infancia a la madurez reproductiva y sexual.
- **Adrenarquia:** inicio del aumento de la producción de andrógenos suprarrenales que conduce a la pubarquia.
- **Gonadarquia:** secreción pulsátil de GnRH y activación del eje HHO.
- **Telarquia:** inicio del desarrollo de las mamas.
- **Pubarquia:** inicio del desarrollo del vello púbico y axilar.
- **Velocidad de estatura máxima (VEM):** pico de crecimiento caracterizado por una aceleración del ritmo de crecimiento a la edad de 9-10 años, hasta alcanzar la VEM hacia los 11-12 años de edad.
- **Menarquia:** inicio de la menstruación (a menudo, por efecto de E2 sobre el endometrio; no hay ovulación).

Fisiología

- Requiere un eje HHO intacto. Reaparición de secreción de GnRH → ↑ LH ↑ FSH → maduración gonadal y producción de esteroides sexuales.
- En el 20% de los casos, la pubarquia va precedida de telarquia (sobre todo en AA). Promedio de telarquia → menarquia, 2 años.

Secuencia de la pubertad en las mujeres

Secuencia	Telarquia →	Pubarquia →	VEM →	Menarquia
Edad* AA	9.5	9.5	10.8	12.1
Edad H	9.8	10.3	—	12.2
Edad C	10.3	10.5	11.5	12.7

*Promedio de edad en años para la etapa indicada.
AA, afroamericana; H, hispana; C, caucásica; VEM, velocidad de estatura máxima.
Tomado de: *J Pediatr* 2006;148:234; *Pediatrics* 2002;110:911; *Stat Med* 1993;12:403.

Etapas de Tanner

Etapa	Desarrollo mamario	Vello púbico
1	Prepuberal: solo elevación de papila.	Prepuberal: ausente.
2	Botón mamario: elevación de la mama y la papila; aumento de tamaño de la aréola.	Vello escaso, largo, ligeramente pigmentado en los labios mayores.
3	Aumento de tamaño adicional de la mama y la aréola; sin separación del contorno.	Vello oscuro, áspero y rizado que se va extendiendo escasamente sobre el monte del pubis.
4	La aréola y la papila forman un montículo secundario por encima de la altura de la mama.	Vello de adulta, abundante y limitado al monte del pubis.
5	Solo proyección de la papila, recesión de la aréola al contorno de la mama.	Vello de adulta, distribución hasta la cara interna del muslo.

Tomado de: *J Pediatr* 2006;148:234; *Pediatrics* 2002;110:911; *Stat Med* 1993;12:403.

Figura 6-1 Etapas de Tanner: etapas del desarrollo de la mujer

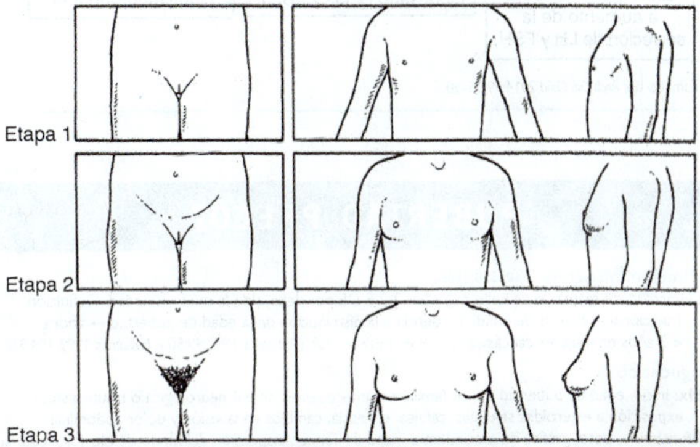

(continúa)

Figura 6-1 (*continuación*)

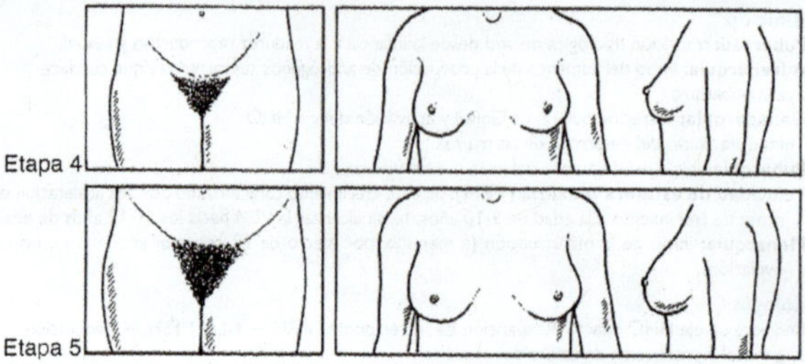

Modificado de: Strasburger VC, Brown RT. *Adolescent Medicine: A Practical Guide*. Boston, MA: Little, Brown & Co.; 1991:4.

Figura 6-2 Clasificación de los casos más frecuentes de sexualidad precoz en las mujeres

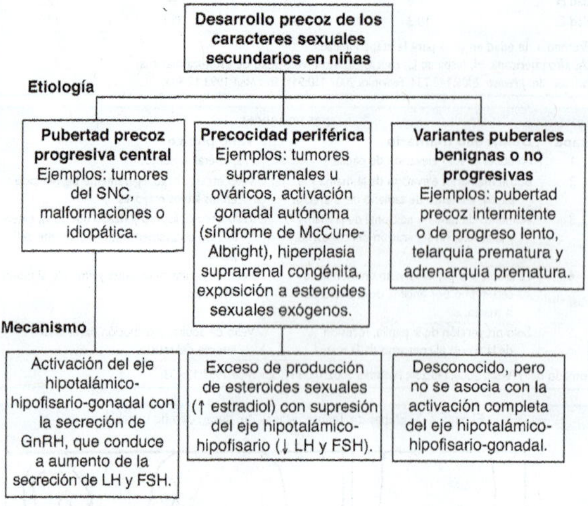

Tomado de: *Arch Dis Child* 2014;99:15–20.

PUBERTAD PRECOZ

Definición (*N Engl J Med* 2008;358:2366)

- Desarrollo de mamas o de vello púbico > 2-2.5 DE por debajo de la media de edad. Definición tradicional: < 8 años de edad. Tendencia a la disminución de la edad de pubertad → ahora < 7 años en mujeres caucásicas y < 6 en mujeres AA (*Pediatrics* 1997;99:505; *Pediatrics* 1999;104:936).

Diagnóstico

- **Hx:** inicio, edad de pubertad de los familiares, antecedentes de enf neurológica o traumatismos, exposición a esteroides sexuales, cefalea, epilepsia, cambios en la visión y dolor abdominal.
- **Ef:** estatura, peso, gráfica de crecimiento, etapa de Tanner, inspección del fondo de ojo (papiledema con ↑ presión intracraneal), eval del campo visual (masa en la silla turca), valoración de la piel.

- **Eval de la edad ósea:** radiografía simple de la mano y muñeca izquierdas.
- **Pruebas de laboratorio:** LH basal, LH después de estimulación con GnRH, FSH y estradiol (*Arch Dis Child* 2014;99(1):15–20).
  LH < 0.2 UI/L = telarquia prematura o normal.
  LH 0.2-0-3 UI/L = pubertad precoz verdadera.
  LH < 5 mUI/L = pubertad precoz central (dependiente de gonadotropina).

Objetivos del tratamiento

- Posponer el desarrollo hasta la edad puberal normal, maximizar la estatura de adulta y disminuir el riesgo de problemas psicosociales asociados con una maduración sexual precoz (*Pediatrics* 2009;123(4):e752).

Pubertad precoz *dependiente* de gonadotropinas (central) (PPDG)

- Maduración precoz del eje HHO con secreción de GnRH → secreción de LH y FSH → desarrollo de mamas y vello púbico, habitualmente con una secuencia normal de los hitos puberales a un ritmo normal e isosexual (adecuado para el género); patológico en el 10-20% de los casos.
- **Etiología:** idiopática (90%); dx de exclusión. Lesiones del SNC: tumores, radiación, hidrocefalia, quistes, traumatismos, enf inflamatoria y defectos del desarrollo de la línea media. Hipotiroidismo grave, mutaciones genéticas específicas y exposición a esteroides (exposición repetida a esteroides sexuales exógenos que induce la maduración prematura del eje HHO).
- **Dx:** crecimiento lineal acelerado para la edad (> 75% de la estatura en el momento del dx), edad ósea avanzada, concentraciones puberales de FSH, LH, estradiol y ↑ con prueba de estimulación con GnRH. RM en todas las pacientes para evaluar una lesión del SNC. PFT ante posibilidad de hipotiroidismo. Evaluar ↓ hormona del crecimiento si hay Hx de radiación craneal. Eco abdominopélvica (valoración del vol ovárico y uterino).
- **Tx:** tratar las lesiones intracraneales o el hipotiroidismo en caso de existir. Tratar PPDG idiopática si:
  - La maduración sexual progresa hacia la siguiente etapa en 3-6 meses; inicio de la pubertad en < 6 años; ritmo de crecimiento < 6 cm/año o edad ósea avanzada en 1 año o más, o estatura adulta prevista por debajo del rango objetivo o disminución en determinaciones seriadas.
  - Agonista de la GnRH de acción prolongada → concentración de hormonas prepuberal, evita el desarrollo puberal, la aceleración del crecimiento y el desarrollo óseo (*Pediatrics* 2009;123(4):e752; *N Engl J Med* 1981; 305:1546). Tratar hasta que se fusionen las epífisis o hasta que la edad puberal y cronológica se equiparen de forma adecuada. Esperar la aparición de la pubertad en 1 año. Vigilar c/3-6 meses.

Pubertad precoz *independiente* de gonadotropinas (periférica) (PPIG)

- Secundaria a una exposición excesiva a hormonas esteroideas sexuales desde las gónadas, las glándulas suprarrenales o el ambiente. Puede ser contrasexual o isosexual. La progresión de la secuencia puberal puede verse alterada.
- **Etiología:** quistes foliculares ováricos funcionales (causa más frecuente), con desarrollo transitorio de las mamas y sangrado vaginal por supresión de estrógenos cuando los quistes involucionan, ≥ 1 quistes de ovario unilaterales o bilaterales > 15 mm, edad ósea normal. Tumores de ovario (poco frecuentes): tumor de células de la granulosa → isosexual; células de Leydig/gonadoblastoma → contrasexual. Suprarrenales: tumores secretores de andrógenos, HSC. Síndrome de McCune-Albright (poco frecuente): tríada de pubertad precoz periférica, manchas café con leche, displasia ósea fibrosa → formación recurrente de quistes foliculares y sangrado vaginal cíclico.
- **Dx:** concentraciones de FSH y LH bajas o normales, no ↑ con estimulación con GnRH. Pruebas de laboratorio: testosterona, estradiol, FSH, cortisol vespertino (detección de síndrome de Cushing), DHEA, DHEA-S, 17-OHP (detección de HSC). Eco abdominopélvica para quistes/tumores de ovario.
- **Tx:** resección quirúrgica (tumor); tamoxifeno (MSRE) para sangrado vaginal, bisfosfonatos para displasia ósea; los inhibidores de la aromatasa carecen de eficacia a largo plazo; estrógenos exógenos en forma de cremas, pomadas, espray (contrasexual); eliminar las fuentes exógenas; en caso de quistes funcionales → observación, suelen ser autolimitados, resección quirúrgica si son persistentes o hay torsión; los agonistas de la GnRH son ineficaces para la pubertad precoz independiente de la gonadotropina.

Pubertad precoz aislada

- La telarquia o la adrenarquia prematuras aisladas con edad ósea normal sugieren pubertad precoz aislada. Suele ser variante benigna de la pubertad normal.
- Tx expectante con reevaluación a los 6 meses. Cerca del 20% progresa a pubertad precoz dependiente de gonadotropina. Requiere valoraciones regulares.
- **Telarquia prematura aislada:** unilateral o bilateral, < 8 años, ausencia de otros caracteres sexuales secundarios, crecimiento lineal normal y edad ósea normal. Valor de estradiol generalmente prepuberal: niñas, por lo general, < 3 años, no obesas. Causa desconocida.
- **Adrenarquia prematura aislada:** vello púbico o axilar aislado < 8 años. Dx: DHEA-S apropiada para el estadio de vello púbico. Las niñas suelen presentar sobrepeso. Concentraciones de 17-OHP y testosterona apropiadas para la edad. Edad ósea y tasa de crecimiento ↑, pero dentro de los límites normales. Factor de riesgo para SOP. Estudio diagnóstico adicional: estimulación con ACTH para descartar HSC cuando la edad ósea es avanzada, estatura prevista adulta inusualmente baja o valores séricos de testosterona y DHEA-S elevados: puede ser la única manifestación de HSC leve.

Tx: vigilancia; valoraciones regulares para detectar otros signos de desarrollo sexual precoz.

Figura 6-3 Abordaje a la pubertad precoz

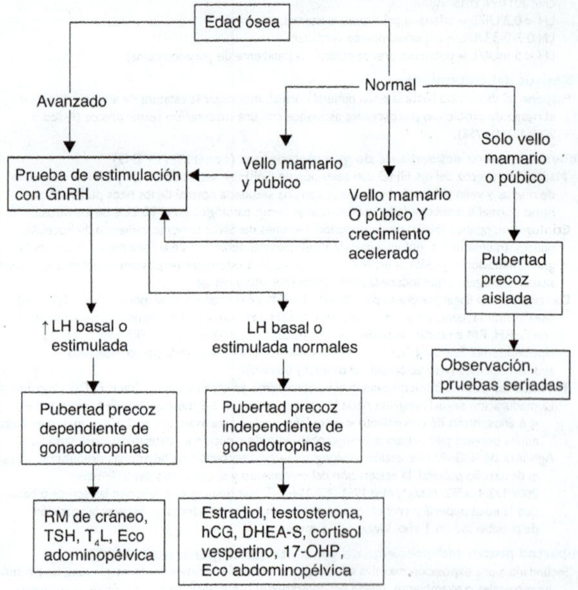

Tomado de: Fritz MA, Speroff L. *Clinical Gynecologic Endocrinology and Infertility*. Philadelphia, PA: Lippincott Williams & Wilkins; 2011.

PUBERTAD TARDÍA

Definición (*N Engl J Med* 2012;366:443; *Pediatr Clin North Am* 2011;58:1181)

- Ausencia de caracteres sexuales secundarios a los 13 años de edad (≥ 2 DE de la media de edad), o falta de menstruación a los 15 años de edad.

Etiología (*J Clin Endocrinol Metab* 2002;87:1613)

- 30%, retraso constitucional; 26%, hipogonadismo hipergonadotrópico (insuficiencia gonadal primaria); 20%, hipogonadismo hipogonadotrópico permanente; 19%, hipogonadismo hipogonadotrópico transitorio (funcional); 5%, otras causas.

Manifestaciones clínicas

- **Hx:** anorexia, bulimia, ejercicio excesivo, enf crónicas (p. ej., enf celíaca, enf de Crohn), radiación, quimio, fármacos, estado nutricional y funcionamiento psicosocial.
- **Sx:** sx neurológicos, anosmia, cefalea, ganancia o pérdida de peso y enf crónica.
- **HxF:** familiares con pubertad tardía, estatura de los familiares, edad de la menarquia y estado de fertilidad de las familiares, familiares con anomalías genéticas (HSC, adenocarcinoma *in situ* [AIS], disgenesia gonadal), familiares con enf autoinmunitarias.

Exploración física

- Determinaciones de estatura y peso, gráfica de crecimiento, etapa de Tanner, exploración en busca de signos de síndrome de Turner, defectos en la línea media facial, escoliosis y tiromegalia.
- Amplitud de los brazos > 5 cm que la altura sugiere un cierre epifisario tardío (por hipogonadismo).
- **Exploración neurológica:** fondo de ojo, nervios craneales, campos visuales y sentido del olfato.
- **Exploración pélvica:** aumento de tamaño del clítoris, permeabilidad de anillo himeneal, grado de pliegues de la vagina y presencia o ausencia de moco (indica el grado de efecto estrogénico), presencia de útero.

Diagnóstico

- Hx, exploración física, edad ósea y lab (LH, FSH, E2).
    FSH/LH elevada = hipogonadismo hipergonadotrópico.
    FSH/LH baja = hipogonadismo hipogonadotrópico.
- Estudio adicional si LH y FSH normales:
    PRL: detección precoz de hiperprolactinemia.
    TSH, T_4L: detección temprana de enf tiroideas.
    RM: en presencia de signos/sx de lesión del SNC o si lo indican otras pruebas (hiperprolactinemia, síndrome de Kallmann); si no es así, puede diferirse hasta los 15 años de edad.
    HG,VSG, PFH: cribado de enf crónicas (EII, enf hepática, anorexia).
    Eco pélvica: determinar la presencia/ausencia de útero si la exploración física no lo confirma o en presencia de masa ovárica.
- En la evaluación inicial no suele haber una causa alternativa aparente: el dx probable es un retraso constitucional; ninguna prueba puede distinguir con fiabilidad un retraso constitucional del hipogonadismo hipogonadotrópico; por lo tanto, observación y diagnóstico de hipogonadismo hipogonadotrópico aislado si la pubertad endógena no comenzó a los 18 años de edad; la eventual progresión de la pubertad confirma el retraso constitucional.

Objetivos del tratamiento

- Inducir la aparición de caracteres sexuales secundarios o acelerar el crecimiento para mitigar el retraso puberal y la estatura baja, y promover una masa ósea normal.
- Predecir la estatura de adulta con las tablas de Bayley-Pinneau, aunque la sobreestiman en el retraso constitucional.

Figura 6-4 Abordaje de la pubertad tardía

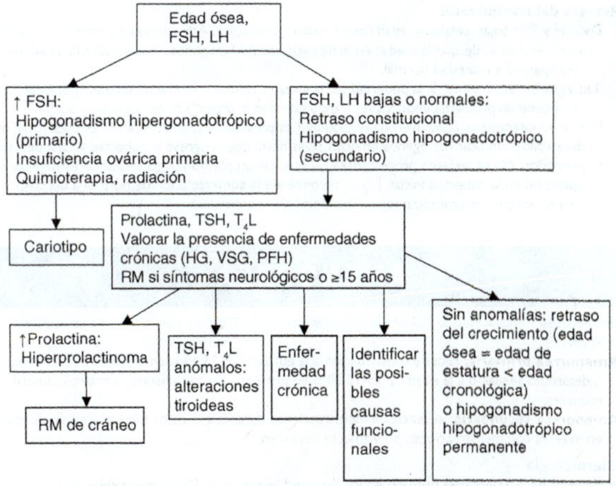

Tomado de: Fritz MA, Speroff L. *Clinical Gynecologic Endocrinology and Infertility*. Philadelphia, PA: Lippincott Williams & Wilkins; 2011.

Hipogonadismo hipergonadotrópico (primario)

- **Dx:** elevación de LH y FSH debido a la falta de retroalimentación negativa desde las gónadas. Estudio diagnóstico adicional: cariotipo, eval de enf autoinmunitaria.
- **Etiología:** insuficiencia ovárica primaria (idiopática, síndrome de ovario resistente, ooforitis autoinmunitaria, déficit de 17α-hidroxilasa, galactosemia y déficit de aromatasa), disgenesia gonadal de causa genética (45,X; 46,XX; 46,XY) y factores tóxicos para los ovarios (radiación, quimio, parotiditis).
    Síndrome de Turner: 45,X (*Semin Reprod Med* 2011;29:342); fenotipo: mujer, estatura baja, ptosis, orejas de implantación baja, micrognatia, cuello corto "alado", tórax en escudo ancho, aréolas hipoplásicas, 4.° y 5.° metacarpianos cortos, anomalías renales (p. ej., riñón en herradura) y anomalías cardiovasculares (p. ej., coartación de aorta). Riesgo de disección y rotura aórtica (1.5%). Gónadas en "estría" que constan de tejido fibroso sin células germinales. Desarrollo normal de los genitales femeninos externos y de las trompas uterinas hasta la pubertad.

cuando fracasa la maduración inducida por estrógenos. Uno de cada 2500 nacidos vivos. Pueden lograr menstruación y emb en el cariotipo en mosaico (45,X/46,XX).

Tx: hormona del crecimiento antes de iniciar estrógenos.

Síndrome de Swyer: 46,XY, disgenesia gonadal completa. Fenotipo: femenino, con vagina, cuello uterino, trompas uterinas y genitales externos.

Tx: requiere una gonadectomía temprana debido al riesgo de tumores gonadales.

Insuficiencia ovárica primaria: *véase* el capítulo 8 (p. 8-1).

Hipogonadismo hipogonadotrópico (secundario) permanente

- **Dx:** LH y FSH normales o bajas debido a alteraciones hipotalámicas o hipofisarias.
- **Etiología:** déficit de GnRH, HSC, tumores del SNC, déficit combinado de hormonas hipofisarias, quimio y radiación.

  Síndrome de Kallmann: anosmia o hiposmia; 1/50000 niñas.
- **Estudio diagnóstico adicional:** RM.
- **Tx:** dosis inicial de estrógenos baja, ajustándola a fin de imitar la pubertad normal para iniciar la maduración sexual.

  Al cabo de 6-9 meses, progesterona cíclica para inducir descamación endometrial.

  Transición a ACO de combinación cuando el desarrollo de las mamas se optimiza para sustitución hormonal.

  Si se desea fertilidad, GnRH pulsátil o gonadotropina inyectable.

Hipogonadismo hipogonadotrópico transitorio (funcional)

- **Dx:** LH y FSH bajas debido a retraso en la maduración del eje HHO por una afección subyacente.
- **Etiología:** enfermedades sistémicas (EII, enf celíaca, anorexia o bulimia nerviosa, hipotiroidismo, hiperprolactinemia, DM, enf de Cushing), alteraciones del SNC (tumores [p. ej., craneofaringioma, prolactinoma], infxn, traumatismos), suprarrenal (síndrome de Cushing, enf de Addison), psicosocial (ejercicio excesivo, estrés, depresión) y drogas (marihuana).
- **Tx:** tratar la causa subyacente (tratar la enf o modificar el comportamiento).
- **Retraso del crecimiento:**

  Dx: LH y FSH bajas, cefalea = edad ósea < edad cronológica. Adrenarquia y gonadarquia suelen aparecer más tarde que la media; en el hipogonadismo hipogonadotrópico aislado, la adrenarquia aparece a una edad normal.

  Tx: vigilancia expectante. Si la pubertad se ha iniciado (clínica o bioquímicamente) y la estatura no supone un problema importante, tranquilizar con la predicción de la estatura adulta.

  La hormonoterapia es controvertida (el objetivo es prevenir la aparición de estrés psicosocial del desarrollo). Emplear estrógenos en dosis bajas hasta que progrese la pubertad y, después, suspenderlos. No se necesita progesterona, ya que hay un período largo similar de estrógenos sin oposición en la pubertad inicial. No se recomienda la administración de hormona del crecimiento, esteroides anabolizantes o inhibidores de la aromatasa.

AMENORREA

Definiciones (*Ann N Y Acad Sci* 2010;1205:23-32; *Pediatrics* 2006;118:2245; *Obstet Gynecol Clin North Am* 2003;30:287)

- **Amenorrea primaria:** falta de menstruación a la edad de 13-14 años en ausencia de crecimiento o desarrollo sexual, o a la edad de 15-16 años en presencia de crecimiento y desarrollo sexual normales.
- **Amenorrea secundaria:** ausencia de menstruaciones durante ≥ 3 ciclos menstruales consecutivos en mujeres con menstruaciones previamente normales.

Epidemiología

- Prevalencia de la amenorrea primaria en los Estados Unidos del 1-2%. La prevalencia de la amenorrea no causada por emb es ≤ 5% durante las vidas menstruales. Las causas más frecuentes de amenorrea primaria son: insuficiencia ovárica (48.5%), agenesia mülleriana (16.2%), déficit de gonadotropina (8.3%) y retraso del crecimiento (6%) (*Am J Obstet Gynecol* 1981;140:372).

Antecedentes:

- **Hx:** estrés, cambios de peso, dieta y ejercicio sugieren etiología hipotalámica funcional.

  Fármacos nuevos: eval de hiperprolactinemia secundaria a fármacos (ACO, danazol, progestágeno en altas dosis, metoclopramida y antipsicóticos).

  Enfermedades nuevas: sugieren etiología de enf crónica.

  Acné, hirsutismo, voz más profunda: sugiere hiperandrogenismo (SOP o etiología suprarrenal).

  Cefaleas, defectos de campos visuales, fatiga, poliuria, polidipsia: sugiere lesión del SNC.

  Sofocos (bochornos), sequedad vaginal, trastornos del sueño, disminución de la libido: sugiere insuficiencia ovárica primaria.

  Galactorrea: sugiere hiperprolactinemia.

  Hx de hemorragia puerperal, D+C, endometritis: sugiere síndrome de Asherman o de Sheehan.

Exploración física

- Estatura, peso (IMC < 18.5 con riesgo de amenorrea hipotalámica funcional; IMC > 30 en cerca del 50% de las pacientes con SOP).
- Estadificación de Tanner en caso de amenorrea primaria. Valorar el estado de los estrógenos: adecuado si hay mamas presentes, mucosa vaginal húmeda y con pliegues y moco cervical abundante.
- Valoración de la presencia de útero, cuello uterino o signos de obstrucción de vías.
- Evaluación de signos de exceso de testosterona: hirsutismo, acné, acantosis *nigricans*.
- Valoración de la presencia de galactorrea.
- El edema de glándulas parótidas o erosión del esmalte dental sugieren bulimia nerviosa.
- Eval de signos de síndrome de Turner.

Diagnóstico

- Historia clínica y exploración física. Pruebas de laboratorio: hCG en orina, TSH, FSH, PRL (↑ por estrés, sueño, relaciones sexuales, comidas y estimulación del pezón). En caso de signos de hiperandrogenismo: testosterona, ± 17-OHP (HSC), DHEA-S (etiología suprarrenal). E2 bajo + FSH alta → IOP.
- **Prueba de provocación con progesterona:** determinar la idoneidad de los estrógenos presentes, la presencia de endometrio competente y un trayecto de salida permeable. Acetato de medroxiprogesterona, 10 mg v.o. al día durante 7-10 días.
- Se presenta sangrado uterino dentro de los 2-7 días de suspender la progesterona:
  Sangrado (+): producción de estrógenos y función ovárica normales.
  Sangrado (–): hipoestrogenismo u obstrucción del trayecto de salida.

Etiologías de la amenorrea	
Defectos anatómicos: ausencia de útero u obstrucción del flujo Amenorrea primaria (20%) Amenorrea secundaria (5%)	Himen imperforado Tabique vaginal transversal Anomalías müllerianas AIS Estenosis cervical Síndrome de Asherman
Disfunción ovárica: agotamiento de folículos ováricos o resistentes a la estimulación con FSH y LH Amenorrea primaria (50%) Amenorrea secundaria (40%)	Insuficiencia ovárica primaria (insuficiencia ovárica prematura) Idiopática Resistencia ovárica Quimioterapia, radiación Disgenesia gonadal Síndrome de Turner (45,X) Deleción del brazo largo del cromosoma X (46, XXq5) 46,XX; 46,XY (síndrome de Swyer) Agenesia gonadal Ooforitis autoinmunitaria/insuficiencia ovárica
Hipofisaria: anomalía de la producción de FSH/LH Amenorrea primaria (5%) Amenorrea secundaria (19%)	Prolactinoma Otros tumores hipofisarios: adenoma corticotrópico Otros tumores: meningioma, germinoma, glioma Síndrome de la silla vacía Infarto (síndrome de Sheehan) Radiación Lesiones infiltrantes: hemocromatosis, histiocitosis
Hipotalámica: alteración de la liberación pulsátil de GnRH Amenorrea primaria (20%) Amenorrea secundaria (35%)	Deficiencia de GnRH: congénito, síndrome de Kallmann Amenorrea hipotalámica funcional: pérdida de peso, ejercicio excesivo, obesidad y estrés Fármacos/drogas: tranquilizantes y marihuana Psicogénica: ansiedad, seudociesis y anorexia Neoplásica: craneofaringioma, hamartoma, germinoma, teratoma y metástasis Lesión cerebral, radiación Infxn: TB, sífilis y meningitis Enf infiltrantes: histiocitosis, hemocromatosis y sarcoidosis Enf médicas crónicas
Otras endocrinopatías	Hipotiroidismo, hipertiroidismo Síndrome de Cushing Hiperplasia suprarrenal de inicio tardío DM Uso de andrógenos exógenos
Multifactorial	SOP
Tomado de: *Fertil Steril* 2008;90(5 suppl):S219.	

Lesiones anatómicas congénitas

- Las menstruaciones no pueden producirse sin útero, endometrio, cuello uterino y conducto vaginal intactos. Manifestaciones clínicas: dolor pélvico o en hemiabdomen inferior cíclico debido a la acumulación y dilatación subsiguiente de la bóveda vaginal o el útero por la sangre menstrual.
- **Himen imperforado:** abultamiento de la membrana justo en el interior de la vagina, a menudo con una coloración rojo purpúrea.
- **Tabique vaginal transversal:** ocurre en cualquier nivel entre el anillo himeneal y el cuello uterino; ausencia de abultamiento del himen a medida que el tabique va engrosándose. RM o Eco para definir la ubicación y el grosor del tabique.
- **Agenesia vaginal:** *véase* el capítulo 8.
- **Tx:** corrección quirúrgica.

Síndrome de Asherman (*Semin Reprod Med* 2011;29:83)

- Tejido cicatricial en el revestimiento endometrial, habitualmente secundario a hemorragia puerperal o infección endometrial, seguida de dilatación y curetaje agresivo. Impide el crecimiento y la descamación normal de las células endometriales → menstruaciones ausentes o sumamente escasas.
- La HSG muestra defectos de llenado uterinos. No hay hemorragia por privación después de la administración de estrógenos y progesterona. La eval histeroscópica muestra la presencia de sinequias uterinas.
- **Tx:** lisis quirúrgica de adherencias mediante histeroscopia. Estrógenos en el postoperatorio para favorecer la regeneración endometrial. Existe cierta evidencia que apoya la colocación intrauterina de catéteres.

Insuficiencia ovárica primaria (insuficiencia ovárica prematura)

Véase el capítulo 8.

Hiperprolactinemia (*Curr Opin Obstet Gynecol* 2004;16:331; *J Reprod Med* 1999;44:1075; *J Clin Endocrinol Metab* 2011;96(2):273)

- **Etiología:** hipotiroidismo, adenomas hipofisarios secretores de PRL (20% de amenorrea secundaria), tumores hipofisarios o hipotalámicos, fármacos (anfetaminas, benzodiazepinas, metoclopramida, metildopa, opiáceos, fenotiazinas, reserpina, antidepresivos tricíclicos e ISRS) y estrés. Ocurre debido a antagonismo del receptor de la dopamina.
- **Manifestaciones clínicas:** ± galactorrea, pérdida visual bitemporal.
- **Dx:** aumento de concentración de PRL; descartar hipertiroidismo. Estudio diagnóstico adicional: RM para valorar si se encuentra un tumor hipofisario que ↑ PRL o > 100 ng/mL.
- **Tx:** agonista dopaminérgico (bromocriptina o cabergolina) o resección transesfenoidal de la lesión del SNC.

Síndrome de Sheehan (*Eur J Endocrinol* 2014;171(3):311–8)

- Infarto agudo, necrosis isquémica de la hipófisis por hemorragia posparto e hipotensión hipovolémica (requiere transfusión de múltiples PE). Más frecuente en ámbitos de bajos recursos económicos. El daño a la hipófisis puede ser leve o moderado y afectar a una o más hormonas.
- **Manifestaciones clínicas:** lactancia posparto fallida, fatiga, pérdida de peso y pérdida del vello genital. Retraso promedio en el diagnóstico del síndrome: 20 años.
- **Dx:** Hx de deficiencias de somatotropina, LH, FSH, PRL, ACTH, TSH; en casos raros se desarrolla diabetes insípida.

Amenorrea hipotalámica funcional (*N Engl J Med* 2010;363:365)

- Pulsos anómalos de GnRH → disminución de las pulsaciones de gonadotropina → concentración sérica de LH normal o baja → ausencia de incremento súbito de LH → ausencia de desarrollo folicular, anovulación y estradiol bajo.
- **Etiología:** estrés, cambios de peso, desnutrición, ejercicio excesivo, anorexia o bulimia nerviosa, enf crónica (DM, ERET, neoplasia maligna, sida, EII, malabsorción), deficiencia aislada de gonadotropina (congénita, síndrome de Kallmann) y síndrome de Sheehan.
- **Valoración:** RM para enf del SNC/hipotalámica/hipofisaria.
- **Tx:** modificación del comportamiento (si estuviera indicado), tratar la enf crónica, terapia hormonal para evitar pérdida ósea, inducción de ovulación con citrato de clomifeno, inyección de gonadotropina y GnRH pulsátil.

Síndrome de ovario poliquístico (SOP)

Véase el capítulo 8.

Figura 6-5 Abordaje de la amenorrea

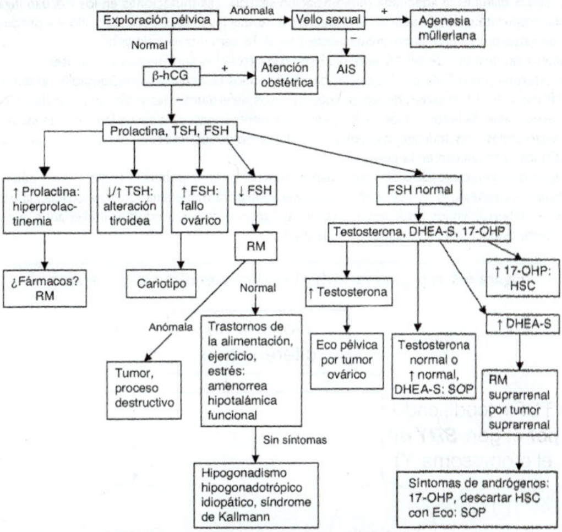

Tomado de: Fritz MA, Speroff L. *Clinical Gynecologic Endocrinology and Infertility*. Philadelphia, PA: Lippincott Williams & Wilkins; 2011.

SÍNDROME DE INSENSIBILIDAD A LOS ANDRÓGENOS

Definición y epidemiología
(*J Pediatrc Surg* 2005;40:133; *J Clin Endocrinol Metab* 2001;86:4151; Pediatric Disorders of Sex Development. *Williams Textbook of Endocrinology*, Ac)

- Síndrome de insensibilidad a los andrógenos completo (SIAC, antes conocido como *feminización testicular completa*).
  Seudohermafroditismo masculino debido a mutaciones en el receptor de andrógenos (RA) y disminución de la sensibilidad de órganos diana. Incidencia de SIAC del 1.1% en mujeres premenárquicas con hernias inguinales.
- 1 en 20 000-99 000 individuos con genotipo 46,XY.

Etiología

- El 70% de las mutaciones del RA son recesivas y ligadas al cromosoma X, lo que da lugar a una disminución de la respuesta a andrógenos; el 30% son mutaciones nuevas esporádicas. Síndrome multisistémico.

Anomalías y síndromes de insensibilidad androgénica

	Completo (SIAC)	**Incompleto (SIAI)**	**Reifenstein**	**Infértil**	**5α-reductasa**
Patrón de herencia	Recesivo ligado a X	Recesivo ligado a X	Recesivo ligado a X	Recesivo ligado a X	Autosómico recesivo
Espermatogénesis	–	–	–	↓	↓
Estructuras müllerianas	–	–	–	–	–
Estructuras wolffianas	–	♂	♂	♂	♂
Genitales externos	♀	♀ – Clitoromegalia Fusión labioescrotal parcial	♂– Hipospadias	♂	♀
Mamas	♀	♀	Ginecomastia	Ginecomastia	♂

Tomado de: Griffin JE. Androgen resistance—the clinical and molecular spectrum. *N Eng J Med* 1992;326:611–618; Kim HH, Laufer MR. Developmental abnormalities of the female reproductive tract. *Curr Opin Obstet Gynecol* 1994;6:518–525.

Fisiopatología

- El desarrollo masculino normal solo sucede si la producción de andrógenos que actúa sobre los tejidos diana es la adecuada (diferenciación sexual). Las mutaciones en los RA dan lugar a una respuesta defectuosa a los andrógenos en todas las etapas del desarrollo. La producción de testosterona ocurre aproximadamente a las 8-16 sem a través de la hCG placentaria; después de las 16 sem, la LH fetal controla los andrógenos circulantes.
- La testosterona (producida por las células de Leydig en los testículos) es responsable del desarrollo wolffiano y de la formación del epidídimo, los vasos deferentes y las vesículas seminales. La DHT es responsable de la formación de los genitales externos masculinos y de la fusión de los pliegues labioescrotales. Los andrógenos controlan el descenso de los testículos al escroto → en el SIA, los testículos permanecen en la pelvis.
- Andrógenos → caracteres sexuales secundarios masculinos en la pubertad (vello axilar y púbico) y espermatogénesis. Por lo general, la sustancia inhibidora mülleriana (SIM) es producida por las células de Sertoli en los testículos, causando la regresión de los conductos müllerianos → ausencia de útero, oviductos y parte superior de la vagina.

Figura 6-6 Principales vías de la diferenciación sexual masculina y femenina

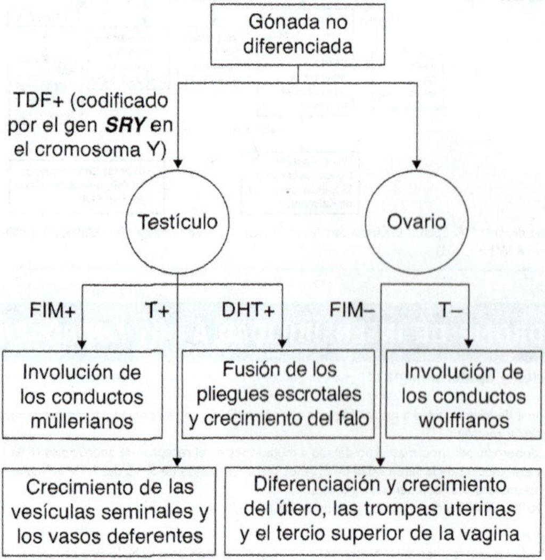

MIF, factor inhibidor mülleriano; T, testosterona; TDF, factor determinante de los testículos.
Tomado de: Ostrer H. Genetics of Sexual Differentiation. *Glob Libr Women's Med*, (ISSN: 1756–2228) 2008. doi:10.3843/GLOWM.10347.

Manifestaciones clínicas

- Cariotipo 46, XY.
- Seudohermafroditismo masculino: variedad de fenotipos desde la infertilidad masculina a genitales externos femeninos normales. Puede manifestarse con genitales ambiguos o con genitales masculinos infantiles. SIM+ → vagina corta y ausencia de útero y cuello uterino.
- Amenorrea primaria/infertilidad.
- **SIAC:** no haya actividad de RA → fenotipo femenino normal. Desarrollo mamario normal con aréola pálida (los estrógenos producidos por los testículos y los andrógenos circulantes son incapaces de antagonizar a los estrógenos). Vello axilar y púbico escaso o ausente (solo lanugo infantil, si está presente). Ausencia de útero. Estatura normal o ligeramente avanzada, pero con densidad ósea disminuida. El 50% tienen hernias inguinales: gónadas (testículos) intraabdominales o en los anillos inguinales. La testosterona sérica está en el rango del varón puberal. No hay problemas en cuanto a la identidad sexual ni a las preferencias sexuales, ya que no están expuestos a las concentraciones de andrógenos en el hombre → tanto el desarrollo del cerebro como el físico es femenino.
- **SIAI:** grados variables de virilización: diversos grados de actividad del RA (fenotipo predominantemente masculino o femenino). Fusión de labios, escroto bífido, hipospadias,

micropene o clitoromegalia. Vasos deferentes ciegos. Testículos en los pliegues labioescrotales. Mamas y vello púbico y axilar normales. Tasas más altas de bisexualidad, homosexualidad y trastornos de identidad sexual.

- **SIA leve:** hombres fenotípicos y genotípicos. Infertilidad masculina (oligospermia con T y LH normales). Ginecomastia en hombres jóvenes. Hipospadias leve.

Exploración física

- Lactante o niña pequeña con hernia inguinal → intento de introducir un hisopo estéril en la vagina (considerar inspección bajo anestesia en niñas pequeñas). Considerar cariotipo.
- Adolescentes → exploración física completa (observar desarrollo mamario, vello púbico y axilar, y genitales externos, incluyendo anatomía himeneal), exploración rectal para descartar obstrucción del tercio inferior de la vagina.

Estudios y pruebas diagnósticas

- **SIAC:** ↑ T y ↑ LH. DxD:
  - Síndrome de MRKH o agenesia mülleriana; se distingue por cariotipo; mujeres XX a nivel genético; testosterona normal; presencia de vello púbico o axilar (ausente en SIAC).
  - Síndrome de Swyer: disgenesia gonadal completa XY. Ausencia de desarrollo mamario y estatura baja; hombres XY a nivel genético.
- **SIAI:** T normal y ↑ LH (*Clin Endocrinol Metab* 2006;20:577); RM (prueba de referencia) o Eco pélvica para documentar anatomía interna, localizar testículos y descartar tumores testiculares; cariotipo y otras pruebas genéticas; consejo genético para los padres.
  - Diagnóstico diferencial (DxD)
  - Disgenesia gonadal parcial
  - Déficit de 17β-hidroxiesteroide-deshidrogenasa
  - Deficiencia de 5α-reductasa
  - Disgenesia gonadal mixta con mosaico de síndrome de Turner (45,XO/46,XY)
  - Defecto en el receptor de LH

Tratamiento

- Gonadectomía profiláctica en el SIAC debido al ↑ en la tasa de degeneración y formación de disgerminomas/gonadoblastomas tras el desarrollo puberal y, a continuación, sustitución estrogénica.
- Incidencia de malignidad en el SIAC del 0.5% y del 5.5% en la población con SIA global; puede llegar hasta el 50% en el SIAI si las gónadas no están en el escroto (la localización intraabdominal aumenta el riesgo de malignidad). Si dx previo a la pubertad, monitorización ecográfica seriada por si existen masas pélvicas (*Acta Endocrinol* 1990;123:416; *Int J Gynecol Pathol* 1991;10:126; *J Clin Endocrinol Metab* 2005;90:5295).
  - La tasa de malignidad en las pacientes con SIA previo a la pubertad es del 0.8% (SIAC) y del 5.5% (global) (*Endocrine Rev* 2006;27:468; *J Pathol* 2006;208:518).
- Reemplazo hormonal:
  - SIAC → sustitución de estrógenos durante la adolescencia tardía/inicio de edad adulta para ayudar al desarrollo mamario final del estadio 5 de Tanner, para favorecer el desarrollo óseo, Vit D, ejercicios con soporte de peso regulares; DEXA o bisfosfonatos según las necesidades.
  - SIAI → dosis altas de andrógenos para promover el crecimiento del falo (si el fenotipo es masculino).
- ± Dilatadores vaginales para aumentar la longitud de la vagina; suspender una vez que se inicien las relaciones sexuales vaginales.
- ± Cirugía genital reconstructiva cuando el o la paciente manifieste el deseo de hacerlo.
- Apoyo multidisciplinario que incluya atención de la salud mental, trabajo social y consejo genético.

HIPERPLASIA SUPRARRENAL CONGÉNITA (HSC)

Definición y epidemiología (*Ferri's Clinical Advisor* 2017;313:e2–313.e4)

- Alteraciones autosómicas recesivas de la biosíntesis de cortisol y aldosterona, que dan lugar a **déficit de cortisol**, **± déficit de aldosterona** y **exceso de andrógenos**. Hay dos variantes:
  - **HSC clásica** (variante grave, 1/15-16000 nacidos vivos)
    a. Perdedora de sal (67%)
    b. No perdedora de sal (virilizante simple: 33%)
  - **HSCNC** (leve o de inicio tardío); asintomática o posnatal

Anatomía patológica y fisiopatología

- Provocada por una mutación en las enzimas que producen cortisol.
- ↑ Corticotropina → hiperplasia suprarrenal.
- ↑ Precursores del cortisol que van dirigidos a la biosíntesis de hormonas sexuales → exceso de andrógenos → genitales ambiguos en niñas recién nacidas y crecimiento posnatal rápido en ambos sexos.
- Deficiencia de aldosterona → pérdida de sal → FdC, hiponatremia hipovolémica y choque.
- HiperK:
  - HSC clásica: alteración de cortisol, hormonas sexuales ± producción de aldosterona.
  - HSCNC: normalidad de cortisol y aldosterona, pero ↑ leve a moderado de hormonas sexuales.

- **Mutaciones:**
  CYP21 (*CYP21A2*; 95% de los casos; codifica la 21-hidroxilasa suprarrenal) → mutación *CYP21* → deficiencia de **21-hidroxilasa** → síntesis inadecuada de cortisol → retroalimentación negativa inadecuada al hipotálamo y la hipófisis → aumento de la secreción de ACTH → hiperplasia suprarrenal. Los esteroides suprarrenales se convierten en andrógenos suprarrenales.
  Mutación ***CYP11B1*** → deficiencia de **11β-hidroxilasa** → ↑ 11-desoxicortisol y 11-desoxicorticoesterona → retención de sodio → hipervolemia, HTA.
  Mutación ***HSD3B2*** → deficiencia de 3β-hidroxiesteroide-deshidrogenasa → insuficiencia suprarrenal grave, ↑ ACTH → ↑ pregnenolona, 17-hidroxipregnenolona y DHEA → virilización leve, ± pérdida de sodio.

Manifestaciones clínicas

- Crisis perdedora de sal en el período neonatal en 3/4 de los recién nacidos con HSC clásica.
- **Seudohermafroditismo femenino 46,XX:** útero, trompas uterinas y ovarios normales, pero grados variables de genitales ambiguos en función del grado y el tipo de déficit enzimático.
- **Genitales ambiguos:** HSC clásica: causa más frecuente en 46,XX, genitales ambiguos del recién nacido (hipertrofia clitorídea, fusión labioescrotal parcial o completa y seno urogenital común). Los niños carecen de sx manifiestos, salvo hiperpigmentación y aumento de tamaño del pene. HSCNC: se manifiesta en la adolescencia; crecimiento rápido, vello púbico o axilar prematuro, hirsutismo.
- **Hiperandrogenismo:** hirsutismo, acné, oligomenorrea/amenorrea, ovarios poliquísticos y pubertad precoz.
- **Infertilidad:** el 80% de las mujeres con virilización simple y el 60% de las mujeres con HSC con pérdida de sal son fértiles. Se asocia con infertilidad en hombres (*Endocrinol Metab Clin North Am* 2001;30:207).
- Síndrome metabólico/resistencia a la insulina/obesidad.
- **Estatura baja:** la exposición a hormonas sexuales a largo plazo sin tratamiento conduce a una edad ósea avanzada y a la fusión epifisaria prematura. Media de la estatura de adulta = 10 cm por debajo de la población normal.
- Problemas de sexo y sexualidad (*Endocrinol Metab Clin North Am* 2001;30:155).
- Síndrome de Cushing iatrógeno.

Diagnóstico

- **Electrólitos séricos, aldosterona y renina plasmática:** hiperK, ↓ aldosterona e hiperreninemia (utilizar la referencia de renina específica para la edad).
- **17-OHP al azar:** > 242 nmol/L (normal 3 nmol/L) a los 3 días en lactantes de término. Falsos positivos en lactantes prematuros. Emplear rangos de referencia con base en el peso y la edad gestacional.
- **Prueba de estimulación con corticotropina (ACTH):** 250 μg de tetracosactida (cosintropina) seguidos de la medición de 17-OHP 60 min después. Concentración de 17-OHP > 10 ng/mL (30.3 nmol/L).
- **17-OHP a primera hora de la mañana (antes de las 8:00):** > 2.5 nmol/L en los niños y > 6 nmol/L en las mujeres durante la fase folicular; descartar HSCNC.
- Análisis genético, tamizaje neonatal o genético específico.
- Eco abdominal para valorar las glándulas suprarrenales o el útero en casos de genitales ambiguos.

Tratamiento

- **Glucocorticoides** (acción corta en niños para evitar supresión del crecimiento). Dosis de estrés durante enfermedades febriles, cirugía y traumatismos, entre otras (dosis doble o triple de la diaria).
  Hidrocortisona: 12-18 mg/m^2 divididos en 2-3 dosis. En los adultos, pueden emplearse glucocorticoides de acción más prolongada.
  Prednisona: 5-7.5 mg al día en dos dosis o *dexametasona* 0.25-0.50 mg a la hora de dormir. Útil en el emb (no atraviesa la barrera placentaria). Objetivo: lograr una concentración de 17-OHP a primera hora de la mañana de 12-36nmol/L.
- Mineralocorticoides para normalizar los electrólitos y la renina plasmática.
  Fludrocortisona 100-200 μg c/24 h.
- Suplementos de NaCl (HSC perdedora de sal) en los 6-12 primeros meses de vida.
- Infertilidad → inducción de la ovulación.
- Hirsutismo → antiandrógenos (con ACO como antiandrógenos son teratógenos).
- **Tx prenatal:** la dexametasona materna suprime el eje HHS y ↓ ambigüedad genital.
  Iniciar antes de las 8 sem de gestación (cuando comienza la virilización de los genitales externos), realizar MVC; si es hombre o mujer sin alteraciones → suspender esteroides.
  Casi el 85% de las lactantes tratadas nacen con genitales normales o ligeramente masculinizados.
- **Tx neonatal:** dosis de hidrocortisona ≤ 25 mg/m^2 c/24 h. Vigilar peso, estatura, concentración de esteroides suprarrenales, renina plasmática y electrólitos.
- **Tratamiento quirúrgico de los genitales ambiguos** (controvertido): a los 2-6 meses de edad en niñas virilizadas; técnicamente más sencillo que a mayor edad (estándar de atención), cuando se establece la identidad psicosexual.
- **Asesoramiento psicológico.**

FISIOLOGÍA Y MECANISMOS DE LA MICCIÓN

Inervación de la vejiga y la uretra (*Compr Physiol* 2015;5:327–96)

Control de la micción					
Diana	**Efecto**	**Nervio**	**Tipo**	**Transmisor**	**Receptor**
Vejiga (detrusor)	Contracción/ vaciamiento	Plexo pélvico eferente (S2-S4)	Parasimpático	ACh	M3 muscarínico
	Relajación/ llenado	Hipogástrico (T11-L2)	Simpático	NA	β_3-adrenérgico
Esfínter uretral	Contracción/ llenado	Hipogástrico	Simpático	NA	α_1-adrenérgico
Esfínter uretral externo	Contracción/ retención voluntarias	Pudendo (S2-S4)	Somático	ACh	Colinérgico nicotínico

- **Afectación del SNC (centro miccional pontino):** señal aferente a través de los tractos espinotalámicos y las columnas dorsales → la intensidad de la señal alcanza el umbral de la consciencia desencadenando la micción cuando es socialmente aceptable → señal eferente a través de los tractos reticuloespinal y corticoespinal.

FISIOLOGÍA Y MECANISMOS DE LA DEFECACIÓN

Anatomía

- Esfínter anal externo (EAE): músculo estriado inervado por el **ramo hemorroidal** del nervio pudendo; contracción voluntaria.
- Esfínter anal interno (EAI): continuación de músculo circular liso del recto bajo control autónomo; su contracción constante contribuye con el **70-80%** del tono anal en reposo.
- Complejo elevador del ano: define el borde proximal del conducto anal; está compuesto por el músculo rectal (banda de músculo estriado que se origina en el hueso púbico y que sostiene al recto) y es inervado por ramos directos de **S3**, **S4** y el **nervio pudendo**; el tono constante en reposo forma el **ángulo anorrectal** (~**90°**).

Mecanismo de la defecación normal

- El recto actúa a modo de reservorio → receptores en el recto perciben la distensión → relajación refleja del EAI para pasar el contenido y después contracción por el reflejo rectoanal inhibitorio (RRAI) → la relajación voluntaria del suelo de la pelvis y el EAE enderezan el ángulo anorrectal en > 15° y permiten el paso del contenido.

PROLAPSO DE ÓRGANO PÉLVICO (POP)

Definiciones

- Pérdida de soporte de los compartimentos anterior, apical o posterior de la vagina, que hace que sobresalgan órganos pélvicos en o por fuera de la vagina (vejiga, recto, intestino delgado, sigmoides, colon o útero/cuello uterino).
- **Anterior:** cistocele (prolapso de la vejiga por la vagina).
- **Apical:** prolapso uterino (prolapso del útero y del cuello uterino en la vagina o prolapso de la bóveda vaginal o del manguito después de una histerectomía).
- **Posterior:** rectocele (prolapso del recto en la vagina).

Epidemiología (*Obstet Gynecol* 2010;116:1096)

- El riesgo de POP que requiera cirugía a los 85 años de edad es de ~19%.
- El POP es la tercera indicación más frecuente de histerectomía después del leiomioma y la endometriosis.

Fisiopatología (*Cochrane Database Syst Rev* 2010;4:3)

- Factores de riesgo: emb, parto, anomalías congénitas o adquidirdas del tejido conjuntivo, desinervación o debilidad del suelo pélvico, envejecimiento, histerectomía, menopausia y factores asociados con una elevación crónica de la presión intraabdominal y la etnicidad (afroamericanas y asiáticas con el riesgo más bajo; hispanas, con el más alto).

- Hay tres niveles de soporte de la vagina (*Am J Obstet Gynecol* 1992;166:1717):
  Nivel I: soporte apical y uterino, compuesto por la unión de los ligamentos cardinal y uterosacro al cuello uterino y la parte superior de la vagina → los defectos en el complejo de soporte pueden causar un prolapso apical.
  Nivel II: soporte lateral de la vagina, incluyendo las inserciones paravaginales (fascia pubocervical y arco tendinoso fascial de la pelvis) contiguas al complejo cardinal/uterosacro en la espina ciática → los defectos en este soporte pueden causar prolapso lateral, paravaginal y de la pared anterior.
  Nivel III: soporte del tercio distal de la vagina, compuesto por cuerpo del perineo, músculos perineos superficiales y profundos, y tejido conjuntivo fibromuscular → los defectos en este soporte pueden causar prolapso de la pared vaginal anterior y posterior, apertura del introito y perineo descendente.

Manifestaciones clínicas

- **Sx asociados** (nota: muchas mujeres pueden ser asintomáticas y el nivel del prolapso no se correlaciona bien con los síntomas):
  Distensión, pesadez pélvica, lumbalgia, incontinencia urinaria, polaquiuria o urgencia, dificultad para iniciar y mantener el flujo urinario, vaciamiento incompleto, disfunción sexual, incontinencia de heces o flatos, estreñimiento o necesidad de asistencia manual para defecar.
- **Exploración física:**
  Realizar una exploración física completa para descartar una patología extrapélvica.
  Exploración vaginal:
  Exploración externa y bimanual de rutina en posición de litotomía.
  Desencadenar el reflejo bulbocavernoso y el reflejo de contracción anal para comprobar la normalidad de las vías sacras.
  Pedir a la paciente que realice la maniobra de Valsalva mientras estira suavemente los labios para determinar el prolapso global.
  Inspeccionar cada uno de los compartimentos de la vagina por separado con la paciente realizando una maniobra de Valsalva máxima. Utilizar una hoja del espéculo para facilitar la visión del compartimento anterior o posterior por separado. Durante la valoración, determinar la localización y el grado de prolapso respecto al anillo himeneal.
  Realizar un examen rectovaginal para evaluar los defectos de la pared posterior y la presencia de enterocele, además de determinar la fuerza del esfínter anal.
  Una prueba de residuo posmiccional (RPM) mediante sondaje ayuda a determinar la idoneidad del vaciamiento. También permite realizar un análisis de orina.

Cuantificación del prolapso de órgano pélvico (cPOP)

- Brinda un sistema objetivo con especificidad de localización para determinar el lugar y el estadio del POP, con el himen como punto de referencia fijo.
- Los números negativos indican apoyo por arriba del himen, mientras que los valores positivos indican prolapso más allá del himen.

Figura 7-1 A (izquierda). cPOP. Se muestran puntos identificados como Aa, Ba, C, D, Bp y Ap, que corresponden a los puntos encima o debajo de los vestigios del himen y se describen en centímetros por encima (negativo) o por debajo (positivo) de este punto. El hiato genital (gh), el cuerpo perineal (pb) y la longitud vaginal total (tvl) también se consideran y se registran en centímetros. Se emplean para cuantificar el soporte anatómico de los órganos pélvicos. **B (derecha).** Cuadrícula para registrar la descripción cuantitativa del soporte de los órganos pélvicos.

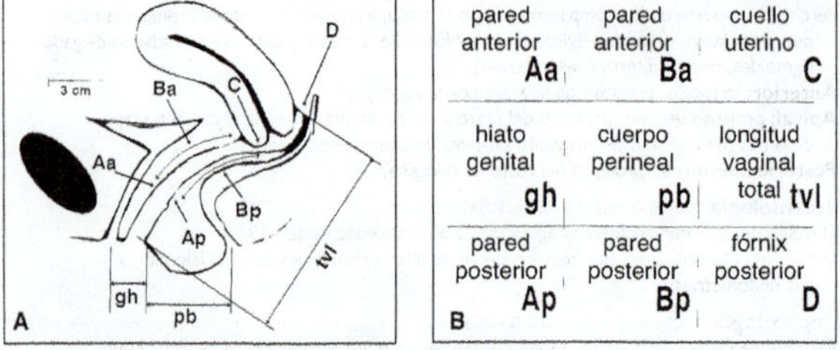

Tomado de: *Am J Obstet Gynecol* 1996;175:10.

Etapas del prolapso

- **Etapa 0:** no se muestra el prolapso.
- **Etapa I:** la parte más inferior del prolapso está > 1 cm por arriba del himen.
- **Etapa II:** la parte más inferior del prolapso está ≤ 1 cm proximal o distal al himen.
- **Etapa III:** la porción más inferior del prolapso está > 1 cm por debajo del himen, pero no se extiende más allá de 2 cm ≤ LVT – 2 cm.
- **Etapa IV:** > LVT – 2 cm.

Estudios y pruebas diagnósticas

- La exploración física suele bastar para determinar el tipo y el estadio del prolapso.
- Los estudios de urodinamia pueden ser útiles para detectar incontinencia urinaria oculta.

Tratamiento no quirúrgico

- Tranquilización y vigilancia.
- Ejercicios de los músculos del suelo pélvico (ejercicios de Kegel).
  Riesgo mínimo y costo bajo, pero no hay evidencias de calidad que respalden la prevención o el tx del prolapso.
- Pesario:
  Indicaciones: malas candidatas quirúrgicas que desean evitar la qx; se emplea como instrumento diagnóstico para determinar si la incontinencia urinaria se resuelve restableciendo la anatomía.
  Tasa de continuación del 50-80% después de 1 año de uso (*Int Urogynecol J* 2011;22:637).
  Riesgo: erosión vaginal en el 9% de las usuarias (*Int Urogynecol J Pelvic Floir Dysfunct* 2006;17:155).

Tratamiento quirúrgico

- **Soporte apical** (prolapso uterino o de cúpula):
  Sacrocolpopexia: malla de suspensión (generalmente de polipropileno) de la vagina o del útero hasta el ligamento longitudinal anterior del sacro por vía abdominal, laparoscópica o asistida con robot.
  Riesgos: erosión de la malla en el 2-11% (*Obstet Gynecol* 2004;104:805), complicaciones GI (incluida la OID), otras complicaciones quirúrgicas abdominales, incontinencia de esfuerzo *de novo* y, por lo tanto, necesidad de considerar otro procedimiento antiincontinencia simultáneo (*NEJM* 2006;354:1557).
  Sacrocolpoperineopexia: misma técnica que la anterior y, además, el brazo posterior de la malla se extiende al cuerpo perineal.
  Suspensión del ligamento uterosacro: suspensión del manguito vaginal después de la histerectomía a los ligamentos uterosacros bilaterales a la altura de las espinas ciáticas.
  Riesgos: la obstrucción ureteral se presenta en el 3-11% (*Am J Obstet Gynecol* 2000;183:1402; *JAMA* 2016;311:1023–34), reoperación por prolapso sintomático en el 3-9% (*Am J Obst Gynecol* 2010;202:124; *JAMA* 2016;311:1023–34); la mayoría son fallas del compartimento anterior.
  Fijación del ligamento sacroespinoso: suspensión del vértice vaginal al ligamento sacroespinoso, unilateral o bilateralmente; por lo general, se utiliza un abordaje extraperitoneal.
  Riesgos: tasa de prolapso anterior del 6-28%; los nervios y vasos pudendo y glúteo inferior discurren por detrás del ligamento sacroespinoso y pueden lesionarse durante el procedimiento, por lo que causan hemorragia y dolor glúteo postoperatorio.
  Suspensión iliococcígea: une el vértice de la vagina a la fascia de los músculos iliococcígeos bilateralmente.
  Riesgos: no se han llevado a cabo estudios aleatorizados que respalden el uso de este procedimiento que puede acortar la vagina.
- **Defecto del compartimento anterior:**
  Colporrafia anterior: plicatura en la línea media de la capa fibromuscular endopélvica de la vagina anterior extirpando el exceso de mucosa vaginal, ± injerto de refuerzo.
  Beneficios: facilidad de realización.
  Riesgos: curación anatómica solo en el 50% de los casos.
  Reparación paravaginal: igual que el anterior; se añade la disección lateral del arco tendinoso o la fascia del obturador con suturas de refuerzo colocadas en esas estructuras. Puede realizarse por vía laparoscópica, vaginal o abdominal.
- **Defecto del compartimento posterior:**
  Poscolporrafia: plicatura en la línea media de la capa fibromuscular rectovaginal en la parte posterior de la vagina con resección del exceso de mucosa vaginal.
  Beneficios: tasa de curación del 76-96%.
  Riesgos: la resección excesiva de la vagina puede causar estrechamiento vaginal y dispareunia, y una tasa de dispareunia posquirúrgica aislada del 25%.
  Reparación de localizaciones específicas: identificación de defectos aislados en la capa fibromuscular rectovaginal con su reparación subsiguiente.
- **Procedimientos de obliteración en mujeres sexualmente inactivas:**
  Colpocleisis completa: resección del epitelio vaginal con sutura de las paredes vaginales anterior y posterior. De esta manera se oblitera la luz vaginal y se cierra eficazmente la vagina.

Colpocleisis de LeFort: resección parcial de la vagina anterior y posterior con cierre de la luz vaginal distalmente al cuello uterino (útero *in situ*), con conductos laterales permeables para permitir la salida de moco o exudado cervical y vaginal.

- **Mallas de aumento o procedimientos con equipos de mallas:**
  Biológicas: autóloga (propia), aloinjerto (donante) o xenoinjerto (porcina/bovina).
  Sintéticas: tipos I-IV con base en el tamaño del poro; el monofilamento de tipo I es el más utilizado porque tiene el poro de mayor tamaño y menor tasa de infección.
  Equipos de mallas: existen diversos tipos; hay una advertencia de la FDA sobre el riesgo de complicaciones, como erosión, afectación GI, dolor y necesidad de reintervención. La ACOG recomienda reservar las mallas vaginales para las pacientes de alto riesgo, como aquellas con prolapso recurrente o enfermedades asociadas que impidan una cirugía de mayor duración (*Obstet Gynecol* 2011;118:1459-1464).

INCONTINENCIA URINARIA

Definición

- **Pérdidas de orina involuntarias:**
  Incontinencia urinaria de esfuerzo (IUE): pérdidas involuntarias de orina con la tos, los estornudos o las maniobras de esfuerzo que ↑ la presión abdominal.
  Incontinencia urinaria de urgencia (IUU): pérdidas involuntarias de orina con sensación de urgencia, referida a menudo como *vejiga hiperactiva* (VHR).
  Incontinencia urinaria mixta (IUM): combinación de IUU e IUE.
  Incontinencia urinaria continua: pérdidas urinarias continuas.
  Incontinencia por rebosamiento: pérdida involuntaria de orina precedida de la incapacidad para vaciar la vejiga (se asocia con hiperdistensión y retención urinaria secundaria a obstrucción o causas neurológicas).

Epidemiología

- Prevalencia del 25-55% en los países occidentales.
- Puede llegar a ser tan elevada como el 77% en las pacientes de residencias de la tercera edad y en el 40% de las mujeres posmenopáusicas.
- Gran cantidad de mujeres no comentan este problema con sus médicos porque les causa vergüenza. Puede provocar afectación importante de la CDV.

Etiología

- Edad, paridad, obesidad y diagnósticos médicos (DM, ACV, lesiones medulares).
- La histerectomía y la menopausia con resultados contradictorios.

Fisiopatología (*N Engl J Med* 1985;313:800; *Obstet Gynecol* 2005;105:1533)

- Deterioro del mecanismo miccional fisiológico.
- Incontinencia funcional: incontinencia que ocurre por factores sin relación con el mecanismo miccional fisiológico.
  Recordar la regla nemotécnica **DIAPPERS** (**d**elírium, **i**nfección, uretritis y vaginitis **a**tróficas, farmacológica (*pharmacologic*) [diuréticos, sedantes, anticolinérgicos, ACC, α-bloqueadores], **p**sicológica [depresión], **e**ndocrina [calcio, glucosa], **r**estricción de la movilidad y bolo fecal [***s**tool impactation*]).
- Las etiologías genitourinarias consisten en alteraciones del llenado y el almacenamiento (IUE, IUU, IUM), fístulas (vesicovaginal, ureterovaginal o uretrovaginal) y alteraciones congénitas (uréter ectópico, epispadias).

Manifestaciones clínicas

- **Hx:** brinda la mayor información acerca de la causa, el tipo y el tx. Incluye los siguientes: frecuencia miccional, frecuencia miccional nocturna, número de episodios de incontinencia y volumen asociado con los episodios, número de protectores que se emplean, incontinencia intestinal, sx de abultamiento, dieta (incluyendo cafeína y consumo de alcohol), hx médicos y quirúrgicos, hx obstétricos y ginecológicos, cuadros neurológicos (diabetes, esclerosis múltiple, discopatías y ACV), cuadros pulmonares, hábito tabáquico y fármacos.
- Considerar pedir a la paciente que lleve un diario miccional durante 1-3 días, que incluya ingesta de líquidos, micción, volumen expulsado, episodios de escape de orina y cada actividad relacionada con estos.
- **Exploración física:** realizar una Ef detallada con exploración ginecológica, rectal y genital/neurológica inferior. Incluir cPOP (*véase* la sección *POP*).
- **Motilidad uretral:** puede valorarse con la *prueba con hisopo de algodón y facilita el dx de incontinencia de esfuerzo* (*Obstet Gynecol* 1971;38:313–15).
  Se coloca un hisopo de algodón en la uretra a la altura del cuello vesical y se valora el cambio del eje mientras se pide a la paciente que realice una maniobra de Valsalva.
  Un ángulo > 30° es indicativo de hipermotilidad uretral.
- Prueba de provocación con tos.
- RPM para determinar la presencia de retención urinaria con un vaciamiento de la vejiga adecuado de < 150 mL (*N Engl J Med* 2012;366:1987–97).

Pruebas de diagnóstico iniciales

- **Pruebas de laboratorio:** muestra limpia con técnica de chorro medio o sonda urinaria para **análisis general de orina** y **cultivo**, según la necesidad. Pruebas de laboratorio, incluyendo BUN, Cr, glucosa y calcio.

Pruebas de diagnóstico adicionales

- **Pruebas urodinámicas**: pruebas que evalúan la incontinencia de esfuerzo, la inestabilidad del detrusor, la primera sensación, el deseo miccional, la distensibilidad y la capacidad de la vejiga. Se recomiendan en las siguientes circunstancias: 1) dx poco claro, 2) antes de una posible cirugía, 3) presencia de POP importante que puede tener una incontinencia subyacente *de novo* o 4) presencia de un cuadro neurológico.

  Se obtiene un diagnóstico más preciso del tipo de incontinencia y puede modificar el plan de tratamiento hasta en el 27% de las pts (*Int Urogynecol J Pelvic Floor Dysfunct* 2008;19:1235).

  Parámetros:

  Uroflujometría: determina el volumen de orina expulsado a lo largo del tiempo y valora la capacidad de vaciamiento vesical y el vaciamiento anómalo.

  Cistomanometría de llenado: indica la función del detrusor, incluyendo la sensación, la expansión, la capacidad y la evidencia de contracciones del detrusor no inhibidas. Se colocan sondas de presión en la vejiga y la vagina o el recto mientras se llena la vejiga con flujo retrógrado. La actividad del detrusor se determina mediante la fórmula Pves (presión vesical) –Pabd (presión abdominal [indicada por la sonda vaginal o rectal]). Se registran los parámetros a lo largo de todo el estudio, incluyendo *presión de punto de fuga (PPF), primer deseo y capacidad máxima de la vejiga* → deficiencia esfinteriana intrínseca (DEI) – PPF de Valsalva < 60 cm H_2O.

  Estudio de presión y flujo: mide la presión vesical y el flujo urinario para determinar la causa de las anomalías del vaciamiento. A menudo se encuentran alterados en los casos de prolapsos anteriores.

  Perfil de la presión uretral: eval de DEI mediante un catéter con sensor doble para determinar la *PMCU* y la *longitud uretral funcional* → **DEI**: la PCUM es de 2 cm H_2O o menor.

- **Cistouretroscopia:** puede ser necesaria para evaluar la hematuria microscópica, los sx de micción irritativa sin datos de infección y la hematuria persistente en mujeres > 50 años de edad, o bajo sospecha de masa suburetral.

Tratamiento

- **Abordajes conductuales:** logran un 50% de reducción en los episodios de incontinencia (*Obstet Gynecol* 2002;100:72–8).

  Modificaciones del estilo de vida: pérdida de peso, disminución del consumo de cafeína, alcohol o líquidos; evitar cargas pesadas, dejar de fumar y aliviar el estreñimiento y "dieta vesical".

  Entrenamiento vesical: puede ser útil en la IUU y la IUM.

  Ejercicios de Kegel: fortalecimiento de los músculos periuretrales y perivaginales voluntarios; puede aumentarse mediante entrenamiento de retroalimentación o electroestimulación mediante fisioterapia del suelo pélvico.

- **Entrenamiento de los músculos del suelo pélvico (EMSP):**

  Tratamiento conservador para la prevención y el tratamiento de la incontinencia urinaria y el POP. El objetivo es fortalecer los músculos del suelo pélvico que soportan el cuello de la vejiga y la base de la uretra.

  El EMSP se asocia con un 50% de alivio de la IUE (*Neurol Urogyn* 2015;34:300–8).

  El EMSP disminuye los episodios de IUU en un 60-80% y puede ser más eficaz que los anticolinérgicos (*JAMA* 1998;280:1995–2000).

- **Tratamiento médico:**

  Los estrógenos pueden ↑ el flujo sanguíneo uretral, la sensibilidad de los receptores α-adrenérgicos y aumentar la cantidad de colágeno, pero no está demostrado que sean de utilidad en la incontinencia y en algunos estudios se sugiere que pueden empeorarla.

  A menudo se emplean medicamentos anticolinérgicos para la IUU o la IUM.

- **Tx no quirúrgico:**

  Pesario para incontinencia: ayuda en los casos de IUE durante el progreso del entrenamiento con ejercicios.

  Tapones uretrales: ayuda en los casos de IUE durante el progreso del entrenamiento con ejercicios.

- **Tratamiento quirúrgico:**

  Véanse las secciones acerca de la inestabilidad de esfuerzo y del detrusor.

VEJIGA HIPERACTIVA E INCONTINENCIA DE URGENCIA

Tratamiento

- El **tratamiento médico** suele conllevar medicamentos anticolinérgicos y antimuscarínicos.

  Es posible que los anticolinérgicos sean más adecuados para la IUM.

  Los efectos adversos de los anticolinérgicos son sequedad de boca, estreñimiento y visión borrosa (contraindicados en pacientes con glaucoma de ángulo cerrado).

Medicamentos para la incontinencia mixta o de esfuerzo		
Nombre	**Tipo de fármaco**	**Dosis**
Oxibutinina de liberación inmediata	Antimuscarínicos	2.5-5 mg v.o. c/8 h
Oxibutinina de liberación prolongada	Antimuscarínicos	5-10 mg v.o. c/24 h
Oxibutinina en parche	Antimuscarínicos	1 parche de 5 mg dos veces cada semana
Tolterodina	M_3 (antimuscarínico selectivo)	1-2 mg v.o. c/12 h (acción corta) 2-4 mg v.o. c/24 h (acción prolongada)
Cloruro de trospio	Amina antimuscarínica cuaternaria	20 mg v.o. c/12 h
Trospio de liberación prolongada	Amina antimuscarínica cuaternaria	60 mg v.o. c/24 h
Darifenacina de liberación prolongada	M_3 (antimuscarínico selectivo)	7.5-15 mg v.o. c/24 h
Solifenacina	M_3 (antimuscarínico selectivo)	5-10 mg v.o. c/24 h
Fesoterodina de liberación prolongada	M_3 (antimuscarínico selectivo)	4-8 mg v.o. c/24 h
Imipramina	Anticolinérgico α-adrenérgico	10-25 mg v.o. c/8-24 h
Mirabegrón	β_3-adrenérgico	25-50 mg c/24 h

- **Tx quirúrgico:** se emplea en la incontinencia de urgencia refractaria.
- **Inyección de toxina botulínica de tipo A (Botox®):**
  Inhibe los nervios colinérgicos periféricos al limitar la liberación de acetilcolina desde la terminal presináptica. Las inyecciones dentro del detrusor se realizan habitualmente mediante cistoscopia → disminuye la estimulación/contracción del detrusor para evitar las contracciones de la vejiga.
  Puede causar retención urinaria postinyección que requiere autosondaje.
  Puede lograr hasta un 73% de tasa de continencia (*Eur Urol* 2004;45:510).
- **Modulación de nervios sacros (MNS):**
  Dos abordajes: 1) procedimiento quirúrgico por etapas. Primero, se coloca un electrodo permanente en el tercer foramen sacro bajo fluoroscopia. Si hay ≥ 50% de mejoría en los síntomas, la paciente reingresa para la implantación del generador de pulsos (que suele durar 2-7 años).
  2) Valoración percutánea de nervios. Se realiza en el consultorio y sin anestesia para determinar la respuesta. Si la estimulación percutánea del nervio causa ≥ 50% de mejoría de los síntomas, enviar a la paciente para colocación de generador de pulsos y electrodos permanentes en un solo procedimiento.
  La toxina botulínica y la MNS disminuyeron la incontinencia de urgencia en un ECA (la toxina mostró mayor mejoría y calidad de vida). Las IVU son más frecuentes después de la aplicación de toxina botulínica (35% frente a 11% en el caso de MNS). Se requiere la revaloración del dispositivo de MNS en el 3% de los casos (*JAMA* 2016;316: 1366-74).

INCONTINENCIA DE ESFUERZO

Tratamiento

- **El tratamiento médico no suele ser de utilidad:**
  Puede probarse un pesario o tapones uretrales.
  La duloxetina y la imipramina se han utilizado con escasa mejoría.
- **Tx quirúrgico:**
  Colposuspensión retropúbica (Burch y MMK):
  Anteriormente se consideraba el estándar de atención para la IUE.
  Conlleva la suspensión de la fascia fibromuscular pubocervical en el periostio de la sínfisis del pubis (MMK) o el ligamento de Cooper (Burch).
  Cabestrillo mediouretral: es el estándar de atención en el tratamiento quirúrgico de la IUE de acuerdo con la AUGS y la SUFU. Las tasas de curación son del 62-98% con CTO y del 71-97% con cabestrillo vaginal libre de tensión (CVLT; cinta retropúbica) (*Cochrane Database Syst Rev* 2015).
  Riesgos: tasa de exposición de malla del 1.7%.
  Cabestrillo retropúbico (CVLT):
  Ha reemplazado en gran parte a la colposuspensión y parece ser igual de eficaz.
  Se coloca una malla de polipropileno (el material de uso más frecuente) debajo de la zona media de la uretra con una tensión mínima a través del espacio retropúbico.
  Riesgos: lesión vesical, ureteral, uretral, intestinal o vascular, lo que obliga a realizar una cistoscopia después de la colocación.

Cinta transobturatriz (CTO):

Dirigido bilateralmente a través del agujero obturador y por debajo de la zona media de la uretra.

Diseñado para disminuir las complicaciones de la colocación del trocar retropúbico, menores tasas de perforación vesical, disfunción de vaciamiento, lesión vascular y tiempo de cirugía. Cuenta con tasas más altas para dolor postoperatorio y dispareunia de nueva aparición (*Am J Obstet Gynecol* 2010:202:481).

Riesgos: las lesiones vesicales, ureterales y de vasos sanguíneos son menos frecuentes que en el abordaje retropúbico; no obstante, las pacientes presentan más dolor en la ingle.

Minicabestrillos (cabestrillos de una sola incisión):

Los cabestrillos modernos requieren una incisión transvaginal y la colocación en "H" (músculo obturador interno) o en "U" (diafragma urogenital).

Riesgos: mayor riesgo de reoperación (*Eur Urol* 2011;60:468–80).

- **Cabestrillo fascial del cuello vesical:**

  Se emplea la fascia del músculo recto u otro sitio para colocar un cabestrillo retropúbico alrededor del cuello vesical → se reserva para casos complicados.

INCONTINENCIA POR REBOSAMIENTO

Definición y etiología

- Pérdida involuntaria de orina por incapacidad para vaciar de manera adecuada la vejiga.

  Hipoactividad del detrusor: daño de fibras musculares, fibrosis y neuropatía periférica por deficiencia de estrógenos (DM, deficiencia de Vit B_{12}, alcoholismo).

  Obstrucción de la salida vesical: compresión externa de la uretra por miomas, POP grave, bolo fecal o procedimientos anteriores contra la incontinencia.

  Fármacos: anticolinérgicos, antimuscarínicos.

  Alteraciones neurológicas: afecciones de la médula espinal que interfieren con los reflejos vesicales normales, incluyendo esclerosis múltiple, neuropatía diabética, traumatismos del SNC, ACV, enf de Parkinson e hidrocefalia normotensa.

Manifestaciones clínicas

- Incapacidad para orinar o vaciar por completo la vejiga de manera voluntaria.
- Pérdida de pequeñas cantidades de orina sin sensación de vaciamiento.
- Es importante investigar los antecedentes farmacológicos para descartar la causa de retención urinaria.

Exploración física y pruebas de diagnóstico

- Análisis general de orina/urocultivo para descartar infección
- Vejiga indolora palpable después del vaciamiento
- Residuo posmiccional significativo (habitualmente > 300 mL)
- Urodinámica

Tratamiento

- Tratamiento dirigido a tratar la causa subyacente.
- Autosondaje intermitente limpio (AIL) o sonda permanente para ↓ sobredistensión.
- Estimulación del nervio sacro: *véase* VHR.
- Los α-bloqueadores no están aprobados por la FDA para su uso en las mujeres; sin embargo, se han utilizado en la HPB en los hombres.

INCONTINENCIA POR DERIVACIÓN Y FÍSTULAS UROGENITALES

Definición y etiología

- Pérdidas de orina desde fuentes extrauretrales (incontinencia extrauretral):

  Fístulas urogenitales (fístula vesicovaginal [FVV], fístula ureterovaginal): la causa más frecuente en los países desarrollados es la cirugía ginecológica (0.1% de todas las histerectomías y hasta el 1.1% después de histerectomía radical). Los factores de riesgo intraoperatorios incluyen peso del útero > 250 g, tiempo quirúrgico prolongado, lesión ureteral concurrente.

  La causa más habitual en los países en vías de desarrollo es el traumatismo obstétrico (necrosis por presión) (2% de obstrucción durante el trabajo de parto) (*Lancet* 2006;368:1201).

  Otras causas incluyen radiación, traumatismos, malignidad y complicaciones del parto.

  Uréter ectópico.

  Divertículo uretral.

Manifestaciones clínicas

- En las fístulas urogenitales, la filtración continua de orina ocurre con frecuencia.

- Las pacientes con divertículos uretrales pueden quejarse de "goteo" premiccional o posmiccional.
- Pueden producirse IVU recurrentes, candidosis vaginal e irritación perineal.

Estudios y pruebas diagnósticas (*Female Pelvic Med Reconstr Surg* 2012;18:71)

- Se diagnostica con mayor frecuencia durante la exploración física.
- Análisis general de orina, urocultivo para descartar infección.
- Pruebas de tinción: se coloca un líquido estéril con color (p. ej., indigo carmín, azul de metileno) dentro de la vejiga. Se utiliza un tampón limpio dentro de la vagina para verificar la pigmentación.
- Cistouretrografía de vaciado: estudio de imagen de primera elección.
- Cistouretroscopia: es útil para determinar la ubicación de la vejiga.
- Puede implementarse pielograma intravenoso si hay sospecha de fístula ureteral.
- Puede utilizarse TC/RM para identificar con mayor detalle su tamaño y ubicación.

Tratamiento

- Tx quirúrgico para corregir anomalías anatómicas; los mejores resultados se obtienen al reconocer y reparar las lesiones de la cirugía primaria.
  Si no se identifica la lesión, se debe recomendar una espera de 6-12 semanas para que el tejido de desgranulación se elimine.
- Puede considerarse el tratamiento conservador en las fístulas vesicovaginales pequeñas con drenaje vesical prolongado.
- Las fístulas genitourinarias pueden repararse por vía vaginal, laparoscópica o abdominal en función del tamaño, la localización y la habilidad del cirujano.
  La reparación vaginal es la preferida para las FVV no complicadas:
    Procedimiento de Latzko: colpocleisis parcial sin resección del trayecto fistuloso.
    Cierre por planos: se movilizan los tejidos circundantes, se reseca el trayecto fistuloso y se cierra por planos con puntos simples reabsorbibles.
    Colgajo de Martius: transposición de almohadilla grasa labial, útil para FVV grandes sin un tejido vaginal adecuado.
  Puede necesitarse la reparación abdominal o laparoscópica para las FVV proximales complejas y las fístulas ureterovaginales.

CISTITIS INTERSTICIAL

Definición

- También conocida como *cistitis intersticial/síndrome de dolor vesical* (CI/SDV).
- Síndrome caracterizado por dolor pélvico crónico, urgencia y polaquiuria, dispareunia, nicturia y molestias vesicales asociadas con el llenado que se alivian con la micción.

Epidemiología

- Prevalencia del 2.6-6.5% de las mujeres en los Estados Unidos (*J Urol* 2011;186:540).
- Hasta ~40% de las mujeres con dolor pélvico crónico.

Fisiopatología

- No se comprende del todo, pero entre las teorías posibles se encuentran la activación de mastocitos, la regulación al alza de nervios sensitivos y la alteración de la permeabilidad de la pared vesical.
- Puede desencadenarse por cafeína, alcohol, frutas cítricas, tomates y alimentos picantes.

Estudios y pruebas diagnósticas (*J Urol* 2014;193:1545)

- Descartar IVU y otras causas de dolor pélvico crónico.
- Definición de la American Urological Association: "una sensación molesta que se percibe en la vejiga, asociada con síntomas urinarios inferiores durante más de 6 semanas, y que no cuenta con otras causas identificables".
- El diario vesical puede mostrar micciones pequeñas y frecuentes.
- Cistouretroscopia con hidrodistensión ± bx que muestra alta cantidad de mastocitos.
- Vejiga llena hasta casi su capacidad, vaciada e inspeccionada posteriormente en busca de hemorragias petequiales, úlceras de Hunner (diagnósticas) y glomerulaciones (no diagnósticas).
- Prueba de sensibilidad al potasio: instilación de solución salina fisiológica en la vejiga seguida de una solución de KCl; es positiva si aparece dolor al instilar el compuesto (escasa especificidad).

Tratamiento (*J Urol* 2014;193:1545–53)

- El tratamiento de primera elección incluye educación, evitar alimentos con especias, café, té, bebidas carbonatadas y tomates; prácticas de autocuidado, cambios en el estilo de vida y control del estrés.
- El tratamiento secundario incluye fisioterapia manual, tratamiento multimodal del dolor con medicamentos y terapia conductual. Como tratamiento oral: amitriptilina, cimetidina, hidroxizina y polisulfato de pentosano. Tratamiento intravesical que incluye DMSO, heparina y lidocaína.
- El tratamiento terciario incluye hidrodistensión, que puede mejorar los síntomas en un 50-70% de las pacientes, pero puede ser transitorio (*Int Urogynecol J Pelvic Floor Dysfunct* 2008;19:1379–84).

- El tratamiento cuaternario incluye: toxina botulínica A en el detrusor y neuromodulación sacra.
- El tratamiento quinario incluye ciclosporina A.
- El tratamiento sextario incluye la cirugía mayor con derivación urinaria o cistoplastia con o sin cistectomía.

INCONTINENCIA ANAL

Definición y epidemiología

- Evacuación involuntaria de gases o heces; las pacientes prefieren que se denomine *derrame intestinal accidental* (DIA).
- Incontinencia fecal: incapacidad para evitar la evacuación de heces hasta que sea socialmente aceptable.
- Prevalencia del 2-17% en la población genera y de hasta el 50% en residentes de instituciones para enfermos crónicos (*NEJM* 2007;356:1648).
- **Factores de riesgo:** sexo femenino, radiación pélvica, traumatismos obstétricos, alteraciones neurológicas, previsión de cirugía anorrectal, diarrea crónica (EII, SII, enfermedad celíaca), bolo fecal, incontinencia urinaria, vivir en residencias para la tercera edad, hábito tabáquico, obesidad y diabetes mellitus.

Etiología

- Debilidad del esfínter anal: puede deberse a traumatismos (parto o cirugía) o a causas no traumáticas (lesión medular, diabetes o esclerosis sistémica).
  - El factor de riesgo más reconocido son las lesiones obstétricas del esfínter anal (LOEA).
  - Las pts con antecedentes de LOEA pueden ser candidatas a parto por cesárea (*Am J Obstet Gynecol* 2003;189:1251–6).
- Sensación rectal deficiente: las pacientes perciben menor presión del esfínter en reposo. Se asocia con DM, esclerosis múltiple, demencia, meningomielocele y lesiones de la médula espinal.
- Menor expansión rectal: conduce a mayor frecuencia de evacuación y puede contribuir a la incontinencia. Puede deberse a proctitis por radiación o proctitis ulcerosa.
- Rebosamiento: retención fecal y bolo fecal que inhiben el tono del esfínter anal interno y permiten la filtración de heces líquidas alrededor del fecaloma. Puede deberse a alteración de la función mental, inmovilidad, hiposensibilidad rectal y consumo inadecuado de líquidos y fibra.
- Seudoincontinencia: solo fecal (fístula rectovaginal, hemorroides externas, vaciamiento rectal incompleto).

Manifestaciones clínicas

- Son importantes el interrogatorio dirigido o los cuestionarios.
- Hx detallados que incluyan inicio, frecuencia, intensidad, consistencia de las deposiciones, presencia de sangre, pus o moco, uso de compresas, efectos sobre la CDV, distensión abdominal, urgencia fecal, esfuerzos, pérdidas insensibles de heces y filtraciones fecales.
- También son importantes los antecedentes de fármacos (laxantes y fármacos astringentes [anticolinérgicos, hierro, opiáceos, etc.] pueden dar lugar a incontinencia por rebosamiento).

Exploración física

- Inspección del perineo y el ano: hemorroides externas, dermatitis, pliegues cutáneos perineales normales, cicatrices por laceraciones o episiotomías previas, ano abierto (indicativo de desinervación) y fisuras.
- Signo de cola de Milano o de pato: pérdida de los pliegues perineales anteriores (alteración del EAE).
- Inspección con contracción para evaluar la simetría de los pliegues y el movimiento del perineo.
- Inspección con carga para evaluar un descenso excesivo del perineo (> 3 cm).
- Sensibilidad perineal: debe valorarse la sensibilidad con objetos romos y puntiagudos en los dermatomas S2-S4.
- Reflejo anocutáneo: la palpación con torunda de algodón sobre los músculos bulbocavernosos debe desencadenar la contracción bilateral del EAE.
- Tacto rectal: valora el tono en reposo, contracción del EAE y el recto, áreas de sensibilidad, compactación fecal y masas.

Estudios y pruebas diagnósticas

- Diario de deposiciones diarias y cuestionarios validados.
- Descartar causas sistémicas o metabólicas (infecciosas, autoinmunitarias, malignas, endocrinas).
- Estudios de heces en pacientes con diarrea.
- **Sigmoidoscopia flexible:** indicada para pacientes < 40 años de edad para valorar la presencia de masas o inflamación de la mucosa.
- **Colonoscopia:** indicada para *cualquier paciente > 40 años* o con sx preocupantes (pérdida de peso, melena o hematoquecia [rectorragia], diarrea crónica), hx familiares de cáncer de colon, CCNPH o síndrome de Lynch; evaluar para EII y esprúe celíaco.
- **Eco endoanal:** resulta útil cuando hay una sospecha clínica de lesión del esfínter anal; *solo evalúa la estructura (prueba de elección para una contracción anal deficiente).*

- **Manometría anal:** estudio útil en pacientes con tono anal normal que manifiestan sensación *anómala* para defecar; evalúa la sensibilidad rectal, la distensibilidad y el RRAI; evalúa *solo* la función..
- **Otros estudios:** electromiografía (cartografía o mapeo de los defectos del EAE), estudios de conducción del nervio pudendo, defecografía (evalúa el descenso del perineo, el ángulo anorrectal, la presencia de rectocele, etc.), RM pélvica dinámica y estudios de tránsito colónico.

Tratamiento (*NEJM* 2007;356:1648)

- Tratamiento dirigido a la causa primaria.
- Modificación de la consistencia de las heces y la expulsión.
  - El aumento de la ingesta de fibra mejora la masa de heces sólidas y puede aliviar el vaciamiento (puede agravar la diarrea en algunos pacientes) (*Gastroenterology* 1980;79:1272).
- Ejercicios del suelo pélvico: Kegel.
- Biorretroalimentación: se realiza mediante retroalimentación visual, auditiva o verbal con una sonda de EMG en el ano y el recto para mostrar los cambios en la presión. Amplia gama de éxito, del 38 al 100% (*Curr Obstet Gynecol Rep* 2014;3:155–64).
  - Mejora la sensación rectal y la contracción de los esfínteres, la coordinación sensitivomotora y la distensión rectal percibida (*Dis Colon Rectum* 2007;50:417–27).
- **Tx quirúrgico:**

  Modulación de los nervios sacros: *véase* VHR. Se trata de un procedimiento mínimamente invasivo. Se obtiene > 85% de éxito y > 30% de continencia a los 5 años (*Dis Colon Rectum* 2013;56:234–45).

  Esfinteroplastia anal de solapamiento: mejoría a corto plazo en el 70-80% de los casos; solo 20-58% a los 5 años (*Am J Gastroenterol* 2004;99:1585–604).

  Riesgos: tasa de infección de la herida del 6-35%.

  *Nota: los estudios a largo plazo no han mostrado diferencias en los resultados finales entre la esfinteroplastia terminoterminal y de solapamiento para la reparación de la laceración perineal tras un parto vaginal, aunque la variante terminoterminal se asocia con ↓ incontinencia al cabo de 1 año (*Obstet Gynecol* 2012;120:803).*

  La colostomía terminal es un método eficaz para el tratamiento de los casos complicados y puede conducir a una mejoría en la CDV.

  Reparación de prolapso rectal: transrectal, transabdominal o rectopexia laparoscópica.

  Otras opciones: estimulación percutánea del nervio tibial, inyectables con agentes de masa y esfínter anal artificial.

Definiciones y epidemiología (*Fertil Steril* 2008;90:S60)

- **Infertilidad:** ausencia de emb después de 1 año de tener relaciones sexuales regulares sin protección y con < 35 años de edad. Considerar eval y tx en mujeres > 35 años de edad después de 6 meses. Afecta al 7-8% de las mujeres estadounidenses (*Fertil Steril* 2006;86:516).
- **Fecundidad:** probabilidad de que un ciclo menstrual resulte en un nacimiento.

Causas de infertilidad	
Diagnóstico	**% afectado**
Anomalías de la ovulación	17
Enf de las trompas	23
Endometriosis	7
Factor masculino	24
Sin explicación	26
Otro	3
Tomado de: *JAMA* 2003;290(13):1767–70.	

Antecedentes (*Fertil Steril* 2004;82:S169)

- HxOb: gravidez, paridad y resultados del embarazo/complicaciones asociadas.
- HxGin: edad de menarquia, longitud y características del ciclo, dismenorrea y síntomas premenstruales.
- Métodos de anticoncepción utilizados en el pasado; citologías vaginales anómalas y cualquier tx subsecuente, uso de KPO, ITS y EPI.
- Hx de infertilidad: duración de la infertilidad y frecuencia y momento de las relaciones sexuales, resultados de cualquier valoración previa y tx; Hx de enf tiroidea, dolor pélvico o abdominal, galactorrea, hirsutismo y dispareunia.
- Hx médicos y quirúrgicos: especial interés en la cirugía abdominal, pélvica y ginecológica.
- Medicamentos y alergias: incluye suplementos y fármacos de venta libre.
- Hx social: ocupación, ejercicio, factores de estrés, tabaco, alcohol, abuso de drogas y otras exposiciones tóxicas.
- Hx familiares: defectos del nacimiento, retraso mental, infertilidad y menopausia temprana.
- Hx reproductivos de la pareja: otros hijos concebidos, traumatismos testiculares, enf médicas crónicas, medicamentos, exposiciones tóxicas, abuso de drogas y antecedentes laborales.

Exploración física

- Peso, estatura, IMC y signos vitales.
- Exploración general: etapa de Tanner, signos de exceso de andrógenos.
- Exploración dirigida: tiroides, mamas, abdomen y ginecológica (digital y espéculo).

Evaluación diagnóstica

- **Fxn ovulatoria:** oligomenorrea (> 35 días entre ciclos) o amenorrea (> 3 meses entre ciclos). La fase luteínica (día 21 del ciclo o 7 días después de la ovulación) con un valor de progesterona > 3-6 ng/mL confirma la ovulación. La LH en orina (kits de predicción de ovulación comerciales) suele ser fiable y se correlaciona con el valor de la LH sérica. FSH y estradiol sérico (día 3 del ciclo), TSH y prolactina como valoración inicial. Si se sospechan problemas de la reserva ovárica, la valoración secundaria consiste en hormona antimülleriana (HAM), recuento de folículos antrales y prueba de exposición a citrato de clomifeno (PECC).
- **Valoración anatómica:**
  - La *histerosalpingografía* (HSG) valora la permeabilidad tubárica y la cavidad uterina, los pólipos endometriales y los miomas submucosos. Inyectar contraste radioopaco en el cuello uterino → visualizar el conducto cervical, la cavidad uterina, la luz y la permeabilidad tubárica (mediante filtración del medio de contraste a la pelvis). Tx con doxiciclina 100 mg v.o. c/12 h durante 5 días si hay Hx de EPI o de trompas dilatadas (*Obstet Gynecol* 2009;113(5):1180).
  - La *ecohisterografía* (ecografía con infusión salina) es más precisa que la HSG y tan precisa como la histeroscopia para la valoración de la cavidad.
  - La *ecografía transvaginal (EcoTV)* muestra los contornos de la cavidad uterina y las lesiones intrauterinas pequeñas. La *EcoTV 3D* es útil para las anomalías uterinas.
  - La *histeroscopia* se utiliza para el dx definitivo + tx de los miomas submucosos, las adherencias, los pólipos y los tabiques.
  - La *laparoscopia* resulta definitiva para la patología de las trompas uterinas y la patología pélvica (endometriosis).
  - *Cromopertubación* (inyección de contraste mediante sonda cervical) con observación intraabdominal de filtración tubárica para valorar la obstrucción de las trompas o el tx de aglutinación o adherencia en las fimbrias.
- **Valoración de la pareja (infertilidad por factor masculino):** *véase* más adelante.

INSUFICIENCIA OVÁRICA PREMATURA (IOP)

Definición y epidemiología *(Obstet Gynecol 2009;113:1355; Lancet 2010;376:911)*

- Desarrollo de hipogonadismo hipergonadotrópico en una mujer < 40 años. Afecta al 0.3% de las mujeres en edad fértil; el 5-10% de las mujeres presentan amenorrea secundaria.

Etiología

- Atresia folicular acelerada secundaria a un síndrome genético (síndrome de Turner XO → apoptosis de ovocitos; premutación X frágil → proteína tóxica para el ovocito). Insuficiencia ovárica autoinmunitaria secundaria a enf autoinmunitaria sistémica (descartar DM1, tiroiditis, insuficiencia suprarrenal). Toxinas ováricas (quimio con agentes alquilantes, RxT, hábito tabáquico, infxn como parotiditis o CMV).
- Estimulación folicular anómala secundaria a defectos en enzimas esteroidogénicas o a defectos en receptores de gonadotropina ováricos (p. ej., mutación en receptor de FSH).
- El resultado es una ↓ producción de estrógenos ováricos → ↓ retroalimentación negativa sobre la hipófisis → ↑ FSH, LH.

Manifestaciones clínicas

- Infertilidad primaria o secundaria. Menstruación irregular frente a amenorrea primaria o secundaria.
- Con X frágil: retraso mental, ataxia e insuficiencia ovárica prematura.
- Con síndrome de Turner: estatura baja, tórax en escudo, cuello alado, implantación baja del pelo, orejas de implantación baja, coartación aórtica y estrías ováricas.
- ↓ Estrógenos con infertilidad primaria → deterioro del desarrollo sexual secundario, dispareunia (secundaria a sequedad vaginal) y disminución de la densidad ósea.
- ↓ Estrógenos e infertilidad secundaria → sofocos (bochornos), sudores nocturnos, labilidad emocional, dispareunia y disminución de la densidad ósea.

Pruebas de diagnóstico inicial

- ↓ Estrógenos → ↑ FSH, ↑ LH. IOP si:
  FSH > 10 mUI/mL (salvo durante el aumento de LH preovulatorio en la mitad del ciclo).
  FSH > LH con E2 < 50 pg/mL (×2 si ↑ FSH) = folículos ausentes/no funcionantes.
- PECC: evaluar la FSH los días 3 y 10 del ciclo después de la administración de 100 mg de clomifeno v.o. los días 5-9 del ciclo; un ↑ FSH después de la provocación sugiere una reserva ovárica escasa.
- HAM: secretada por las células pequeñas de la granulosa del folículo preantral y antral inicial; refleja el tamaño de la reserva de folículos primordiales, disminuye con la edad y es indetectable en la menopausia. Marcador precoz de reserva ovárica. El valor de HAM no depende del ciclo. HAM > 1 pero < 3.5 ng/mL → reserva ovárica adecuada con respuesta probablemente buena a la estimulación.
- RFA mediante EcoTV: alta variabilidad, útil en caso de que los resultados del lab sean contradictorios.
- Genética: cariotipo para todas las pacientes con IOP y pruebas para premutaciones de X frágil (mutación de *FMR1* en el 14% de la IOP familiar).

Pruebas de seguimiento

- Anticuerpos antisuprarrenales y anti-21-hidroxilasa para insuficiencia suprarrenal autoinmunitaria asintomática (3% de IOP espontánea).
- Ab anti-células de islotes (debido a su asociación con la DM1).
- TSH, T_4L, peroxidasa antitiroidea y anticuerpos antitiroglobulina.
- Densidad mineral ósea para detectar osteopenia.

Tratamiento y medicamentos

- TH para ↓ sx de déficit de estrógenos y evitar pérdida ósea.
- Calcio diario (1200-1500 mg) + Vit D (600-800 IU) para la salud ósea.
- Andrógenos exógenos: papel dudoso en el tx; no hay pruebas de calidad suficiente.
- FIV con ovocitos de donante: controvertido en mujeres con síndrome de Turner, pues supone riesgo de embarazo.

SÍNDROME DEL OVARIO POLIQUÍSTICO (SOP)

Definición *(Nat Rev Endocrinol 2011;74:219)*

- Una anomalía de la función ovárica caracterizada por anovulación, elevación de las concentraciones de andrógenos y ovario poliquístico. Se asocia con obesidad y resistencia a la insulina (síndrome metabólico). Se utilizan criterios diagnósticos diferentes:
  1990, NIH-NICHD: hiperandrogenismo o hiperandrogenemia, oligoanovulación y exclusión de otras alteraciones endocrinas (se requieren los tres).
  2003, criterios de Rotterdam: dos de los tres siguientes: hiperandrogenismo clínico o bioquímico, oligo o anovulación y ovarios poliquísticos. Deben descartarse otras alteraciones endocrinas.
  2006, exceso de andrógenos; PCOS Society: hiperandrogenismo clínico o bioquímico con oligo/anovulación y ovarios poliquísticos (se requieren los tres).

Epidemiología y fisiopatología

- El 6-10% de las mujeres, en función de los criterios diagnósticos. Etiología incierta, pero el hiperandrogenismo puede ocasionar disfunción ovulatoria y secreción anómala de gonadotropina.
- Exceso de andrógenos → detención folicular y ↑ LH. La hiperinsulinemia también puede → detención folicular y características fenotípicas.
- La presentación puede consistir en exceso de vello facial y corporal, afeitados y depilación frecuente, menstruaciones irregulares, infertilidad, alopecia, acné, obesidad y síndrome metabólico.

Exploración física

- Valorar peso e IMC, patrón y crecimiento del pelo, glándula tiroidea, galactorrea (tumor secretor de prolactina) y acantosis *nigricans*.
- Voz profunda, patrón masculino de pelo facial/corporal. La clitoromegalia puede sugerir un tumor secretor de andrógenos o hiperplasia suprarrenal congénita.

Diagnóstico

- Antecedentes de oligo o anovulación, progesterona sérica de mitad de la fase lútea o LH urinaria.
- Pruebas de laboratorio: considerar pruebas especiales de andrógenos séricos si no hay hiperandrogenismo clínico o si existe virilización evidente. TSH, FSH/estradiol y prolactina si hay anovulación. Prueba de tolerancia de 2 h con 75 g de glucosa oral en mujeres con hiperandrogenismo con anovulación + acantosis *nigricans* + obesidad (IMC > 30 kg/m^2, o > 25 en mujeres asiáticas) + HxF de DM2 o DM gestacional (*Fertil Steril* 2012;97(1):28).
- EcoTV ovárico: ≥ 12 folículos en cada ovario de 2-9 mm de diámetro o volumen de ovario > 10 mL indican ovarios poliquísticos.
- Biopsia endometrial si hay Hx de oligomenorrea de larga evolución secundaria a ↑ cáncer endometrial.

Tratamiento (*Fertil Steril* 2008;89:505)

- El ejercicio y la pérdida de peso son capaces de reestablecer los ciclos ovulatorios, aliviar los síntomas y mejorar la fertilidad: es el tx de primera línea.
- En las mujeres que no buscan el embarazo, los AOC a dosis bajas (con menor probabilidad de androgenicidad) pueden ↓ hiperandrogenismo y riesgo de cáncer de endometrio, así como reestablecer los ciclos ovulatorios.
- Citrato de clomifeno (7% de riesgo de embarazo gemelar) y letrozol (si IMC > 30) como fármacos de primera elección para inducir la ovulación (*NEJM* 2014;371(2):119).
- Añadir metformina puede ayudar a las mujeres con intolerancia a la glucosa a mejorar sus tasas de fertilidad; añadir espironolactona puede ser útil en las mujeres con hiperandrogenismo que no responden a los AOC.
- La inducción de la ovulación con gonadotropinas exógenas es la segunda opción de tratamiento. La tercera opción es la FIV.

INFERTILIDAD POR FACTOR TUBÁRICO

Definición y epidemiología (*Curr Opin Infect Dis* 2004;17(1):49;2005)

- Es la infertilidad causada por el cierre de las trompas uterinas, generalmente como consecuencia de infección pélvica; el 20-30% de la infertilidad puede deberse a un factor tubárico. Muy frecuente.

Etiología

- Obliteración de las trompas uterinas o afectación de las fimbrias por procesos infecciosos o inflamatorios. La mayoría de los casos se deben a Hx previos de EPI.
- Las causas menos frecuentes son inflamaciones relacionadas con endometriosis, enf intestinal inflamatoria y adherencias quirúrgicas.
- Las causas iatrogénicas pueden incluir la ligadura de trompas o la salpingectomía.

Manifestaciones clínicas

- Por lo general, es asintomática; sin embargo, puede presentarse dismenorrea y dispareunia si existe endometriosis.
- Hx de EPI o cirugía pélvica previa.
- Aumenta el riesgo de embarazo ectópico.

Estudios y pruebas diagnósticas

- HSG: diagnóstica, pero también puede ↑ la fertilidad si la enfermedad por adherencias es mínima.
- Considerar la laparoscopia con cromopertubación si se sospecha endometriosis.
- Detección de gonorrea y clamidia para valorar la infección actual o la evidencia de cura.

Tratamiento y medicamentos (*Fertil Steril* 2012;97:539(4):843)

- Obstrucción proximal de trompas → sondaje de trompas; se asocia con mejores resultados.
- Hidrosálpinx → salpingectomía u obstrucción de trompas proximal; mejora las tasas de embarazo por FIV.
- Ligadura de trompas → reanastomosis de trompas si > 4 cm de trompa residual; depende del método de ligadura de trompas (clips > anillos > método de Pomeroy > electrocauterio).

PÉRDIDA RECURRENTE DE EMBARAZO (PRE)

Definición (*N Engl J Med* 2010;363:1740)

- Tres o más pérdidas del embarazo consecutivas antes de las 20 semanas de gestación; algunos recomiendan un estudio después de dos abortos consecutivos, sobre todo si la paciente tiene > 35 años de edad o si ella lo solicita.

Epidemiología y etiología

- El 15-20% de las mujeres embarazadas sufren abortos, < 1% de todas las mujeres tendrán PRE.
- El 10-50% de los abortos muy tempranos (< 10 sem) se deben a aneuploidía.
- Enf autoinmunitarias, anomalías uterinas o cervicales, factores endocrinos, infección y trombofilias.

Evaluación

- Determinar la edad gestacional real al momento del aborto espontáneo, en lugar del inicio de los síntomas.
- Preguntar sobre antecedentes de trombosis o muertes fetales previas; dismenorrea o menorragia (puede sugerir anomalía uterina); afecciones médicas crónicas, como enf tiroidea, diabetes o enfermedad autoinmunitaria (p. ej., lupus), hábito tabáquico, obesidad, alcoholismo y consumo de cafeína.

Diagnóstico (*Int J Gynaecol Obstet* 2002;78:179)

- Cariotipo de progenitores para translocación equilibrada, translocación robertsoniana y mosaicismo.
- Diagnóstico de síndrome de Ab antifosfolipídicos: anticoagulante lúpico, Ab anti-glucoproteína β_2 (IgM/IgG) y Ab anticardiolipídico (IgM/IgG). Requiere dos pruebas positivas separadas por 6-8 semanas para realizar el dx.
- Considerar el dx de trombofilia *solo* si la pt tiene Hx de tromboembolia. Realizar pruebas para el FVL, mutación de protrombina G20210A, proteína C/S y deficiencia de antitrombina III.
- Valorar la cavidad uterina mediante HSG, histeroscopia, ecohisterografía o EcoTV.
- En el 50% de los casos de aborto recurrente no se establece el dx (*Fertil Steril* 2012).

Tratamiento (*N Engl J Med* 2010;363:1740)

- Si los anticuerpos antifosfolipídicos son positivos, la administración de anticoagulantes y dosis bajas de ácido acetilsalicílico pueden ↓ la tasa de abortos.
- Si se detecta alguna anomalía genética, se pueden considerar los estudios genéticos preimplantación.
- Si existe tabique uterino → resección histeroscópica. No es preciso reparar un útero bicorne o unicorne, ya que el resultado obstétrico suele ser bueno y la reparación conlleva un riesgo mayor.
- Hasta la fecha no se ha encontrado un tx beneficioso para las mujeres con trombofilias.

ANOMALÍAS MÜLLERIANAS

Definiciones y epidemiología (*Hum Reprod Update* 2011;17:761)

- Una anomalía del útero, las trompas o la vagina superior debida al fracaso en el desarrollo, la fusión o la involución de las estructuras müllerianas.

  Afecta al 5-6% de las mujeres (3.9%, útero arqueado; 2.3%, útero tabicado; 0.4%, útero bicorne; 0.3%, útero unicorne; 0.3%, útero didelfo). ↑ hasta el 8% con infertilidad. ↑ hasta el 13% con abortos recurrentes. ↑ hasta el 25% con infertilidad mixta y abortos recurrentes.

Etiología (Fritz MA, Speroff L. *Clinical Gynecologic Endocrinology & Infertility*. Philadelphia, PA: Lippincott Williams & Wilkins; 2011)

- **Esporádica:** multifactorial y poligénica. 46,XX (92%); mosaicismo de cromosomas sexuales (8%).
- **Factores de riesgo:** hipoxia durante el embarazo, MTX, DES, talidomida, radiación e infección vírica.
- Fallo de fusión vertical (canalización) → seno urogenital y tubérculo mülleriano separado.
- Fallo de fusión lateral (duplicación) → fracaso de fusión bilateral de los conductos müllerianos.
- Desarrollo del útero, trompas uterinas y porción superior de la vagina:

  Se forman dos conductos müllerianos (paramesonéfricos) a partir del epitelio celómico al lado de los conductos de Wolff (mesonéfricos). En *ausencia* del gen *SRY* en el cromosoma Y y la HAM, los conductos müllerianos proliferan y crecen en dirección caudal y medial, de manera que se extienden desde la placa vaginal del seno urogenital hasta el ovario en desarrollo. En *ausencia* de testosterona, los conductos de Wolff involucionan. Se produce la canalización de los conductos con la apertura de una luz craneal hacia la cavidad peritoneal. Los conductos apareados se fusionan/reabsorben en la línea media; de esta manera forman el cuerpo del útero y los brazos laterales no fusionados dan lugar a las trompas uterinas.
- El desarrollo del seno urogenital forma la porción *inferior* de la vagina, la vejiga y la uretra.

  El seno urogenital se desarrolla a partir de la porción ventral de la cloaca (intestino primitivo posterior; confluencia de la uretra, el recto y la vagina). La porción caudal de los conductos paramesonéfricos se fusiona con el seno urogenital para formar la vagina y el cuello uterino.

Figura 8-1 Tipos de anomalías congénitas uterinas

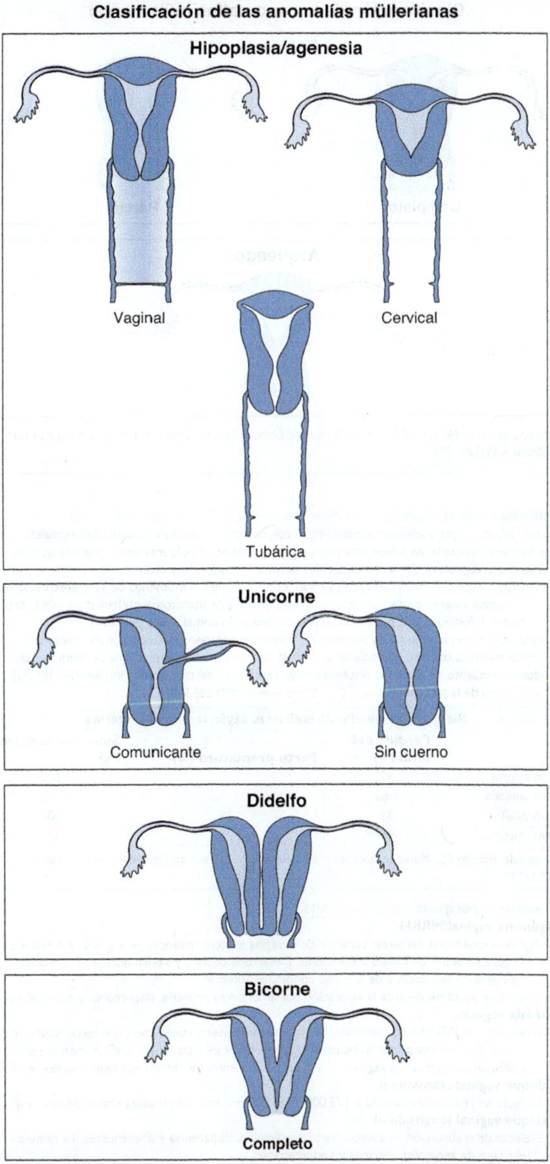

(continúa)

Figura 8-1 *(continuación)*

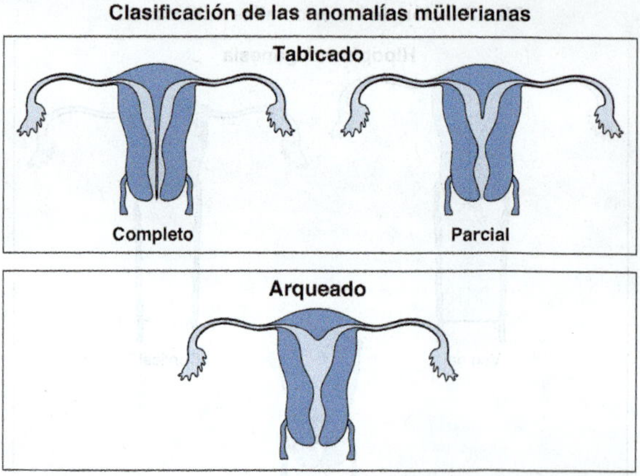

Tomado de: Fritz MA, Speroff L. *Clinical Gynecologic Endocrinology & Infertility*. Philadelphia, PA: Lippincott Williams & Wilkins; 2011.

Manifestaciones clínicas (*Curr Opin Obstet Gynecol* 2010;22:381; *Fertil Steril* 2008;89:219)

- La mayoría de las pts suelen ser asintomáticas, con caracteres sexuales secundarios normales.
- Los sx *pueden* consistir en amenorrea primaria o cambios en el ciclo menstrual (malformaciones uterinas o vaginales), dismenorrea o dolor pélvico cíclico agudo ± crónico.
  Sangrado vaginal anómalo, exudado vaginal fétido (peor en el momento de las menstruaciones); dificultades para insertar un tampón, masa pélvica (por hematometra/hematocolpos), dispareunia, infertilidad y abortos recurrentes (sobre todo con el útero tabicado).
- Complicaciones en el emb (tasas mayores de aborto espontáneo, parto prematuro, presentación anómala del feto, distocia en el trabajo de parto, rotura prematura de membranas, desprendimiento de placenta, placenta previa, restricción del crecimiento intrauterino [RCIU] y aumento de la tasa de cesáreas) (*Am J Obstet Gynecol* 2011;205:558).

Riesgo de resultados de embarazo según la anomalía uterina

	Pérdida del emb (%)	Parto prematuro (%)	Supervivencia fetal (%)
Útero bicorne	40		62
Útero tabicado	> 60		6-28
Útero didelfo	35	19	60
Útero unicorne	44	25	43

Tomado de: Ribeiro SC. Müllerian duct anomalies: Review of current management. *Sao Paulo Med J*. 2009;127:92.

Anomalías específicas (*Obstet Gynecol* 2013;121:1134)

- **Agenesia vaginal/MRKH**
  Agenesia mülleriana del tercio superior de la vagina ± útero/trompas → vagina con fondo de saco ciego. Afecta a 1 de cada 5 000 mujeres. Desarrollo ovárico y sexual normal. ↑ anomalías de las vías urinarias, óseas y de la pared abdominal anterior.
  Suele diagnosticarse durante la valoración por amenorrea primaria, dispareunia o dolor pélvico.
- **Atresia vaginal**
  Alrededor del 15% son segmentarias. Sin anomalías de útero, cuello uterino o tercio superior de la vagina. Amenorrea primaria: hematocolpos → dolor pélvico cíclico. DxD: himen imperforado y tabique transversal. La segmentaria tiene ≥ 1 cm entre los tercios vaginales superior e inferior.
- **Tabique vaginal transversal**
  Defecto de reabsorción, afecta a 1/3 000-1/80 000 mujeres. Se presenta como agenesia vaginal.
- **Tabique vaginal longitudinal**
  Defecto de reabsorción → aborto, parto pretérmino, dispareunia y dismenorrea. Incrementa el riesgo de anomalías urinarias y endometriosis.

- **Útero didelfo**
  Defecto en la fusión lateral, con útero y cuello uterino dobles ± vagina doble → dismenorrea posmenarquia, dolor abdominal, masa abdominal palpable. Se asocia con agenesia renal ipsilateral (síndrome OHVIRA/Herlyn-Werner-Wundelich); el 75% de las pts tienen vagina tabicada.
- **Útero unicorne**
  Únicamente se ha formado un solo conducto mülleriano, con el lado contralateral ausente/incompleto. Representa el 5% de todas las anomalías uterinas; en 1/4020. El 74% tiene un cuerno rudimentario, generalmente no comunicante con el hemiútero. El 40% presenta anomalías renales y el 15% con endometriosis. Ovarios ausentes o extrapélvicos poco frecuentes. Se recomienda la extracción de los cuernos vestigiales antes del embarazo. Complicaciones obstétricas: embarazo ectópico (2.7%), AE del primer trimestre tardío o el segundo temprano (35%), parto pretérmino (20%), muerte fetal intrauterina del tercer trimestre (3.8%), placenta acreta y atonía posparto.
- **Atresia cervical**
  Cuatro categorías: 1) agenesia, 2) fragmentación, 3) cordón fibroso y 4) obstrucción. El 50% también presenta agenesia vaginal y el 33% anomalías uterinas. ↑ de endometriosis, hematosálpinx y enf pélvica por adherencias.

Estudios y pruebas diagnósticas (*Fertil Steril* 2008;89:219)

- **Objetivo:** identificar útero dilatado/obstruido o con masas, anatomía pélvica, distancia de una vagina obstruida desde el perineo, engrosamiento de un tabique vaginal o un segmento atrésico y presencia/ausencia de anomalías del aparato urinario.
- Exploración física con exploración pélvica ± rectal (adolescentes/adultas jóvenes). Exploración bajo anestesia ± vaginoscopia (población pediátrica).
- La RM o la EcoTV son las pruebas de imagen más sensibles para detectar anomalías uterinas. La vaginoscopia se utiliza para anomalías vaginales/cervicales. La laparoscopia y la HSG son útiles para las anomalías uterinas.
- Valorar la presencia de anomalías genitourinarias (20-30% de las pts).

Tratamiento y medicamentos (*Fertil Steril* 2012;89:1(4):843)

- **Obstrucción uterina/vaginal** → aliviar inmediatamente la obstrucción (cirugía).
  En caso de no poder ir inmediatamente al quirófano, colocar una sonda de Foley para evitar la retención urinaria. Considerar drenaje percutáneo, drenaje laparoscópico y ACO continuos para suprimir el crecimiento endometrial hasta la reparación quirúrgica.
- **Anomalía vaginal** → reparación quirúrgica o mecánica. Si no es urgente, se realiza la intervención médica/quirúrgica cuando alcance madurez emocional/edad fértil. En el postop se emplean dilatadores vaginales a fin de prevenir la aparición de estenosis. En conjunto, las pacientes tienen una vida sexual satisfactoria parecida a la de la población normal. Comentar las opciones de emb, FIV y embarazo subrogado. Las pacientes necesitan apoyo multidisciplinario con profesionales de la salud mental y trabajadores sociales.
  Tx quirúrgico frente a dilatación perineal progresiva: los dilatadores son la *primera elección*, pues la neovagina ↑ la estenosis y requiere operaciones de repetición. Mayor tasa de éxito si la profundidad de la vagina es mayor que un hoyuelo, hay aumento en la frecuencia de dilatación y con las relaciones sexuales.
  Tx quirúrgico:
  - Procedimiento de Vecchietti (técnica abdominal o laparoscópica con tracción gradual del hoyuelo vaginal) → creación de una neovagina en 6 meses para el 90% de las pacientes. Durante los 3 primeros meses del postop, debe usarse un molde vaginal permanente.
  - Neovagina de McIndoe (disección entre uretra y recto) → colocar un injerto cutáneo de separación.
  - Neovagina de Davydov (técnica abdominal o laparoscópica con disección del espacio rectovesical, movilización del peritoneo, creación de fondos de saco vaginales y unión del peritoneo al introito).
  - Vulvovaginoplastia de Williams (se utiliza un colgajo vulvar para crear un tubo vaginal). Se requiere dilatación durante un período prolongado. Ángulo de neovagina anómalo.
  - Colgajos rotacionales (se emplea músculo pudendo, grácil miocutáneo, labios menores y otras reconstrucciones fasciocutáneas). También puede elaborarse una vagina a partir del intestino.
- **Tabique** → resección histeroscópica del tabique uterino o vaginal longitudinal. La vía de acceso al tabique vaginal en la zona transversal media o baja es a través de la vagina; en los tabiques altos y la atresia vaginal se combina un abordaje vaginal y abdominal.
- **Útero bicorne** → la metroplastia de Strassman unifica las dos cavidades. Aumenta el riesgo de rotura uterina en el parto.
- **Cuernos rudimentarios, hemivaginas obstruidas, etcétera** → resección laparoscópica.
- **Atresia cervical** → histerotomía y anastomosis uterovaginal frente a histerectomía.
- **Didelfo, bicorne** → rara vez necesitan reparación.
- **Tabique uterino**→ mejores resultados con resección si la pérdida fue en el primer trimestre o si se desea FIV.

INFERTILIDAD POR FACTOR MASCULINO

Definición y epidemiología (*Fertil Steril* 2006;86:S202)

- Incapacidad de un hombre para lograr un emb con una mujer fértil en un período de 1 año.
- Cerca del 20% se debe solo a factores masculinos. Otro 30-40% se debe a la combinación de factores masculinos y femeninos.
- **Factores de riesgo:** exposición laboral o ambiental a sustancias químicas, radiación o calor; Hx de varicocele, parotiditis, reparación de hernias, tumor hipofisario, empleo de esteroides anabolizantes, lesión testicular e impotencia.

Etiología

- **Anomalías endocrinas**
  Hipogonadismo hipogonadotrópico (secundario) (1-2%)
  Congénito: síndrome de Klinefelter (XXY) y síndrome de Kallmann (migración neuronal anómala que causa anosmia e hipogonadismo hipotalámico).
  Adquirido: tumores (macroadenoma, craneofaringioma), enf infiltrante (sarcoidosis, TB, hemocromatosis), hipofisitis o infundibulitis linfocíticas, vascular (infarto, aneurisma), enf hipotalámica/hipofisaria o fármacos que los afectan, medicamentos y alcohol y exceso de andrógenos.
  Hipogonadismo hipergonadotrópico (primario) (30-40%)
  Congénito: síndrome de Klinefelter (XXY, 1 en 500-700), criptorquidia, alteración del receptor de andrógenos o su síntesis (5α-reductasa) y distrofia miotónica.
  Adquirido: cáncer, infección (orquitis vírica, parotiditis), fármacos (quimioterápicos alquilantes, antiandrogénicos), torsión, radiación, hábito tabáquico, hipertermia, anticuerpos antiespermatozoides. Varicocele: dilatación del plexo pampiniforme de las venas espermáticas en el escroto (el izquierdo es más frecuente que el derecho).
- **Anomalías congénitas de la espermatogénesis (10-20%):** microdeleciones/sustituciones del cromosoma Y, defectos autosómicos y ligados a X y cambios epigenéticos.
- **Defectos postesticulares (10-20%):** criptorquidia, enf del epidídimo o los vasos deferentes (infección, vasectomía, FQ), criptorquidia, cáncer testicular, eyaculación retrógrada y disfunción eréctil.
- **Idiopática (40-50%).**

Manifestaciones clínicas y diagnóstico

- **Valoración de los antecedentes:** embarazos previos engendrados, frecuencia y cronología coital, enf de la infancia (orquitis en parotiditis), Hx del desarrollo y puberales, enf médicas sistémicas, cirugías previas (reparación de hernia), exposiciones ambientales (calor) y tóxicas, fármacos, Hx de ITS, traumatismos en los genitales y disfxn sexual.
- **Exploración física:** evaluar los caracteres sexuales secundarios: hábito exterior, distribución del vello y ginecomastia. Inspeccionar el pene incluyendo la localización del meato uretral. Palpar los testículos y estimar el volumen testicular con orquidómetro de Prader. Valorar la presencia/consistencia de los vasos deferentes y el epidídimo, así como la presencia de varicocele. Tacto rectal para valorar la presencia de masas.
- **Estudio de semen:** obtener después de 2-7 días de abstinencia; dos muestras con una separación de 1 mes; *véase* la tabla siguiente para conocer la valoración y parámetros normales, y también evaluar recuento de leucocitos, restos microscópicos/aglutinación y células germinales inmaduras.

Valores de referencia para el estudio del semen	
En al menos dos ocasiones:	
Volumen eyaculado	> 1.5 mL
Concentración espermática	> 15 millones/mL
Recuento total de espermatozoides	> 39 millones/eyaculación
Movilidad	> 40%
Movilidad progresiva	> 32%
Morfología normal	> 5% normal
Vitalidad (vivos, membrana intacta) (*Methods Mol Biol* 2013;927:13–19)	> 60%

Tomado de: *Human Repro* 2010;16:231–245 y World Health Organization reference values for human semen characteristics and Methods. *Mol Biol*. 2013;927:13–9.

- **Después del estudio diagnóstico inicial:** consulta con urología si estuviese indicado. Estudios de semen adicionales (autoanticuerpos antiespermatozoides, bioquímica, cultivo, interacción de los espermatozoides con el moco cervical, pruebas de fxn de espermatozoides [análisis de espermatozoides, reacción acrosómica, prueba de penetración de la zona libre del ovocito de hámster, prueba de unión a la zona pelúcida humana, cromatina del espermatozoide y análisis de ADN]). Eval endocrina: testosterona, LH, FSH, prolactina. Análisis de orina después de la eyaculación en pacientes con volumen de semen escaso para descartar eyaculación retrógrada. Eco transrectal y escrotal para identificar obst y varicocele no palpable. Pruebas genéticas: gen *CFTR* (asociado con ausencia congénita de vasos deferentes), cariotipo para detectar anomalías cromosómicas (relacionadas con deterioro de la función testicular), PCR para buscar microdeleciones en el cromosoma Y (asociadas con deterioro espermatogénico aislado).

Tratamiento y medicamentos

- Tratar la etiología subyacente si se ha identificado. Mejorar las prácticas sexuales: relaciones cada 2 días durante el intervalo más fértil (3 días antes del día de la ovulación y ese día).
- Aspiración de espermatozoides en caso de azoospermia obstructiva: EET o AMQEE seguida de FIV con IICE (*véase* más adelante).
- Emplear TRA como se describe más adelante; la IICE es útil en caso de infertilidad por causas masculinas; considerar donante de espermatozoides.

INDUCCIÓN DE LA OVULACIÓN Y REPRODUCCIÓN ASISTIDA

Definición

- Uso de fármacos para estimular una ovulación normal en pacientes con oligo/anovulación (18-25% de las parejas se presentan por infertilidad de causa ovulatoria).

Citrato de clomifeno (*Fertil Steril* 2004;82:90)

- **Indicaciones:** tx inicial de oligo o anovulación; también para infertilidad inexplicada y declive de la fertilidad asociado con la edad. Contraindicación: emb.
- **Mecanismo de acción:** agonista/antagonista estrogénico: predominan las propiedades antagonistas; se une competitivamente a receptores estrogénicos en el hipotálamo → ↑ GnRH por el hipotálamo → ↑ FSH, LH por hipófisis → crecimiento folicular y ovulación.
- Administrar 50-150 mg v.o. al día durante 5 días, empezando el día 2-5 del ciclo menstrual. Combinado con relaciones o inseminación intrauterina programadas. Monitorizar ovulación usando TCB, LH en orina, elevación de progesterona en la fase lútea intermedia o Eco que demuestre un folículo preovulatorio antes de la ovulación y el colapso folicular posterior.
- Tasa de éxito de ovulación del 60-80%: la ausencia de ovulación o de emb con ovulación conocida a lo largo de 6 meses indica fracaso del tx; muchas pacientes acuden a la FIV si fracasa el citrato de clomifeno; debe asesorarse acerca del 7-9% de probabilidad de embarazo gemelar. Bajo riesgo de SHEO (*véase* más adelante).

Letrozol (*NEJM* 2015;371:119)

- Inhibidor de la aromatasa que se utiliza en oncología para los tipos de cáncer sensibles a estrógenos, pero cada vez hay más información acerca de su uso no autorizado para la inducción de la ovulación.
- Administrar 2.5-7.5 mg/día en los días 3-7 del ciclo y vigilar la ovulación como se haría con clomifeno.
- En las mujeres con SOP e IMC > 30, hay una tasa de parto de producto vivo mayor (20% frente a 10%) y menor tasa de embarazo gemelar (3.4% frente a 7.4%).

Inyección de gonadotropina (*Fertil Steril* 2008;90:S13)

- Gran cantidad de protocolos con base en la fisiología normal del ciclo menstrual.
- **Mecanismo de acción:** la FSH estimula la proliferación de las células de la granulosa y el desarrollo del folículo. La LH estimula la producción de andrógenos desde células de la teca (se convierten en estrógeno por células de la granulosa). La hCG estimula la maduración folicular del ovocito desde la profase I a través de la metafase II y la ovulación; puede usarse como alternativa a la LH para estimular la ovulación.
- **Administración típica:** gonadotropinas (hMG o FSH) administradas por vía s.c. o i.m. poco después de la menstruación (aproximadamente en el día 3 del ciclo) → hCG, LH, o agonista de GnRH una vez que el folículo alcanza el tamaño objetivo (18-20 mm). Relación sexual programada, inseminación intrauterina o recuperación del ovocito típicamente 34-36 h después de la administración de hCG. Se utiliza progesterona o hCG para apoyar al cuerpo lúteo después de la concepción.
- **Vigilancia:** EcoTV para valorar el desarrollo folicular (diámetro > 18 mm) y grosor endometrial previo a la estimulación de la ovulación con hCG. El valor de estradiol se correlaciona con la maduración folicular (E2 > 200 pg/mL por folículo). Se debe tomar el valor de progesterona antes de la administración de la hCG para determinar la aparición prematura del pico de LH.
- Las complicaciones de la administración de gonadotropinas consisten en gestación múltiple (↑ con edad materna menor y mayor número de embriones transferidos) y SHEO.

Inseminación intrauterina (IU) (*Cochrane Database Syst Rev* 2012;4:CD003357)

- **Ventajas:** intervención más rentable antes de proceder con una FIV. Desventajas: exige la permeabilidad de al menos una trompa uterina.
- **Indicaciones:** disfunción sexual (el coito puede evitarse), infertilidad por factores cervicales, infertilidad por factores masculinos, infertilidad inexplicada, endometriosis. Contraindicaciones: emb, oclusión bilateral de las trompas uterinas e infección pélvica activa.

- **Procedimiento:** lavar la muestra de semen eyaculada para eliminar las prostaglandinas. Concentrar los espermatozoides en un medio de cultivo. Inyectar los espermatozoides suspendidos en la cavidad uterina usando un catéter pequeño enhebrado en el cuello uterino: programar para que suceda justo antes de la ovulación (analizar LH en orina).
- Tasa de emb acumulada del 5-20%; suelen intentarse 3-6 ciclos antes de proceder con una FIV.

Fecundación *in vitro* (FIV) (*Cochrane Database Syst Rev* 2012;18:CD003357)

- **Ventajas:** probabilidad de éxito mayor. Desventajas: costosa, riesgo de embarazos múltiples y de SHEO debido al uso de gonadotropinas.
- **Indicaciones:** infertilidad por factores tubáricos, fracaso de terapias menos cruentas, infertilidad por factores masculinos, disminución de la reserva ovárica, insuficiencia ovárica (uso de donantes de ovocitos), infertilidad por factores uterinos (madres subrogadas). Contraindicaciones: enf materna en la que esté contraindicado el emb (p. ej., neoplasias malignas) o infección pélvica activa.
- **Procedimiento:** hiperestimulación ovárica controlada como se menciona antes → aspiración de folículos: suele realizarse por vía transvaginal con guía ecográfica. Los ovocitos se mezclan con espermatozoides preparados *in vitro*, y la fecundación sucede en las 18 h siguientes. Los embriones se transfieren a la cavidad uterina en los días 3-5 del ciclo. Prueba de emb (hCG sérica) al cabo de 10-12 días de la transferencia.
- Tasa de partos vivos del 45%: disminuye a medida que aumenta la edad de la madre.

Inyección intracitoplasmática de espermatozoides (IICE) (*Fertil Steril* 2008;90:S187)

- **Ventajas:** facilita el proceso de fecundación mediante la inyección directa de espermatozoides en el interior del ovocito. Desventajas: técnicamente difícil y costosa.
- **Indicaciones:** infertilidad por factores masculinos, tipos infrecuentes y seleccionados de infertilidad femenina (anomalías morfológicas de los ovocitos o de la zona pelúcida que impidan un proceso de fecundación normal). Contraindicaciones: las mismas que en la FIV.
- **Procedimiento:** hiperestimulación ovárica controlada y aspiración folicular, como ya se ha descrito.
- Inyección directa de un solo espermatozoide en el interior del citoplasma del ovocito humano.
- Tasa de partos vivos del 30%; no se conocen los resultados fetales a largo plazo.

Eclosión asistida (EA) (*Human Repro* 2000;15:1061)

- La *eclosión* es el proceso natural en el que el embrión se expande y atraviesa la zona pelúcida para implantarse en el endometrio.
- La EA es un procedimiento de laboratorio en el que la zona pelúcida se abre mecánicamente.
- Se considera que mejora el porcentaje de embriones que se implantan en poblaciones de pts con embriones de baja calidad/mujeres mayores.

PRESERVACIÓN DE LA FERTILIDAD

Epidemiología (*Semin Reprod Med* 2011;29(2):147)

- La probabilidad de dx de cáncer en una mujer premenopáusica es del 11%.
- La supervivencia para numerosas neoplasias de la infancia es > 80%.
- El tratamiento de muchos de estos cánceres puede dar lugar a infertilidad, de manera que es importante tener en cuenta los deseos reproductivos futuros *antes* de la cirugía, la quimio o la RT.

Fisiopatología

- Los ovocitos primarios se detienen en la profase de la primera división meiótica al nacer con las apoptosis continuas que disminuyen la reserva de folículos primarios.
- Los quimioterápicos alquilantes afectan a los folículos en reposo y conllevan un riesgo elevado de insuficiencia ovárica.
- Los antimetabolitos solo afectan a los ovocitos metabólicamente activos y a las células de la granulosa, por lo que el riesgo de insuficiencia ovárica es menor.
- La radiación también afecta a los ovocitos en desarrollo; una dosis de 24 Gy → insuficiencia ovárica.
- Una quimioterapia intensiva con varios fármacos y la irradiación corporal total necesaria para el trasplante de células pluripotenciales de la médula ósea ocasionan un riesgo > 90% de insuficiencia ovárica permanente.

Abordajes

- **No quirúrgico:** la criopreservación de espermatozoides o la criopreservación de embriones son métodos establecidos de preservación de la fertilidad (*Fertil Steril* 2005;83:1622). Técnicas experimentales: si no es posible la criopreservación del embrión por falta de pareja o por el deseo de evitar la creación de excedentes de embriones, algunos centros son capaces de criopreservar el ovocito tras un ciclo de HOC. Algunos centros llevan a cabo la criopreservación y la maduración *in vitro* de ovocitos a partir de ovarios no estimulados si no es posible un ciclo de HOC.
- **Quirúrgico:** puede realizarse una transposición ovárica quirúrgica para extraer un ovario de la pelvis o el abdomen si la paciente va a someterse a radiación. La criopreservación de tejido ovárico es un procedimiento aún experimental en el que se recolecta tejido ovárico, se congela y posteriormente se descongela y se trasplanta de nuevo, o bien, se aíslan folículos individuales que se hacen crecer *in vitro*. Pueden trasplantarse tiras corticales en la pelvis, el abdomen o el antebrazo. Se han dado casos de fecundación hasta 7 años después del trasplante (*Fertil Steril* 2010;93(3):762).

- Cirugías para preservar la fertilidad en caso de neoplasias ginecológicas:
  Cáncer cervicouterino → traquelectomía en pacientes con tumores < 2 cm y sin metástasis ganglionares; en el momento de la cirugía debe colocarse un cerclaje. Mayor riesgo de abortos del segundo trimestre y de parto pretérmino.
  Cáncer endometrial → tratamiento con progesterona en caso de tumor bien diferenciado sin afectación ganglionar. Tasa de respuesta inicial > 60% en pacientes seleccionadas. Debe realizarse una terapia definitiva con histerectomía, ya que el riesgo de recurrencia es > 50%.
  Cáncer de ovario → salpingo-ooforectomía unilateral y disección ganglionar en tumor de células germinales maligno o en estadios tempranos de carcinoma ovárico.

PRUEBAS GENÉTICAS PREIMPLANTACIÓN

Definición (*Fertil Steril* 2008;90:S136)

- Nuevas tecnologías para las pacientes que van a someterse a TRA con la finalidad de valorar mutaciones genéticas y aneuploidia antes de la implantación para establecer un emb no afectado.
- **Diagnóstico genético preimplantacional (DGP):** pruebas genéticas del embrión cuando se sabe que uno o los dos progenitores son portadores de una mutación génica concreta o de un reordenamiento cromosómico equilibrado.
- **Detección precoz genética preimplantacional:** cribado del embrión para aneuploidia en parejas cromosómicamente normales.

Indicaciones

- Evitar la finalización del emb de un feto con riesgo de enf debilitante hereditaria o selección de sexo por motivos médicos.
- Reducir la tasa de abortos recurrentes en las pacientes con translocaciones cromosómicas equilibradas conocidas.

Procedimiento

- Se crea una pequeña abertura en la zona pelúcida, la célula o el cuerpo polar extraídos usando una pipeta de succión pequeña, y se realiza un análisis genético mediante PCR para valorar la existencia de defectos génicos y una FISH para buscar anomalías cromosómicas.
- Pueden extraerse el primero y el segundo corpúsculos polares de los ovocitos después de la extracción si la madre es portadora de una mutación detectable.
- Pueden aspirarse los blastómeros del embrión 3 días después de la fecundación.

Asesoramiento

- La bx y el cultivo del embrión pueden reducir la viabilidad del emb (*NEJM* 2007;357:9). Parto imprevisto de descendencia afectada: sexo sin protección que da lugar a emb, transferencia de embriones erróneos y dx erróneo. Eliminación de embriones con anomalías genéticas y no empleados para transferencia. Los resultados falsos positivos pueden hacer que se desechen embriones potencialmente normales. Se recomiendan pruebas prenatales de confirmación después del DGP si se desean, pues existe el riesgo de mosaicismo embrionario con resultados diferentes a los del feto: ofrecer pruebas estándar para aneuploidia, MVC o amniocentesis.

SÍNDROME DE HIPERESTIMULACIÓN OVÁRICA (SHEO)

Definición y epidemiología (*Fertil Steril* 2008;90:S188)

- Complicación potencialmente mortal de la inducción de la ovulación, caracterizada por un aumento de tamaño del ovario debido a múltiples quistes ováricos y desplazamiento agudo de líquido fuera del espacio intravascular. Se produce en el 0.2-6% de los ciclos de inducción de ovulación.
- **Factores de riesgo:** Hx previos de SHEO, edad < 35 años, peso corporal bajo, SOP, dosis mayores de gonadotropinas exógenas, valores de E2 absolutos altos o rápidamente crecientes. El emb aumenta la probabilidad, la duración y la gravedad del SHEO.

Fisiopatología

- Desencadenante principal: hCG (fisiológica o exógena).
- Aumento de tamaño del ovario secundario a estimulación por gonadotropinas → ↑ hormonas ováricas y de sustancias vasoactivas (citocinas, angiotensina, VEGF) → ↑ permeabilidad capilar y secuestro agudo en tercer espacio.
- Acumulación masiva de líquido exudativo extracelular e hipovolemia intravascular grave y hemoconcentración → fracaso multiorgánico.

Manifestaciones clínicas

- **Signos/sx:** meteorismo, molestias y distensión abdominal, vómitos, diarrea, aumento rápido de peso, ascitis a tensión, inestabilidad hemodinámica, dificultad respiratoria (taquipnea), oliguria, hipotensión y otros signos de hipovolemia intravascular.

- **Hallazgos de laboratorio:** hemoconcentración (↑ Hct, leucocitosis, trombocitosis), desequilibrio electrolítico (hipoNa, hiperK, acidosis metabólica). ↑ Cr y ↑ enzimas hepáticas.
- **Complicaciones potencialmente mortales:** insuficiencia renal aguda, SDRA, insuficiencia cardíaca, hemorragia por rotura ovárica y tromboembolia.

Tratamiento

- **Autolimitado:** tx principalmente para alivio sintomático y estabilización.
- **Tx ambulatorio en casos leves:** analgesia para el dolor, hidratación oral, monitorización de la progresión. Lab seriadas, Eco seriadas y peso diario. Abstinencia de relaciones sexuales y de actividades demasiado enérgicas para disminuir el riesgo de rotura del quiste o de torsión de ovario.
- **Hospitalización y tx de soporte en UCI:** tx con líquidos i.v. que incluye registro estricto de EyS y líquidos i.v. (glucosa al 5% con SSN, LIVM con albúmina al 25% según la necesidad) para mantener diuresis y PA. Toracocentesis, culdocentesis y paracentesis con guía ecográfica según la necesidad. Ppx contra tromboembolia: medias antitrombóticas, dispositivos de compresión neumática y coagulación profiláctica. Ingreso en UCI para tx de complicaciones tromboembólicas, compromiso pulmonar o insuficiencia renal. Cardíaca: monitorización invasiva de la PVC, PPCC. Pulmonar: suplementos de oxígeno, ventilación asistida y toracocentesis. Renal: dopamina en dosis bajas en caso de afectación renal → dilatación de vasos renales → ↑ flujo sanguíneo renal. Puede precisar diálisis a corto plazo.

Prevención (*Fertil Steril* 2012;94:389(4):843)

- Monitorización cuidadosa después de la administración de gonadotropinas, sobre todo cuando los valores de E2 aumentan rápidamente, E2 > 2 500 pg/mL o pruebas Eco de aparición de un número elevado de folículos de tamaño intermedio (10-14 mm). Emplear dosis y duración mínimas de terapia con gonadotropina necesaria para alcanzar los objetivos terapéuticos. Retrasar la administración de hCG hasta que los valores de estradiol alcancen un valor meseta o ↓. Utilizar un agonista de GnRH (p. ej., leuprorelina) en lugar de hCG (solo puede usarse en ciclos antagonistas). Administrar cabergolina (agonista dopaminérgico) para disminuir la respuesta ovárica a la FSH.

Terminología obstétrica de uso frecuente

- **Gravidez:** cantidad de veces que una mujer ha quedado embarazada (incluido el emb actual).
- **Paridad:** resultados de los embarazos usando el sistema TPAV. Partos de ***término***/partos ***pretérmino***/***abortos***/niños ***vivos***. El *parto* se refiere a un solo evento, no al número de nacimientos (los gemelos cuentan como un solo parto), por ejemplo, G3P1A1V2 = actualmente, en el tercer emb, después de 1 aborto y 1 parto pretérmino gemelar (ambos vivos).
  T = término: ≥ 37 sem 0 días.
  P = pretérmino: 20 sem 0 días-36 sem 6 días.
  A = aborto: pérdidas espontáneas o provocadas < 20 sem 0 días.
  V = vivos: hijos vivos al momento de la consulta.
- **FEP:** es importante la fecha precisa, la FEP es 280 días (± 13 días; o 40 sem) a partir de la FUM. La FEP inicial se asigna mediante FUM. La fecha puede confirmarse mediante Eco si las menstruaciones son irregulares, la FUM es dudosa, la concepción se produjo simultáneamente con uso de anticonceptivos o hay discrepancias entre el tamaño y las fechas. La Eco tiene mayor precisión antes de las 12 sem y debe compararse con la FUM. Las Eco más tardías tienen menor precisión (± 2 sem en el segundo trimestre, ± 3 sem en el tercer trimestre).

Guías para determinar una nueva fecha con base en la ecografía

Rango de edad gestacional[a]	Método de medición	Discrepancia entre la fecha por ecografía y FUM que justifica obtener una nueva fecha
≤ 13 6/7 sem	LCC	
• ≤ 8 6/7 sem		Más de 5 días
• 9 0/7 sem a 13 6/7 sem		Más de 7 días
14 0/7 sem a 15 6/7 sem	DBP, PC, CA, LF	Más de 7 días
16 0/7 sem a 21 6/7 sem	DBP, PC, CA, LF	Más de 10 días
22 0/7 sem a 27 6/7 sem	DBP, PC, CA, LF	Más de 14 días
28 0/7 sem y posterior[b]	DBP, PC, CA, LF	Más de 21 días

CA, circunferencia abdominal; DBP, diámetro biparietal; FUM, fecha de última menstruación; LCC, longitud coronilla-cóccix; LF, longitud femoral; PC, perímetro cefálico.
[a]Basada en la FUM.
[b]Debido a que existe el riesgo de asignar una nueva fecha a un feto con restricción del crecimiento intrauterino, las decisiones de tratamiento basadas únicamente en la ecografía son problemáticas y deben ser guiadas por consideración de todo el cuadro clínico y vigilancia estrecha.

- **Viabilidad:** 24 sem 0 días o más.
- **Periviable:** 22 sem 0 días-23 sem 6 días.
- **Previable:** < 22 sem (diverso entre centros de atención).
- **Término temprano:** 37 sem 0 días-38 sem 6 días.
- **Término:** 39 sem 0 días-40 sem 6 días.
- **Término tardío:** 41 sem 0 días-41 sem 6 días.
- **Postérmino:** ≥ 42 sem 0 días, ↑ riesgo de muerte fetal (*JAMA* 2013;309:2445).
- **Primigrávida:** primer embarazo.
- **Nulípara:** sin partos previos (sin importar el resultado).
- **Primípara:** un parto (> 20 sem, o un T + P en el sistema TPAV).
- **Multípara:** más de un parto (sin contar abortos).
- **Gran multípara:** mujer que ha tenido 5 partos o más.
- **TN:** grosor de líquido nucal en la Eco del primer trimestre, ↑ en el síndrome de Down.
- **Prueba triple:** uE3 + hCG + AFP para valorar trisomía 21, trisomía 18, DTN.
- **Prueba cuádruple:** prueba triple + inhibina A.
- **ADN fetal libre de células:** después de 10 sem de EG, detectar presencia de trisomías 13, 18 y 21 y cromosoma Y. La tasa de detección del síndrome de Down es del 99% (en aquellos con resultado positivo); tasa de resultados positivos del 0.5%.
- **RCIU** = leve cuando el peso fetal estimado (PFE) < percentil 10 para la edad gestacional, RCIU grave < percentil 5 o CA < percentil 5 (puede utilizarse como sustituto de la RCIU).
- **PTG** (prueba de detección temprana): 50 g glucosa oral → glucemia al cabo de 1 h → límites de referencia: 135-140.
- **PTG:** 100 g de glucosa oral después de ayuno → 1, 2, 3 h posgluc (< 180, 155, 140, 95).
- **Altura de fondo uterino (AFU):** la medición de fondo uterino se realiza desde el hueso del pubis hasta la punta del fondo, la cual se relaciona con la edad gestacional después de la semana 20 (20 sem = en el ombligo; agregar 1 cm c/sem a partir de entonces). La AFU no detecta el 30% de los casos con RCIU.

Resumen de los cuidados prenatales según la edad gestacional (*Perinatal care*, 8th edition)	
EG	**Tratamiento general y detección precoz especial según las semanas aproximadas de EG**
Primer trimestre (semanas 0-14)	HxEf completas con revisión cuidadosa de HxOB/GIN, Hx médicos y quirúrgicos, HxF, medicamentos, nutrición, Hx sociales y Hx de traumatismos. Determinar viabilidad y confirmar FEP mediante Eco. Servicios sociales (en caso de riesgo alto), detección de problemas sociales y VPI. Pruebas de laboratorio de primera visita prenatal (HG, T+D, HBsAg, RPR, rubéola, VIH ±, electroforesis Hb, ± VHC, ± FQ, $HbA_{1}c$ si se sospecha DM [o PTGO precoz], GC/CT, Pap, AU/T+C, DPP [o QuantiFERON®]). Ofrecer detección temprana de aneuploidías: *véase* Detección temprana genética. Visitas cada 4 sem para verificar los ruidos cardíacos fetales.
Segundo trimestre (semanas 14-28)	15-22 sem 6 días: AFP, prueba cuádruple o segunda parte de cribado integrado/secuencial. 18-22 sem: Eco de anatomía fetal, placentación, ILA, anexos y LC. 25-28 sem: pruebas de laboratorio del tercer trimestre → ± PTG, HG, revalorar RPR, T+D, VIH si hay riesgo ↑. Inmunoglobulina Rho(D) en caso de Rh negativo. Consultas cada 4 sem para valorar AFU, ruidos cardíacos fetales. Planificar anticoncepción y lactancia.
Tercer trimestre (semanas 28-42)	28-36 sem: consultas cada 2-3 sem. > 36 sem: consultas semanales. 35-37 sem: frotis perineal para SGB; Eco clínica para determinar la presentación; planificación del parto y asesoramiento; repetir GC/TC si hay riesgo alto. Si HTAc, HTAg, DM, DMG controlada con medicamentos, otros factores de riesgo: ± pruebas fetales 1-2 ×/sem (PBF o PER empezando a partir de las 32-36 sem, según el problema). 25-33 sem: consultas cada 4 sem para verificar la AFU y los ruidos cardíacos fetales; 33-37 sem: cada 2 sem; 37 sem hasta el parto: visitas semanales; inducir a partir de la semana 41, o continuar hasta 42 sem 0 días con valoración antenatal.

Consideraciones en la atención prenatal de rutina

- **Interrogatorio OB por aparatos y sistemas:** preguntar en cada visita acerca de hemorragia vaginal (HV), derrame de líquido (DL), contracciones y movimiento fetal (MF). 1.er MF (aceleración): 16-18 sem si es multípara, 18-20 sem si es nulípara.
- **Exploración física:** perímetro abdominal, peso (cambio actual y por intervalos), FCF y AFU en cada visita. Ef y exploración pélvica completos en la primera visita prenatal.
  FCF: detectada mediante Doppler a las 10-12 sem o mediante fetoscopio (Pinard) a las 18-20 sem (con IMC normal).
- **Exploración cervical:** valorar dilatación, borramiento y estación si está cercana a término.
- **Cribado psicosocial:** consumo de tabaco, alcohol/drogas, violencia doméstica (VD), nutrición, situaciones psicosociales, riesgos asociados con el trabajo, depresión y comportamientos de alto riesgo.
  Tabaco: fomentar el abandono del tabaco en cada visita; ~50% de las mujeres dejan de fumar antes o durante el emb. ~50% vuelve a fumar durante el primer año después del parto. Se asocia con RCIU, bajo peso al nacer, placenta previa, desprendimiento de placenta, RPM, emb ectópico y mortalidad perinatal. Los hijos de fumadoras tienen tasas mayores de asma, cólicos, obesidad y SMS. Aconsejar aplicando la estrategia de las cinco A (Averiguar, Asesorar, Apreciar, Ayudar, Arreglar). La terapia sustitutiva de la nicotina no está bien valorada, pero probablemente sea más segura que fumar. No hay evidencia suficiente acerca de la seguridad del bupropión y la vareniclina en el embarazo y la lactancia.
  Alcohol: *no hay un límite seguro*. Se asocia con retraso mental, déficits neurológicos, síndrome alcohólico fetal (sobre todo con alcoholismo crónico; restricción del crecimiento, anomalías faciales y defectos del SNC).
  Marihuana: fomentar la suspensión; existe preocupación acerca de alteraciones del desarrollo neurológico. No hay suficiente evidencia sobre su uso en la lactancia (se desaconseja).
  VD: las señales de alerta consisten en un emb no deseado, presentación tardía para el cuidado prenatal, drogadicción, ganancia de peso escasa y múltiples quejas somáticas.
  Depresión: la ACOG recomienda la detección temprana en al menos una ocasión durante el embarazo mediante una herramienta estandarizada/validada. La detección temprana no es suficiente sin seguimiento y tx adecuados; las herramientas incluyen EDPE, PHQ-9.
  Abuso de sustancias: utilizar pruebas validadas para la detección del uso de opiáceos y el trastorno provocado por estos (4Ps, NIDA Quick Screen, Craft). *Véase* el capítulo 1.
- **Detección temprana de DMG:** metodología en dos pasos, con PCG y luego PTG. *Véase* el capítulo 17. Se realiza en las semanas 24-28. Descartar la prueba en pacientes con riesgo muy bajo (edad < 25, IMC < 25 o < 23 en asiaticoamericanas) sin HxF de DM, sin Hx personales de intolerancia a la glucosa, sin Hx de resultados obstétricos asociados con DM y sin pertenecer a un grupo étnico con riesgo ↑ de DM.
- Estrategia para la detección temprana de DMG → considerar pruebas en todas las mujeres con sobrepeso u obesidad con uno o más FR (inactividad física, familiar de primer grado con DM, etnicidad de alto riesgo, producto previo con más de 4000 g de peso, DMG previa, HTA, HDL < 35, triglicéridos > 250, SOP, $A_{1}C \geq 5.7\%$, Hx de enf cardiovascular) (*Obstet Gynecol* 2017;130:e17).

- **Vacunas:** *véase* el capítulo 1. Se recomienda la vacuna contra la influenza (gripe) para todas las mujeres embarazadas, en cualquier trimestre. La TDPa se recomienda a todas las mujeres en las semanas 27-36 de cada embarazo (↑ de inmunidad IgG transplacentaria para el neonato) o tras el parto si han pasado > 10 años desde la última dosis (*MMWR* 2011;60:1424). Vacunación posparto contra rubéola y varicela si no son inmunes. No hay información suficiente acerca de la vacuna contra VPH en el embarazo. Las indicaciones para Pneumovax® no se alteran en el embarazo. La vacuna contra VHB es segura en el embarazo.
- **Detección temprana de SGB:** 35-37 sem o si se espera el parto (todos los embarazos) (*Obstet Gynecol* 2011;117:1019). *Véase* el capítulo 10. Frotis de tercio inferior de vagina, introito o recto. Cx válido durante 5 sem. En pacientes con alergia grave a PCN (anafilaxia, angioedema, urticaria) → solicitar pruebas de sensibilidad para clindamicina y eritromicina. Debe ser sensible tanto a clindamicina como a eritromicina para que pueda utilizarse cualquiera de los dos antibióticos.

Cambios fisiológicos en el embarazo (*Best Pract Res Clin Obstet Gynaecol* 2008;(5):801)

- **Cardiovasculares:** ↓ RVS → ↑ FC. ↓ PA de forma temprana (~10% a las 7-8 sem) → punto más bajo a las 24 sem → ↑ gradual hasta llegar a término. GC ↑ en el primer trimestre → máximos en el segundo trimestre, del 30-50% por encima de los valores en no embarazadas. Al momento del emb de término, el útero recibe el 17% (450-650 mL/min) del GC. *Véase* el capítulo 12.
- **Respiratorios:** ↑ consumo de O_2 en 30-50 mL/min (2/3 debido a necesidades maternas, 1/3 para el feto). Volumen corriente ↑ hasta 500-700 mL (previo al emb, 200 mL). Frecuencia respiratoria sin cambios. ↑ de ventilación por minuto desde 7.5-10.5 L/min. ↓ capacidad residual funcional en 500 mL. Sin cambios en la capacidad vital. *Véase* el capítulo 13.
- **Renales:** ↑ flujo sanguíneo renal en un 35-60%. Riñones ~1 cm más grandes con ↑ en el volumen sanguíneo; ↑ de tamaño de pelvis renales, cálices y uréteres en respuesta a progesterona. ↑ TFG en un 40-50%, máximos de 180 mL/min hacia el final del primer trimestre. *Véase* el capítulo 14.
- **Gastrointestinales:** progesterona → ↓ tono esfínter esofágico → ERGE. Retraso del vaciamiento gástrico y ↑ tiempo de tránsito intestinal. Aumento de estreñimiento. *Véase* el capítulo 15.
- **Hemáticos:** ↑ rápido del volumen plasmático. ↑ 10% a las 7 sem → meseta a las 32 sem ~50% por encima de los valores previos al emb → anemia dilucional del emb. ↑ masa eritrocitaria en 18-25% secundaria a ↑ eritropoyetina. Hb de emb normal 11-12 g/dL. ↑ de leucocitos en el primer trimestre → meseta a las 30 sem. Leucocitos normales en el emb 5 000-12 000/mm^3. *Véase* el capítulo 16.
- **Endocrinos:** ↑ producción hepática de globulina fijadora de tiroxina → ↑ T_4 total. La T_4 libre permanece invariable (salvo por el ↑ transitorio de hGC con actividad de seudotirotropina en el primer trimestre). La TSH disminuye en el primer trimestre y posteriormente se normaliza. No hay un cambio real en el estado tiroideo materno. Las células de los islotes pancreáticos sufren hiperplasia → ↑ secreción de insulina. Factores placentarios ↓ sensibilidad a la insulina materna. ↑ del 135% del volumen de la hipófisis, pero sin compresión del nervio óptico. Concentraciones de prolactina máximas a término. *Véase* el capítulo 17.

NUTRICIÓN DURANTE EL EMBARAZO

Control del peso

- **Ingesta calórica:** fomentar una dieta equilibrada.
  Primer trimestre: no se necesita una ingesta calórica adicional a la basal.
  Segundo trimestre: ↑ 340 kcal/día desde los valores basales.
  Tercer trimestre: ↑ 452 kcal/día desde los valores basales.
  Lactancia: aumentar en 300-500 kcal/día.

El Institute of Medicine recomienda el aumento de peso durante el embarazo por IMC

Categoría	IMC (kg/m^2)	Aumento de peso
Insuficiencia ponderal	< 18.5	12.7-18 kg
Peso normal	18.5-24.9	11.3-15.8 kg
Sobrepeso	25-29.9	6.8-11.3 kg
Obesidad	≥ 30	0.45-9.1 kg

Tomado de: *Obstet Gynecol* 2013;121:210–12.

- **Obesidad en el emb:** aumenta el riesgo de AE (RP 1.2), aborto recurrente (RP 3.5), preeclampsia, disfunción cardíaca, DMG, muerte fetal, parto por cesárea, dehiscencia de la herida, endometritis, anomalías del trabajo de parto y TEV. Considerar HbA_1C o PTG precoz (*Obstet Gynecol* 2015;126:112).
- **Ejercicio en el emb:** la ACOG recomienda al menos 20-30 min/día (en todos o la mayoría de los días). Evitar actividades con alto riesgo de traumatismo abdominal (p. ej., montar a caballo, esquí/*snowboarding*) o buceo. Las contraindicaciones absolutas para el ejercicio aeróbico incluyen enf cardíaca hemodinámicamente importante, enf pulmonar restrictiva, insuficiencia/cerclaje cervical, embarazo múltiple en riesgo de TPPT, hemorragia persistente del segundo o el tercer trimestre, placenta previa con > 26 sem EG, TPPT, RPM, preeclampsia, HIE y anemia grave (*Obstet Gynecol* 2015;126:e135).

Advertencias alimentarias

- **Metilmercurio:** las concentraciones altas pueden causar daños del SNC y disfunción leve en el feto. Evitar: tiburón, pez espada, caballa y mero. Limitar el consumo de bonito (atún albacora) a 170 g/sem. Fomentar la ingesta de 340 g (~2 porciones) de pescado con poco mercurio a la semana.
- **Cafeína:** el consumo moderado (< 200 mg/día) no contribuye al parto pretérmino o los abortos. Una taza de 240 mL de café = ~95 mg de cafeína (*Am J Obstet Gynecol* 2008;198:279). No hay evidencia de que la cafeína ↑ riesgo de RCIU (*JAMA* 1993;269:593).
- **Vit A:** limitar a 750 µg/día (*Lancet* 2010;375:1640). Déficit frecuente en países en vías de desarrollo. Los suplementos mejoran la ceguera nocturna y la anemia sin teratogenicidad. > 3000 µg/día (10 000 UI) → ↑ malformaciones fetales. *Véase* la sección *Teratógenos*.
- **Enfermedades transmitidas por alimentos:** fomentar una buena higiene de las manos y cocinar por completo los alimentos.
  Listeriosis: salchichas, carnes procesadas, cortes de carne crudos, quesos blandos sin pasteurizar, carne para untar y paté refrigerados y verduras crudas sin lavar.
  Brucelosis: leche y queso no pasteurizados realizados con leche cruda.
  Toxoplasmosis: carnes sin cocer y verduras contaminadas > heces de gato.
- **Pica:** consumo de sustancias no alimenticias (*J Am Diet Assoc* 1991;91:34). Más frecuente en el emb. Evitar pica y valorar la presencia de anemia ferropénica (no está claro el mecanismo).

Nutrientes en el embarazo

Macronutrientes y micronutrientes en el embarazo			
	No embarazadas	**Embarazadas**	**Comentarios**
Proteínas	0.8 g/kg/día	1.1 g/kg/día	Las mujeres vegetarianas deben recibir recomendaciones para complementar los aminoácidos específicos que no se encuentran en fuentes cuya base son las plantas.
Hidratos de carbono	130 g/día	175 g/día	
Hierro	15 mg/día	30 mg/día	Si la pt tiene anemia, requiere 30-120 mg/día.
Calcio	1000 mg/día	1000 mg/día	El cuerpo moviliza las reservas de calcio en el emb, por lo que no se precisa una ingesta mayor.
Ácido fólico	0.4 mg/día antes de la concepción	0.4-4 mg/día	*Véase* el apartado sobre ácido fólico más adelante.

- **Ácido fólico:** ↓ riesgo de DTN. El TN se forma durante la sem 4 de gestación → iniciar el folato antes del emb. Mujeres con riesgo bajo, usar 0.4 mg/día (dosis frecuente en multivitamínicos prenatales). Mujeres con antecedentes de DTN en emb previos → 4 mg/día (↓ el riesgo de recurrencia 72%). También ↑ la dosis de folato si emplean un tratamiento simultáneo con antiepilépticos o se trata de un embarazo múltiple o tiene diabetes gestacional.
- **Vitamina D:** déficit frecuente en el emb (las concentraciones del recién nacido dependen de las de la madre), sobre todo en vegetarianas, exposición limitada a la luz solar y grupos étnicos de pieles oscuras. Déficit = 25-OH-D sérico < 20. No se realiza un detección temprana de deficiencia de vitamina D en el emb. Suplementos con 1000-2000 UI/día (*Obstet Gynecol* 2011;118:197).

PELVIMETRÍA CLÍNICA

Anatomía de la pelvis

- **Pelvis:** sacro, cóccix y huesos *innominados*. Innominados = *ilion, isquion* y *pubis* → articulación del sacro en las *articulaciones sacroilíacas* y otras en la *sínfisis del pubis*.
- **Línea terminal** (conocida también como *línea innominada*): divide la pelvis falsa y la verdadera.
  Pelvis falsa: por encima de la línea terminal, rodeada por las vértebras lumbares, la fosa ilíaca y la pared abdominal anterior.
  Pelvis verdadera: de importancia clínica para el parto; consta de las siguientes secciones:
    Posterior: superficie anterior del sacro.
    Lateral: superficie interna de los huesos isquiáticos.
    Anterior: huesos del pubis y ramas ascendentes de los huesos isquiáticos.

Planos y diámetros de la pelvis

- **Conjugado obstétrico** (CO; conocido también como *diámetro AP*): diámetro de relevancia obstétrica. Distancia más corta entre el promontorio del sacro y la sínfisis del pubis. Medición indirecta restando 1.5-2 cm del *conjugado diagonal (> 10 cm)*.
- **Conjugado diagonal:** distancia entre el margen inferior de la sínfisis hasta el promontorio sacro. Se mide clínicamente mediante la exploración manual y se usa para calcular el CO (≥ 11.5 cm).
- **Diámetro transverso:** distancia entre la línea terminal a ambos lados. En ángulo recto con el conjugado obstétrico. Diámetro mayor de la pelvis.
- **Diámetro interespinoso:** en la mitad de la pelvis. Diámetro pélvico más pequeño, pero generalmente > 10 cm.
- Se considera que la abertura superior de la pelvis es estrecha si los diámetros son menores de lo normal.

Figura 9-1 Formas pélvicas

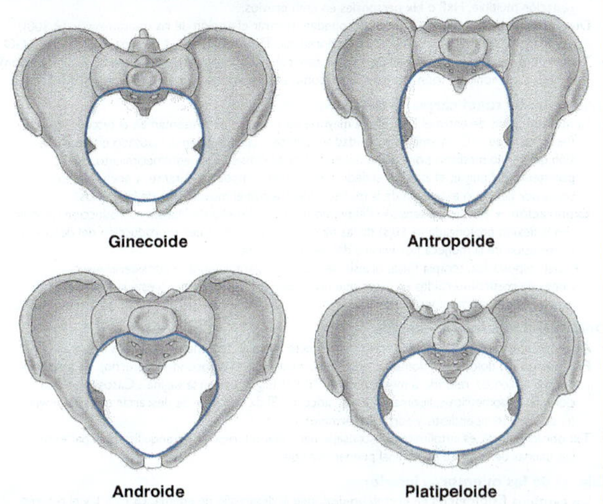

Tomado de: Klossner NJ, Hatfield NT. *Introductory Maternity & Pediatric Nursing*. 4th ed. Philadelphia, PA: Wolters Kluwer Health; 2017.

Diámetros AP y transversal normales de la pelvis según la forma				
	Ginecoide	**Antropoide**	**Androide**	**Platipeloide**
Diámetro AP	12 cm	> 12 cm	12 cm	12 cm
Diámetro transverso	11 cm	< 12 cm	11 cm	10 cm
Descripción	"Ideal"	Ovalada veticalmente	En forma de corazón	Ovalada horizontalmente

Formas pélvicas

- **Clasificación de Caldwell y Moloy:** describe los cuatro tipos ideales de pelvis, a la vez que reconoce las variaciones en su forma. Se caracteriza principalmente por los diámetros transversal e interespinoso.
  Ginecoide: se considera "ideal", con entrada y salida pélvica anchas y paredes laterales rectas.
  Antropoide: diámetro transversal estrecho y diámetro AP ancho.
  Platipeloide: entrada y salida de la pelvis anchas con diámetro AP estrecho e inclinación sacra.
  Androide: paredes laterales rectas con arco suprapúbico estrecho e inclinación estrecha del sacro.

Pelvimetría en la práctica OB

- **Clínica:** exploración clínica de la pelvis para predecir DCP. Mal predictor de DCP.
- **Pelvimetría radiológica:** utiliza radiografías o RM para predecir DCP. No afecta la morbilidad o la mortalidad neonatal o materna (*Cochrane Database Syst Rev* 2000:CD000161).
- No hay evidencia para recomendar la cesárea con base en la presencia de desproporción cefalopélvica (DCP) por pelvimetría clínica o radiográfica.

MOTIVOS DE CONSULTA PRENATALES FRECUENTES

Náuseas y vómitos (*Obstet Gynecol* 2018;131:935)

- **Náuseas y vómitos en el embarazo (NVE):** en el 50-70% de los embarazos. ↑ hCG y estrógenos → NVE. Suelen presentarse en la semana 9 o después ± dolor abdominal. Si existe dolor abdominal y fiebre → DxD más amplio. El 50% se resuelve a las 14 sem; el 90% hacia las 22 sem (*Am J Obstet Gyn* 2000;182:931). Los multivitamínicos 3 meses previos al embarazo pueden disminuir la incidencia.
  Tratamiento: comidas frecuentes y en pequeña cantidad con alimentos blandos con baja cantidad de grasa (dieta BRAT). Puede ser de utilidad el uso de jengibre. Fomentar la hidratación.
  Fármacos de primera elección: vitamina B_6 (10-15 mg c/8-12 h) o vitamina B_6 + doxilamina 10 mg.
  Fármacos de segunda elección: prometazina, metoclopramida y, después, ondansetrón.

- **Hiperemesis gravídica (HEG):** NVE en cantidad suficiente para causar deshidratación, alcalosis metabólica, cetonuria, pérdida de peso (> 5%) e hipocalemia. < 1% de los embarazos. Riesgos: gestación múltiple, HxF o Hx personales en emb previos.
- **Diagnóstico:** las pruebas de laboratorio pueden mostrar elevación de las transaminasas (< 300), amilasa y lipasa; alcalosis metabólica hipoclorémica; TSH suprimida y ↑ tiroxina y cetonas en EGO.
- **Tratamiento:** hidratación i.v. (con dextrosa ± tiamina), nutrición enteral (p. ej., sonda de alimentación), ingreso para monitorización y suplementos, como se ha comentado anteriormente.

Síndrome del túnel carpiano (STC) *(Muscle Nerve 2006;34:559)*

- La **incidencia** es de entre el 2 y 35%; la mayoría de los casos se presentan en el tercer trimestre. Riesgos: Hx de STC en emb previo, edad > 30 años, nulípara, edema. Causado por compresión del nervio mediano por edema del emb. Los sx consisten en entumecimiento, dolor, parestesias del pulgar, el índice y el dedo medio; suele empeorar durante la noche. Se exacerba por flexión o extensión de la muñeca, mejora con el movimiento de las manos.
- **Exploración:** ± deficiencia sensitiva del nervio mediano. Prueba de Phalen: reproducción del dolor con la flexión prolongada (> 60 s) de las muñecas. Prueba de Tinel: reproducción del dolor con la percusión de la muñeca por encima del nervio mediano.
- **Tx:** dieta hiposódica, terapia física, ortesis de muñeca y paracetamol → considerar inyecciones de corticoesteroides en casos que no responden. En general, no está indicada la intervención quirúrgica; los síntomas mejoran 1 año después del parto (4-50% persisten al año).

Dolor en el ligamento redondo

- **Anatomía:** origen en el fondo uterino → conducto inguinal, termina en los labios mayores.
- **Presentación:** dolor en abdomen inferior (más frecuente en hipocondrio derecho). Se exacerba por movimientos, referido a menudo como "dolor fulgurante en la vagina". Casos de asociación con endometriosis, lipomas y venas varicosas. El dx depende de descartar otras etiologías (p. ej., torsión, apendicitis y parto pretérmino).
- **Tx:** por lo general, es autolimitado. Aconsejar paracetamol, reposo y tranquilizar a la paciente. Las bandas de soporte abdominal pueden ser útiles.

Edema de los miembros inferiores

- Los **cambios fisiológicos** en el emb predisponen al desarrollo de edema. La RVS ↓ y el retorno venoso está dificultado por el útero grávido. Retención de agua mediada por ↓ osmolalidad plasmática secundaria a reajuste osmolar de los umbrales de vasopresina y de la sed *(Br J Obstet Gynaecol 1985;92:1131)*.
- **Tx:** elevación de los pies y medias de compresión. Aconsejar a las mujeres que comuniquen cualquier edema asimétrico o no declive, ya que pueden ser signos de enfermedad, como TVP o preeclampsia.

Dolor lumbar *(Obstet Gynecol 2004;104:65)*

- Hasta el 70% refieren lumbalgia durante el emb. Riesgos: doL fuera del emb, en un emb previo o con la menstruación.
- **Presentación:** atribuida a cambios en la postura y a laxitud articular. Dolor exacerbado por el movimiento, que se alivia en reposo. ± sx neurológicos asociados.
- **Exploración:** valoración de las funciones motora/sensitiva y de los reflejos para detectar radiculopatía. Dolor con la palpación paravertebral o articular y ↓ amplitud de movimiento. Las técnicas de imagen no están indicadas si no existen signos neurológicos progresivos o de traumatismos.
- **Tx:** evitar una ganancia de peso excesiva, levantar objetos pesados, bipedestación prolongada y doblarse por la cintura. Calzado recomendado con arco de apoyo y dormir de lado con una almohada entre las rodillas. Es crucial aplicar medidas de mecánica corporal para levantar pesos y para salir de los vehículos. El ejercicio, la acupuntura y los cinturones de sujeción pueden ser complementos útiles.

Venas varicosas en miembros inferiores

- **Fisiopatología:** ↑ presión venosa femoral en el emb hasta los 24 mm Hg debido a compresión uterina sobre VCI. Presiones cercanas a 8 mm Hg (estado pregrávido) en decúbito lateral *(Surg Gynecol Obstet 1950;90:481)*.
- **Presentación:** los síntomas varían desde quejas estéticas a una amplia gama de molestias, como dolor pulsátil que puede empeorar según avanza el emb, con ganancia de peso y en bipedestación.
- **Tx:** elevación periódica de los pies y medias de compresión. Suele evitarse la corrección quirúrgica durante el emb, salvo que los síntomas sean intensos.

Varicosidades vulvares

- **Fisiopatología:** prevalencia del 4% a lo largo de toda la vida, sobre todo durante el emb por ↑ de las presiones venosas y ↑ del flujo sanguíneo pélvico. "Las venas vulvares no tienen válvulas".
- **Presentación:** con frecuencia, asintomáticas y solamente se aprecian en la exploración. Molestias pélvicas y tumefacción que empeoran en bipedestación y durante las relaciones sexuales.
- **Tx:** tranquilizar a la mujer, pues la mayoría de las varices vulvares se resuelven después del parto. Se usa cinturón de soporte vulvar cuando los síntomas son intensos o resección local en caso de trombosis. El parto vaginal no está contraindicado, a pesar del riesgo teórico de hemorragia con laceración.

Hemorroides

- **Fisiopatología:** se originan en el plexo de las venas hemorroidales inferior y superior. ↑ presiones venosas en el emb → ingurgitación interna y externa → estasis venosa → trombosis y dolor/tumefacción.
- **Presentación:** sangrado indoloro con la defecación o prurito anal. Puede aparecer dolor intenso o molestias de bultos palpables con trombosis. Las hemorroides externas se ven como venas dilatadas; la trombosis se percibe con la palpación durante la exploración rectal.
- **Tx:** medidas sintomáticas con anestesia local, hidratación y ablandadores fecales. Los anestésicos tópicos y las cremas de corticoesteroides (o supositorios) junto con baños de agua templada pueden dar alivio local. La trombosis puede tratarse con resección mediante anestesia local.

Calambres en miembros inferiores

- **Fisiopatología:** no se conoce la causa exacta; se debe diferenciar de SPI (deseo imperioso de mover las piernas y dolor sordo).
- **Presentación:** con frecuencia se presenta con espasmos musculares nocturnos en la pantorrilla.
- **Tx:** no hay evidencia que sugiera el empleo de magnesio, Vit C, calcio o Vit B; se requiere mayor información (el SPI suele ser causado por deficiencia de hierro, por lo que empeora en el emb). Medidas no farmacológicas (masaje, yoga, calor, dorsiflexión; información deficiente).

Estreñimiento

Medicamentos de uso frecuente para el estreñimiento

Tipo	Nombre	Mecanismo	Dosis máxima	Efectos adversos
Laxante de masa	*Psyllium*	Aumenta los residuos en el colon, estimula el peristaltismo.	Aumentar dosis de forma gradual hasta 20 g	Meteorismo, gases
Laxante osmótico	Hidróxido de magnesio (MgOH)	Moviliza agua hacia el intestino.	15-30 mL hasta c/12 h	Hipermagnesemia
	Citrato de magnesio		150-300 mL prn	
	Fosfato de sodio		10-25 mL con 360 mL de agua prn	Hiperfosfatemia
Absorción deficiente de azúcares	Lactulosa	Mala absorción, moviliza agua hacia el intestino.	15-30 mL 1-2 veces c/24 h	Meteorismo, gases
	Sorbitol			
	Polietilenglicol (electrólitos)		17-36 g 1-2 veces al día	Menor meteorismo y molestias
Laxante estimulante	*Cassia senna*	Estimula la motilidad o la secreción intestinal.	187 mg c/24 h	Melanosis intestinal
	Bisacodilo		5-10 mg antes de dormir	Cólicos
	Docusato de sodio	Los detergentes iónicos hacen posible la incorporación de agua en las heces.	100 mg c/12 h	Diarrea
Enema/supositorio	Enema con agua corriente	Distiende el recto para comenzar la evacuación, lubricación.	500 mL c/24 h	Pueden presentarse anomalías electrolíticas si se retiene
	Enema de espuma de jabón		1500 mL c/24 h	
	Enema con aceite mineral		100 mL c/24 h	
	Supositorios de bisacodilo	Estimulación tópica del músculo colónico.	10 mg c/24 h	Cólicos
Procinético	Tegaserod	Agonista 5-HT_4.	6 mg c/12 h	Diarrea

Tomado de: *NEJM* 2003;349:1360–8.

Diarrea

Medicamentos de uso frecuente para el tratamiento de la diarrea			
Nombre	**Mecanismo**	**Dosis**	**Efectos adversos**
Loperamida	Inhibe peristaltismo, aumenta tono del esfínter.	2 mg v.o. c/8 h Máximo 8 mg/día	Estreñimiento y náuseas
Difenoxilato/atropina	Inhibe el músculo liso circular.	5 mg v.o. c/6 h	Efectos en el SNC y náuseas
Hiosciamina	Anticolinérgico.	0.325 mg c/12 h	Estreñimiento y xerostomía
Tomado de: Lentz GM. Incontinencia anal: Diagnóstico y tratamiento. En: Lentz GM, ed. *Comprehensive Gynecology*. 6th ed. Philadelphia, PA: Mosby; 2012:503–18.			

ECOGRAFÍA FETAL: ANATOMÍA Y ECG

- **La ecografía del primer trimestre** confirma el EIU, valora la presencia de emb ectópico, hemorragia vaginal y dolor pélvico, establece y confirma la fecha de parto, diagnostica y valora los embarazos múltiples, confirma la viabilidad, es adyuvante en la transferencia de embriones, el MVC y la extracción de DIU, y evalúa las masas pélvicas y anexiales, las anomalías uterinas y la presencia de aneuploidía fetal o la presencia de mola hidatiforme (*Obstet Gynecol* 2016;128(6):1459).
- **La ecografía del segundo trimestre** incluye la presentación fetal y la cantidad de fetos, el volumen de líquido amniótico (VLA), la actividad cardíaca, la posición de la placenta, la biometría fetal y la valoración anatómica.
- **Volumen de líquido amniótico:** descrito subjetivamente o por métodos semicuantitativos.
  Índice de líquido amniótico: se divide el útero en cuadrantes y se mide la bolsa vertical más profunda en cada uno de ellos; después, se suman las cuatro mediciones. La amplitud de la bolsa es de al menos 1 cm. Normal = 5-25 cm.
  Bolsa única más profunda (BUMP): profundidad vertical (cm) de la bolsa de líquido que no contiene cordón o miembros fetales (normal = 2-8 cm).
- **Ubicación de la placenta:** describe la localización (anter/post) y la relación con el orificio interno. Debe realizarse una Eco intravaginal si el orificio cervical interno no se visualiza claramente. Las anomalías placentarias (p. ej., placenta previa) deben seguirse con Eco en el tercer trimestre.
- **Cordón umbilical:** identificar el número de arterias y el sitio de inserción.
- **LC:** no se recomienda en población con bajo riesgo. Las recomendaciones para la detección temprana por LC están cambiando. Es razonable la detección temprana por LC durante la Eco anatómica después de la semana 16. La Eco intravaginal con la vejiga vacía es la más precisa.
- **EG:** es más precisa en el primer trimestre (LCC). La determinación en el segundo trimestre (biometría fetal) incluye:
  DBP: se mide en el nivel del tálamo y la cavidad del *septum pellucidum*.
  PC: es más confiable que el DBP si la cabeza tiene forma aplanada o redondeada.
  CA: medición en la unión de la vena umbilical, la vena porta y el estómago. Puede compararse con el DBP para determinar la presencia de macrosomía simétrica o RCIU.
  LF: el eje longitudinal del fémur no incluye las epífisis distal y proximal.
- **PFE:** combinación de DBP, PC, CA y LF para determinar el peso fetal estimado (PFE). Una comparación del PFE con los valores conocidos establece el percentil y la presencia de macrosomía o RCIU.

Valoración de la anatomía fetal (*Obstet Gynecol* 2016;128(6):1459)

- Se realiza de forma sistemática a las 18-20 sem de EG. Valoración detallada de estructuras fetales.
  Cabeza, cara y cuello (ventrículos cerebrales laterales, plexo coroideo, hoz de la línea media, cavidad del *septum pellucidum*, cerebelo, cisterna magna y labio superior). **Tórax** (corazón: valoración de las cuatro cámaras y vías de salida), **abdomen** (estómago, riñones, vejiga urinaria, sitio de inserción del cordón umbilical y número de vasos), **columna vertebral** (cervical, torácica, lumbar y sacra), **miembros** (brazos y piernas) y **sexo fetal**.
- **Detección temprana de aneuploidías:** la Eco sola no es adecuada en el caso de la trisomía 21 (T21) u otra aneuploidía. La presencia o ausencia de anomalías fetales asociadas con la T21, como las anomalías cardíacas y la atresia duodenal, confiere ↑ o ↓ riesgo, respectivamente. ↑ translucencia nucal (TN) en la Eco del primer trimestre indica ↑ riesgo de aneuploidía.
  Marcadores menores: intestino ecogénico, FIE, fémur o húmero cortos y pelvis renal dilatada. La ausencia de marcadores menores de síndrome de Down en la Eco predice ↓ riesgo de T21 o de que este se detecte durante las pruebas séricas maternas en un 50%.

Ecocardiografía fetal (*Circulation* 2014;129:2183)

- **Cardiopatía congénita:** es la principal causa de mortalidad y morbilidad fetal. El diagnóstico prenatal confiere la oportunidad de planificar e intervenir al nacimiento.
- **Indicaciones:** se emplea como adyuvante de la Eco convencional entre las sem 18 y 22.
- **Indicaciones maternas:** cuando hay diabetes, anticuerpos autoinmunitarios (p. ej., anti-SSA/SSB), cardiopatía congénita hereditaria, familiar de primer o segundo grado con CC o síndromes de CC,

FIV, enf metabólica (p. ej., fenilcetonuria), exposición a teratógenos cardíacos o exposición a rubéola en el primer trimestre.

- **Indicaciones fetales:** cuando hay anomalías en las pruebas de cribado cardíaco, FC o ritmo anómalos, anomalías cromosómicas fetales, anomalías extracardíacas, hidropesía, ↑ TN, gemelos monocoriónicos y polihidramnios grave inexplicado.

ALTERACIONES CONGÉNITAS

Definición y terminología

- **Terminología:** descripción relacionada con la etiología.
  - **Malformación:** secundaria a un proceso intrínseco del desarrollo embrionario (antes de las 8 sem).
  - **Deformación:** secundaria a un proceso intrauterino no relacionado con el feto (p. ej., tumor, gestación múltiple).
  - **Disrupción:** secundaria a interferencia del desarrollo normal (p. ej., síndrome de bandas amnióticas).
  - **Displasia:** secundaria a crecimiento anómalo de las células en los tejidos.
- **Patrones de anomalías:** pueden describirse múltiples anomalías generalizando los factores que las describen.
  - **Síndrome:** asociación de anomalías a causa de una única etiología patológica (p. ej., síndrome de Turner).
  - **Secuencia:** grupo de anomalías relacionadas con una causa patológica común ascendente (p. ej., secuencia de Potter: agenesia renal → oligohidramnios → fracturas óseas).
  - **Defecto en el campo del desarrollo:** debido a alteración del desarrollo en una región concreta del embrión que ocasiona interrupciones en áreas relacionadas (p. ej., extrofia de la vejiga).
  - **Asociación:** grupo de anomalías sin relación patológica que aparecen con mayor frecuencia de la que cabría esperar por casualidad (p. ej., asociación VACTERL).

Teratógenos

- **Definición:** sustancia o factor que causa una anomalía en el feto en desarrollo. Ejemplos:
  - **Enf materna:** a causa de metabolitos tóxicos o anticuerpos procedentes de la madre que atraviesan la placenta.
  - **Diabetes pregestacional:** riesgo de anomalías congénitas del 6-7% (doble que en la población normal), como DTN, cardiopatías congénitas (CC) y agenesia caudal (poco frecuente, pero el 15-20% de las causas están asociadas con la DM).
  - **Lupus eritematoso sistémico:** se asocia con un bloqueo cardíaco completo congénito en el feto.
  - **Infección:** infección TORCH, varicela o parvovirus B19.
  - **Medicamentos:** un ejemplo clásico es la talidomida, que se asocia con acortamiento de los miembros.
  - **Ambiental:** plomo, radiación ionizante, fiebre, hipertermia y consumo de mercurio.

Desarrollo embriológico por sistema orgánico		
Sistema	**Embriología**	**Momento**
Tubo neural	Placa neural → pliegues neurales → se fusionan para formar el tubo neural.	Semanas 3-4.
Cardiovascular	Tubo cardíaco primitivo → enrollamiento y división → formación de estructuras primitivas (BC, infundíbulos de salida, senos venosos, AP y VP) → septos *primum/secundum* separan AD y AI → las almohadillas endocárdicas dividen las aurículas y los ventrículos → el BC se convierte en VD y el VP en el VI separados por el tabique ventricular muscular → el infundíbulo de salida se tabica y se divide, y la remodelación forma las válvulas semilunares.	Semanas 4-8: el tubo cardíaco primitivo se forma en la semana 4 y comienza a retorcerse → en las semanas 4-5, las aurículas se dividen por el septo *primum* → los ventrículos se dividen en la semana 6 → los infundíbulos de salida se dividen en las semanas 7 y 8.
Pulmonar	El árbol bronquial y las arterias pulmonares asociadas atraviesan por proceso de ramificación y división.	Semanas 3-16: la producción de surfactante empieza en la semana 20.
Gastrointestinal	Herniación fisiológica del contenido abdominal hacia el celoma extraembrionario para dejar espacio para el crecimiento de los órganos abdominales.	Semanas 9-11: la herniación fisiológica se resuelve en la semana 12.
Genitourinario	Pronefros → mesonefros → botón ureteral → invade el blastema metanéfrico para formar el metanefros → riñón → migración caudal. El metanefros se fusiona con la cloaca para formar la vejiga.	Se desarrolla en las semanas 4-6. Producción de orina en la semana 11. La fusión de la vejiga comienza en la semana 5.

Defectos del tubo neural (*Int J Gynaecol Obstet* 2003;83:123)

- **Epidemiología:** 1.4-2 por cada 1000 embarazos; la segunda anomalía más frecuente en todo el mundo.
- **Etiología:** de origen genético, ambiental o asociado con síndromes (síndrome de Meckel).
  Genéticos: el riesgo de DTN es mayor en las pacientes que han tenido un hijo con un DTN previo; solo el 5% de los DTN presentan una asociación familiar.
  Ambientales: los factores asociados son dieta (ingesta baja de ácido fólico), exposición a teratógenos (anticonvulsivos, Vit A), diabetes materna con control deficiente de la glucosa durante el primer trimestre y temperatura central materna alta en el primer trimestre.
- **Fisiopatología:** deficiencia en el cierre del tubo neural.
  Defectos craneales: por ejemplo, anencefalia, encefalocele, exencefalia e iniencefalia. Todos los defectos craneales, salvo los encefaloceles pequeños (anomalías en la formación del cráneo con extrusión del cerebro hacia el saco membranoso), son mortales. **Defectos espinales:** a menudo asociados con ventriculomegalia (suelen precisar la colocación de una derivación).
  Espina bífida: fracaso de fusión de la porción caudal del tubo neural.
  Meningocele: fracaso de la fusión, con meninges expuestas.
  Meningomielocele: fracaso de fusión, con exposición de meninges y de tejido nervioso.
- **Manifestaciones clínicas:** las lesiones más altas suelen conllevar un peor pronóstico.
  Vejiga/intestino: la disfunción es frecuente, incluso con lesiones raquídeas bajas. Disfunción vesical → IVU, cálculos y morbilidad significativa. Disfunción sexual frecuente.
  Neuro: discapacidades sensitivas y motoras que se corresponden con la altura de la lesión; la ventriculomegalia se asocia con un cociente de inteligencia ↓.
- **Dx:** ↑ líquido amniótico y de AFP sérica materna (AFPSM).
  Detección temprana: el 89-100% de los embarazos asociados con DTN tienen ↑ AFPSM.
  Otras causas de ↑ AFPSM: 1) EG incorrecta, 2) gestaciones múltiples, 3) defectos de la pared abdominal, 4) anomalías de la placentación (placenta acreta), 5) MFIU, 6) nefrosis finlandesa y 7) anomalías cutáneas graves, como ictiosis letal.
  ↑ AFPSM es un factor de riesgo para el desprendimiento de placenta.
  La Eco es capaz de identificar numerosas causas: se realiza después de la obtención de AFPSM, habitualmente en las semanas 18-22.
  Eco: sensibilidad del 97% y especificidad del 100% para DTN en centros especializados.
  Dx: el 2% de las mujeres con AFPSM positiva tiene fetos con DTN. La prueba de confirmación puede ser una amniocentesis para AFP y, si está elevada, acetilcolinesterasa en LA.
- **Prevención:** evitar teratógenos y administrar suplementos de ácido fólico antes y después del emb (*véase* Nutrición).
- **Tx:** parto en el hospital con asistencia de UCIN; considerar la cirugía fetal frente a la reparación posparto. La presentación de nalgas es frecuente en el feto con DTN y obliga a parto por cesárea; en caso de presentación cefálica, debe considerarse parto vaginal.

Otras alteraciones neurológicas

- **Ventriculomegalia:** ↑ vol de los ventrículos cerebrales en la Eco (≥ 1 cm en el Eco anatómico).
  Aislado: con frecuencia se detecta asociada con DTN u otras malformaciones después de nacer.
  Asociaciones: puede relacionarse con infección (toxoplasmosis, CMV, virus de coriomeningitis linfocítica), síndromes genéticos o aneuploidía.
  Diagnóstico: debe ofrecerse amniocentesis para seguimiento de aneuploidía/infección. La ecografía del tercer trimestre debe buscar la progresión u otras causas identificables.
- **Hidrocefalia:** ventriculomegalia patológica por ↑ presión.
- **Quistes del plexo coroideo (QPC):** lesiones sonotransparentes quísticas dentro del plexo coroideo. El 1-2% de los embarazos normales. Los QPC no se asocian con aneuploidías y suelen aliviarse en el tercer trimestre. Los QPC junto con otras anomalías ↑ el riesgo de aneuploidía, en especial de trisomía 18.

Alteraciones cardiovasculares

- **Hidropesía fetal no inmunitaria (HFNI):** las anomalías cardíacas causan hasta el 40% de los casod de HFNI.
  Manifestaciones: las pacientes se presentan con fondo uterino mayor que el de sus fechas y ↓ MF. Eco: ascitis, derrames pleurales, derrames pericárdicos, edema cutáneo (hallazgo tardío), polihidramnios y placentomegalia.
  Asociaciones: enf cardíaca estructural, taquiarritmias o bradiarritmias.
- **Síndrome de hemicardio izquierdo hipoplásico (SHIH):**
  Anatomía: VI hipodesarrollado con hipoplasia, estenosis o atresia de la válvula aórtica, la válvula mitral (VM) o la aorta. La supervivencia depende de un CAP o de un DTA para que el flujo pueda ir desde el VD hasta la aorta.
  Dx: Eco: VI pequeño o disfuncional, raíz aórtica y arco aórtico pequeños, ↑ o ausencia de velocidades Doppler a través de la válvula aórtica, VM anómala y flujo restringido o invertido a través del foramen oval (el flujo intrauterino suele ir de derecha a izquierda).
  Asociaciones: trisomía 18, trisomía 13, síndrome de Turner o esporádico.
  Tx: la identificación permite planificar el parto (administración de prostaglandinas para asegurar la permeabilidad del CAP) y posible intervención fetal. La dilatación de la estenosis aórtica puede revertir la fisiología del SHIH. La septostomía auricular intrauterina permite crear un DTA.

- **DTAV:** defectos septales auricular y ventricular con una sola válvula auriculoventricular con múltiples valvas. Se diagnostica mediante Eco y se confirma con ecocardiografía. Los DTAV están asociados con aneuploidia.
- **Anomalías conotroncales:** tetralogía de Fallot y tronco arterioso persistente. Deben impulsar la realización de pruebas de síndrome de DiGeorge (microdeleción del cromosoma 22q11, detectable mediante FISH).
- **Taquiarritmias:** se tratan mediante fármacos que controlan la frecuencia cardíaca administrados a la madre o directamente al feto.

Alteraciones torácicas

- **Malformación congénita de las vías respiratorias (MCVR)**
  Lesión esporádica causada por anomalías en la ramificación del árbol bronquial → lesiones quísticas o sólidas. Se clasifican en función del tamaño de los componentes quísticos o sólidos. Los diferentes tipos confieren riesgos variables de regresión, progresión o transformación maligna.
  Tipo 1: quistes multiloculados grandes (> 2 cm).
  Tipo 2: quistes uniformes más pequeños.
  Tipo 3: no macroscópicamente quístico → tipo "adenomatoide".
- **Hernia diafragmática congénita (HDC):** defecto en el diafragma → herniación.
  Dx: en la Eco se diagnostica como una masa sólida (en el lado derecho debida al hígado) o quística (en el lado izquierdo debida al intestino).
  Aparece como un hallazgo aislado, como parte de una secuencia o con aneuploidia (10-20%).
  Pronóstico: las lesiones del lado izquierdo son más frecuentes. Las lesiones del lado derecho confieren peor px (herniación hepática). ↑ de vol del pulmón fetal mejora el px. Puede dar lugar a HFNI y dextroposición.
  El estudio diagnóstico adicional consta de Eco fetal, cariotipo fetal y, posiblemente, RM.

Alteraciones gastrointestinales

- **Onfalocele:** defecto en la pared abdominal que alberga contenido abdominal herniado.
  Dx: se diagnostica mediante Eco después de la sem 12 de EG (antes de la sem 12, la herniación de contenido abdominal es fisiológica). Hernia recubierta por amnios y peritoneo; herniación en el sitio de inserción del cordón umbilical. Se clasifica según el defecto: contiene o no hígado (el defecto que contiene hígado nunca es normal, independientemente de la EG). Causa elevación de la AFPSM.
  Asociaciones: el 50% se asocia con lesión cardíaca (se recomienda Eco fetal); síndrome de Beckwith-Wiedemann, síndrome OEIS y síndrome de banda amniótica. Se relaciona con aneuploidia en lesiones ho hepáticas (se recomienda un análisis cromosómico).
- **Gastrosquisis:** evisceración de contenido abdominal a través de un defecto de la pared abdominal.
  Dx: se aprecia como un defecto de la totalidad del grosor de la pared abdominal, generalmente a la derecha de la inserción del cordón (la inserción del cordón normal se aprecia en la Eco). El intestino puede engrosarse y enredarse con una EG creciente. No hay peritoneo recubriéndolo.
  Asociaciones: no ↑ el riesgo de aneuploidia cromosómica, pero se asocia con otros problemas GI. ↑ riesgo de recurrencias dentro de la misma familia.
- **Intestino ecogénico:** ↑ ecogenicidad (brillo) del intestino en la Eco.
  Etiología: se asocia con episodios hemorrágicos, aneuploidia, FQ, restricción del crecimiento, infección e idiopática (más frecuente).
  Aneuploidia: el 3-25% se asocia con aneuploidia, sobre todo trisomía 21. Se debe ofrecer la amniocentesis para valorar cromosomas/microarreglos y pruebas para FQ y CMV.

Alteraciones genitourinarias

- **Agenesia renal:** la yema ureteral no se desarrolla ni induce la diferenciación del riñón.
  Etiología: puede ser unilateral o bilateral. La bilateral suele deberse a problemas embrionarios; la unilateral es difícil de distinguir de la displasia y la hipoplasia.
  Dx: la agenesia renal bilateral se diagnostica al no visualizar los riñones ni la vejiga junto a oligohidramnios. La unilateral se diagnostica por la ausencia del riñón o una localización renal anómala (líquido amniótico normal). La vejiga fetal llena es un buen indicador de la fxn renal.
  Pronóstico: la agenesia renal bilateral es incompatible con la vida por la hipoplasia pulmonar. Tasa elevada de MFIU a causa de accidentes del cordón por oligohidramnios.
  Asociaciones: el 50% se asocia con otras anomalías; tasa elevada de una arteria umbilical única.
- **VACTERL:** anomalías *V*ertebrales, *A*tresia anal, defectos *C*ardíacos, fístula *T*raqueoesofágica, defectos *R*enales, defectos en miembros (*Limb defects*).
- **Anomalías müllerianas:** defectos en el aparato reproductor femenino, incluyendo sistemas reproductores separados o ausentes. *Véase* el capítulo 8.
- **Complejo OEIS (extrofia cloacal):** *O*nfalocele, *E*xtrofia de vejiga, ano *I*mperforado, defectos raquídeos (*Spinal defects*).
  Etiología: se debe a anomalías de la cloaca (bolsa ciega a partir de la cual se desarrolla el recto y el seno urogenital). Por lo general, es esporádico y no se asocia con aneuploidia.
- **Extrofia vesical:** se diagnostica por la ausencia de llenado vesical, ombligo de implantación baja, masa en hemiabdomen inferior que crece de tamaño a lo largo de todo el emb. Independiente del complejo OEIS, puede relacionarse con otros defectos genitales, osteomusculares y de la pared abdominal.

Alteraciones musculoesqueléticas

- **Displasias óseas:** huesos cualitativa o cuantitativamente anómalos en la Eco prenatal.
  Dx: LF o LH < percentil 5 con base en la EG.
  Etiología: feto constitucionalmente corto (anomalía aislada de la LF), RCIU (asociado con CA pequeño) o displasia esquelética. Puede ser un marcador de aneuploidía.
  Diagnóstico: el intervalo de crecimiento en 3-4 sem puede mostrar normalización de la LF o un intervalo de crecimiento normal. La comparativa con otros parámetros (CA, DBP, PC) puede revelar RCIU. Si la LF sigue manteniéndose corta, comparar con la descripción cualitativa de otros huesos.
  → **Atrofia muscular espinal (AME)** → gen *SMN1*. Degeneración del cuerno anterior de la médula espinal y los núcleos motores, que conduce a atrofia/debilidad muscular progresiva. Todas las mujeres deben recibir detección temprana (ACOG).
  → **Acondroplasia** → es la displasia ósea más frecuente. Autosómica dominante. Estatura corta desproporcionada, acortamiento de los huesos largos y macrocefalia. Cognición sin alteraciones.
  → **Osteogénesis imperfecta** → anomalía hereditaria del tejido conjuntivo. Los pacientes graves sufren fracturas múltiples como consecuencia de traumatismos leves o sin ellos. En la forma más grave, los lactantes mueren en el período perinatal.
- **Pie equinovaro (pie zambo):** flexión plantar excesiva con el pie dirigido hacia la línea media.
  Etiología: idiopática o aislada (recurrencia familiar); puede deberse a aneuploidía (trisomía 18) o deformación (extrínseca).

DETECCIÓN PRECOZ GENÉTICA

Detección sérica de aneuploidía materna (*Obstet Gynecol* 2016;127(5):e123; 2017;129:e41)

- El cribado de aneuploidía debe ofrecerse a todas las pacientes. El asesoramiento incluye información sobre lo que se busca, los resultados posibles, las ventajas/desventajas (incluyendo costos) y cómo pueden afectar los resultados las decisiones sobre el emb.
- Se informa como "riesgo" de aneuploidía (acerca de las trisomías 21, 13 y 18) en comparación con referencia ajustada a la edad, no es positiva o negativa (excepto en el ADN fetal libre de células; *véase* más adelante). En conjunto: tasa de resultados positivos en suero materno del 5% (predeterminada).
- **Parámetros de detección temprana:** combinación de valores utilizados en diferentes estrategias de detección selectiva.
  Translucencia nucal: área anatómica definida por detrás del cuello fetal, medida ecográficamente como la anchura (mm) entre las semanas 11 y 14. ↑ en la aneuploidía y otros procesos. Tasa de falsos positivos menor si se combina con marcadores séricos. Útil en embarazos múltiples, cuando los marcadores séricos no son precisos (aumenta también en la cardiopatía congénita). Si la translucencia nucal ≥ 3.5 mm con un cariotipo fetal normal → Eco anatómica y cardíaca fetal dirigidas.
  Hueso nasal: la ausencia de hueso nasal se asocia con un riesgo significativamente mayor de síndrome de Down.
  Marcadores séricos: hormonas del emb combinadas para calcular el riesgo (AFP, β-hCG, PAPP-A, inhibina A y estriol no conjugado [uE3]).
- **Pruebas del primer trimestre:** TN, PAPP-A y β-hCG en suero materno a las 11-14 sem. Tasas de detección comparables al cribado del segundo trimestre, pero tasa de positivos de cribado mayores en mujeres > 35 años. Ventajas: tiempo para MVC como prueba diagnóstica y opciones para finalizar el emb más tempranas. Desventajas: estrategia más costosa. En caso de estrategia secuencial, las pacientes deben esperar para los resultados hasta el segundo trimestre.
- **Pruebas del segundo trimestre:** AFP, hCG, uE3 e inhibina A en el cribado a las 15-22 sem 6/7 días. Detección del 69% para la prueba triple, del 81% para la prueba cuádruple.
  Ventajas: no se basa en la TN (depende del operador). Los marcadores séricos pueden sugerir otros problemas (p. ej., ↑ AFP en DTN).
  Desventajas: solo detección temprana → amniocentesis para dx. Dado que la EG es mayor, puede ser que las opciones sean limitadas.

Determinaciones séricas maternas en el segundo trimestre				
	AFP	**uE3**	**hCG**	**Inhibina A**
T21	↓	↓	↑	↑
T18	↓	↓	↓	↓
DTN	↑	NO DISPONIBLE	NO DISPONIBLE	NO DISPONIBLE

- Prueba triple → hCG, estriol no conjugado, AFPSM (la tasa de detección del síndrome de Down es del 70%, el 5% de los embarazos cuentan con un resultado positivo).
- Prueba cuádruple → agregar inhibina A a la prueba triple mejora la tasa de detección para el síndrome de Down a aproximadamente el 80%.

- **Estrategias combinadas:**
  - **Detección temprana integrada:** integra el primero y el segundo trimestre → los resultados se emiten en el segundo trimestre. Se alcanza una tasa de detección del 94-96% cuando se integran por completo.
  - **Detección temprana secuencial:** las pruebas se realizan en el primero y el segundo trimestre con los resultados emitidos después del primer trimestre y luego modificados después del segundo trimestre. Beneficios: permite el MVC en aquellas con mayor riesgo; la tasa de detección en el segundo trimestre es del 95%.

ADN fetal libre de células (*Obstet Gynecol* 2015;126:e31)

- **Definición:** el ADN fetal libre de células en la circulación materna probablemente procede de células del sincitiotrofoblasto, de suero materno y de la proporción de material genético diana mediado mediante secuenciación. Compone el 3-13% del ADN libre de células materno a las 10 sem. El desequilibrio de material genético sugiere cromosomas de más o de menos.
- Una sola muestra de sangre ofrece > 99% de sens y espec para T21 y T18, y menor sensibilidad para T13 y anomalías de los cromosomas sexuales, pero con espec > 99%. Es una tecnología que avanza rápidamente. NO detecta defectos equilibrados del ADN (triploidia).
- **Aplicaciones:** aneuploidia, determinación de sexo (presencia de cromosoma Y) y tipo Rh. Se realiza después de la sem 10.

Todas las pacientes pueden recibir detección de ADN libre de células, incluidas aquellas con bajo riesgo OB (*Obstet Gynecol Surv* 2016;71(8):477).

Detección temprana de hemoglobinopatías

- *Véase* el capítulo 16.
  - **Talasemia α:** la EFHb es incapaz de detectar la talasemia α; si es descendiente del sureste asiático con anemia microcítica, estudios de hierro normales y EFHb normal, ofrecer la prueba de ADN para el gen de globina α anómala. Si es (+), la pareja debe someterse a detección temprana.
  - **Dx:** si ambos progenitores son portadores y han descrito mutaciones genéticas → ofrecer MVC o amniocentesis para pruebas genéticas fetales.

Otras enfermedades hereditarias (*Obstet Gynecol* 2017;129:e41)

- **FQ:** cuadro autosómico recesivo debido a > 1700 de las mutaciones en el gen *CFTR*. Prueba de rutina para mutaciones frecuentes ofrecidas a todas las pts (sin importar su etnicidad) después de una información adecuada respecto a las implicaciones de las pruebas y los resultados. La tasa de detección de la prueba guarda relación con la prevalencia en la población. Las pacientes con HxP o HxF de FQ o de afecciones asociadas deben someterse a consejo genético para justificar una detección de mutaciones más amplia. Si la paciente da un resultado positivo, la pareja debe someterse a detección y considerar la realización de amniocentesis/MVC.
- **X frágil:** forma de retraso mental *hereditario* más frecuente. Se debe a un ↑ de repeticiones de tripletes en el gen *FMR1*. Se deben ofrecer las pruebas de portadoras en caso de HxF de alteraciones relacionadas con X frágil, retraso mental inexplicado, autismo o IOP. La penetrancia es variable y se basa en el número de repeticiones de tripletes; puede afectar a generaciones subsecuentes con aún mayor gravedad (anticipación). Solo la prueba para repeticiones de tripletes en *FMR1* es diagnóstica mediante MVC o amniocentesis para portadoras conocidas.
- **Tay-Sachs:** judías askenazis, francesas canadienses o con ascendencia cajún.
- **Disautonomía familiar o enf de Canavan:** ascendencia judía askenazi.
- Proporcionar otras pruebas de cribado (distrofia muscular, enf de Huntington) en función de los HxF. Se encuentran disponibles pruebas más exhaustivas para detectar a los portadores.

AMNIOCENTESIS Y MUESTREO DE VELLOSIDADES CORIÓNICAS (MVC)

Pruebas de diagnóstico prenatal invasivas

- Diagnóstico definitivo para afecciones concretas. Comentar la diferencia entre detección temprana y pruebas diagnósticas, riesgos y beneficios, pruebas de detección temprana alternativas e interpretación de los resultados.

Amniocentesis (*Obstet Gynecol* 2007;110:1459)

- **Definición:** extracción de LA mediante abordaje transabdominal con guía ecográfica. Se realiza para indicaciones diagnósticas y terapéuticas. Amniocentesis genética típicamente entre las sem 15 y 20.
- **Amniocentesis diagnóstica:** por lo general, para pruebas genéticas prenatales, pero con muchas más aplicaciones.
  - **Genética:** permite cultivar células fetales y diagnosticar aneuploidia mediante cariotipo con FISH o HGC.
  - **Infección:** el LA puede usarse para recuento celular, determinación de glucosa y cultivo por sospecha de corioamnionitis, o bien, para realizar pruebas diagnósticas para infección como PCR para CMV.
  - **Hemoglobina:** puede obtenerse hemoglobina fetal para eval de anemia fetal, tipo sanguíneo fetal o eval de hemoglobinopatías.

Otras indicaciones: puede utilizarse para comprobar la madurez pulmonar fetal o para descartar DTN.

- **Amniocentesis terapéutica:** la amniorreducción (extracción de LA) puede ser terapéutica en las pacientes con síndrome de transfusión fetofetal y para las contracciones pretérmino por polihidramnios.
- **Riesgos:** mayores si se realiza en las semanas 11-13; no se recomienda. Pérdida del emb en 1 de cada 300-500; menor en centros con experiencia. Lesión fetal directa. Manchado vaginal o DL en el 1-2%; < 1:1000 para corioamnionitis. Los cultivos de células del LA pueden fracasar, lo que conduce a una falta de diagnóstico tras la amniocentesis. Riesgo escaso de transmisión de VHC o VHB, pero los datos disponibles son limitados. Riesgo bajo de transmisión de VIH si la paciente está en terapia antirretroviral/carga vírica indetectable. Las mujeres Rh (–) deben recibir Ig Rho(D) antes del procedimiento para evitar la sensibilización.

Muestreo de vellosidades coriónicas (MVC)

- **Definición:** extracción de vellosidades coriónicas por vía transabdominal (TA) o mediante un catéter transcervical (CT) con guía ecográfica. Se utiliza generalmente para el dx empleando análisis de cariotipo, FISH o pruebas genéticas para alelos concretos. Se realiza entre las semanas 9 y 16 de la gestación.
- **Riesgos:** tasa de complicaciones del MVC menor por vía TA que por CT. Tasa de mortalidad fetal (0.7-1.3%) mayor que en la amniocentesis, pero la tasa global de pérdidas fetales a una EG más temprana es mayor. Las tasas de pérdidas fetales son las mismas a EG similares entre la amniocentesis y el MVC. Reducción de miembros superiores o defectos bucomandibulares después de la semana 9, riesgo = 6 por cada 10 000 (similar al riesgo en la población general). Las mujeres Rh (–) deben recibir Ig Rho(D) antes del procedimiento para evitar la sensibilización.
- **Asesoramiento:** ofrecer consejo a las pacientes interesadas en pruebas diagnósticas durante el primer trimestre. La ventaja del MVC es que la EG es menor en el momento del dx = más opciones.
- **Microarreglos cromosómicos** (*Obstet Gynecol* 2016;128:e262): puede realizarse en células fetales. A menudo el cariotipo es normal → buscar errores más pequeños del ADN, así como los errores más grandes. Es diferente al cariotipo. Añadir los microarreglos al cariotipo identifica ~5% más errores del ADN.

Objetivos de las pruebas

- **Objetivo:** prevención de la muerte fetal mediante la detección de anomalías en la fisiología del feto o alteraciones en sus estados de comportamiento que se relacionan de manera confiable con anomalías de la oxigenación y el equilibrio acidobásico fetales.

Indicaciones para las pruebas prenatales	
Afecciones maternas	**Afecciones relacionadas con el embarazo**
• Hipertensión preexistente • Diabetes mellitus pregestacional (DM de tipo 1 o 2) • Enfermedad tiroidea (mal controlada) • Hemoglobinopatías • Enfermedad renal crónica • Lupus eritematoso sistémico • Enfermedad cardíaca cianótica • Síndrome de anticuerpos antifosfolipídicos	• Hipertensión gestacional • Preeclampsia • Diabetes mellitus pregestacional (en control) • Restricción del crecimiento fetal • Oligohidramnios • Embarazo postérmino • Isoinmunización • Embarazo múltiple • Muerte fetal previa
Tomado de: *J Obstet Gynaecol Can* 2007; 29:S3-56, *Obstet Gynecol* 2014;124:182–92.	

Modalidades de prueba (*Obstet Gynecol* 2014;124:182–92)

- **Conteo de movimientos fetales** ("contar patadas") (*Cochrane Database Syst Rev* 2007:CD004909): Protocolos variables; por lo general, 10 movimientos en 2 h, 3-7×/sem → tranquilizador; insuficiente evidencia como para recomendar este método de vigilancia.
- **Prueba en reposo (PER):**
  Monitorización de la frecuencia cardíaca fetal (FCF) con un transductor externo durante al menos 20 min (en ocasiones, hasta 40 min o más).
  Posición materna: decúbito lateral o semi-Fowler.
  Reactiva: por lo menos 2 aceleraciones de 15 lpm × 15 s, si > 32 sem (o 10 × 10 si < 32 sem).
  No reactiva: aceleraciones de la FCF insuficientes en un período de 20 min.
  Eficacia para la predicción de muerte fetal dentro de una semana: sens 99.7%, espec 45%.
  Las desaceleraciones breves (< 30 s) y no repetitivas (< 3 en 20 min) no afectan el valor predictivo negativo. Las desaceleraciones que duran > 1 min se asocian con afectación fetal y necesidad de intervención OB.
- **Perfil biofísico** (PER + valoración ecográfica del feto durante 30 min):
  Cinco componentes (dos puntos cada uno si se presentan; 0 si están ausentes):
  1. Respiración fetal continua (un episodio > 30 s).
  2. Movimiento: tres o más movimientos de miembros fetales o discretos del cuerpo.
  3. Tono: uno o más episodios de flexión/extensión de un miembro o mano.
  4. Líquido amniótico: adecuado cuando → bolsa única más profunda > 2 cm.
  5. PER reactiva.

  De 8-10/10 = normal, 6/10 = dudosa (repetir en 6-24 h), ≤ 4/10 = anómala (considerar parto). Predicción de muerte fetal dentro de 1 sem: sens 99.92%, espec 50%.
  Perfil biofísico modificado: PER + valoración del líquido amniótico. La PER es una valoración inmediata del equilibrio acidobásico; el ILA es una valoración de la función uteroplacentaria.
- **Prueba de estrés de contracción** (administración de oxitocina o estimulación del pezón para generar tres contracciones de > 40 s en 10 min, con monitorización continua de la FCF):
  Negativa = ausencia de desaceleraciones variables tardías o significativas.
  Positiva = desaceleraciones tardías con > 50% de las contracciones (incluso con contracciones insuficientes).
  Dudosa = desaceleraciones intermitentes o contracciones c/2 min.
  Insatisfactoria = registro cardíaco fetal no interpretable o frecuencia de contracciones < 3 en 10 min.
  Predicción de muerte fetal dentro de 1 sem: sens 99.96%, VPP 70%.
- **Velocimetría Doppler de la arteria umbilical** (medición con Eco, *solo* indicada en fetos con restricción del crecimiento).
  Un sistema de baja resistencia debe permitir el flujo anterógrado durante todo el ciclo cardíaco.
  Los fetos con crecimiento fetal normal deben tener un flujo diastólico de alta velocidad. Los fetos con restricción del crecimiento intrauterino cuentan con un flujo diastólico disminuido en la arteria umbilical debido a la obliteración de las pequeñas arterias de la placenta. Progresión habitual del compromiso fetal: elevación S/D → AFTD → FTDI.
  El flujo telediastólico ausente o retrógrado se asocia con el aumento de la mortalidad perinatal (5× mayor en comparación con el flujo retrógrado) (*Lancet* 1994;344:1664).

- **Velocimetría Doppler de la arteria cerebral media:**
  Medición ecográfica de la velocidad sistólica máxima (que aumenta en la anemia fetal), indicada en caso de factores de riesgo para anemia fetal.
  Una velocidad > 1.5 MdM tiene una sensibilidad para anemia moderada/grave del 100% y una tasa de falsos positivos del 12% (*N Engl J Med* 2000;342:9). El intervalo de cribado óptimo probablemente sea de 1-2 sem y comienza en la semana 18-20.

PRUEBA DE MADUREZ PULMONAR FETAL POR AMNIOCENTESIS

Consideraciones generales

- No se realiza de manera rutinaria, pero puede considerarse en los partos programados entre las semanas 32 y 39. Si el parto está indicado antes de la semana 39, ya sea por indicación materna o fetal, no se recomienda la prueba. No hay indicación para utilizar la prueba para verificar la edad gestacional (*Obstet Gynecol* 2013;121:911–15).
- Antes de la sem 32 → poca probabilidad de madurez.
- La confiabilidad de la prueba disminuye en las EG tempranas.
- Todas las pruebas predicen con mayor precisión la ausencia de dificultad respiratoria (con resultado maduro) que su presencia (con resultado inmaduro) (*Obstet Gynecol* 2001;97:305).

Análisis específicos

- **Recuento de cuerpos lamelares** (valoración directa) o densidad óptica a 650 nm (valoración indirecta) de producción de factor surfactante.
  > 50000/μL o densidad óptica (DO) > 0.15 sugieren madurez. Puede variar entre centros de atención. Se eleva de manera facticia en presencia de sangre.
- **Cociente L/S** (el cociente L/S es aproximadamente el mismo hasta la semana 35; después, aumenta el valor de lecitina).
  El umbral para determinar la madurez difiere entre centros. En general, la madurez se define con un valor > 2 (2-3.5).
- **Medición de PG** (aparecen aproximadamente a la sem 35 y aumentan con rapidez). Medición cualitativa o cuantitativa. No se ve afectada por meconio o sangre.
- **Índice de estabilidad de la espuma:** determina la cantidad de factor surfactante; > 47 indica madurez.
- **Cociente surfactante/albúmina,** TDx-FLM II (eliminado por el fabricante en 2011).

DIFICULTAD RESPIRATORIA NEONATAL

Epidemiología (*Am Fam Physician* 2007;76:987; *Breathe* 2016;12(1):30–42)

- Afecta al 7% de los lactantes. Causas más frecuentes: taquipnea transitoria del recién nacido, síndrome de dificultad respiratoria y síndrome de aspiración de meconio.
- Causas menos frecuentes: transición tardía, infección, HTAp persistente, neumonía y causas no pulmonares (anemia, CC).

Signos y síntomas

- Taquipnea (> 60 respiraciones/min), aleteo nasal, trastornos de la alimentación, quejido, retracciones subcostales o intracostales, estridor inspiratorio, apnea y cianosis.

Taquipnea transitoria del recién nacido

- Incidencia de 5.7 casos por cada 1000 nacimientos de término (*Br J Obstet Gynaecol* 1995;102(2):101).
- Reabsorción y depuración alveolar de líquido desde el pulmón retrasadas → menor distensibilidad pulmonar → taquipnea, hipoxemia.
- El inicio es dentro de las 2 h posteriores al parto; suele aliviarse en < 72 h.
- Diagnóstico clínico, RxT: infiltrados parenquimatosos difusos.
- Tratamiento: de soporte con O_2 suplementario, suele ser autolimitada.

Síndrome de dificultad respiratoria (enfermedad de membrana hialina) (*Peds* 2010;126(3):443)

- Es más frecuente antes de la semana 28 de gestación:
  1/3 de los lactantes con 28-34 sem de gestación.
  < 5% de los lactantes con 34 sem de gestación.
- Deficiencia de factor surfactante que causa atelectasia → alteración del cociente V/Q → hipoxemia.
- Mayor incidencia en hijos de madres con diabetes (*Semin Fetal Neonatal Med* 2009;14(2):111).
- RxT: aspecto reticular de vidrio esmerilado y broncograma aéreo.
- Tratamiento: administración de factor surfactante, CPAP.

Síndrome de aspiración de meconio

- Líquido amniótico teñido de meconio: 2-10% de estos sufren síndrome de aspiración de meconio; meconio = irritativo y obstructivo, medio para cultivo de bacterias.
- Suele presentarse en lactantes de término o postérmino; dificultad respiratoria importante inmediatamente después del parto.
- RxT: atelectasias o consolidación en parches.

Estrategia general

- RxT para diagnóstico; HG, gasometría y hemocultivo.
- Tratamiento con oxígeno suplementario con apoyo mediante presión o ventilación si es necesario.
- Medidas de soporte con líquidos y electrólitos y entorno térmico neutro.
  Suele suspenderse la alimentación oral si la frecuencia respiratoria es > 80 respiraciones/min.
- Administración empírica de ampicilina y gentamicina en caso de existir factores de riesgo para septicemia o síntomas refractarios/persistentes.
- En ocasiones es necesario administrar surfactante.

ENFERMEDAD POR ESTREPTOCOCOS DEL GRUPO B

Definición y epidemiología (*MMWR* 59(RR10):1; *Obstet Gynecol* 2011;117:1019–27)

- La transmisión vertical intraparto de SGB es la causa principal de la morbimortalidad infecciosa en los recién nacidos; incidencia de ~0.25/1000 nacimientos.
- Se debe a infección por SGB de superficies mucosas fetales como resultado de la presencia de la bacteria en el líquido amniótico o el canal del parto.
- El 10-30% de las mujeres embarazadas están colonizadas con SGB en el tubo digestivo o la vagina.
- Los factores de riesgo para la enf perinatal invasiva incluyen:
  < 37 sem al nacimiento, rotura de membranas > 18 h, infección intraamniótica, bacteriuria con SGB y antecedentes de lactante con enfermedad por SGB.

Manifestaciones clínicas

- Enfermedad por SGB temprana: 24 h a 6 días posparto; enfermedad por SGB tardía: > 1 sem a 3 meses posparto.
- Septicemia, neumonía y meningitis en la primera semana de vida.
- Mortal en el 2-3% de los lactantes de término y en el 20-30% de los recién nacidos pretérmino con < 33 sem de EG.

Detección temprana y diagnóstico

- Las mujeres embarazadas deben someterse de rutina a un cribado mediante frotis rectovaginal a las 35-37 sem. Los resultados de los cultivos son válidos hasta por 5 sem, y después deben repetirse pasado ese tiempo.
- Si es alérgica a la PCN, se requieren pruebas de sensibilidad a clindamicina y eritromicina.
- En la actualidad, la PAAN para casos de SGB solo se indica en mujeres 1) sin información de cultivos, 2) de término y 3) sin rotura de membranas prolongada o fiebre.
- Las mujeres con bacteriuria por SGB en el embarazo actual o con un hijo previo afectado por SGB se deben tratar sin necesidad de detección.

Tratamiento

- Los atb intraparto están indicados en caso de:
  Cultivo rectovaginal positivo
  Bacteriuria por SGB (no requiere detección temprana)
  Antecedentes de enfermedad por SGB invasora previa (no requiere detección temprana)
  No se conoce el estado de SGB **Y** cualquiera de los siguientes:
    Parto pretérmino (< 37 sem), rotura prematura de membranas prolongada (≥ 18 h), fiebre materna (> 38 °C), PAAN intraparto positiva.
- La ppx intraparto no está indicada en casos de parto por cesárea en cualquier EG para mujeres con membranas intactas.

Figura 10-1 Profilaxis intraparto para enf por SGB

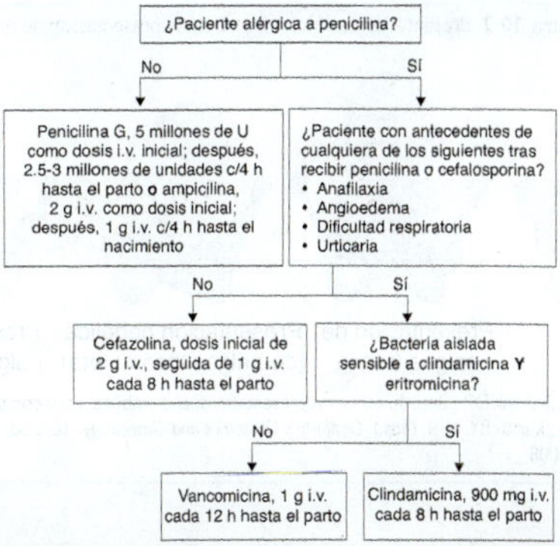

TRABAJO DE PARTO Y PARTO ESPONTÁNEO

Definiciones

- **Trabajo de parto:** contracciones uterinas regulares y cambios cervicales.
- **1.ª etapa del trabajo de parto:** comienzo del trabajo de parto → dilatación cervical completa (10 cm).
  - **Fase latente:** fase inicial del parto hasta que se presenta la aceleración de los cambios cervicales (< 6 cm).
  - **Fase activa:** período de cambio cervical acelerado hasta la dilatación completa (6-10 cm).
  - **Históricamente, ritmo mínimo de cambio cervical:** nulíparas, ~1.2 cm/h; multíparas, ~1.5 cm/h (*N Y Acad Med* 1972;48:842).
  - **Ritmo de cambio actualizado:** nulíparas, 0.5-0.7 cm/h; multíparas, 0.5-1.3 cm/h (*Obstet Gynecol* 2010;116:1281–7).
  - **Curva del trabajo de parto:** Friedman (1955) describió el progreso ideal del trabajo de parto de término; Zhang (2002) mostró que las mujeres entran en una fase activa a los 6 cm, con una evolución variable del trabajo de parto y sin fase de desaceleración.
  - **Definición de detención del trabajo de parto en la primera etapa** (*Obstet Gynecol* 2014;123:693–711):
    - Parto espontáneo con ≥ 6 cm de dilatación y rotura de membranas y uno de los siguientes: 4 h o más de contracciones apropiadas (p. ej., > 200 unidades de Montevideo) O 6 h o más con contracciones inapropiadas y sin cambios cervicales.
- **2.ª etapa del trabajo de parto:** dilatación cervical completa → nacimiento del lactante.
  - **Antes del diagnóstico de detención del trabajo de parto en la segunda etapa** (*Obstet Gynecol* 2014;123:693–711):
  - Permitir al menos 2 h de pujo en mujeres multíparas (3 h en nulíparas). Puede ser adecuada una mayor duración de acuerdo con las características individuales (p. ej., anestesia epidural, malposición) si es que se registra progreso.
- **3.ª etapa del trabajo de parto:** expulsión del lactante → expulsión de la placenta (en cerca de 30 min).
- **4.ª etapa del trabajo de parto:** tiene lugar 1-2 h inmediatamente después de la expulsión de la placenta.
- **Valoración del cuello uterino:** la dilatación del cuello uterino se mide en centímetros. El borramiento del cuello uterino se registra como porcentaje de la pérdida de la longitud total (4 cm; 0% es la longitud original y 100% es el grosor de una hoja de papel). El plano fetal es el descenso de la parte fetal ósea de presentación en centímetros por arriba o por debajo de la espina isquiática (–5 a +5 cm).
- **Situación fetal:** orientación del eje mayor del feto (columna vertebral) en relación con la de la madre (longitudinal o transversal).
- **Presentación fetal:** se refiere a la parte de presentación del feto, es decir, la parte del feto que se aboca hacia el estrecho superior de la pelvis materna; puede ser cefálica (cabeza), de nalgas (podálica, completa, franca) o de hombros.
- **Posición fetal:** se refiere a la orientación de la parte de presentación fetal en relación con la pelvis materna.
  - Presentación cefálica con el occipucio a la izquierda/derecha de la madre, con rotación posterior/anterior/transversal (p. ej., occipucio derecho anterior [ODA]). El sacro puede utilizarse como referencia en los fetos con presentación de nalgas, el acromion en los casos de situación transversal, y el mentón en los casos de presentación facial.

Figura 10-2 Presentación: cefálica y los tipos de presentación de nalgas

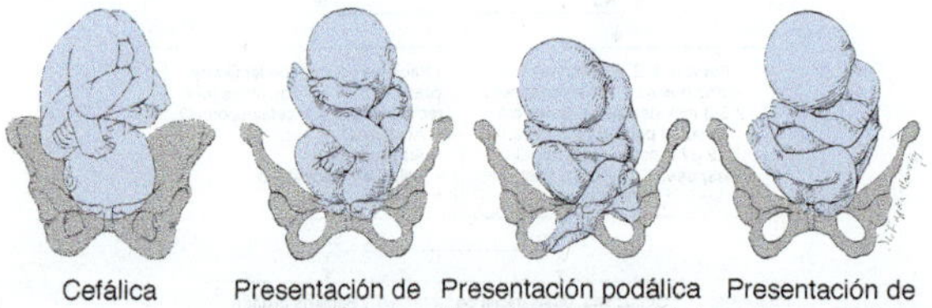

Modificado de: Cruikshank DP . Breech, other malpresentations, and umbilical cord complications. En: Scott JR, Gibbs RS , Karlan BY, et al. (eds.). *Danforth's Obstetrics and Gynecology*. 10th ed. Philadelphia, PA: Wolters Kluwer; 2008.

Figura 10-3 Curvas del trabajo de parto

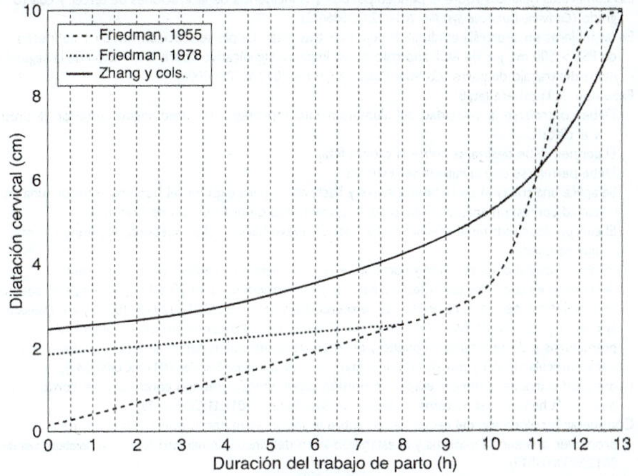

Reimpreso con autorización: *Am J Obstet Gynecol* 2002;187:824.

Mediana (y percentil 95) de horas en el trabajo de parto (4-10 cm)		
	Nulíparas	**Multíparas**
Parto espontáneo	3.8 (11.8)	2.4 (8.8)
Parto inducido	5.5 (16.8)	4.4 (16.2)
La fase activa (6-10 cm) fue similar entre todos los grupos con una media de ~1 h.		
Tomado de: Harper LM, Caughey AB, Odibo AO, et al. Normal progress of induced labor. *Obstet Gynecol.* 2012;119(6):1113–8.		

Movimientos cardinales del trabajo de parto descritos en relación con el vértice fetal

- **Encajamiento:** paso del diámetro más amplio de la parte de la presentación (DBP) por debajo del reborde pélvico.
- **Descenso:** paso de la parte de presentación hacia la pelvis (inferiormente).
- **Flexión:** permite el descenso óptimo mediante la presentación del diámetro craneal más estrecho.
- **Rotación interna:** movimiento de la cabeza fetal de la posición transversa a la anteroposterior.
- **Extensión:** movimiento de la cabeza fetal debajo de la sínfisis del pubis y fuera del introito.
- **Rotación externa ("restitución"):** movimiento de la cabeza para alinearse con el tórax.
- **Expulsión:** salida del cuerpo fetal.

Atención del trabajo de parto

- Exploración física inicial: signos vitales maternos; dilatación y borramiento cervical, plano fetal, rotura de membranas (± meconio), presencia de sangrado vaginal y peso fetal estimado (mediante maniobra de Leopold).
  Valoración cardíaca fetal (intermitente en pacientes de bajo riesgo o continua en pacientes de alto riesgo) y tocometría uterina para valorar el estado fetal y las contracciones.
- Valoración de laboratorio: HG, tipificación y detección y RPR.
- Vía i.v., dieta con líquidos claros (*Obstet Gynecol* 2017;129:e20–8).
- La ambulación o la posición erguida en la fase inicial del trabajo de parto puede ↓ la primera etapa hasta por 1 h (*Cochrane Database Syst Rev* 2013;10:CD003934).
- Valorar el deseo de control del dolor con o sin anestesia regional.
- Estado de SGB (administrar profilaxis en caso de estar indicada).

Atención del parto

- El pujo puede comenzar con la dilatación completa o demorarse hasta que descienda la parte de presentación (pujo involuntario); por lo general, el pujo acompaña a las contracciones. El pujo retardado ↑ la duración de la segunda etapa en ~1 h; no hay diferencia en las episiotomías o la incidencia de laceración; Apgar < 7 o ingresos a UCIN (*Cochrane Database Syst Rev* 2015;10:CD009124). El pujo no debe demorarse si hay alguna indicación para un nacimiento inmediato (p. ej., infección, preeclampsia o estado fetal preocupante).

- No hay indicaciones para episiotomías de rutina. Si es necesaria, se recomienda la técnica mediolateral, pues la de la línea media ↑ la incidencia de LOEA (*Obstet Gynecol* 2016;128:e1–15).
- Las compresas calientes sobre el perineo pueden ↓ la incidencia de laceraciones de tercer y cuarto grado (*Cochrane Database Syst Rev* 2011;12:CD006672).
- En las mujeres sin anestesia epidural, el pujo mientras están de pie se asociaba con un ↑ del riesgo de PSE > 500 mL y ↓ de RCF anómalo sin un impacto significativo sobre la duración de la segunda etapa del trabajo de parto (*Cochrane Database Syst Rev* 2012;5:CD002006).
- Expulsión de la cabeza fetal:
  Debe controlarse la velocidad del alumbramiento y proteger la pared vaginal anterior, la uretra y el clítoris.
  El perineo debe deslizarse sobre la cabeza fetal.
  Debe permitirse que la cabeza se restituya.
  Se aplica una tracción de la cabeza suave y hacia abajo para expulsar el hombro anterior (una dificultad con esta maniobra debe sugerir la posibilidad de una distocia de hombros).
  El cuerpo debe extraerse mediante una tracción suave hacia arriba, sujetando el perineo lo más que se pueda.
- El cordón umbilical debe pinzarse y cortarse → se recomienda un retraso en el pinzamiento del cordón en todos los lactantes prematuros y de término durante 30-60 s; ↓ el riesgo de anemia neonatal/fetal, pero ↑ la necesidad de fototerapia (*Obstet Gynecol* 2017;129:e5–10; *Cochrane Database Syst Rev* 2008:CD004074; *BMJ* 2011;343:d7157). El retraso en el pinzamiento de los lactantes prematuros < 37 sem también puede ↓ el riesgo de enterocolitis necrosante (EN), hemorragia intraventricular (HIV) y transfusión neonatal (*Cochrane Database Syst Rev* 2012;4:CD003248).
- La atención activa de la tercera etapa con presión suprapúbica y tracción controlada del cordón puede ↓ la hemorragia materna (*Cochrane Database Syst Rev* 2011;11:CD007412).
- Considerar la colocación del recién nacido sobre el abdomen materno (piel contra piel) para promover la lactancia materna y el establecimiento del vínculo inmediato (*Cochrane Database Syst Rev* 2012;5:CD003519).
- Administrar oxitocina en la tercera etapa del trabajo de parto para ↓ la hemorragia después del parto (*Cochrane Database Syst Rev* 2001;(4):CD001808).
- Inspeccionar la placenta para identificar anomalías y verificar que no exista evidencia de productos retenidos.
- Gasometría de cordón umbilical y hemorragia posparto (*véase* la siguiente sección).

INDUCCIÓN DEL TRABAJO DE PARTO (ITP)

Definición y epidemiología

- Estimulación de las contracciones uterinas con el objetivo de lograr un parto vaginal antes de que este comience de manera espontánea.
- El 23.2% de los partos en el año 2009 se produjeron tras una ITP (*National Vital Statistics Report* 2011).
- Maduración cervical (MC): reblandecimiento, adelgazamiento y dilatación del cuello uterino para facilitar una ITP satisfactoria y disminuir el tiempo hasta el parto.

Indicaciones

- Riesgo materno por continuación del embarazo.
- Antes de la semana 41, la ITP debe realizarse con base en indicaciones maternas. La ITP ≥ 41 semanas debe realizarse para disminuir el riesgo de parto por cesárea y la morbimortalidad perinatal (*Obstet Gynecol* 2014;124:390–6).
- **Contraindicaciones:** cualquier contraindicación para el parto vaginal (p. ej., vasos previos o placenta previa completa, malpresentación, prolapso de cordón umbilical, cesárea tradicional previa, infección genital por herpes activa, miomectomía previa con invasión de la cavidad endometrial).

Puntuación de Bishop (PB) simplificada para determinar el éxito de la ITP

Puntos	0	1	2	3
Dilatación (cm)	0	1-2	3-4	≥ 5
Plano	–3	–2	–1 o 0	+1 o +2
Borramiento (%)	0-30	40-50	60-70	≥ 80

Puntuación total: ITP exitosa (sens/espec)
> 4: 59.2/67.9   > 5: 40.6/82.6   > 6: 18.8/94.2

Nota: la consistencia (suave, firme) y la posición (anterior, posterior) del cuello uterino se incluyen en la PB completa, pero no añaden mayor poder predictivo que el que ofrece la puntuación simplificada.

Cuello uterino desfavorable = PB ≤ 6, PB ≥ 8 = favorable con probabilidad de PVE igual que la del trabajo de parto espontáneo (*Obstet Gynecol* 2009;114:386–97).

Tomado de: Laughon SK, Zhang J, Troendle J, et al. Using a simplified Bishop score to predict vaginal delivery. *Obstet Gynecol*. 2011;117(4):805–11.

- En general, las mujeres multíparas tienen menor riesgo que las nulíparas de una inducción fallida o de requerir parto por cesárea en determinada puntuación de Bishop.

Métodos para la maduración cervical y la inducción del trabajo de parto (*Obstet Gynecol* 2009;114:386–97)

- **Oxitocina**: fármaco de inducción de uso más frecuente.
  Varios esquemas de dosificación: ajustar para lograr contracciones cada 2-3 min.
  Esquema de dosis bajas (comenzar con 0.5-2 mU/min con aumento de 1-2 mU/min cada 15-40 min).
  Esquema de dosis altas (comenzar con 6 mU/min con aumento de 3-6 mU/min cada 15-40 min).
  Nota: el régimen de dosis altas acorta el tiempo hasta el parto, pero aumenta la incidencia de taquisistolia con cambios en la FCF (*Cochrane Database Syst Rev* 2012;3:CD001233).
- **Misoprostol (PGE_1)**: para MC o ITP.
  El misoprostol por vía oral es mejor que por vía vaginal para MC/ITP (menos casos de puntuación de Apgar < 7 a los 5 min).
  Dosis de 25 µg v.o. c/2 h o 50 µg v.o. c/4 h (*Cochrane Database Syst Rev* 2014:(6):CD001338).
  El misoprostol vaginal puede usarse para MC/ITP en una dosis de 25-50 µg vía vaginal c/4 h.
  Contraindicación: antecedentes de cirugía uterina (incluida la cesárea previa) dado el elevado riesgo de rotura uterina.
- **Dinoprostona (PGE_2)**: para MC o ITP.
  Cada inserto contiene 10 mg de dinoprostona → libera una dosis media de 0.3 mg/h.
  Dosificación c/24 h.
  Desaparece rápidamente de la circulación materna al retirar el inserto.
- **Amniotomía aislada** (*Cochrane Database Syst Rev* 2000;(4):CD002862).
  Pruebas insuficientes acerca de su eficacia.
  ↑ necesidad de aumentar la oxitocina frente a las prostaglandinas vaginales.
- **Catéter con balón** (*Cochrane Database Syst Rev* 2012;3:CD001233): para MC o ITP.
  Dos tipos: balón único o doble (cervical y vaginal); no hay diferencia en la eficacia de los dos tipos.
  Se coloca el balón con 30-60 mL de solución salina a través del orificio interno hacia el espacio extraamniótico.
  Cuando se utiliza con PG u oxitocina, ↓ la tasa de parto por cesárea y ↓ el tiempo hasta el parto.
- **Desprendimiento de membranas** (*Cochrane Database Syst Rev* 2005;(1):CD000451).
  Desprendimiento manual del polo inferior de las membranas fetales durante la exploración vaginal.
  Causa aumento significativo de la fosfolipasa A_2 y la prostaglandina $F_{2\alpha}$.
  Aumenta la probabilidad de parto espontáneo dentro de 48 h y disminuye la continuación del embarazo después de las 41 semanas.
- **Relaciones sexuales:** no hay evidencia suficiente. Probable ineficacia (*Obstet Gynecol* 2007;110(4):820–6; *Cochrane Database Syst Rev* 2001;(2):CD003093).
- **Estimulación mamaria:** disminuye la hemorragia posparto en comparación con la no intervención. No hay diferencia de las tasas de cesárea cuando se comparan con la no intervención o la oxitocina. No es eficaz en mujeres con cuello uterino no favorable (*Cochrane Database Syst Rev* 2005;(3):CD003392).

Complicaciones de la inducción

- Taquisístole (> 5 contracciones en 10 min). Tx: detener/↓ la estimulación uterina, considerar tocólisis.
- Tetania uterina (contracción que dura > 2 min). Tx: detener/↓ la estimulación uterina, considerar tocólisis.
- Prolapso del cordón (con amniotomía). Tx: parto por cesárea.
- HipoNa (con infusión extendida de oxitocina). Tx: suspender la infusión de oxitocina, considerar restricción de agua a libre demanda, revalorar y reiniciar.
- ↑ de los partos por cesárea en comparación con el trabajo de parto espontáneo, pero la ITP programada con > 41 sem de gestación, comparada con una actitud expectante, puede ↓ la tasa de cesáreas (*Cochrane Database Syst Rev* 2012;6: CD004945).

VIGILANCIA FETAL INTRAPARTO

Generalidades

- Justificación de la vigilancia de la FCF con base en las opiniones de los expertos y los precedentes medicolegales.
- La monitorización continua de la FCF se asocia con: 1) ↓ de las convulsiones neonatales, sin diferencias significativas en la parálisis cerebral, la mortalidad del lactante u otros parámetros estándar del bienestar neonatal, y 2) ↑ en la cantidad de cesáreas y partos vaginales instrumentales cuando se compara con la auscultación intermitente o con la ausencia de vigilancia (*Cochrane Database Syst Rev* 2006;3:CD006066).

Métodos de vigilancia

- FCF:
  Por vía externa mediante Eco Doppler.
  Por vía interna mediante electrodo en el cuero cabelludo fetal (ECCF).
- Contracciones:
  Transductor de presión externo (cualitativo).
  Catéter de presión intrauterina (CPIU, cuantitativo).
  Medición en UMV: suma total menos presión uterina basal para cada contracción a lo largo de 10 min; > 200 UMV se consideran adecuadas para el trabajo de parto (*Obstet Gynecol* 1986;68:305).

Definiciones (*Obstet Gynecol* 2008;112:661)

- **Punto de referencia:** promedio de FCF, exclusiva de aceleraciones, desaceleraciones y variabilidad marcada, tomado a lo largo de un intervalo de 10 min, redondeada hasta los 5 lpm más cercanos.
  Taquicardia: referencia > 160 lpm.
  Bradicardia: referencia < 110 lpm.
- **Variabilidad:** fluctuaciones entre latidos en el punto de referencia, exclusiva de aceleraciones y desaceleraciones. Se mide desde el máximo hasta el valle de fluctuaciones rápidas.
  Ausente: amplitud indetectable.
  Mínima: amplitud entre 1 y 5 lpm.
  Moderada: amplitud entre 6 y 25 lpm.
  Franca: amplitud > 25 lpm.
- **Aceleraciones:** aumento de la FCF ≥ 15 lpm durante ≥ 15 s (antes de las 32 sem, utilizar ≥ 10 lpm y ≥ 10 s). El tiempo desde la FC inicial hasta la FC máxima es < 30 s. La aceleración prolongada dura 2-10 min.
- **Desaceleraciones:** ↓ en la FCF.
  Desaceleración temprana: simétrica. Nadir con el pico de la contracción. El avance desde el punto de referencia hasta el nadir toma > 30 s.
  Desaceleración tardía: simétrica. Nadir después del pico de la contracción. El avance desde el punto de referencia hasta el nadir toma > 30 s.
  Desaceleración variable: ↓ ≥ 15 lpm desde el punto de referencia que dura por lo menos 15 s. El avance desde el punto de referencia hasta el nadir toma < 30 s.
  Desaceleración prolongada: ↓ ≥ 15 lpm desde la línea media que dura 2-10 min.
- **Patrón sinusoidal:** similar a una onda suave y sinusoidal en el punto de referencia de la FCF. La frecuencia del ciclo es de 3-5 min. Dura ≥ 20 min.

Trazos cardíacos en el trabajo de parto		
Categoría	**Definición**	**Interpretación**
I	Punto de referencia de la FCF entre 110 y 160. • Con variabilidad moderada. • Sin desaceleraciones tardías o variables. • Con o sin desaceleraciones. • Con o sin desaceleraciones tempranas.	Normal y no requiere una intervención adicional. Las aceleraciones (sobre todo > 2 en 30 min) son muy predictivas de equilibrio acidobásico fetal favorable (*Am J Obstet Gynecol* 1982;142:297; *Am J Obstet Gynecol* 1979;134:36).
II	Cualquier trazo que no sea categoría I o III.	Significado indeterminado y requiere vigilancia estrecha. Es razonable una prueba terapéutica con medidas de soporte (*véase* Categoría III).
III	**Incluye ambas:** Ausencia de variabilidad del punto de referencia de FCF con cualquiera de las siguientes: • Desaceleraciones tardías durante > 50% de las contracciones a lo largo de 20 min. • Desaceleraciones variables con > 50% de las contracciones a lo largo de 20 min o bradicardia. • Bradicardia. O • Patrón sinusoidal.	Anómala y exige una eval inmediata. Reanimación intrauterina inicial: • Cambio de posición materna. • Administración de oxígeno a la madre. • Descontinuar si hay estimulación excesiva. • Considerar la administración de tocolíticos. • Corregir HoTN materna o compromiso de perfusión placentaria. El parto puede estar indicado en caso de que fracasen las medidas de soporte para corregir el patrón de categoría III.

Ejemplos de trazos cardíacos fetales

Figura 10-4 Variabilidad de la frecuencia cardíaca fetal

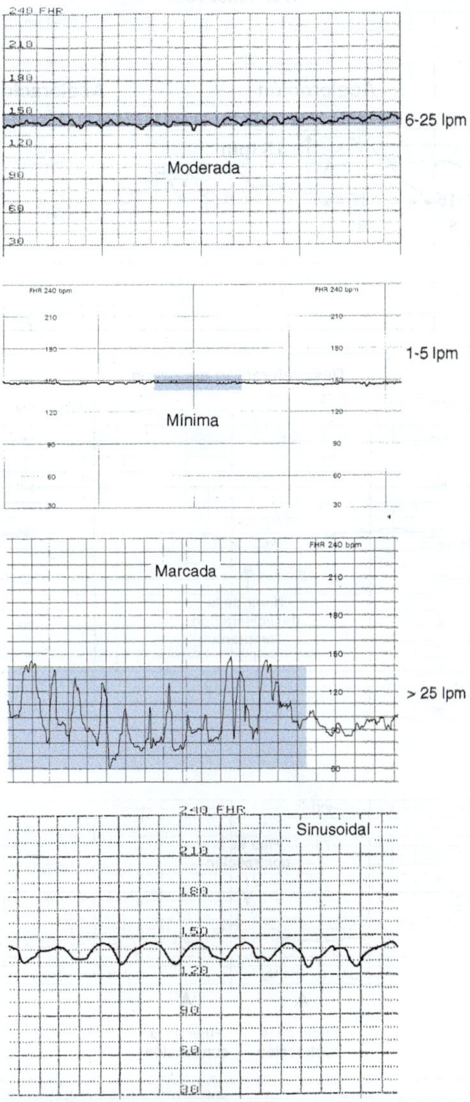

Tomado de: Menihan CA, Kopel E. *Electronic Fetal Monitoring: Concepts and Applications*. 3rd ed. Philadelphia, PA: Wolters Kluwer; 2018.

Figura 10-5 Desaceleraciones y aceleraciones de la frecuencia cardíaca fetal

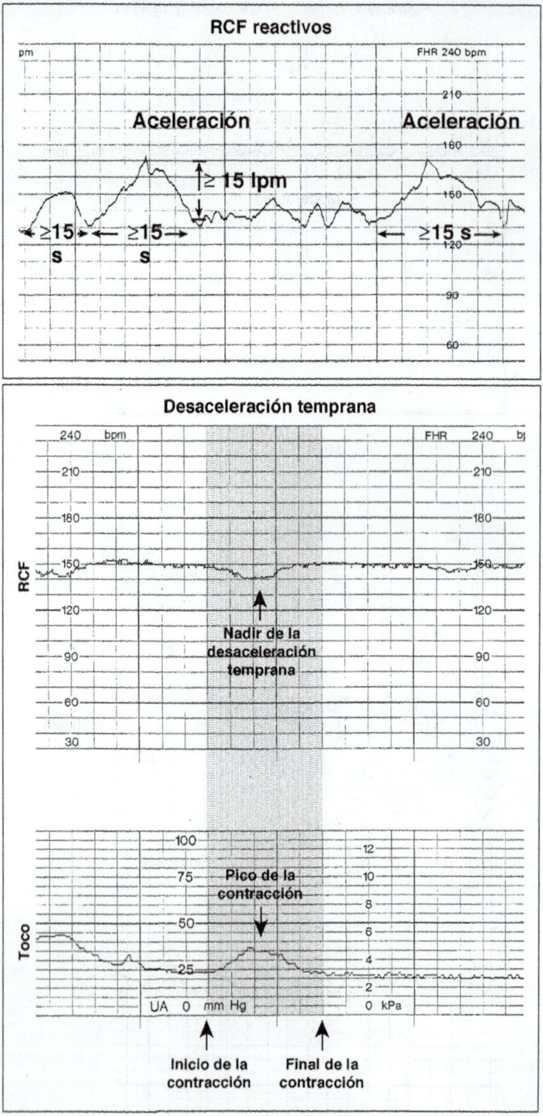

(continúa)

Figura 10-5 *(continuación)*

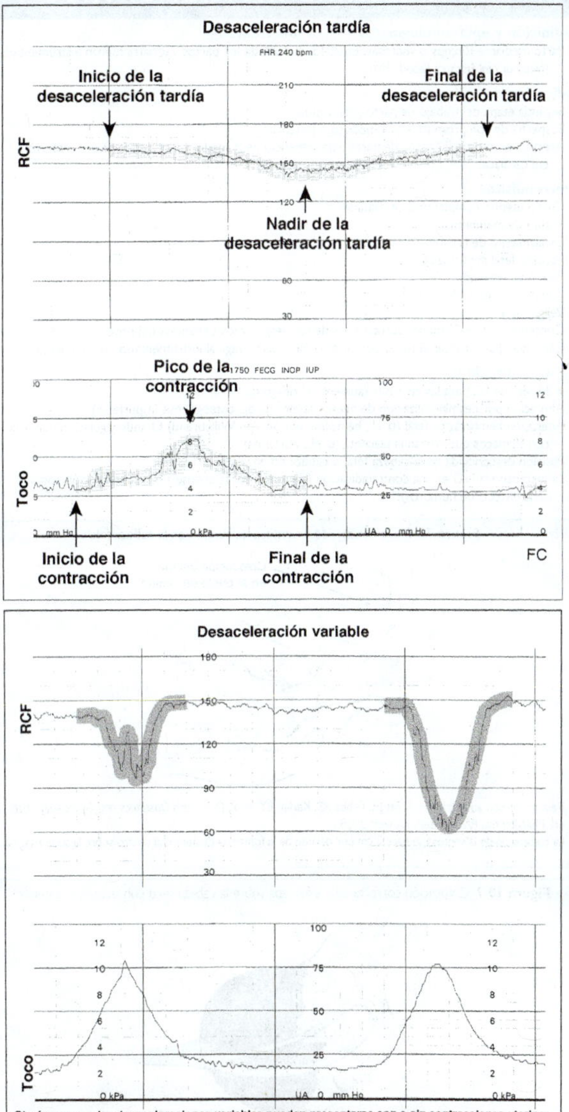

Obsérvese que las desaceleraciones variables pueden presentarse con o sin contracciones uterinas. No se ha definido la relación.

Tomado de: Menihan CA, Kopel E. *Electronic Fetal Monitoring: Concepts and Applications*. 3rd ed. Philadelphia, PA: Wolters Kluwer; 2018.

PARTO VAGINAL INSTRUMENTADO

Definición y epidemiología (*Obstet Gynecol* 2015;126:e12–24)

- Parto mediante fórceps o ventosas. En 2013, el 3.3% de los partos vaginales fueron instrumentados (*National Vital Statistics Report*, 2015).

Indicaciones

- Segunda etapa del trabajo de parto prolongada
- Sospecha de compromiso fetal inmediato o potencial
- Acortamiento de la 2.ª etapa de parto para beneficio de la madre (p. ej., agotamiento materno, enf cardíaca)

Prerrequisitos

- Cuello uterino completamente dilatado
- Rotura de membranas
- Encajamiento de la cabeza fetal
- Posición fetal confirmada
- Peso fetal estimado
- Pelvis y anestesia adecuadas
- Vejiga vacía
- Consentimiento informado (comentarios de los riesgos y los beneficios del procedimiento)
- Capacidad para realizar el parto por cesárea (si el parto vaginal instrumentado no tiene éxito)

Contraindicaciones

- < 34 sem de EG para las ventosas (aumenta el riesgo de HIV)
- Alteración por desmineralización de huesos fetales (p. ej., osteogénesis imperfecta)
- Alteración hemorrágica fetal (p. ej., hemofilia, enf de Von Willebrand) O anticoagulación materna con fármacos que cruzan la placenta (p. ej., warfarina)
- Posición desconocida de la cabeza fetal o cabeza no encajada en la pelvis

  La macrosomía NO es una contraindicación (sin embargo, se aconseja tener precaución con la distocia de hombros).

Figura 10-6 Colocación de la ventosa de succión en la cabeza fetal

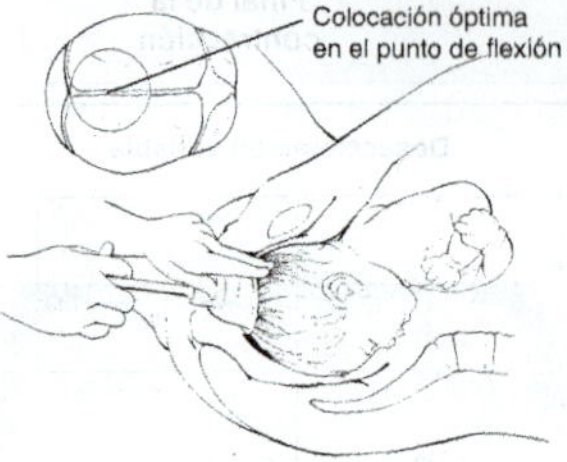

Reimpreso con autorización: Scott JR, Gibbs RS, Karlan BY, et al. *Danforth's Obstetrics and Gynecology*. 10th ed. Philadelphia, PA: Wolters Kluwer; 2008.)
La colocación de la ventosa se hace 2 cm por delante de la fontanela posterior, al centro sobre la sutura sagital.

Figura 10-7 Colocación correcta de los fórceps sobre la cabeza fetal con occipucio anterior

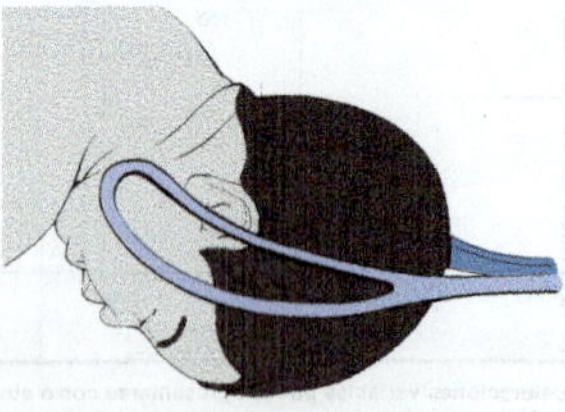

Reimpreso con autorización: Scott JR, Gibbs RS, Karlan BY, et al. *Danforth's Obstetrics and Gynecology*. 9th ed. Philadelphia, PA: Lippincott Williams & Wilkins; 2003.
Colocación de los fórceps: la sutura sagital está en el medio de las ramas; la fontanela posterior está a 1-2 cm de las ramas.

Complicaciones del parto instrumentado

- Neonatales:
  - Ventosa: laceraciones del cuero cabelludo, cefalohematoma (11-16%), hematoma subgaleal (2.6-4.5%), hemorragia intracraneal (0.2%) y hemorragia retiniana (hasta el 75% → desaparece en semanas) (*BMJ* 2004;329:24; *Ophthalmology* 2001;108:36).
  - Fórceps: laceración superficial, cefalohematoma (6%), parálisis del nervio facial, traumatismo ocular, fractura de cráneo y hemorragia intracraneal (*Obstet Gynecol* 2015;126:e12-24).
- Maternas (*BMJ* 2004;329:24):
  - Ventosa: laceración perineal, ya sea de tercer (9.6%) o cuarto grado (6.2%).
  - Fórceps: laceración perineal, ya sea de tercer (12.5%) o cuarto grado (9.8%).
- La episiotomía de rutina no está recomendada debido al potencial de curación deficiente y molestias prolongadas. El riesgo de disfunción persistente del suelo pélvico es difícil de estimar. La laceración materna es más probable con el parto instrumentado, pero debe valorarse frente a los riesgos de la cesárea. Las complicaciones son mayores cuando se utilizan múltiples instrumentos (ventosas y fórceps), por lo que está contraindicado el uso de más de un instrumento. Si uno fracasa, generalmente se continúa con parto por cesárea.

PARTO VAGINAL CON CESÁREA PREVIA

Definiciones (*Obstet Gynecol* 2010;116:450)

- PTPCP: prueba de trabajo de parto después de una cesárea previa.
- PVCP: parto vaginal con cesárea previa.
- PCRE: parto por cesárea de repetición electiva.

Elección de las candidatas

- Candidata adecuada: antecedente de 1-2 partos por cesárea mediante histerotomía baja transversal o vertical. No conocer la ubicación de la cicatriz no es contraindicación para la PTPCP, a menos que exista gran sospecha de histerotomía clásica.
- Candidata no adecuada: incisión clásica o en "T", rotura uterina previa, cirugía uterina transfúndica extensa (p. ej., miomectomía) y pacientes con cualquier contraindicación para parto vaginal.
- La tasa de éxito general para la PTPCP es del 60-80%.
- ↑ tasa de éxito de PTPCP: parto vaginal previo, parto espontáneo.
- ↓ tasa de éxito de PTPCP: misma indicación que para la cesárea previa (distocia del parto), edad materna avanzada, etnicidad no caucásica, EG > 40 sem, obesidad materna, preeclampsia, intervalo entre embarazos corto y macrosomía fetal.
  < 60% de probabilidad de PVCP; puede ↑ la morbilidad con la PTPCP en comparación con el PCRE; asesorar a la paciente y atender sus expectativas de éxito.
- Calculadora de éxito de PVCP del NICHD en línea: https://mfmu.bsc.gwu.edu/PublicBSC/ MFMU/ VGBirthCalc/vagbirth.html

Riesgos maternos asociados con la PTPCP			
	PCRE (%)	**PTPCP con una cesárea previa (%)**	**PTPCP con dos o más cesáreas previas (%)**
Endometritis	1.5-2.1	2.9	3.1
Lesión quirúrgica	0.42-0.6	0.4	0.4
Transfusión sanguínea	1-1.4	0.7-1.7	3.2
Histerectomía	0-0.4	0.2-0.5	0.6
Rotura uterina	0.4-0.5	0.7-0.9	0.9-1.8
Muerte materna	0.02-0.04	0.02	—

Riesgos neonatales asociados con PTPCP		
	PCRE (%)	**PTPCP (%)**
Muerte fetal 37-38 sem	0.08	0.38
Muerte fetal > 39 sem	0.01	0.16
Encefalopatía isquémica hipóxica	0-0.13	0.08
Morbilidad respiratoria	1-5	0.1-1.8
Hiperbilirrubinemia	5.8	2.2
Taquipnea transitoria del recién nacido	6.2	3.5
Muerte neonatal (< 1 meses) sin cambios signif; muerte perinatal (< 1 sem) 0.01% con PCRE; 0.13% con PTPCP.		

Consideraciones del parto

- NO debe emplearse misoprostol para la PTPCP, dado el elevado riesgo de rotura uterina: 24.5/1000 (*NEJM* 2001;345:3).
- Debe realizarse una vigilancia fetal continua.
- Mantener un alto grado de sospecha para signos/sx de rotura uterina, como: dolor uterino de inicio nuevo, pérdida del plano fetal, anomalías nuevas del registro cardíaco fetal (el más frecuente), hemorragia vaginal e inestabilidad hemodinámica materna.
- Debe contarse con personal (OB y anestesia) con disponibilidad inmediata para practicar una cesárea urgente.

GASOMETRÍA DE CORDÓN UMBILICAL

Objetivo (*Obstet Gynecol* 2006;108:1319)

- Proporciona una valoración de la situación metabólica neonatal.
- Puede ser útil para determinar si un episodio de asfixia (acidemia + acidosis metabólica + hipoxia) se asocia con la depresión neonatal.
- Si presenta valores normales, se descarta la asfixia durante el parto como causa de las complicaciones neonatales.
- Se deben recolectar 1-2 mL de sangre de la vena y la arteria umbilical en jeringas heparinizadas. Puede obtenerse del cordón pinzado hasta transcurridos 60 min con resultados válidos. Si las muestras no van a enviarse al laboratorio inmediatamente, deben almacenarse en hielo (hasta 60 min).

Fisiopatología

- La interrupción del flujo de sangre en el cordón umbilical desencadena retención fetal de CO_2 (acidosis respiratoria) → acidosis respiratoria prolongada → acidosis metabólica/respiratoria mixta → acidosis metabólica.

Indicaciones/eventos centinela

- Realizar cesárea en caso de sospecha de afectación fetal, FCF anómala, enf tiroidea materna, infección materna, embarazo múltiple, rotura uterina, distocia de hombros, desprendimiento de placenta grave, prolapso del cordón umbilical, embolia de líquido amniótico, colapso cardiovascular materno y exsanguinación fetal (p. ej., vasos previos, hemorragia fetomaterna).

Resultados normales	
Término	**Pretérmino**
pH: 7.15-7.38	pH: 7.14-7.40
pCO_2: 49.2-50.3	pCO_2: 49.2-51.6
HCO_3^-: 22-23.1	HCO_3^-: 22.4-23.9
EB: –2.7 a –3.6	EB: –2.5 a –3.3
De: *Clin Obstet Gynecol* 1993;36(1):13–23.	

- Abordaje de la interpretación de la gasometría fetal:
  Si el pH es menor que los límites normales, entonces hay ACIDEMIA.
  Si la pCO_2 resulta mayor que los límites normales, entonces se trata de una ACIDOSIS RESPIRATORIA.
  Si el exceso de base (EB) es más negativo que los límites normales, se está frente a una ACIDOSIS METABÓLICA.
- Acidemia fetal de la arteria umbilical:
  Si el pH < 7.0, la deficiencia de base ≥ 12 mmol/L, o ambos → ↑ la probabilidad de encefalopatía neonatal; si está presente, la anomalía se relaciona con un componente hipóxico durante el parto. Por sí sola, la acidosis respiratoria no es una causa probable de complicaciones neonatales.
  Si el pH > 7.20 → ↓ la probabilidad de que la hipoxia intraparto sea responsable de la encefalopatía neonatal.
  Puntuación de APGAR < 5 a los 5 y 10 min.
- **Los criterios para definir un incidente hipóxico intraparto agudo suficiente como para causar parálisis cerebral son los siguientes:**
  pH arterial del cordón < 7 con EB −12 o peor.
  Inicio de encefalopatía moderada a grave.
  Parálisis cerebral de tipo espástica, tetrapléjica o discinética.
  Exclusión de otras etiologías identificables.
- Un recurso indispensable para la valoración de la encefalopatía neonatal es *Neonatal Encephalopathy and Neurologic Outcome*, 2nd ed. (2014) (*Obstet Gynecol* 2014;123:896).

ATENCIÓN POSPARTO DE RUTINA

Intrahospitalaria

- **Vigilancia:** SV frecuentes (cada 15 min × 2 h; después por turnos [cada 8-12 h]); valorar el tamaño y el tono uterino, la integridad perineal y las incisiones abdominales; anotar la cantidad de sangrado vaginal; vigilancia intensa de hemorragia intraabdominal o pélvica y retención urinaria.
- **Dolor:** AINE y compresas frías en el perineo. Los opiáceos se reservan para el dolor intercurrente o el dolor posquirúrgico (*Cochrane Database Syst Rev* 2011;(5):CD004908).
- **Estreñimiento:** ablandadores fecales y laxantes según las necesidades y en caso de uso de opiáceos; prolongar el tratamiento con ablandadores de heces en caso de reparaciones de laceraciones de tercer y cuarto grado.
- **Retención urinaria:** movilización temprana para facilitar la micción; sondaje permanente o intermitente si no se consigue la micción.
- **Secreción/loquios fétidos:** inspeccionar perineo para descartar grietas de las heridas o compresas retenidas. Valorar presencia de fiebre y dolor en fondo uterino. Considerar endometritis posparto.
- **Cefalea:** la causa más probable es tensión, pero deben considerarse la preeclampsia y la cefalea por punción posdural (*Am J Obstet Gynecol* 2007;196:318). *Véase* el capítulo 18.
- **Fiebre:** DxD: IVU, infección de heridas, mastitis/absceso de mama; ingurgitación de las mamas; endometritis; tromboflebitis pélvica séptica; infxn por *Clostridium difficile*; rxn farmacológicas o a la anestesia, neumonía, TVP/EP.
- Dx de la fiebre: HG, RxT, análisis general de orina, urocultivo, exploración pélvica y mamaria, valoración del fondo uterino (presencia de dolor), valoración de la herida (si existe), detección de TVP (eritema unilateral, edema, dolor [signo de Homan]).
- Dar de alta después de 24-48 h del parto vaginal sin complicaciones y 48-96 h después de un parto por cesárea de rutina.

Atención de seguimiento por consulta

- Se recomienda una consulta posparto en todas las mujeres después de 4-6 sem del parto y en 7-14 días en caso de parto vaginal complicado (p. ej., laceraciones de tercer y cuarto grado).
- HTAg/preeclampsia: valorar la PA en el consultorio dentro de los 7 días después del alta (*Obstet Gynecol* 2013;122(5):1122–31).
- **La historia clínica debe valorar:** lazo materno-infantil, incluida la alimentación, molestias mamarias, afrontamiento y estado de ánimo maternos, apoyo social, continencia urinaria y fecal, reinicio de las relaciones sexuales y planes anticonceptivos.
- **La exploración debe incluir:** SV (incluyendo peso y PA); mamas, abdomen y pelvis.

Anticoncepción posparto

- La media de reanudación de la ovulación en las mujeres que no amamantan es de 45-94 días (25 días como mínimo) después del parto (*Obstet Gynecol* 2011;117(3):657).
- La lactancia **exclusiva** tiene una eficacia como anticonceptivo del 92-98% en los primeros 6 meses del parto si existe amenorrea y el lactante se alimenta c/4 h durante el día y c/6 h durante la noche (*Contraception* 1989;39:477).
- La esterilización (por ligadura de trompas) puede realizarse inmediatamente después del parto (en las primeras 24 h) o después de un intervalo (al cabo de 6 sem) (*Obstet Gynecol* 2013;121:392–404).
- Pueden utilizarse métodos de barrera al reanudar las relaciones sexuales.
- Es seguro comenzar los fármacos solo con progesterona en cualquier mujer sin contraindicaciones; no afectan la producción de leche (*Contraception* 2010;82:17).
- Los DIU (de cobre o levonorgestrel) pueden colocarse inmediatamente después del parto (en los 10 min siguientes a la extracción de la placenta) o a las 6-8 sem del parto (*Obstet Gynecol* 2016;128:e32–7).
- Los anticonceptivos con estrógenos pueden iniciarse 21 días después del parto en las mujeres sin factores de riesgo adicionales para TEV y en otras puede considerarse a las 6 sem del parto. Los CDC y la ACOG recomiendan esperar 4-6 sem antes de empezar con anticonceptivos con estrógenos en las mujeres lactantes y según su perfil de riesgo para TEV (*MMWR* 2011;60:878; *Obstet Gynecol* 2006;107:1453). Los estrógenos pueden inhibir la producción de leche materna.
- Recurso clave: CDC Medical Eligibility Criteria for Contraceptive Use (*MMWR Recomm Rep* 2016;65(No. RR-3):1–104. doi: http://dx.doi.org/10.15585/mmwr.rr6503a1).

LACTANCIA

Fisiología y comienzo

- La secreción materna copiosa empieza al disminuir la progesterona a los 2-7 días del parto. En las primíparas y después de una cesárea tarda más tiempo (*Pediatrics* 2003;112:607). El mantenimiento de la lactancia depende de una frecuencia adecuada de esta y del bombeo (*Obstet Gynecol* 2007;109:479). Durante las primeras 2 sem, las tomas se instauran a demanda del lactante (8 × 12 veces/día).

- Inicio de una lactancia materna satisfactoria (salvo que tengan preferencia aspectos médicos; *Pediatrics* 2012;129:e827):
  Mantener contacto directo piel con piel entre madre y lactante hasta completar la primera toma.
  Evitar las leches maternizadas comerciales y el agua con azúcar.
  Evitar el uso de chupetes (chupones).
  Colocar a la madre y el lactante en la misma habitación.
  Dar de alta y brindar la información de contacto para asesoramiento durante la lactancia materna.

Beneficios (*Obstet Gynecol* 2013;122:423–8; *Obstet Gynecol* 2016;127:e86–92)

- Lactante de término: ↓ la incidencia de otitis media, dermatitis atópica y asma; infecciones del tubo digestivo y las vías respiratorias; diabetes (asociación débil); obesidad; leucemia infantil; SMS.
- Lactantes pretérmino: ↓ la incidencia de enterocolitis necrosante y retinopatía grave del prematuro. Mejoran los resultados del neurodesarrollo (*Pediatrics* 2012;129:e827).
- Maternas: ↓ incidencia de cáncer de mama y ovario y del desarrollo de DM2.

Contraindicaciones relativas (*Obstet Gynecol* 2007;109:479; *Pediatrics* 2012;129:e827)

- Contraindicada:
  Consumo materno de drogas ilegales o alcoholismo no controlado
  Infección materna con brucela, VIH, VLTH-I o VLTH-II
  Varicela materna activa y no tratada, TB o herpes simple con lesiones mamarias
  Galactosemia infantil
- La lactancia materna NO ↑ el riesgo de transmisión vertical de hepatitis C (*Clin Infect Dis* 1999;29:1327).
- Los hijos de madres positivas para hepatitis B deben recibir HepBIg y vacunarse al nacer; a partir de entonces, la lactancia materna es segura (*Obstet Gynecol* 2002;99:1049).

Mastitis de la lactancia

- **Dx:** fiebre > 38.3 °C + mama indurada, roja y edematosa en la madre que está lactando.
- No se necesitan pruebas de lab; el cultivo de leche solo se realiza en los casos graves o refractarios. Eco solamente ante sospecha de absceso.
- Los patógenos típicos son estreptococos del grupo A y SASM.
- Antibiótico de primera elección: dicloxacilina (500 mg c/6 h) × 10-14 días.
  Alergia a la penicilina o SARM: clindamicina (300 mg c/6 h) o TMP/SMX (160 mg/800 mg c/12 h).
- Continuar con la lactancia para vaciar por completo las mamas, AINE y compresas calientes.
- **DxD:** absceso mamario, conducto lactóforo obstruido, galactocele, cáncer de mama inflamatorio.

Lactancia y fármacos en la madre

- **LactMed:** base de datos exhaustiva acerca de los fármacos y la lactancia: http://toxnet.nlm.nih.gov/cgi-bin/sis/htmlgen?LACT

PROVEEDORES DE SALUD OBSTÉTRICOS AFILIADOS

Personal partero			
	Formación/capacitación	**Acreditación**	**Otras**
PEPC	PECPA: personal de enfermería certificado más un grado de maestría o doctorado.	American College of Nurse-Midwives	Certificados en 50 estados (EE.UU.)
PPC	Grado de maestría en partos.	American College of Nurse-Midwives	Certificados en Nueva York, Nueva Jersey, Rhode Island; autorizados en Delaware y Missouri.
PPPC	No hay requisitos formales (puede ser PED o PEPC/PPC). Exámenes por escrito y valoración de las habilidades. Debe contar con experiencia en ámbitos extrahospitalarios.	North American Registry of Midwives	Con regulaciones diversas en 26 estados.
PED	Sin requisitos formales de educación, a menos que lo solicite el estado. Cursos o prácticas informales y formales.	Ninguna	El estado legal es diverso. Práctica en ámbitos extrahospitalarios.
Tomado de: American College of Nurse-Midwives; www.midwife.org			

Doulas

- **Definición:** mujeres que proporcionan un apoyo continuo, no médico, intraparto/posparto a las mujeres que experimentan un parto.
- Su ámbito de práctica incluye apoyo emocional, atención al bienestar físico, consejos y asesoramiento no médico.
- La certificación/acreditación difiere entre organizaciones.

Definición (*Hypertension in Pregnancy*, ACOG Task Force, 2013) (*véase* el cap. 12)

- **HTA crónica:** PAS ≥ 140 o PAD ≥ 90 antes del emb, antes de la semana 20 de gestación o que persiste más de 12 sem después del parto.
- **HTA gestacional:** PAS ≥ 140 o PAD ≥ 90 después de la semana 20 sin proteinuria.
- **Preeclampsia:** HTA de comienzo nuevo (PAS ≥ 140 o PAD ≥ 90 2× ≥ 4 h de diferencia) con o sin proteinuria > 20 sem. La proteinuria se define como ≥ 300 mg/24 h (o +1 en tira reactiva de orina o cociente proteínas:creatinina ≥ 0.3). Si se presentan características graves, la proteinuria no es necesaria para realizar el diagnóstico.
  Características graves: PAS ≥ 160 o PAD ≥ 110; trombocitopenia < 100 000; pruebas de función hepática elevadas ≥ 2× de los límites normales; dolor en hipocondrio derecho grave; insuficiencia renal (Cr > 1.1 o el doble de la referencia normal); edema pulmonar; síntomas visuales/encefálicos de inicio reciente.
  Eclampsia: preeclampsia con crisis convulsivas.
- **HTA crónica con preeclampsia superpuesta:** HTAc con aumento súbito de la HTA acompañada de agravamiento de la proteinuria o HTAc con desarrollo reciente de características graves.
- Todas las determinaciones de PA deben realizarse en dos ocasiones con 4 h de diferencia (después de permanecer sentada tranquilamente durante algunos minutos y con el manguito a nivel del corazón). *Véase también* HELLP (cap. 15) y Eclampsia (cap. 18).

Véase el comentario detallado y la atención de la hipertensión en el capítulo 12.

Epidemiología y etiología

- La preeclampsia se diagnostica en casi el 7% de los emb. La etiología verdadera se desconoce.
- **Factores de riesgo:** nuliparidad, embarazo previo con preeclampsia, HTAc, enf renal, trombofilia, embarazo múltiple, FIV y HxF de preeclampsia, diabetes, obesidad y LES.
- **Causas posibles:** lesión endotelial, alteración metabólica, inflamación y estrés oxidativo.

Manifestaciones clínicas

- **Preeclampsia:** HTA, cefalea, cambios visuales (escotomas, fotofobia), edema, dolor abdominal (en especial epigástrico o en el hipocondrio derecho). No obstante, en ocasiones es asintomática.

Exploración física

- **Realizar una exploración neurológica completa:** valorar cefalea, cambios visuales y clono.
- Palpar el abdomen para valorar la presencia de dolor con la palpación (específicamente en el hipocondrio derecho, pues puede ser un signo de hematoma subcapsular hepático).
- Visualizar/palpar los miembros para valorar el edema periférico.

Estudios y pruebas diagnósticas

- HG, QS (función hepática y renal) y valoración de la proteinuria (mediante la razón proteína:Cr, EGO o recolección de orina de 24 h).
- La TC/RM puede mostrar edema cerebral en los hemisferios posteriores, una forma de síndrome de encefalopatía reversible posterior (SERP).

Tratamiento y medicamentos

- **HTA aguda** (*Obstet Gynecol* 2015;125:521):
  Labetalol: 20 mg i.v., repetir a intervalos de 10 min, duplicar dosis, con dosis máx de 80 mg en un momento dado; dosis máx total: 300 mg (p. ej., 20 mg → 40 mg → 80 mg → 80 mg → 80 mg).
  Hidralazina: 5-10 mg i.v. en 1-2 min, repetir en intervalos de 20 min. Dosis máxima: 30 mg.
  Nifedipino: 10 mg v.o., repetir en intervalos de 20 min. Si la siguiente determinación de PA es grave, pueden administrarse 20 mg v.o.
  Nitroprusiato: 0.20-4 μg/kg/min en infusión i.v.; ajustar de acuerdo con el efecto. Solo en casos de enfermedad crítica.
  Nicardipino: 2.5 mg/h i.v. y ajustar la dosis; no sobrepasar los 15 mg/h.
  NO UTILIZAR: IECA o ARA-II.
  Objetivo: ↓ el riesgo de ACV materno, pero manteniendo la presión para la perfusión placentaria.
- **Tratamientos orales:**
  Labetalol: 100-800 mg v.o. c/8-12 h (dosis máxima 2 400 mg/24 h).
  Metildopa: 250 mg v.o. c/12 h (dosis máxima 3 g/24 h).
  Nifedipino de liberación prolongada: 30-90 mg v.o. a diario (dosis máxima 120 mg/24 h).
- **Preeclampsia con signos graves o HTAc con preeclampsia superpuesta con características graves:**
  Sulfato de magnesio ($MgSO_4$): se administra durante la estabilización antes de la atención expectante, durante el parto y 24 h después de este. Bolo de 4-6 g i.v. con dosis de mantenimiento de 1-2 g/h para prevenir crisis convulsivas; ajustar y considerar no administrar bolos si la paciente padece enf renal.
  Vigilancia estrecha para detectar edema pulmonar, pues el $MgSO_4$ es un relajante de tejido muscular liso.
- **Momento del parto:**
  HTA crónica: no antes de las 38 sem en caso de control adecuado.
  HTA gestacional: 37 semanas.
  Preeclampsia:
  Sin características graves: 37 sem, o ≥ 34 sem si hay RCIU < percentil 5 u oligohidramnios.

Con características graves: en la semana 34 si la HTA es la única característica. De lo contrario, parto 48 h después de administrar betametasona si se presentan otras características graves.

HTAc con preeclampsia superpuesta: en la semana 37 si no existen características graves. De lo contrario, tratar de la misma manera que la preeclampsia con características graves.

HIDROPESÍA FETAL

Definición y epidemiología (*Am J Obstet Gynecol* 2015:212(2):127)

- Acumulación de líquido en dos o más de los compartimentos extravasculares siguientes: corazón (derrame pericárdico), pulmones (derrame pleural), abdomen (ascitis), tejido subcutáneo (edema de la piel > 5 mm). También puede observarse la presencia de polihidramnios y engrosamiento placentario, pero ya no se consideran criterios diagnósticos.
- **Hidropesía inmunitaria:** la anemia fetal causa hidropesía inmunitaria si es consecuencia de isoinmunización Rh u otra isoinmunización por eritrocitos.
  - La madre RhD– con feto RhD+ tiene un 16% de probabilidades de sufrir isoinmunización.
  - ↓ al 2% con la administración de inmunoglobulina anti-D después del parto.
  - ↓ al 0.1% con la administración adicional en el tercer trimestre (*Transfus Med Rev* 1988;2:129).
  - 6/1 000 nacidos vivos sufren isoinmunización Rh.
  - El segundo emb se ve afectado más que el primero (el primero suele alterarse de forma leve, si se afecta, ya que la primera inmunoglobulina producida es la IgM, que NO ATRAVIESA la placenta).
  - El anticuerpo anti-Kell provoca una disminución de la producción de eritrocitos, además de la destrucción de estas células.
- **Hidropesía no inmunitaria:** hidropesía por cualquier otra causa (corresponde al 90% de los casos de hidropesía en los Estados Unidos). De 1/1500 a 1/3800 recién nacidos afectados.

Etiología

- **Inmunitaria:** la anemia/hipoxia fetal conduce a insuficiencia cardíaca.
  Ag eritrocitario materno neg + feto con Ag(+) → anticuerpos cruzan la placenta → unión de anticuerpos a la sangre fetal → hemólisis de sangre fetal → liberación de bilirrubina y anemia fetal → insuficiencia cardíaca fetal y daño del miocardio → acumulación de líquidos → hidropesía fetal.
- **No inmunitaria:** CV (defecto cardíaco, arritmia), cromosomopatía (aneuploidia, rearreglos, deleciones, duplicaciones), hemática (anemia debida a talasemia), infecciosa (TORCH), torácica (efecto de masa por HDC, MCVR u otro tumor), transfusión gemelo-gemelo, anomalías de las vías urinarias (hipoproteinemia nefrótica), digestiva (infarto intestinal), displasia linfática, tumores (corioangioma), displasia ósea, sindrómica y errores innatos del metabolismo.

Manifestaciones clínicas

- Los hallazgos por Eco pueden incluir derrame pleural, derrame pericárdico, ascitis, edema cutáneo, polihidramnios y placentomegalia.
- **Registros cardiográficos fetales:** el patrón sinusoidal es sugerente de anemia fetal.
- **Síndrome del espejo:** la madre desarrolla edema e hipertensión parecidos al del feto con hidropesía.

Exploración física

- La madre puede parecer edematosa si experimenta el síndrome del espejo.
- El aspecto del lactante puede variar, desde hiperbilirrubinémico a pálido, laxo y edematoso.

Estudios y pruebas diagnósticas

- **Inmunitaria:** todas las mujeres deben recibir tipificación de Rh y detección de anticuerpos en la primera visita prenatal → si se encuentran anticuerpos, la *prueba de Coombs indirecta* brinda la titulación de anticuerpos.
  Una titulación < 1:32 (algunos centros consideran < 1:16) indica riesgo bajo para el feto.
  - Repetir la titulación cada 4 sem.
  - Si permanece < 32 (o < 16), parto de término; en caso de ser ≥ 32 (o > 16), proceder como se indica a continuación:

  La titulación ≥ 1:32 indica riesgo de anemia → valorar el Ag paterno y el genotipo.
  - Homocigoto: feto en riesgo. Doppler de la ACM c/1-2 sem, iniciando en la sem 18.
  - Heterocigoto: realizar amniocentesis para estudio de Ag fetal.
    - Ag(+) en el feto: Doppler de la ACM c/1-2 sem a partir de la sem 18.
    - Feto con Ag(−): el feto no se encuentra en riesgo; retomar la atención de rutina.
- **No inmunitaria:**
  Historia clínica detallada: HxF, medicamentos e infecciones.
  Realizar Eco detallada y EcoC fetal.
  Obtener Doppler de la ACM para valorar anemia fetal.
  Ofrecer amniocentesis (microarreglos cromosómicos; PCR para CMV, parvovirus, toxoplasmosis y pruebas de enzimas lisosómicas).
  Obtener sangre materna para tipificación y detección, HG, pruebas de ADN para talasemia α si el VCM es < 80 fL y pruebas serológicas para CMV, parvovirus B19, toxoplasmosis y sífilis.

Tratamiento

- **Inmunitario:** si el feto está en riesgo con Ag(+) y VSM de la ACM > 1.5 MdM, valorar el Hct con MSPU y transfundir si el Hct < 30.
- **No inmunitario:** el pronóstico depende de la etiología. La etiología incierta tiene riesgo del 40-50% de MFIU. La interrupción del embarazo debe considerarse en algunos casos.
  - Parvovirus: MSPU y transfusión intrauterina.
  - Arritmia fetal: fármacos antiarrítmicos para la madre.
  - Compresión cardíaca fetal por masas quísticas en el tórax: derivación fetal.
  - Compresión cardíaca fetal por masa sólida en el tórax: posiblemente, cirugía fetal.
  - Corioangioma: posible tratamiento láser en los vasos del tumor.
  - Síndrome de transfusión gemelo-gemelo: tratamiento láser placentario.

RESTRICCIÓN DEL CRECIMIENTO INTRAUTERINO

Definición y epidemiología (*Obstet Gynecol* 2013;121:1122)

- Se define como un peso fetal estimado (PFE) por ecografía < percentil 10.
  El riesgo de resultados desfavorables (p. ej., MFIU) suele aumentar con el grado de restricción.

Etiología

- **Factores maternos:**
  Conductuales: hábito tabáquico, consumo de sustancias e ingesta nutricional deficiente.
  Médicos: diabetes, insuficiencia renal, enf autoinmunitaria, enf cardíaca cianosante, anomalías hipertensivas y obesidad.
  Exposición a teratógenos.
  Extremos de la edad materna.
- **Factores fetales:**
  Causa cromosómica o genética, infección fetal, constitucional y gestaciones múltiples.
- **Factores placentarios:**
  Mala implantación, placenta previa y anomalías del cordón umbilical.

Implicaciones clínicas

- Intrauterinas: muerte fetal, parto prematuro e HTA materna.
- Morbilidad neonatal: muerte neonatal, hipoglucemia, hiperbilirrubinemia, hipotermia, HIV, enterocolitis necrosante, crisis convulsivas, sepsis y SDR.
- Aumenta la morbimortalidad, en especial si el PFE está por debajo del percentil 3.

Exploración física

- Altura de fondo uterino (AFU) por debajo del estimado para la edad gestacional. Las mediciones normales del fondo uterino en las semanas 20-36 se definen como 1 cm/sem de gestación ± 2 cm. Una AFU < 3 cm del esperado requiere una ecografía inmediata.

Estudios y pruebas diagnósticas

- Objetivo: identificar la insuficiencia placentaria verdadera que cause RCIU frente a causas constitucionales o de otro tipo.
- Eco:
  - Biometría fetal: perímetro cefálico, diámetro biparietal, perímetro abdominal y longitud del fémur.
  - PFE < 10% = RCIU.
  - Valoración del líquido por BVM o ILA. El oligohidramnios (ILA < 5 cm o BVM < 2 cm) se relaciona con el aumento de riesgo de muerte fetal.
  - Doppler de arteria umbilical: medición de la velocidad de flujo a través de la arteria umbilical durante la sístole y la diástole.
  - La velocidad sistólica máxima se eleva con la RCIU → indica ↑ de resistencia placentaria. Al progresar la RCIU, ↓ el flujo diastólico a medida que ↑ la resistencia placentaria → AFTD o FTDI.
- Pruebas de laboratorio maternas: serología para CMV y toxoplasmosis si se sospecha mediante la ecografía.
- Realizar amniocentesis para pruebas genéticas si se detectan defectos congénitos o RCIU temprana.

Tratamiento

- Ecografías para valorar el crecimiento cada 3-4 sem.
- Pruebas prenatales semanales:
  - PER dos veces cada semana o PBF y PER una vez a a la semana o PER e ILA una vez a la semana.
    - Doppler de la arteria umbilical cada semana.
- **Parto:**
  - Doppler anómalo:
    - FTDI: parto después de la semana 32.
    - AFTD: parto después de la semana 34.
    - > percentil 95: 34-37 sem.

- Doppler normal: ≥ 39 sem.
    - Para los partos < 37 sem, betametasona ×2 dosis antes del parto. Aquellos partos < 32 sem deben contar con $MgSO_4$ para neuroprotección.

Los partos tempranos (≤ 34 sem) se consideran en los casos más graves (FTDI), después de administrar esteroides para MPF y neuroprotección fetal con $MgSO_4$ (para ≤ 32 sem de EG).

EMBARAZO MÚLTIPLE

Definición y epidemiología (*Obstet Gynecol* 2016;128(4):926)

- Embarazo en el que existe más de un feto implantado en el útero.
- Los embarazos múltiples suponen el 3% de todos los partos.
- Aumento significativo en el número de gemelos y trillizos desde 2002, probablemente debido a TRA.

Etiología

- Cigocidad: cantidad de óvulos que se fecundan inicialmente.
  Monocigoto = un óvulo fecundado por un espermatozoide; división inicial de un cigoto.
  Dicigoto = dos óvulos fecundados por dos espermatozoides; dos eventos de fecundación individuales.
- Corioamnionicidad (especialmente importante para los gemelos monocigotos).
  Corionicidad: cantidad de placentas (di = 2, mono = 1).
  Amnionicidad: número de sacos amnióticos alrededor de los embriones (mono = ambos embriones en un saco).
  Está determinada por el momento de división embrionaria de los gemelos monocigotos:
  0-4 días después de la fecundación → gemelos dicoriónicos diamnióticos.
  4-8 días después de la fecundación → gemelos monocoriónicos diamnióticos.
  8-12 días después de la fecundación → gemelos monocoriónicos monoamnióticos.
  > 12 días después de la fecundación → gemelos siameses.

Exploración física

- La medición del fondo uterino supera la edad gestacional estimada.

Estudios y pruebas diagnósticas

- Es mejor valorar mediante Eco en el emb temprano → determina con facilidad la corioamnionicidad. Signo de los picos gemelos en el primer trimestre (signo de lambda) = embarazo dicoriónico.

Figura 11-1 A. Los gemelos monocoriónicos diamnióticos tienen membranas amnióticas fusionadas sin tejido placentario en el medio (< 1 mm de espesor). **B.** Los gemelos dicoriónicos diamnióticos muestran el signo de los picos gemelos y separación de las membranas y corion en el medio.

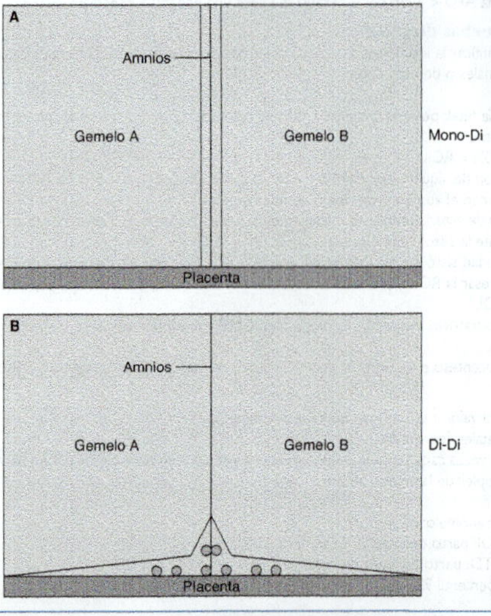

Complicaciones

- **Discordancia:** un gemelo más grande que el otro; tiene importancia clínica cuando hay una diferencia mayor del 20%. La discordancia se calcula en porcentaje como: [(PFE del más grande – PFE del más pequeño)/PFE del más grande] × 100.
- **Emb múltiples de todos los tipos:**
  Complicaciones maternas: hiperemesis, DMG, HTA, anemia, hemorragia, cesárea, depresión posparto y preeclampsia.
  Complicaciones fetales: emb pretérmino, RCIU, defectos del nacimiento, defectos genéticos y MFIU.
- **Gemelos monocoriónicos diamnióticos:** síndrome de transfusión gemelo-gemelo (STGG).
  Se debe a la anastomosis de vasos sanguíneos dentro de una sola placenta con diferencias de presión.
  Ocurre en cerca del 15% de los embarazos gemelares monocoriónicos diamnióticos.
  Gemelo donante: oligohidramnios, gemelo más pequeño.
  Gemelo receptor: polihidramnios, gemelo mayor.
  Etapas del STGG (*J Perinatol* 1999;19:550):
  1. Polihidramnios/oligohidramnios.
  2. Poli/oli, ausencia de vejiga donante.
  3. Poli/oli, Doppler anómalo.
  4. Poli/oli, hidropesía del receptor.
  5. MFIU de uno o más fetos.
- **Gemelos monocoriónicos diamnióticos:** enredo del cordón y accidente de cordón subsecuente.

Tratamiento

- **Gemelos dicoriónicos:**
  Eco temprana para determinar corionicidad, Eco detallada a las semanas 18-22, valoración del crecimiento cada 4-6 sem y parto a las 38 semanas.
- **Gemelos monocoriónicos diamnióticos:**
  Eco temprana para corionicidad, Eco para STGG con seguimiento cada 2 sem a partir de la semana 16; valorar el crecimiento cada 4 sem; parto a las 34-37 semanas.
- **Gemelos monocoriónicos monoamnióticos:**
  Eco temprana para corionicidad, Eco para STGG con seguimiento cada 2 sem, valoración del crecimiento cada 4 sem, hospitalización a la semana 24-28; parto a las 32-34 semanas.
- **STGG:**
  Fotocoagulación con láser de anastomosis vasculares (estadio II o más grave).
  Amniorreducción seriada.
  Reducción selectiva (finalización) de un feto con cauterio bipolar.
- **Consideraciones del parto:**
  Se contraindica el parto vaginal con presentación de nalgas.
  Es aceptable el parto vaginal de gemelos con presentación de nalgas del gemelo B, si este es > 1500 g y < 20% más grande que el gemelo A.
  Se recomienda el parto por cesárea para todos los tipos de embarazo múltiple de alto orden (tres o más fetos) y debe considerarse para gemelos mo/mo.

INSUFICIENCIA CERVICAL Y CUELLO UTERINO CORTO

Definición y epidemiología (*Obstet Gynecol* 2014;108:1319)

- Incapacidad del cuello uterino para mantener el embarazo hasta el término en ausencia de contracciones en el segundo trimestre.
- Tejido cervicouterino debilitado que provoca la pérdida del embarazo, a menudo en el segundo trimestre.

Etiología

- **Congénita:** colagenopatías, anomalías müllerianas, antecedentes de exposición intrauterina a dietilestilbestrol (DES).
- **Adquirida:** traumatismo cervical quirúrgico (PEEQ, conización, dilatación mecánica) y laceraciones obstétricas.
- Anomalías en la remodelación cervical (cuatro pasos: ablandamiento, maduración, dilatación y reparación).

Manifestaciones clínicas

- Dilatación/borramiento cervical asintomático/indoloro.
- A menudo hay Hx de dilatación indolora y parto en el segundo trimestre con embarazos previos.

Exploración física

- La valoración con espéculo puede mostrar un cuello uterino dilatado.
- El tacto vaginal revela un cuello uterino suave, borrado y posiblemente dilatado.

Estudios y pruebas diagnósticas

- Al realizar una Eco de valoración de la anatomía fetal en las semanas 16-24, debe valorarse la LC. La EcoTV es el estándar de referencia si existe sospecha de cuello uterino corto.

Tratamiento y medicamentos

- **Cuello uterino corto:** progesterona vaginal 200 mg micronizada o 90 mg en gel a diario.
- **Cuello uterino corto o insuficiencia cervical:** cerclaje cervical (*Obstet Gynecol* 2014;123:372).
  Suturas quirúrgicas que se colocan en el perímetro del cuello uterino.
  McDonald: sutura en bolsa de tabaco en la unión cervicovaginal.
  Shirodkar: requiere la disección de la fascia vesicovaginal y rectovaginal hasta la altura del orificio interno.
- **Cuándo tratar:**
  Emb único con:
  Ausencia de partos pretérmino espontáneos previos + cuello uterino corto→ ofrecer suplementos de progesterona vaginal si LC ≤ 20 mm con ≤ 24 sem.
  Parto pretérmino espontáneo previo (empezar con inyecciones semanales de progesterona a partir de las sem 16-36, verificar la LC cada 1-2 sem a partir de la sem 16-23 con 6 días) → considerar cerclaje si la LC ≤ 25 mm con ≤ 24 sem.
  Cuello uterino dilatado < 24 sem → considerar cerclaje con valoración individualizada.
  Si hay Hx de cerclaje exitoso en un emb previo o pérdida del segundo trimestre por dilatación cervical indolora → considerar cerclaje indicado por los Hx desde el primer trimestre.
  Los emb múltiples no muestran mejoría con la progesterona y tienen peores resultados con el cerclaje.

Figura 11-2 Tratamiento del cuello uterino corto

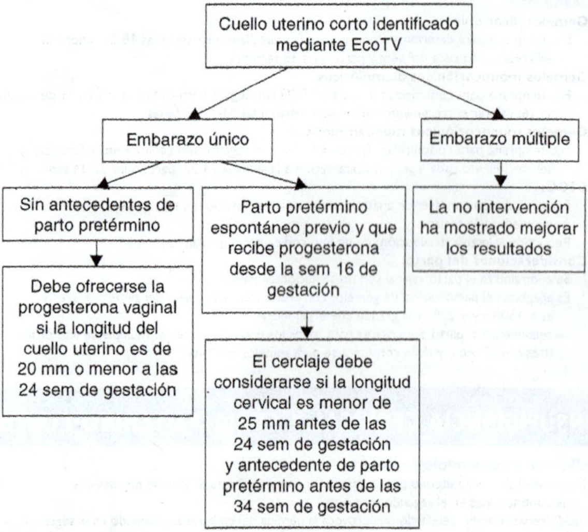

(Tomado de: *Obstet Gynecol* 2012;119(4):879–82.)

ROTURA PREMATURA DE MEMBRANAS

Definición y epidemiología (*Obstet Gynecol* 2016:128(4):e165)

- **RPM:** rotura de membranas antes del inicio de la fase activa del trabajo de parto (antes del trabajo de parto).
- **RPMP:** rotura prematura de membranas con < 37 sem (EG prematura *y* antes del trabajo de parto).
- Se presenta antes de 1/3 de los nacimientos pretérmino.

Etiología

- No hay consenso acerca de la causa de la RPM: se considera que es parte del espectro del trabajo de parto pretérmino.
- Los FR incluyen infxn intraamniótica, sobredistensión uterina, hábito tabáquico, anomalías del tejido conjuntivo, hemorragia del segundo y el tercer trimestre, deficiencia nutricional, parto pretérmino previo, contracciones sintomáticas, cuello uterino corto, consumo de drogas y amniocentesis (la filtración después de la amniocentesis suele detenerse y no provocar el trabajo de parto).

Manifestaciones clínicas

- Filtración de líquido amniótico antes del trabajo de parto.
- Si se acompaña de fiebre materna o taquicardia, dolor de fondo uterino, taquicardia fetal y líquido purulento o fétido, debe considerarse una infección intraamniótica.

Exploración física

- Exploración con espéculo estéril (*Obstet Gynecol* 1992;80:630; *Am J Obstet Gynecol* 2000;183:1003).
- Evitar la exploración digital, sobre todo en caso de pretérmino. Un solo tacto vaginal disminuye la latencia hasta el parto.

Estudios y pruebas diagnósticas

- **Dx clínico:**
  - Filtración de líquido por la vagina que es congruente con las características del líquido amniótico (*véase* más adelante).
  - Los signos y síntomas deben indicar parto, sin importar la prematurez, para ↓ el riesgo de sepsis materna y neonatal.
  - Exploración con espéculo estéril: la acumulación de líquido en la bóveda vaginal sugiere RM.
  - Eco: a menudo, se presenta oligohidramnios, aunque no es diagnóstico.
  - PER: suele haber taquicardia fetal junto con la infección intraamniótica.
  - Oligohidramnios → desaceleraciones variables.
- **Pruebas de laboratorio:**
  - **Cristalización:** colocar el líquido de la bóveda vaginal en un portaobjetos seco; las sales del líquido amniótico producen un patrón en helechos al mirarse bajo el microscopio.
  - **pH:** el líquido amniótico tiene un pH básico → tiñe el papel para pH de azul (prueba de nitracina). También son positivos a la nitracina: sangre, vaginosis bacteriana y semen.
- **Procedimientos diagnósticos:**
  - Infusión amniótica de **índigo carmín** (prueba del tampón).
    - Se introduce índigo carmín en el saco amniótico mediante amniocentesis.
    - Se coloca un tampón en la vagina para detectar el color azul (indica filtración del LA).
  - **Si la amniocentesis** se realiza para valorar la presencia de corioamnionitis, obtener recuentos celulares, tinción de Gram, glucosa, cultivos (aerobios/anaerobios/micoplasma y ureaplasma).

Tratamiento

- **Previable** (< 24 sem): puede atenderse de manera ambulatoria hasta asegurar la viabilidad.
  - Es posible considerar los antibióticos de latencia.
  - **Complicaciones mayores:** contracturas de miembros, hipoplasia pulmonar, infección materna.
  - Debe comentarse la interrupción por D+E o la inducción.
- **Pretérmino temprano** (24-34 sem):
  - Corticoesteroides prenatales (se recomiendan para las mujeres embarazadas con 24-34 sem).
  - Ingreso para observación intrahospitalaria en la mayoría de los casos.
  - Evitar los tocolíticos (incluso en la ventana para el empleo de esteroides).
  - Obtener cultivos para SGB.
  - Administrar magnesio para la neuroprotección si el parto antes de las 32 sem y 0 días es inminente.
  - Antibióticos de latencia:
    - ↑ la duración del embarazo ("período de latencia") alrededor de 1 sem.
    - ↓ morbilidad neonatal (dificultad respiratoria, enterocolitis necrosante).
    - No ↓ la incidencia de corioamnionitis.
  - Inducción en la semana 34 de gestación o con signos de parto pretérmino, corioamnionitis, desprendimiento de placenta y sufrimiento fetal.

Esquema de antibióticos de latencia*
Ampicilina 2 g i.v. c/6 h × 48 h → amoxicilina 250 mg v.o. c/8 h × 5 d. Y Eritromicina 250 mg i.v. c/6 h × 48 h→ eritromicina 333 mg v.o. c/8 h (o 250 mg c/6 h) × 5 días.
*Puede optarse por otros esquemas (p. ej., azitromicina en lugar de eritromicina). En los casos graves de alergia a la penicilina, utilizar solo eritromicina. NO debe utilizarse amoxicilina/clavulanato en lugar de ampicilina (aumenta el riesgo de enterocolitis necrosante). Tomado de: Mercer BM, Miodovnik M, Thurnau GR, et al. Antibiotic therapy for reduction of infant morbidity after preterm premature rupture of the membranes. A randomized controlled trial. National Institute of Child Health and Human Development Maternal-Fetal Medicine Units Network. *JAMA*. 1997;278(12):989–95.

- **≥ 34 a < 37 sem:**
  - A menos que existan contraindicaciones para el parto vaginal, debe intentarse la inducción.
  - Considerar esteroides entre sem 34 y 0 días y 36 y 6 días para ↓ morbilidad respiratoria neonatal.
  - Después de las 34 semanas, no hay diferencia en la sepsis neonatal entre la inducción y el tratamiento conservador, pero hay una tendencia a la ↓ de la morbilidad neonatal con la inducción.
  - Es más probable observar desaceleraciones durante el trabajo de parto → ↑ PC por intolerancia fetal.
  - Debe valorarse el estado de SGB durante la latencia y brindar tratamiento adecuado durante el trabajo de parto.
- **≥ 37 sem:**
  - Optar por el parto.
  - Debe valorarse el estado de SGB durante la latencia y brindar tratamiento adecuado durante el trabajo de parto.

TRABAJO DE PARTO PRETÉRMINO

Definición y epidemiología (*Obstet Gynecol* 2016;128(4):e155)

- Trabajo de parto (contracciones + dilatación cervical) que aparece después de la semana 20 y antes de la semana 37 de gestación.
- El parto pretérmino se presenta aproximadamente en el 12% de todos los embarazos.

Etiología

- No se conoce del todo, pero los factores de riesgo consisten en gestación múltiple/sobredistensión uterina, infección bacteriana, desprendimiento de placenta, insuficiencia cervicouterina, antecedente de trabajo de parto pretérmino y rotura de membranas.

Manifestaciones clínicas

- Hallazgos físicos que indican trabajo de parto, como contracciones uterinas persistentes que conducen a borramiento y dilatación cervicales.
- La rotura de membranas es frecuente.

Exploración física

- Contracciones uterinas dolorosas que conducen a cambios cervicales y valoración para RPM, desprendimiento de placenta, entre otras.

Estudios y pruebas diagnósticas (*Obstet Gynecol* 2012;120:964)

- **Exploración pélvica:**
  Exploración con espéculo estéril y tacto vaginal para valorar la dilatación cervical.
  Recolección de FNf con hisopo (desde la semana 22-34).
  Cultivo de SGB si el parto no es inminente y no se ha obtenido antes.
  Exploración vaginal estéril para valorar directamente el cuello uterino (¡debe realizarse después de la recolección de FNf!).
- **Lab:**
  FNf: péptido de la membrana basal que se encuentra en las membranas amnióticas. Puede probarse mediante frotis cervical: no es fiable en caso de sangrado vaginal, relaciones sexuales o exploración vaginal recientes (< 24 h). En caso de ser negativo, en el 95% de los casos *no* se lleva a cabo el parto dentro de 14 días (*Br J Obstet Gyneacol* 1996;103:648).
  Amniocentesis: considerar la amniocentesis para descartar corioamnionitis asociada con fiebre materna, elevación materna de leucocitos, dolor uterino y taquicardia materna y fetal.
- **Eco:**
  La medición de la longitud cervical transvaginal < 25 mm se asocia con parto pretérmino.

Tratamiento y medicamentos (*Obstet Gynecol* 2012;119:1308)

Fármacos tocolíticos				
Categoría	**Ejemplo**	**Contraindicación**	**Efectos maternos**	**Efectos fetales**
Miméticos β	Terbutalina	Enfermedad cardíaca materna sensible a la taquicardia, DM mal controlada	Taquicardia, hipotensión, temblor, palpitaciones, edema pulmonar, hipocalemia Hiperglucemia	Taquicardia
Sulfato de magnesio	Sulfato de magnesio	Miastenia grave	Rubor, debilidad muscular, edema pulmonar, depresión respiratoria, paro cardíaco	Hipotonía, depresión respiratoria
ACC	Nifedipino	Hipotensión, lesiones cardíacas dependientes de la precarga (insuficiencia aórtica)	Mareos, rubor, hipotensión	Ninguno
AINE	Indometacina	Disfunción plaquetaria, disfunción hepática, úlcera digestiva, disfunción renal, asma con hipersensibilidad al ácido acetilsalicílico	Náuseas, ERGE, gastritis	Cierre del conducto arterioso, oligohidramnios

- **Antes de la semana 37 de gestación, pero después de la semana 32:**
  Administrar corticoesteroides para la maduración pulmonar fetal si es probable el parto dentro de los siguientes 7 días (esquema de esteroides si < 34 sem, solo administrar entre la semana 34 y 0 días a 36 y 6 días si es que no se han administrado esteroides previamente).
  Los tocolíticos como el nifedipino v.o. solo se utilizan para permitir la administración de corticoesteroides (48 h) o la transferencia materna (ningún fármaco es útil para detener el parto prematuro).
  Administrar profilaxis para SGB si no se cuenta con cultivo.

- **Antes de la semana 32 de gestación:**
  Administrar un esquema de esteroides si el parto es probable dentro de los siguientes 7 días (puede utilizarse una dosis de rescate con betametasona hasta la semana 34 si han pasado más de 7 días desde la administración previa).
  Administrar sulfato de magnesio como vía para lograr la neuroprotección fetal (*N Engl J Med* 2008;359:895).
  Puede utilizarse indometacina hasta la semana 32. Los ACC y los miméticos β deben administrarse con precaución mientras se utiliza el magnesio.
  Administrar profilaxis para SGB si no se cuenta con cultivo.
- **Prevención de parto pretérmino recurrente:**
  Caproato de 17-OH progesterona (250 mg i.m. semanal) empezando en la semana 16 hasta la 36 (reducción del 30% en el parto pretérmino recurrente) (*N Engl J Med* 2003;348:2379).
  Mediciones seriadas de la longitud cervical empezando en las semanas 16-24 con posibilidad de colocar un cerclaje si la longitud es < 25 mm. *Véase* el apartado sobre cuello uterino corto, antes (*Am J Obstet Gynecol* 2009;201:375).

HEMORRAGIA POSPARTO (HPP)

Definición y epidemiología (*Obstet Gynecol* 2017;130:e168)

- Pérdida sanguínea acumulada ≥ 1000 mL o pérdida sanguínea con signos y síntomas de hipovolemia dentro de las 24 h posteriores al proceso de parto.
- Frecuente, con una incidencia del 2-3% de todos los partos en los Estados Unidos (*Am J Obstet Gynecol* 2010;202:353). Desde el punto de vista clínico, pérdida excesiva de sangre que causa anemia sintomática (palpitaciones, DR, mareos) o signos de hipovolemia (taquicardia, hipotensión, hipoxemia).
- Principal causa de mortalidad materna (1.7/100 000 nacidos vivos en los Estados Unidos).
- **HPP primaria (temprana):** dentro de las 24 h después del parto.
- **HPP secundaria (tardía):** desde las 24 h hasta las 12 sem posteriores al parto.

Etiología

- **Factores de riesgo:** parto prolongado, paridad numerosa, corio, anestesia general, emb múltiple, polihidramnios, macrosomía, miomas uterinos, parto vaginal instrumentado, episiotomía, placenta *succenturiata*, muerte fetal, desprendimiento y anticoagulación.
- **Causas de HPP primaria (temprana):**
  Atonía uterina, laceraciones, placenta retenida, adherencia placentaria anómala, CID e inversión uterina.
- **Causas de HPP secundaria (tardía):**
  Subinvolución de placenta, PdC retenidos, infección y defectos de la coagulación heredados (EvW).
- La hemorragia puede no ser evidente si el sangrado es intra o retroperitoneal, o en casos de hematoma genital.

Prevención

- Tratamiento activo en la tercera etapa. Oxitocina, masaje uterino y tracción del cordón umbilical.
- La oxitocina puede administrarse antes o después de la expulsión de la placenta.

Exploración física

- Exploración bimanual para valorar la atonía o la retención de tejido placentario.
- Inspección completa de los genitales para verificar si hay laceración o hematoma.
- Taquicardia o HoTN en casos en los que las pérdidas sanguíneas se aproximan a los 1500-2000 mL.

Estudios y pruebas diagnósticas

- Identificar el origen de la hemorragia:
  Visualizar el cuello uterino y la vagina para valorar la presencia de laceraciones.
  Masaje uterino bimanual para valorar la atonía uterina.
  Además, Eco para observar si existen productos retenidos.
  Evacuación manual de la cavidad uterina para valorar la posible extracción de los productos retenidos.
  Colocar sonda Foley (la vejiga distendida puede contribuir al mal tono uterino).
- **Lab:** cruzar y tipificar el grupo sanguíneo, HG, TP/INR, TPT, fibrinógeno. 5 mL de sangre en un tubo de tapa roja → coágulo en 8-10 min si el fibrinógeno > 150 mg/dL.

Tratamiento

- **Atonía uterina:**
  Exploración bimanual para eliminación de los coágulos y masaje uterino.
  Sonda Foley para descomprimir la vejiga.
  Oxitocina: inicio de acción ~1 min (i.v.), 3-5 min (i.m.).
  Agregar uterotónicos: misoprostol, metilergonovina o prostaglandina (*véase* la tabla).
  Taponamiento uterino con balón y embolización de la arteria uterina si otras medidas no funcionan.
  Intervención quirúrgica con D+C en caso de PdC retenidos, ligadura de arteria uterina, técnica de B-Lynch e histerectomía como último recurso.

Tratamiento uterotónico para atonía					
Fármaco	**Dosis**	**Vía**	**Frecuencia de dosis**	**Efectos adversos**	**Contraindicaciones**
Oxitocina	10-40 U en 1 L cristaloide o 10 U i.m.	i.v., i.m./ i.u.	Continua	N/V, emesis, hiponatremia	Hipersensibilidad a la oxitocina
Misoprostol	600-1000 µg	Oral, sublingual, bucal, rectal	Dosis única	N/V, diarrea, fiebre, escalofríos	Ninguna
Metilergonovina	0.2 mg	i.m.	Cada 2-4 h	HTA, N/V	HTA, preeclampsia
Prostaglandina $F_{2\alpha}$	0.25 mg	i.m. i.u.	Cada 15-90 min (máximo ocho dosis)	N/V, diarrea, rubor, fiebre, cefalea, escalofríos	Asma; enfermedad cardíaca, pulmonar o hepática activa

- **Traumatismo:**
  Identificación rápida de laceraciones en vagina, clítoris, vagina alta y cuello uterino.
  Hematomas (en labios, en ligamento ancho vaginal y retroperitoneales): la mayoría puede tratarse de manera conservadora. Incisión y drenaje para expansión rápida. Considerar la embolización.
- **Placenta retenida:**
  Eco para el diagnóstico: se observa una masa ecogénica en el conducto.
  El primer paso es la extracción manual.
  Se utiliza una cureta de Hunter para eliminar el tejido adherente (se recomienda guía con Eco).
- **Coagulopatía aguda:**
  Considerar el desprendimiento de placenta y la ELA en el DxD.
  Comenzar protocolo de transfusión masiva.
- **Inversión uterina:**
  La exploración bimanual muestra una masa firme debajo del cuello uterino que impide valorar el fondo.
  Evitar desprendimiento de placenta.
  Recolocar el útero manualmente, puede requerir relajación uterina.
  Abordaje quirúrgico: cuando la recolocación manual no es exitosa, se deber realizar laparotomía y tomar el útero con pinzas de Babcock. Es posible que se requiera incisión del cuello uterino posterior.

Tratamiento médico para la hemorragia posparto

- *Véase* antes la sección sobre uterotónicos.
- Reemplazo con cristaloides en proporción 3:1 (líquido:PSE).
- Ácido tranexámico: fármaco antifibrinolítico. Ofrecer 1 g i.v. durante la hemorragia cuando no tengan éxito otros medicamentos.
- Transfusión masiva: más de 10 unidades de PE en 24 h, o más de 4 unidades de PE en 1 h después del nacimiento o sustitución total del volumen sanguíneo.
  - Razón de transfusión de PE:PFC:PLT = 1:1:1.
  - Se utilizan crioprecipitados en caso de concentraciones bajas de fibrinógeno.
  - Complicaciones: hipercalemia por los PE, toxicidad al citrato con hipocalcemia, reacciones febriles no hemolíticas, reacción hemolítica aguda de la transfusión y reacciones hemolíticas agudas relacionadas con lesión pulmonar.
- Factor VII recombinante: mejora la hemostasia, pero aumenta el riesgo de trombosis. Se reserva para circunstancias graves.

Procedimientos para el tratamiento de la hemorragia posparto

- Masaje uterino para atonía (externo, bimanual).
- Extracción manual de la placenta.
- D+C/succión del útero para extraer la placenta retenida.
- Taponamiento uterino: colocación de catéter con balón (Foley o Bakri, o compresas), en especial en atonía uterina de la porción inferior.
- Suturas de compresión uterina (p. ej., B-Lynch) o en colchón.
- Embolización de la arteria uterina (radiología intervencionista): debe estar hemodinámicamente estable.
- Laparotomía exploradora:
  Suturas de compresión: B-Lynch, Hayman, Pereira (↑ físicamente el tono uterino).
  Ligadura de vasos: arterias uterinas (suturas de O'Leary) y arterias hipogástricas (↓ perfusión).
- Histerectomía (tratamiento definitivo).

Figura 11-3 Control de la atonía uterina con el masaje bimanual

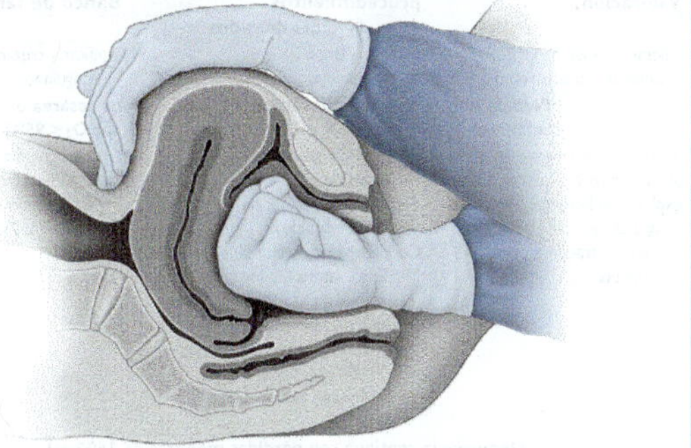

Reimpreso con autorización de: Casanova R, *Beckmann & Ling's Obstetrics & Gynecology*. 8th ed. Baltimore, MD: Wolters Kluwer, 2018.

Figura 11-4 Tratamiento quirúrgico inicial para la atonía uterina

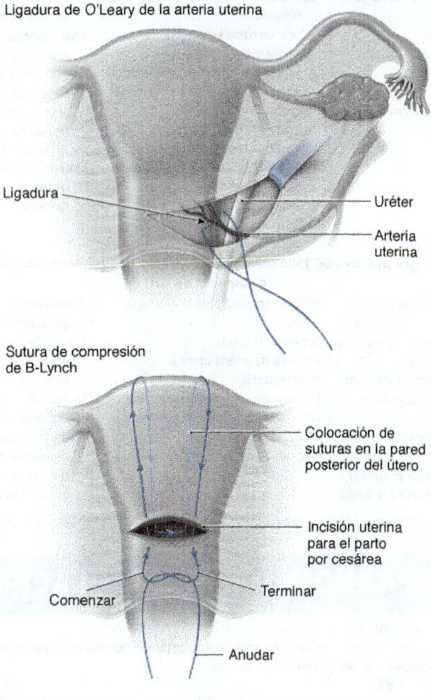

Reimpreso con autorización de: Casanova R, *Beckmann & Ling's Obstetrics & Gynecology*. 8th ed. Baltimore, MD: Wolters Kluwer, 2018.

Protocolo muestra para la hemorragia posparto		
Valoración	**Medicamentos/ procedimientos**	**Banco de sangre**
	Medidas de rutina	
Valorar el riesgo de HPP. Cuantificar rutinariamente la PSE.	Oxitocina i.m. o i.v. Masaje del fondo uterino.	Tipificar y cruzar el grupo sanguíneo.
	Pérdida sanguínea > 500 mL vaginal o > 1000 mL por cesárea o cambios en los SV (en > 15% o FC > 110, PA < 85/45, sat O_2 < 95%)	
Informar a enfermería y anestesia. SV continuos y cálculo de PSE. Exploración bimanual y visual del aparato genital, placenta y útero (intraoperatorio), E+S estrictas.	Informar al equipo anestesista. Garantizar vías i.v. adecuadas. ↑ velocidad de oxitocina. Reanimación con líquidos. Continuar el masaje uterino bimanual. Metilergometrina 0.2 mg i.m. si la paciente no es hipertensa. Puede repetirse si la respuesta es buena; en caso contrario, utilizar otro uterotónico. Vaciar la vejiga, colocar una sonda de Foley.	Cruzar dos unidades de PE si no se ha hecho antes. Solicitar PFC cuando se solicite la tercera unidad de PE.
	Hemorragia continua con pérdidas menores de 1500 mL	
Disponer de un segundo obstetra y equipo de respuesta rápida (en cada hospital). Tomar SV c/5-10 min, PSE. Revalorar el útero y los genitales para identificar la fuente de la hemorragia. Enviar muestras al laboratorio, con pruebas de coagulación. Considerar la inversión uterina y la embolia de líquido amniótico.	Carboprost 0.25 mg i.m. o Misoprostol 800-1000 μg vía rectal. Segunda vía i.v. parto vaginal: Traslado al quirófano. • Reparar las laceraciones. Considerar D+C en caso de placenta retenida. Colocar un balón intrauterino para taponamiento. Consultar con radiología intervencionista la posibilidad de una embolización selectiva. Parto por cesárea: inspeccionar el ligamento ancho, la pared posterior del útero y la posibilidad de placenta retenida. Sutura de B-Lynch. Colocar un balón intrauterino para taponamiento.	Avisar al banco de sangre de la hemorragia OB. 2 unidades de PE en la cabecera de la cama, transfundir en caso de signos clínicos y ante *pérdidas anticipadas* (no por valores de laboratorio). Usar calentadores de sangre durante la transfusión. Considerar la descongelación de 2 unidades de PFC; usar si se transfunden > 2 unidades de hematíes a una proporción 1:1. Determinar la disponibilidad de PE adicionales y de otros hemoderivados.
	Pérdidas de sangre mayores de 1500 mL o > 2 unidades de PE administrados o SV inestables o sospecha de CID	
Preparación para histerectomía después del parto. Avisar a un segundo anestesiólogo, u otro personal necesario. Repetir los estudios de laboratorio incluyendo coagulación y gasometría. Considerar la colocación de una vía central. Trabajador social/apoyo familiar; mantener informada a la familia.	Iniciar el protocolo de hemorragia masiva. Sutura de B-Lynch. Ligadura de arteria uterina. Histerectomía. Fluidoterapia con líquidos calientes. Dispositivo de calefacción del hemicuerpo superior. Dispositivo de compresión secuencial.	Transfusión intensiva. Proporción PE:PFC cerca de 1:1. 1 bolsa de plaquetas por cada 6 unidades de concentrados de hematíes y según necesidad. En caso de coagulopatía que no responde a la administración de 10 unidades de PE y de reposición de factores de la coagulación, considerar el factor VIIa recombinante.
De: The California Maternal Quality Care Collaborative, Obstetric Hemorrhage Care Summary 2010.		

DESPRENDIMIENTO DE PLACENTA

Definición y epidemiología (*Semin Perinatol* 2009;33:189–95)

- Separación completa o parcial de una placenta de implantación normal de la pared uterina antes del parto y después de las 20 sem de gestación.
- **Incidencia:** 0.49-1.8%.
- **Factores de riesgo:** desprendimiento previo, HTA, cocaína, tabaco, embarazo múltiple, RPM, corioamnionitis y traumatismo abdominal.

Fisiopatología

- Hemorragia decidual → liberación de factor tisular por células deciduales → se forma trombina (uterotónico), regula al alza la apoptosis, induce la expresión de citocinas inflamatorias → necrosis tisular (*Am J Obstet Gynecol* 2004;191:1996).

Manifestaciones clínicas y exploración física

- **Aguda:** hemorragia vaginal, dolor abdominal/dorsal, contracciones (alta frecuencia y baja amplitud), dolor abdominal/uterino, sangre rojo intenso en la bóveda vaginal.
- **Crónica:** hemorragia vaginal intermitente, a menudo en pequeñas cantidades, sangre oscura (antigua) en la vagina.
- **Útero de Couvelaire:** útero teñido de púrpura debido a sangre en el miometrio; se observa en la cesárea.
- **Placenta:** coágulos retroplacentarios macroscópicos así como necrosis decidual histológica o infarto placentario.
- **Feto:** puede identificarse estrés en la PER.

Estudios y pruebas diagnósticas

- Dx clínico por Hx, exploración, Eco y sospecha. La Eco no es un buen factor pronóstico del diagnóstico, pero sí puede emplearse.
- Monitorización fetal electrónica continua y tocometría uterina: contracciones uterinas frecuentes (tetania) y registro poco tranquilizador de la frecuencia cardíaca fetal.
- **Eco:** 25-50% de sens.
  Coágulo retroplacentario: región elevada de la placenta → si se aprecia, probabilidad ALTA de desprendimiento (pérdida sanguínea aguda si es hipoecoica; la crónica es hipoecoica).
  Placenta engrosada que se desplaza con los movimientos maternos.
- **Labs:** HG, T+C, tiempos de coagulación, Kleihauer-Betke (madre Rh–).
  ↑ temprano de la AFP materna: riesgo × 10 de desprendimiento si la AFP no se asocia con una anomalía fetal (*Prenat Diagn* 2007;27:240).
  ↓ fibrinógeno (< 200 mg/dL) = indica posible coagulopatía.

Tratamiento y medicamentos

- Se requiere la colocación de una vía i.v. de calibre ancho y reposición de líquidos y sangre en caso necesario.
- **Término:** parto. Si los ruidos cardíacos fetales no son normales → cesárea urgente.
- **Pretérmino:** por lo general, se retrasa el parto si el bienestar fetal es tranquilizador.
  Muchos desprendimientos crónicos no exigen realizar el parto.
  Administración prenatal de esteroides si se prevé el parto antes de la sem 37 de gestación.
  La tocólisis no se emplea en mujeres con desprendimiento agudo.
  Pruebas prenatales y ecografía seriada del crecimiento con tratamiento expectante.
  Estar preparados para administrar uterotónicos en el período puerperal.

PLACENTA PREVIA

Definición y epidemiología

- Placenta que recubre o que está próxima al orificio cervical interno (las definiciones han variado).
  Completa: la placenta cubre por completo el orificio (> 20-30%).
  Implantación baja de placenta: el borde placentario se extiende hacia el segmento uterino inferior; < 2 cm del orificio cervical interno. Los términos *placenta previa parcial* (placenta que no cubre por completo el orificio cervical interno) y *marginal* (borde placentario a 2 cm del orificio cervical interno y que no lo cubre) ya no se utilizan. Las mediciones (en centímetros desde el orificio interno) son el método predilecto para tomar decisiones de tratamiento.
- Incidencia: 0.4% de los embarazos de más de 20 sem (*J Matern Fetal Neonatal Med 2003;*13:175).
- ↑ con una mayor paridad, el hábito tabáquico, los Hx de placenta previa, la cirugía uterina previa y la cesárea previa.
  1-4% en el emb después de una cesárea; hasta el 10% si ≥ 4 cesáreas.

Etiología

- **Implantación trofoblástica:** el endometrio cicatrizado puede ↑ este proceso.
- Aumenta la necesidad de aporte de oxígeno y nutrientes placentarios (hábito tabáquico, embarazo múltiple, residencia a grandes altitudes).
- El riesgo de placenta previa ↑ a edades gestacionales menores, ya que el crecimiento unidireccional del tejido trofoblástico hacia el fondo (trofotropismo) está limitado. El segmento uterino inferior ↑ con la edad gestacional → más del 90% de las placentas previas identificadas en el segundo trimestre se resuelven a término.

Manifestaciones clínicas y exploración física

- **Sangrado vaginal indoloro** en el segundo y tercer trimestres.
- NO realizar exploración cervical digital en una paciente con sospecha de placenta previa; preferir la Eco para confirmar.
- Se usa una exploración con espéculo estéril para evaluar visualmente la dilatación cervical.

Estudios y pruebas diagnósticas

- Identificación de la placenta durante la Eco de rutina; suele realizarse en las semanas 18-22.
- La EcoTV es el estándar de referencia para el diagnóstico.
- Antecedente de cesárea + placenta previa = buscar cuidadosamente pruebas de placenta acreta (*véase* más adelante).

Tratamiento y medicamentos

- Reposo pélvico (abstinencia de relaciones sexuales o de exploraciones digitales durante el emb).
- **Tx ambulatorio:** hemorragias leves resueltas durante > 7 días, proximidad de la vivienda al hospital y cumplimiento terapéutico estricto.
- **Tratamiento hospitalario:** placenta previa con sangrado activo, ≥ 2 episodios de sangrado vaginal.
  Si la paciente puede estabilizarse y no hay necesidad de un parto inmediato por sufrimiento fetal:
    Vías i.v. × 2, con equipo de gran calibre.
    Estudios de laboratorio de referencia (Hb/Htc, recuento de plaquetas, grupo y detección de tipo sanguíneo, coagulación).
  Los corticoesteroides prenatales deben administrarse si la gestación < 37 sem.
- Cesárea a las 36-37 sem y 6 días de gestación (*Obstet Gynecol* 2013;121:908).

VASOS PREVIOS

Definición y epidemiología (*Am J Obs Gynecol* 2018;218:B2)

- Los vasos umbilicales cruzan el orificio cervical interno enfrente de la parte de presentación fetal.
- Prevalencia: 1:2 500 partos (*OBG Survey* 2004:245).
- Tipo 1: a partir de una inserción velamentosa del cordón (los vasos no están rodeados por la gelatina de Wharton).
- Tipo 2: a partir de vasos entre los lóbulos de una placenta bilobulada o *succenturiata* (con uno o más lóbulos accesorios).

Manifestaciones clínicas

- Hemorragia vaginal con rotura de membranas → laceración de vasos fetales.
- FCF sinusoidal (que indica anemia fetal) o bradicardia.

Estudios y pruebas diagnósticas

- Se debe identificar la inserción placentaria del cordón durante el segundo trimestre mediante Eco.
- La EcoTV es el estándar de referencia. El Doppler con color muestra la FCF en los vasos sanguíneos < 2 cm del orificio interno.

Tratamiento y medicamentos (*Am J Obstet Gynecol* 2015:213(5):615)

- Reposo pélvico (sin relaciones sexuales o tactos vaginales).
- Esteroides prenatales entre las semanas 28-32.
- Hospitalización preparto en las semanas 30-34 para una vigilancia más estrecha.
- Programar cesárea a las semanas 34-37.

PLACENTA ACRETA

Definición y epidemiología

- Implantación placentaria anómala: las vellosidades placentarias se unen al miometrio o crecen a través de este en lugar de estar contenidas por las células deciduales.
- La incidencia de placenta acreta es de 1/533 embarazos; la incidencia aumenta en paralelo con la tasa de cesáreas.
- El riesgo de placenta acreta ↑ con el daño de tejido miometrial (miomectomía, ablación, embolización de la arteria uterina, procedimientos de D+C repetidos), placenta previa y cantidad de cesáreas. Otros riesgos: edad materna mayor, hábito tabáquico, paridad avanzada.

Cesáreas y riesgo de placenta acreta (*Obstet Gynecol* 2006;107:1226)

Número de cesárea	Riesgo sin placenta previa	Riesgo con placenta previa
1	0.03%	3.3%
2	0.2%	11%
3	0.1%	40%
4	0.8%	61%
5	0.8%	67%

Anatomía patológica

- **Acreta:** las vellosidades coriónicas están unidas al miometrio.
- **Increta:** las vellosidades coriónicas invaden el miometrio justo por encima de la serosa.
- **Percreta:** las vellosidades coriónicas sobresalen a través de la serosa uterina y pueden invadir otros órganos.

Manifestaciones clínicas

- A menudo se diagnostica antes del parto mediante estudios de imagen (Eco o RM).
- La placenta no se desprende después del parto → HPP.

Estudios y pruebas diagnósticas

- En las mujeres con placenta previa o placenta de implantación baja y cirugía uterina previa → Eco para detección de placenta acreta. Sensibilidad de la Eco del 77-87%, espec del 96-98%, VPP 65-93%, VPN 98% (*Obstet Gynecol* 2012:120:207).

- Hallazgos ecográficos que sugieren placenta acreta:
  Pérdida del límite hipoecoico entre la placenta y la vejiga o miometrio delgado de < 1 mm.
  Lagunas placentarias o vasos con flujo turbulento.
  Pared vesical irregular con vascularización extensa.
  Pérdida del espacio claro retroplacentario.
- Considerar Eco con Doppler color, Eco tridimensional y RM. Cistoscopia en caso de sospecha de invasión vesical.

Pruebas de diagnóstico adicionales

- En caso de identificar una placenta acreta, la paciente debe ser valorada por un equipo multidisciplinario (anestesia, cirugía general u oncológica, radiología intervencionista, urología) para preparar la histerectomía en la cesárea.
- Vigilancia estrecha de sangrado vaginal y de dolor abdominal a lo largo de todo el emb.

Tratamiento y medicamentos

- Cesárea a las 34-36 sem; estar preparados para una histerectomía (*Obstet Gynecol* 2013;121:908).
- El tratamiento con corticoesteroides para la maduración pulmonar debe ser individualizado.
- Probabilidad de HPP con pérdidas de sangre importantes. Mantener el acceso i.v. y T+C para hemoderivados. Considerar la colocación de catéteres con balón en la arteria ilíaca interna y la embolización posquirúrgica.

INVERSIÓN UTERINA

Definición y epidemiología

- **Completa:** el revestimiento interno del fondo sale por el orificio cervical.
- **Incompleto:** una porción del fondo sale por el cuello uterino, pero no por el orificio cervical.
- 1 en 2 500 partos (*J Reprod Med* 1989;34:173).

Etiología

- No se comprende por completo, pero los factores de riesgo incluyen tracción excesiva del cordón umbilical durante la tercera etapa del parto, atonía uterina, malformaciones uterinas e implantación anómala (p. ej., placenta acreta).

Exploración física

- Visualización del revestimiento endometrial a través del orificio cervical (tejido rojo vivo).
- Palpación de una masa en la vagina durante la exploración bimanual.
- Incapacidad para palpar el fondo del útero.
- Hemorragia vaginal persistente.

Tratamiento y medicamentos

- Reinvertir manualmente el útero mediante una presión suave y constante, en dirección cefálica, sobre la porción del fondo del útero invertida. La reinversión se vuelve más difícil con el paso del tiempo. Sangrado ↑↑↑.
- Puede ser necesaria la anestesia general y los fármacos tocolíticos para ayudar en la recolocación del útero.
  Sulfato de magnesio 4-6 g i.v.
  Terbutalina 0.25 mg i.v. o s.c.
  Nitroglicerina 50 μg i.v.
  Anestésicos halogenados (isoflurano, sevoflurano).
- Si no se logra la reinversión, constituye una urgencia obstétrica → laparotomía → elevación del fondo mediante los ligamentos redondos y restablecimiento cefálico con una mano por debajo en la vagina. Puede requerirse incisión del cuello uterino posterior.

EMBOLIA DE LÍQUIDO AMNIÓTICO

Definición y epidemiología

- Presencia de líquido amniótico en la circulación materna, que suele presentarse en el parto o en el posparto inmediato.
- Infrecuente, incidencia de 1-12/100 000 nacimientos vivos. Impredecible y sin prevención posible.

Fisiopatología

- No se comprende del todo. El líquido amniótico ingresa en la circulación materna → provoca CID y choque en la madre (cardiogénico frente a distributivo).
- Factores de riesgo: parto instrumentado, placenta previa, placenta acreta, desprendimiento, embarazo múltiple y polihidramnios.

Manifestaciones clínicas

- Existe una gran variabilidad en las manifestaciones clínicas, pero de manera clásica se presentan inicio súbito de hipotensión, hipoxia y coagulopatía.

- Los síntomas no específicos incluyen escalofríos, N/V, agitación y crisis convulsivas tónico-clónicas.
- Puede conducir a paro cardíaco y requerir de medidas de reanimación.

Estudios y pruebas diagnósticas

- **Dx clínico:** HoTN, hipoxemia e insuficiencia respiratoria.
- **Pruebas de laboratorio:** HG, T+C, TP/INR, TPT, fibrinógeno, QS. La ELA es un diagnóstico clínico.
- **DxD:** desprendimiento de placenta, rotura uterina, miocardiopatía periparto, septicemia, EP, anafilaxia, IM, complicación de la anestesia y crisis convulsiva por eclampsia.

Tratamiento y medicamentos

- Si no se ha llevado a cabo el parto, se requiere el parto de urgencia (a menudo, en la cabecera de la paciente). La extracción del feto > 23 sem mejora el estado materno.
- Tx de soporte: corregir la hipoxemia (intubar según la necesidad), RCP si hay paro cardiorrespiratorio, apoyo hemodinámico con protocolos de BCLS y ACLS, y revertir la coagulopatía con esquema de transfusión masiva. Traslado a UCI.

MALPRESENTACIÓN

Definición y epidemiología

- La presentación fetal se refiere a la parte del feto que está más baja o cerca del cuello uterino (parte de presentación). Las presentaciones posibles incluyen:
  La **cefálica** se divide en: vértex, de frente y de cara.
  La **de nalgas** se divide en: franca, completa y podálica.
- La presentación de nalgas ocurre en el 3-4% de los embarazos de término.
- *Véase* el capítulo 10, figura 10-2.

Presentación de nalgas		
Presentación de nalgas franca	**Presentación podálica**	**Presentación de nalgas completa**
Caderas fetales flexionadas, rodillas fetales extendidas, "las nalgas por delante".	Los pies o las rodillas fetales por debajo de las nalgas, "los pies por delante".	Caderas fetales flexionadas, rodillas fetales flexionadas.

Etiología y diagnóstico

- Anomalías uterinas (tabicado, bicorne), miomas, defectos de la placentación (previa), multiparidad, poli/oligohidramnios, contracción de la pelvis materna, defectos fetales o neurológicos, y cordón umbilical corto.
- La parte de presentación se palpa mediante exploración vaginal y se identifica mediante las maniobras de Leopold. Verificar por medio de Eco.

Tratamiento

- Presentaciones de nalgas y de cara con mentón posterior → generalmente cesárea. El parto de nalgas vaginal *programado* se asocia con ↑ de la mortalidad perinatal y neonatal, y ↑ de la morbilidad neonatal grave comparado con una cesárea programada (5% frente a 1.6%) (*Lancet* 2000;356:1375).
- Puede intentarse la rotación cefálica externa (RCE) (> 37 sem) para convertir una presentación de nalgas en cefálica. El uso de tocólisis parenteral (terbutalina) mejora el éxito. No hay información suficiente para la RCE en las pacientes con cicatriz por cesárea previa. Contraindicada en emb en los que está indicada una cesárea (p. ej., placenta previa) (*Obstet Gynecol* 2016;127:e54).

MECONIO FETAL

Definición y epidemiología

- Las heces meconiales fetales suelen eliminarse en los primeros días de vida. Si aparecen antes del nacimiento → líquido amniótico teñido de meconio, que si es respirado por el feto → síndrome de aspiración meconial con insuficiencia respiratoria.
- Líquido amniótico teñido de meconio en aprox el 9% de los recién nacidos con un 0.1% de síndrome de aspiración meconial.
- Es más frecuente en embarazos que se acercan a las semanas 41-42 de gestación (postérmino).
- Su probabilidad aumenta durante el trabajo de parto complicado por hipoxia fetal → indicando posiblemente una respuesta al estrés fetal.

Anatomía patológica

- Aspiración de meconio por el feto → enf pulmonar neonatal → hipoxemia y acidosis.
- Lesión por obstrucción mecánica de las vías respiratorias y daños inflamatorios causados por irritación en los pulmones o por inactivación del surfactante dentro de los alvéolos.

Manifestaciones clínicas

- Líquido amniótico de color marrón oscuro o verdoso cuando se rompen las membranas o después (descrito como aguado, moderado o espeso).
- Observar el color y la presencia o ausencia de materia particulada.

Estudios y pruebas diagnósticas

- La aspiración meconial puede ocurrir durante el nacimiento: el síndrome de aspiración meconial se diagnostica con insuficiencia respiratoria neonatal en el contexto de un nacimiento asociado con meconio siempre que se descarten otras causas.

Tratamiento y medicamentos

- La amnioinfusión no impide el síndrome de aspiración meconial.
- El servicio de pediatría debe estar presente durante el parto cuando se observe meconio en la rotura de membranas.
- Para evitar la aspiración, los neonatos poco enérgicos *no* deben ser estimulados inicialmente en el perineo. Permitir que los pediatras evalúen y realicen la aspiración traqueal con un laringoscopio.

INFECCIÓN INTRAAMNIÓTICA

Definición y epidemiología (*Obstet Gynecol* 2017;130:e95)

Infección intraamniótica; también conocida como *corioamnionitis*.

- Infección o inflamación de cualquier combinación de líquido amniótico, placenta, feto, membranas fetales o decidua.
- Complica el 2-5% de todos los partos en los Estados Unidos.
- Factores de riesgo: ↑ duración de la rotura de membranas, bacteriuria por SGB, trabajo de parto prolongado, exploraciones vaginales múltiples, monitorización interna.

Etiología

- Puede transmitirse por una infxn ascendente desde la parte inferior del aparato genital, por vía transplacentaria desde el torrente sanguíneo materno o de forma iatrogénica (p. ej., vía amniocentesis).
- **Microorganismos típicos:** se trata de una infección polimicrobiana. *Ureaplasma, Mycoplasma hominis* (más frecuente en infecciones ascendentes), SGB, *Escherichia coli, Listeria monocytogenes* (muy frecuente con la propagación transplacentaria desde una infección materna).
- **Secuelas:** neumonía neonatal, meningitis, septicemia y muerte. Endometritis materna, hemorragia, peritonitis, septicemia y muerte (infrecuente).

Exploración física

- Fiebre materna documentada: temperatura bucal ≥ 39.0 °C. Si la temperatura está entre 38.0 y 39.0 °C, repetir 30 min más tarde. Si se repite ≥ 38.0 °C, se confirma la fiebre.
- Descartar otras causas de fiebre materna (p. ej., deshidratación, anestesia epidural, PGE2 y causas extrauterinas de infección).
- Taquicardia fetal > 160 lpm durante 10 min o más.
- Líquido purulento desde el orificio cervical.

Estudios y pruebas diagnósticas

- El diagnóstico objetivo se realiza con un cultivo positivo de líquido amniótico o con tinción de Gram. No obstante, la mayoría de los diagnósticos son clínicos.
- Se sospecha infección intraamniótica si existe fiebre materna + uno de los siguientes: leucocitosis materna, secreción purulenta por el cuello uterino o taquicardia fetal.
- Infección intraamniótica confirmada: mediante amniocentesis + tinción de Gram, glucosa baja o cultivo de líquido amniótico (+), anomalía placentaria con infección. A menudo, no se realiza clínicamente o se hace solo después del parto.

Tratamiento y medicamentos

- Paracetamol para el control de la fiebre → ↓ incidencia de encefalopatía neonatal.
- Se recomiendan los antibióticos.
- No es una indicación para el parto por cesárea.
- **Atb i.v. (continuar desde el diagnóstico hasta el parto; después, determinar la necesidad de tratamiento posparto).**

Antibióticos para infección intrauterina/corioamnionitis	
Esquema primario	• Ampicilina 2 g i.v. c/6 h + gentamicina 1.5 mg/kg i.v. c/8 h hasta el parto. • Con alergia leve a la penicilina, sustituir la ampicilina con cefazolina 2 g/h i.v. • Con alergia grave a la penicilina, sustituir la ampicilina con clindamicina 900 mg i.v. c/8 h.
Esquemas alternativos	• Ampicilina-sulbactam 3 g i.v. c/6 h. • Piperacilina-tazobactam 3.375 g i.v. c/6 h. • Cefotetán 2 g i.v. c/12 h. • Cefoxitina 2 g i.v. c/8 h. • Ertapenem 1 g i.v. c/24 h.
Posparto	• **Vaginal:** puede no requerir antibióticos adicionales. • **Cesárea:** se recomienda una dosis adicional de tratamiento con antibióticos después del parto. Añadir clindamicina 900 mg i.v. o metronidazol 500 mg i.v. por una dosis extra.

ENDOMETRITIS

Definición y epidemiología

- Infxn del tejido endometrial, parametrial o miometrial, por lo general > 24 h después del parto (la febrícula materna es frecuente durante este período). La sospecha clínica orienta el dx.
- La incidencia varía según el modo de parto:
  Parto vaginal: 0.2-0.9%; mayor en presencia de corioamnionitis.
  Cesárea: 5-30%; disminuye con atb profilácticos perioperatorios.

Etiología

- Similar a la corioamnionitis (infxn ascendente desde la parte inferior del aparato genital). También secundaria a infxn introducida por traumatismos quirúrgicos. Por lo general, polimicrobiana.
- La infección procedente del aparato genital puede invadir la herida quirúrgica.

Exploración física

- Fiebre materna, dolor uterino, loquios purulentos, malestar general y escalofríos.

Estudios y pruebas diagnósticas

- ↑ leucocitos (aunque a menudo se elevan en el trabajo de parto y en el posparto).
- El dx es fundamentalmente clínico y depende del contexto/sospecha. Las técnicas de imagen no suelen ser necesarias, salvo que se sospeche absceso pélvico o infección de mayor cantidad o progresiva.
- Considerar cultivos para clamidia y gonorrea si no se han obtenido.
- El cultivo endometrial de rutina no es útil debido a la contaminación de las vías genitales.

Tratamiento y medicamentos

- Gentamicina 5 mg/kg i.v. c/24 h + clindamicina 900 mg i.v. c/8 h. Continuar atb i.v. hasta que sea asintomática/afebril durante 24-48 h; no existe información acerca del tx antibiótico continuo. La respuesta clínica orienta el espectro antibiótico (p. ej., ampliar si no hay respuesta en 24 h o empeoramiento clínico) y la duración del tratamiento.
- Paracetamol/ibuprofeno para la fiebre materna. Es posible ofrecer lactancia.

ENFERMEDADES CARDIOVASCULARES EN EL EMBARAZO

Epidemiología

- ECV = causa más importante de muerte en mujeres en los Estados Unidos (*Circulation* 2017;13:e1349).
- Hay una ↑ incidencia de ECV durante el emb debido a factores como una mayor edad en el primer emb y una ↑ prevalencia de los factores de riesgo (DM, HTA, obesidad) (*J Am Coll Cardiol* 2010;56:1149).
- En el 6-8% de los embarazos aparecen alteraciones hipertensivas (*Am J Obstet Gynecol 2000;*183:S1). Otras ECV complican el 0.2-4% de los embarazos (en los países occidentales) (*Am J Obstet Gynecol* 1998;179:1643).
- La hipertensión supone riesgo de parto pretérmino, tamaño pequeño para la edad gestacional y la morbilidad y mortalidad asociadas (*Circulation* 2002;105:2179).

Estimación del riesgo cardíaco materno

- **Asesoramiento del embarazo:** el riesgo del emb depende de la alteración cardíaca específica y el estado clínico actual. La valoración del riesgo debe hacerse antes del emb, incluida una anamnesis farmacológica.
- **Valoración del riesgo materno:** la clasificación del riesgo de la OMS integra todos los factores de riesgo CV materno conocidos. Otros modelos del riesgo son ZAHARA I y CARPREG (*Heart* 2014;100:1373).
- Riesgo fetal de ECV: mayor tasa de AE, RCIU, MFIU, parto pretérmino y mortalidad perinatal; si existen HxF de enf cardíaca congénita → Eco fetal.

Clasificación de la OMS del riesgo cardíaco materno		
Clasificación de la OMS	**Definición y tratamiento**	**Ejemplo**
1	Riesgo bajo, seguimiento cardíaco limitado en el emb.	Estenosis pulmonar leve, CAP, prolapso de VM, latidos ectópicos aislados ventriculares o auriculares, reparación de DTA/DTIV.
2	Riesgo bajo o moderado, seguimiento por cardiología cada trimestre.	Mayoría de las arritmias, tetralogía de Fallot reparada, DTA/DTIV no reparado, coartación reparada, síndrome de Marfan o válvula aórtica bivalva (VAB), ausencia de dilatación de la raíz.
3	Riesgo alto, seguimiento frecuente de cardiología.	Disfunción de VI leve, miocardiopatía hipertrófica, válvula mecánica, cardiopatía cianótica, cardiopatía congénita compleja, Marfan o VAB; raíz dilatada 40-45 mm.
4	Riesgo muy alto, emb "contraindicado". Recomendar la interrupción del embarazo; de lo contrario, proporcionar vigilancia continua por parte de cardiología.	HTA pulm, disfunción ventricular grave (NYHA III-IV o FE < 30%), EM o EA graves, raíz aórtica dilatada por Marfan > 45 mm, VAB con diámetro de la raíz > 50 mm.
Tomado de: *Heart* 2006;92(10):1520–5.		

Puntuación de enfermedad cardíaca del embarazo (CARPREG)
Un punto por cada uno de los siguientes:
Clase funcional de la NYHA > II o cianosis.
Obstrucción del hemicardio izquierdo con área de la VM < 2 cm², área de la AVA < 1.5 cm², o gradiente del infundíbulo de salida del VI > 30 mm Hg.
FEVI < 40%.
Hx de evento cardíaco o arritmia.
Riesgo de complicación cardíaca (p. ej., edema pulmonar, taqui/bradiarritmias que requieren tx, IM, ACV, muerte cardíaca): 0 puntos = 5%; 1 punto = 27%; >1 punto = 75%.
Tomado de: *Circulation* 2001;104(5):515–21.

CAMBIOS CARDIOVASCULARES EN EL EMBARAZO

Volumen sanguíneo (*Eur Heart J* 2011;32:3147)

- El volumen plasmático ↑ un 40% desde la semana 6-32 de gestación hasta 4 700-5 200 mL.
- La masa de eritrocitos ↑ en un 20-30% (por ↑ en la producción de eritrocitos).
- El volumen plasmático ↑ más que el volumen de eritrocitos, causando hemodilución fisiológica → anemia.
- ↑ de la concentración de 2,3-difosfoglicerato eritrocitario, ↓ afinidad de la Hb materna por el O_2 → facilita la disociación del oxígeno desde la Hb → transferencia preferencial de O_2 al feto.

Perfil hemodinámico

- GC ↑ 30-50% durante el emb (el 50% de este aumento ocurre durante las primeras 8 sem). Giro desde la posición de decúbito supino a decúbito lateral izquierdo → la liberación de la compresión de la vena cava por el útero grávido puede ↑ el GC en un 25-30%.
- El flujo sanguíneo uterino ↑ 10 veces hasta 500-800 mL/min (17% del GC total a término).
- El flujo sanguíneo renal ↑ en un 50%. No hay cambios en la perfusión cerebral ni hepática.
- ↑ de la FC a las 5 sem → ↑ máximo de 15-20 latidos/min desde la sem 32 hasta término.
- ↓ de la PA desde la sem 7 hasta un nadir de 5-10 mm Hg sistólico y de 10-15 mm Hg diastólico entre las semanas 24 y 32, y luego ↑ hacia los valores de la mujer no embarazada a término.

Ruidos cardíacos

- Más del 95% de las mujeres embarazadas desarrollan un soplo de flujo sistólico benigno: ↑ GC → flujo turbulento sobre la válvula pulmonar o aórtica.
- Se escucha por primera vez entre las sem 12 y 20, y suele regresar a la semana posparto.

Cambios hemodinámicos intraparto

- **Primera etapa del trabajo de parto:** 12-31% de ↑ del GC. Segunda etapa: 49% de ↑ del GC. Se multiplica casi por dos desde los valores previos al emb.
- Las contracciones causan transferencia de 300-500 mL de sangre desde el útero hasta la circulación general.
  La PAS y la PAD ↑ en 35 y 25 mm Hg, respectivamente.

Perfiles hemodinámicos maternos en el tercer trimestre			
	No embarazadas	Embarazadas	Cambios
GC (L/min)	4.3 ± 0.9	6.2 ± 1	+43%
Frecuencia cardíaca (latidos/min)	71 ± 10	83 ± 10	+17%
Resistencia vascular sistémica (dina-s/cm^{-5})	1530 ± 520	1210 ± 266	–21%
Registro del pulso volumen (dinas-s cm^{-5})	119 ± 47	78 ± 22	–34%
Presión venosa central (mm Hg)	3.7 ± 2.6	3.6 ± 2.5	—
Presión osmótica coloidal (POC) (mm Hg)	20.8 ± 1	18 ± 1.5	–14%
Presión capilar en cuña (PCEC) (mm Hg)	6.3 ± 2.1	7.5 ± 1.8	—
POC-PCEC (mm Hg)[a]	14.5 ± 2.5	10.5 ± 2.7	–28%

[a]Factor importante en el desarrollo de edema pulmonar a lo largo de todo el embarazo.
Tomado de: *Obstet Gynecol* 1989;161:1439.

Cambios hemodinámicos posparto

- **El GC ↑ un 60-80% en los 10-15 min posteriores al parto vaginal:** liberación de la obst de la vena cava, autotransfusión de sangre uteroplacentaria, movilización rápida de líquido extravascular → precaución por la posibilidad de edema pulmonar. El GC vuelve al estado preparto después de 1 h del parto.
- Es importante vigilar rigurosamente a las mujeres con ECV, al menos en las primeras 24 h después del parto.
- Los parámetros CV (VL, RVS, GC) tardan 24 sem en volver a los valores previos al emb.

Cambios ECG en el embarazo

- La mayoría de las pacientes embarazadas cuentan con un ECG normal (*Eur Heart J* 2011;32:3147).
- Los cambios en la posición del corazón debidos a la elevación del diafragma (rotado a la izquierda) → 15-20° de desviación a la izquierda; imita a la hipertrofia del ventrículo izquierdo.
- **Cambios frecuentes en el ECG:** cambios transitorios del segmento ST y la onda T; onda Q e inversión de la onda T en DIII; onda Q atenuada en aVF; inversión de la onda T en V_1, V_2 y, en ocasiones, en V_3.
- Los latidos prematuros y la taquiarritmia mantenida ↑ en el emb. Hay ectopia ventricular y auricular hasta en el 50-60% de las mujeres embarazadas. Empeoramiento sintomático de la TSV en el emb en el 20-44% de los casos (Tx: maniobras vagales → adenosina).
- La TV es infrecuente durante el embarazo, pero se trata de manera similar que en mujeres no embarazadas (cardioversión → β-bloqueador o verapamilo).
- El 15% de las mujeres embarazadas con CC desarrollan arritmia. La mayoría de las palpitaciones son benignas, pero justifican una monitorización con Holter.

HIPERTENSIÓN CRÓNICA (HTAc)

Definiciones

Definiciones de la hipertensión			
Categoría	**Sistólica (mm Hg)**		**Diastólica (mm Hg)**
No embarazadas (clasificación JNC 8)			
Nml	< 120	Y	< 80
Pre HTA	120-139	O	80-89
HTA en etapa 1	140-159	O	90-99
HTA en etapa 2	≥ 160	O	≥ 100
Embarazada (HTAg frente a HTAc dependiendo del momento de presentación)			
HTA	≥ 140, < 160		≥ 90, < 110
HTA (rango de características graves)	≥ 160		≥ 110
Tomado de: James PA, Ortiz E, et al. 2014. Evidence-based guideline for the management of high blood pressure in adults: (JNC8). *JAMA*. 2014 Feb 5;311(5):507.			

- **HTAc:** presión arterial ≥ 140/≥ 90 tomando como referencia el promedio de dos o más determinaciones en cada una de dos o más consultas después de la detección inicial.
- **HTAc en el embarazo:** uso de antihipertensivos antes del embarazo O comienzo de la HTA antes del embarazo O HTA antes de las 20 sem 0 días de gestación O HTA que persiste más allá de las 12 sem posparto.

Epidemiología y etiología

- **No embarazadas:** 10-15% de las mujeres adultas caucásicas (> 18 años), 25% de adultas AA; aumenta con la edad.
- **Embarazadas:** se presenta hasta en el 5% de las mujeres embarazadas. Las alteraciones hipertensivas representan en conjunto las complicaciones médicas más frecuentes en el emb (incidencia del 6-8%).
- **Esencial (95%).**
- **Secundaria:**
  - **Renal (4%):** estenosis de la arteria renal, parenquimatosa, ERPQ.
  - **Endocrina (0.5%):** feocromocitoma, hiperaldosteronismo primario (síndrome de Conn), síndrome de Cushing.
  - **Anatómica (0.2%):** coartación de la aorta.
  - **Otras:** colagenopatías vasculares, apnea del sueño.

Complicaciones gestacionales de la HTAc		
	HTA (%)	**HTA grave (≥ 160/110) (%)**
PreE concomitante	10-25	50
Desprendimiento de placenta	0.7-1.5	5-10
Parto pretérmino	12-34	62-70
Lactante PEG	8-16	31-40
Tomado de: Sibai SM. Chronic Hypertension in Pregnancy. *Obstet Gynecol* 2002;100:369.		

Diagnóstico

- **HxEf:** incluyen exploraciones del fondo de ojo y eval cardíacas, abdominales, vasculares y neurológicas.
- **Estudios:** electrólitos, BUN/Cr, glucosa, Hb/Hct, AU, lípidos, ECG ± ecocardiograma.
- **Estudio de causas secundarias:** HTA grave o resistente, inicio antes de pubertad, edad < 30 años si no tiene obesidad, no es AA, sin HxF u otros factores de riesgo; hipoK, Cr elevada.
- **Estudios adicionales en el emb:** estudio basal de preeclampsia (preE) que consta de Hb, plaquetas, Cr, AST/ALT, proteínas en orina de 24 h.

Complicaciones

- **No embarazadas:** sobre todo a largo plazo, incluyendo AIT/ACV, coronapt, ICC, IRC. Un ↑ de 20 mm Hg en la PAS o de 10 mm Hg en la PAD duplica las complicaciones CV (*Lancet* 2002;360:1903).
- **Embarazadas:** los riesgos maternos adicionales incluyen edema pulmonar, encefalopatía hipertensiva (SERP), retinopatía, hemorragia cerebral, insuficiencia renal aguda.
  Riesgos fetales adicionales: la mortalidad perinatal ↑ 3-4 veces.

Tratamiento

- **Objetivos del tratamiento en mujeres no embarazadas** (*JAMA* 2014;311(5):507)
  - **Edad ≥ 60:** iniciar tratamiento farmacológico para disminuir la PA de PAS ≥ 150 o PAD ≥ 90 para una meta < 150/90; puede permitirse la PAS < 140 si se tolera bien.
  - **Edad < 60:** iniciar el tratamiento farmacológico cuando la PAS ≥ 140 o la PAD ≥ 90 para alcanzar una PA < 140/90.
- **ERC o DM:** tratar para una meta de PAS < 140 y PAD < 90, sin importar la edad.
- **Objetivos del tratamiento en el embarazo:** < 160/105 (*N Engl J Med* 2015;372(5):407).

Para PAS ≥ 140 a < 160 y PAD ≥ 90 a < 105, debe analizarse el beneficio de la PA para el control de la cardiopatía, ERC, etcétera, en las pacientes que tengan daño orgánico preexistente con riesgo fetal de insuficiencia uteroplacentaria.

Fármacos para el tratamiento de la HTAc			
Fármaco		**Mecanismo de acción**	**Notas**
Inhibidores de la ECA[a,b]		Inhiben la enzima convertidora de angiotensina para prevenir la conversión de angiotensina I en angiotensina II.	Son la alternativa de primera elección en adultos no AA sin ERC. Son la primera elección para adultos CON ERC. Se utilizan en ateroesclerosis, DM, ERC, ICC, después de un IM. En general **se evitan en el embarazo**; no obstante, existe información actual que avala su seguridad (*Am J Obstet Gynec* 2017;129:174). Efectos adversos: tos seca, angioedema por inhibición de la degradación de bradicinina.
	Captopril		
	Enalapril		
	Lisinopril		
Antagonistas de los receptores de angiotensina[a,b]		Bloquean la acción de la angiotensina II en sus receptores, por lo que previenen la secreción de ADH y disminuyen la secreción de aldosterona; además, previenen la vasoconstricción.	Son la alternativa de primera elección en adultos no AA sin ERC. Son la primera elección para adultos con ERC. **Evitar en el embarazo.**
	Eprosartán		
	Candesartán		
	Losartán		
	Valsartán		
	Irbesartán		
β-bloqueadores		Los bloqueadores de los receptores β_1 actúan en el músculo cardíaco y desaceleran la frecuencia cardíaca. El labetalol es bloqueador de los receptores β_1 y β_2. Los receptores β_2 controlan la relajación del músculo liso, por lo que su antagonismo provoca broncoespasmo.	Se emplea en casos de angina, después de un IM e ICC. Labetalol: es el fármaco de elección en el embarazo. No se ha registrado teratogenicidad; evitar en personas con asma y pacientes con ICC. Evitar el atenolol en el emb: ↑ riesgo de RCIU. Evitar atenolol y metoprolol en el puerperio: se concentran en la leche materna.
	Atenolol		
	Metoprolol		
	Labetalol		
Antagonistas de los canales de calcio[a,c]		No dihidropirinidina (diltiazem): dilatador del músculo liso e inotrópico negativo. Dihidropirinidinas (nitrendipino, nifedipino): dilatación selectiva del músculo liso (efecto inotrópico mínimo). El amlodipino cuenta con ambos.	Es la primera elección en adultos sin ERC. Se emplea en casos de DM y enf vascular en el embarazo. No se conoce teratogenicidad.
	Amlodipino		
	Diltiazem de liberación prolongada		
	Nitrendipino		
	Nifedipino		
Diuréticos tiazídicos[a,c]		Disminuye la absorción de sodio en el túbulo contorneado distal; aumenta la reabsorción de calcio y disminuye la reabsorción de magnesio.	Es la primera elección en adultos SIN ERC. Disminuye la expansión de vol plasmático en el embarazo. Suspender si hay evidencia de disminución de la perfusión uteroplacentaria.
	Bendroflumetiazida		
	Clortalidona		
	Hidroclorotiazida		
	Indapamida		
Hidralazina		Aumenta el GMPc para provocar vasodilatación directa.	Sus efectos adversos son taquicardia, palpitaciones y rubor.
Metildopa		α_2-agonista central.	Es el fármaco con mayor cantidad de información acerca de su seguridad en el embarazo; sin embargo, no es tan eficaz en el control de la presión arterial.

[a]El tratamiento inicial de la población no AA en general debe incluir tiazídicos, ACC, IECA o ARA.
[b]En las personas con ERC, el tx debe incluir IECA o ARA para mejorar los resultados renales (sin importar la etnicidad o la DM).
[c]Por lo general, la población AA (incluyendo a aquellos con DM) debe recibir tiazídicos o ACC.
(*JAMA* 2014;311(5):507; *Obstet Gynecol* 2013;122:1122).

Tratamiento adicional en el embarazo (*Obstet Gynecol* 2013;122:1122)

- Objetivos del tratamiento: evitar las complicaciones agudas de la hipertensión, mantener un embarazo saludable por el mayor tiempo posible y disminuir los riesgos del feto.
- Modificaciones del estilo de vida antes de la fecundación: pérdida de peso, dieta (baja en grasas saturadas y totales, baja en sodio), ejercicio, ↓ EtOH.
- Un esquema preembarazo de PA exitoso generalmente puede continuarse durante el embarazo, excepto los IECA/ARA.
- Se requiere de determinaciones seriadas de HTAc durante el embarazo (cada ~4 sem). En general, se realizan pruebas seriadas fetales (PER, ILA) dos veces cada semana en las semanas 28-34 (de acuerdo con la gravedad).
- Momento del parto (*Obstet Gynecol* 2011;118:323–33):
  - Sin medicamentos, control de la PA, sin RCIU → 38-39 sem.
  - Buen control con medicamentos → 37-39 sem.
  - PA de difícil control, múltiples fármacos, rango de PA grave → 36-37 sem.

CRISIS HIPERTENSIVA

Definición

- **Emergencia hipertensiva:** elevación de la PA con daño a órgano diana.
- **Urgencia hipertensiva:** PAS ≥ 180 o PAD ≥ 110 con mínimo o nulo daño a órgano diana.

Tratamiento de pacientes no embarazadas (objetivo < 160/100)

- **Emergencia hipertensiva:** ↓ PAM en 25% en minutos a 2 h con fármacos i.v.
- **Urgencia hipertensiva:** ↓ PAM en 25% en horas con fármacos orales.

Fármacos i.v. u orales en el tratamiento de la crisis hipertensiva de pacientes no embarazadas

Fármacos i.v.		**Fármacos orales**[a]	
Fármaco	**Dosis**	**Fármaco**	**Dosis**
Nitroglicerina	17-1000 μg/min	Labetalol	Inicial 100 mg c/12 h; máx 800 mg c/8 h
Labetalol[b]	10-80 mg c/10 min o 2-4 mg/min	Clonidina	0.2 mg en carga → 0.1 mg c/h Dosis máxima 0.7 mg
Hidralazina[b]	10-20 mg c/4-6 h	Hidralazina	Inicial 10 mg c/6 h; máx 300 mg c/24 h
		Captopril	6.25 o 12.5 mg (si no hay sobrecarga de volumen); máx 100 c/8 h

[a]No se utiliza la nitroglicerina sublingual para la HTA aguda debido a que se ha informado morbilidad CV grave.
[b]Se recomienda en los casos de HTA grave durante el embarazo, aunque con intervalos de dosis diferentes.

Tratamiento de las crisis hipertensivas en las pacientes embarazadas (*Obstet Gynecol* **2017;129:e90**)

Comenzar siempre la vigilancia fetal cuando la paciente esté embarazada con un feto viable.

Labetalol	**Hidralazina**	**Nifedipino**[a]
• PA > 160/110 persistente durante 15 min, ofrecer **20 mg i.v. de labetalol** en 2 min. • Revalorar la PA en **10** min. • Si la PA > 160/110, ofrecer **40 mg i.v. de labetalol** en 2 min. • Revalorar la PA en **10 min.** • Si la PA > 160/110, ofrecer **80 mg de labetalol** en 2 min. • Revalorar la PA en **10 min.** • Si la PA > 160/110, optar por el algoritmo de hidralazina; comenzar con **10 mg** i.v. • Puede utilizarse infusión continua, 1-2 mg/min i.v.	• Si la PA persiste > 160/110 durante 15 min, dar **5-10 mg i.v. de hidralazina** en 2 min. • Revalorar la PA en **20 min.** • Si la PA > 160/110, proporcionar **10 mg i.v. de hidralazina** en 2 min. • Revalorar la PA en **20 min.** • Si la PA > 160/110, ofrecer **20 mg i.v. de hidralazina** en 2 min. • Revalorar la PA en **20 min.** • Si la PA > 160/110, pasar al algoritmo de labetalol, comenzar con **40 mg** i.v. • Puede utilizarse la infusión continua, 0.5-10 mg/h.	• Si la PA persiste > 160/110 durante 15 min, ofrecer **10 mg de nifedipino oral.** • Revalorar la PA en **20 min.** • Si la PA > 160/110, ofrecer **20 mg de nifedipino oral.** • Revalorar la PA en **20 min.** • Si la PA > 160/110, ofrecer **20 mg de nifedipino oral.** • Revalorar la PA en **20 min.** • Si la PA > 160/110, pasar al algoritmo de labetalol, comenzar con **40 mg** i.v. • Pueden utilizarse 30 mg de liberación prolongada o 10-20 mg c/2-6 h.

Si se avanza de un algoritmo al siguiente, consultar con MMF o medicina interna, anestesiología o medicina de atención crítica.
Una vez que se ha alcanzado la PA umbral, determinar la PA cada 10 min durante 1 h; luego, cada 15 min durante 1 h; cada 30 min durante 1 h y cada hora durante 4 h.
[a]Se emplea nifedipino oral de liberación inmediata (no sublingual) como segunda opción en el tratamiento de la hipertensión mientras se espera por la colocación de una vía i.v. debido al riesgo de sobrecorregir la hipertensión y causar taquicardia materna reactiva.

HIPERTENSIÓN RELACIONADA CON EL EMBARAZO

Definiciones (*véase también* el cap. 11; *Obstet Gynecol* 2013;122:1122)

Anomalías hipertensivas gestacionales			
Enf	**PA**	**Proteinuria***	**Notas**
HTA gestacional	PAS ≥ 140 o PAD ≥ 90. Grave: PAS ≥ 160 o PAD ≥ 110. En dos ocasiones con al menos 4 h de separación y no más de 7 días de separación.	< 300 mg de proteína en orina de 24 h O Proteína:creatinina < 0.3	Primer diagnóstico después de las 20 sem de gestación
Preeclampsia sin características graves	PAS ≥ 140 o PAD ≥ 90. En dos ocasiones con al menos 4 h de separación y no más de 7 días de separación.	≥ 300 mg de proteína en orina de 24 h O Proteína:creatinina ≥ 0.3.	Primer diagnóstico después de las 20 sem de gestación HTAg y proteinuria Ausencia de cualquier característica grave (*véase* más adelante)
Preeclampsia con características graves	PAS ≥ 160 o PAD ≥ 110. En dos ocasiones con al menos 4 h de separación mientras la paciente está en reposo en cama. La PA debe determinarse en posición sentada o erecta. O Deben comenzarse los fármacos antihipertensivos antes de las 4 h.	≥ 300 mg proteínas en orina de 24 h O Proteína:creatinina ≥ 0.3. *También puede diagnosticarse preE con CG sin proteinuria en presencia de rango de PA grave y cualquier característica grave presente.	PA elevada junto con una característica grave: Rango grave de PA (como en la columna izquierda) Trombocitopenia (< 100 000/μL) Cr sérica > 1.1 mg/dL o dos veces la basal en ausencia de enfermedad renal preexistente PFH elevadas (2× el límite normal) Dolor en CSD persistente Edema pulmonar Síntomas visuales/encefálicos de inicio reciente (cefalea, escotoma)
PreE superpuesta	HTAc + preE	Proteinuria de nueva aparición (≥ 300 mg en orina de 24 h o proteína:creatinina ≥ 0.3) o cambios súbitos en la proteinuria en comparación con los valores de referencia.	Características graves como se menciona arriba

Epidemiología (*Obstet Gynecol* 2003:102:181)

- **Factores de riesgo para HTA asociada al emb:** nuliparidad, gestación múltiple, obesidad, edad materna avanzada, HxP o HxF de preE, HTAc, enf renal, DM, enf vascular y ETC, arterias uterinas con evaluación Doppler anómala, sind Ab antifosfolipídicos, trombofilias, LES, FIV y etnicidad AA.
- **HTAg:** 6-17% en nulíparas y 2-4% en multíparas.
- **PreE:** 4-8% en todos los embarazos; hasta el 18% en mujeres con antecedentes de preE.
- **Eclampsia:** 1 en 2 000-3 448 embarazos.

Otras alteraciones asociadas con HTA en el embarazo	
Diagnóstico	**Definición**
Eclampsia	Crisis convulsivas no atribuidas a otra causa en una mujer con preE.
HELLP	**H**emólisis, elevación de **e**nzimas hepáticas (*liver*), plaquetas bajas (*low platelets*) (variante de preE grave).
HGAE	**H**ígado **g**raso **a**gudo del **e**mbarazo. Elevación importante de PFH (> 500) y glucosa baja; no siempre se presenta hipertensión.

Etiología/fisiopatología (*AJOG* 2015;213:S9.e1)

- Causas posibles: invasión de vasos sanguíneos uterinos por el trofoblasto anómalo, intolerancia inmunitaria entre tejidos maternos y fetoplacentarios, maladaptación a los cambios CV/inflamatorios del emb, carencias dietéticas y anomalías genéticas.
- Fracaso en la remodelación de las arterias espirales durante la invasión placentaria.
- Activación endotelial por respuesta inflamatoria y alteración del equilibrio angiogénico, el mantenimiento de la estructura endotelial y la función del sincitiotrofoblasto.
- Proangiogénico: VEGF y PIGF.
- Antiangiogénico: sFlt1 inhibe VEGF y PLGF.
- La actividad antiangiogénica excesiva produce un síndrome similar a la preE en animales experimentales no embarazadas.

Prevención

- Alto riesgo: Hx de preE, embarazo múltiple, HTAc, DM, enf renal y enf autoinmunitaria.
- Riesgo moderado: nuliparidad, obesidad, HxF en primer grado de preE, afroamericana, bajo nivel socioeconómico, edad ≥ 35 años, embarazo previo > 10 años, peso bajo al nacer o PEG.
- Si existe alto riesgo o se cuenta con diversos riesgos moderados, recomendar ác acetilsalicílico después de las 12 sem y antes de las 16 sem de gestación; continuar hasta el parto (*Ann Int Med* 2014;161:819).
- Es posible que exista una relación dosis-respuesta, que implica mayor reducción del riesgo con hasta 150 mg de ác acetilsalicílico al día (RR de preE con 80 mg = 0.52 frente a RR de preE con 150 mg = 0.07) (*AJOG* 2017;216:110).

Manifestaciones clínicas de la preeclampsia

- **Encefálicas:** cefalea, mareos y acúfenos.
- **Visuales:** diplopía, escotoma, visión borrosa y amaurosis.
- **Digestivos:** náuseas, vómitos, dolor epigástrico/hipocondrio derecho y hematemesis.
- **Renales:** oliguria, anuria y hematuria.

Pruebas de diagnóstico inicial

- Estudios de laboratorio de referencia en la primera visita prenatal o cuando se presenta la enf. Hb, plaquetas, Cr, AST/ALT y proteínas en orina de 24 h (si la pt no completa la recolección de orina de 24 h, determinar cociente proteína/creatinina). Repetir si aumenta la preocupación clínica.
- Valoración fetal: PER/ILA y Eco de crecimiento del tercer trimestre (Doppler de la arteria umbilical si existe RCIU).

Tratamiento

Tratamiento de la preeclampsia			
	Vigilancia materna	**Vigilancia fetal**	**Parto**
HTAg	Sin hospitalización. Vigilar HTAg grave o preE.	Recuento de patadas diarias. PER/ILA seriado o PBF (1-2 × sem). Eco de crecimiento fetal seriadas (c/4 sem).	37-38 sem 6/7 días de gestación. HTAg grave tratada como PreEg.
PreE sin características graves	Candidata para tratamiento ambulatorio si es capaz de regresar a seguimiento dos veces por semana. Vigilar la presencia de características graves. Valorar la disfunción orgánica. Estudios de laboratorio semanales.	Recuento de patadas diarias. PER/ILA seriado o PBF (1-2 × sem). Eco seriadas de crecimiento fetal (c/3-4 sem).	37-38 sem de gestación.
PreE con características graves O preE concomitante con características graves	Valorar la disfunción orgánica. Estudios de laboratorio seriados (c/6 h → diario si está estable). $MgSO_4$ para ppx con crisis convulsivas. Antihipertensivos.	Valoración fetal diaria. PER/ILA seriado o PBF (2 × sem). Eco de crecimiento seriadas (c/3 sem). BMZ para beneficio fetal con < 34 sem de gestación[a] (posiblemente hasta las 37 sem según el estudio ALPS).	34 sem y 0 días de gestación o si existe contraindicación para el tratamiento expectante.[b]

	Vigilancia materna	Vigilancia fetal	Parto
Eclampsia	Estabilizar a la madre. Tx: i.m.: 5 mg de $MgSO_4$ en cada nalga. i.v.: $MgSO_4$ en dosis de carga de 4-6 g → 2 g/h.	La bradicardia fetal suele presentarse durante las crisis convulsivas de eclampsia → se tratan mediante la reanimación de la madre. Vigilancia continua durante 24 h.	Parto oportuno. El método depende de la edad de gestación, presentación, dilatación cervical y estabilidad materna. La cesárea NO siempre está indicada.
HELLP/HGAE	Estabilizar a la madre. $MgSO_4$ para ppx con crisis convulsivas. Tratamiento de soporte en el postparto.	Vigilancia continua durante 24 h.	Parto en las 48 h tras el comienzo de la BMZ, si la estabilidad de la madre lo permite.[a]

[a]NO ES CANDIDATA para atrasar el parto durante 48 h a fin de permitir la finalización del esquema de esteroides: hipertensión grave resistente al tratamiento, eclampsia, sospecha de desprendimiento de placenta, pruebas fetales anómalas, feto pretérmino o no viable, edema pulmonar, evidencia de CID, disfunción renal grave.
[b]NO ES CANDIDATA para tratamiento expectante después de que se ha completado el esquema con betametasona (BMZ). Se incluyen las razones anteriores además de no ser capaz de controlar la presión arterial con dosis máximas de dos fármacos, síntomas graves persistentes (cefalea, dolor epigástrico, alteraciones visuales), síntomas HELLP (o trombocitopenia < 100 000, transaminitis), disfunción renal grave, oligohidramnios grave, flujo telediastólico invertido (Doppler de la arteria umbilical), parto o rotura prematura de membranas.
Tomado de: *Am J Obstet Gynecol* 2011;205(3):191–8; *Obstet Gynecol* 2013;122:1122.

Figura 12-1 Algoritmo para el tratamiento de la PreE grave < 34 sem

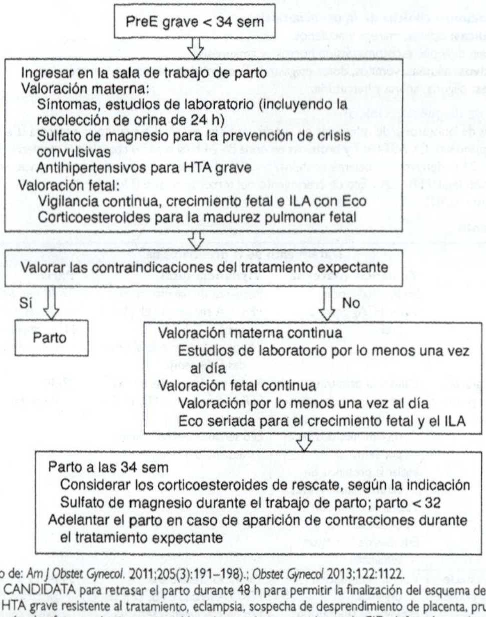

Tomado de: *Am J Obstet Gynecol.* 2011;205(3):191–198).; *Obstet Gynecol* 2013;122:1122.
NO ES CANDIDATA para retrasar el parto durante 48 h para permitir la finalización del esquema de esteroides: HTA grave resistente al tratamiento, eclampsia, sospecha de desprendimiento de placenta, pruebas fetales anómalas, feto pretérmino o no viable, edema pulmonar, evidencia de CID, disfunción renal grave.
NO ES CANDIDATA para tratamiento expectante después de que se ha completado el esquema con BMZ. Se incluyen las razones anteriores además de no ser capaz de controlar la presión arterial con dosis máximas de dos fármacos, síntomas graves persistentes (cefalea, dolor epigástrico, alteraciones visuales), síntomas HELLP (o trombocitopenia < 100 000, transaminitis), disfunción renal grave, oligohidramnios grave, flujo telediastólico invertido (Doppler de la arteria umbilical), parto o rotura prematura de membranas.

Tratamiento intraparto

- PreE con CG/eclampsia no es una indicación de cesárea inmediata; ITP bajo indicación obstétrica.
- Precauciones maternas: vigilancia de la PA y prevención de crisis convulsivas.
- Precauciones fetales: vigilancia fetal continua.
- $MgSO_4$ para prevenir crisis convulsivas (*Lancet* 2002;359:1877).

  $MgSO_4$ es mejor que otros antiepilépticos (diazepam, fenitoína o mezclas líticas) para la preE. Menor tasa de crisis convulsivas recurrentes (RR = 0.41 [IC 95%; 0.32-0.51]). Menor tasa de muerte materna (RR = 0.62 [IC 95%, 0.39-0.99]). Emplear intraparto y 12-24 h posparto. NNT para PreEg: 71; NNT para preE no grave: 400.

  Toxicidad por magnesio: vigilancia cercana durante todo el tx. Disminuir la dosis (p. ej., 1 g/h) o considerar valorar las concentraciones si existe compromiso renal materno. Concentraciones terapéuticas: 4-6 mEq/L. Pérdida de los reflejos rotulianos: 8-10 mEq/L. Depresión respiratoria: 12 mEq/L. Cambios en el estado mental: > 12 mEq/L. Paro cardíaco: > 24 mEq/L.

  Tx de la toxicidad por magnesio: suspender el magnesio, realizar un ECG, determinar las concentraciones séricas, administrar gluconato de calcio: 1 g i.v. en 5 min, tratamiento de soporte y vigilancia estrecha.

Dosificación del sulfato de magnesio		
i.m.	Dosis de carga	5 g i.m. en cada nalga
	Dosis de mantenimiento	5 mg i.m. c/4 h
i.v.	Dosis de carga	4 g i.v. en 10-20 min; 6 g para neuroprotección fetal < 32 sem de gestación
	Dosis de mantenimiento	1-2 g/h i.v.

Tratamiento posparto

- Continuar vigilando la PA minuciosamente. La PA disminuye en 48 h, pero puede ↑ 3-6 días después del posparto. Vigilancia durante las primeras 72 h después del parto en el hospital, y después medición diaria domiciliaria y durante 1 sem después del parto, medición de la PA en la clínica.
- En caso de haber instaurado el magnesio durante el parto, mantenerlo durante 12-24 h después de este o hasta que se haya documentado una diuresis adecuada (equilibrio hídrico neto negativo).
- Lab de seguimiento a diario hasta lograr estabilidad clínica y tendencia hacia la normalidad (considerar repetir la orina de 24 h en el posparto en caso de proteinuria extrema).
- **HTA posparto** (*Am J Obstet Gynecol* 2012;206(6):470): persistencia de HTAg, preE, HTAc frente a desarrollo de nuevo inicio. Tratar con sulfato de magnesio durante 24 h o hasta mejoría clínica con preE. Prevalencia: 0.3-27.5%.

  El DxD de HTA puerperal incluye el espectro de la preE, HTA previa o no diagnosticada, hipertiroidismo, hiperaldosteronismo primario, feocromocitoma, estenosis de la arteria renal, síndrome de vasoconstricción cerebral, trombosis venosa cerebral/ACV y púrpura trombocitopénica trombótica/síndrome urémico hemolítico.
- **Asesoramiento a largo plazo:** la preeclampsia aumenta el riesgo de enfermedades cardiovasculares más tarde en la vida (el riesgo es mayor cuando el parto es pretérmino o en caso de RCIU); fomentar un peso saludable, ejercicio aeróbico, dieta saludable y evitar el consumo de tabaco.

Tratamiento de las complicaciones/secuelas maternas

- **Crisis convulsivas:** *véase* el apartado sobre eclampsia en el capítulo 18.
- **Edema pulmonar:** diuresis con furosemida (10-40 mg i.v.) → vigilancia de la diuresis, intubación en caso necesario.
- **Insuficiencia renal o hepática aguda, hemorragia hepática, CID, ACV:** tratamiento de soporte → considerar traslado a UCI.

Complicaciones/secuelas

Progresión a preeclampsia con HTAg leve	
Semanas de gestación	**% que desarrollaron preE**
34-35	37.3
32-33	49.3
30-31	50
< 30	52.1
Tomado de: *Am J Obstet Gynecol* 2001;184(5):979–83.	

Resultados de los embarazos de mujeres con preE		
Resultado	**No grave[a] (%)**	**Grave[b] (%)**
Parto pretérmino	14-25.8	33-66.7
Lactante PEG	4.8-10.2	11.4-18.5
Desprendimiento de placenta	0-3.2	1.4-6.7

Resultado	No grave[a] (%)	Grave[b] (%)
Muerte perinatal	0-1	1.4-8.9
Mortalidad materna	Poco frecuente	0.2
Morbilidad materna[c]	Poco frecuente	5

[a]Tasas similares a embarazos normotensos y con HTAg.
[b]Tasas similares a HTAg grave.
[c]Convulsiones, edema pulmonar, insuficiencia renal y hepática aguda, hemorragia hepática, CID, ACV.
Tomado de: *Obstet Gynecol* 2003;102(1):181–92.

CARDIOPATÍA CORONARIA/ SÍNDROME CORONARIO AGUDO

Definición y epidemiología (*Circulation* 2012;125:188; *Clin Cardiol* 2012;35(3):141)

- Coronapt → IM, angina de pecho (AnPe) o ambas.
- **SCA:** síndrome coronario agudo-ateroesclerosis → rotura de placa → trombosis → isquemia miocárdica aguda. Otras causas de isquemia: vasoespasmo arterial coronario, embolia, disección aórtica, vasculitis y miocarditis.
- **IMEST:** elevaciones del ST ≥ 1 mm en dos derivaciones anatómicamente contiguas; O ≥ 2 mm en V2 y V3 O bloqueo de rama izquierda de nueva aparición y presentación congruente con SCA.
- **IMSEST/angina inestable:** depresiones del segmento ST o inversiones profundas de la onda T sin ondas Q O posiblemente sin cambios en el ECG.
- **Factores de riesgo:** edad, hábito tabáquico, HTA, hiperlipidemia, DM y HxF.
- **Prevalencia:** coronapt: ♂ 8.3%, ♀ 6.1%. IM: ♂ 4.3%, ♀ 2.2%. AnPe: ♂ 3.8%, ♀ 4%; 1 de cada 6 muertes en los Estados Unidos durante 2008 se debieron a SCA; ↑ mortalidad en ♀ < 55 años.

Presentación y exploración física

- Angina + disnea, diaforesis, N/V, palpitaciones y mareos.
- Las mujeres suelen acudir con síntomas atípicos (p. ej., molestias digestivas).
- Signos de isquemia o insuficiencia cardíaca: R_3, R_4, soplo nuevo, ↑ PVY y crepitantes.

Estudios de diagnóstico

- **ECG:** *véanse* definiciones de IMEST e IMSEST antes, repetir ECG 10-15 min si no hay diagnóstico.
- **Enzimas cardíacas:** troponina = mayor sensibilidad y especificidad. Detectable 4-6 h tras la lesión; pico máximo 24 h tras la lesión, ↑ hasta por 10 días. CK-MB = menos sensible/específica.
- **Pruebas de laboratorio:** electrólitos, HG, considerar los tiempos de coagulación.

Tratamiento agudo

- **Cualquier SCA:** valorar y estabilizar el ABC; tratar las arritmias persistentes (ACLS); O_2 > 90%.
  - **Ácido acetilsalicílico:** 325 mg masticados, deglutidos o vía rectal (no administrar si se sopecha disección).
  - **Nitratos:** 0.4 mg de nitroglicerina c/5 min ×3 dosis O aerosol sublingual; solo dar nitratos si el dolor torácico es persistente, HTA o signos de insuficiencia cardíaca SIN signos de compromiso hemodinámico o antecedentes de inhibidor de la PDE.
  - **β-bloqueadores:** metoprolol 25 mg v.o. en una dosis frente a 5 mg i.v. c/5 min × 3 dosis SI no hay signos de insuficiencia cardíaca o compromiso hemodinámico, enfermedad reactiva de la vía aérea y consumo de cocaína.
  - **Morfina:** 2-4 mg i.v. c/5-15min para molestias persistentes o ansiedad.
  - **Atorvastatina:** 80 mg tan pronto como sea posible si no se encuentra ya con estatinas.
- **IMEST:** PCP primario antes de los 120 min; antifibrinolíticos si no se realizó PCP dentro de los primeros 120 min; síntomas < 12 h y sin contraindicaciones; agregar antiplaquetario (clopidogrel frente a ticagrelor) al ácido acetilsalicílico y el tratamiento anticoagulante (HNF frente a HBPM).
- **IMSEST/angina inestable:** puede tratarse mediante un abordaje invasivo o no invasivo. Añadir el tratamiento antiplaquetario a la terapia con ácido acetilsalicílico a todos los pacientes; tratamiento anticoagulante con HNF o HBPM.
- La elección del fármaco antiplaquetario y el anticoagulante depende de la intervención primaria y la comorbilidad de la paciente.

Consideraciones en el embarazo (*Eur Heart J* 2011;32:3147)

- Riesgo de IM 3-4× más si se compara con las mujeres no embarazadas. SCA: 3-6 casos por cada 100 000 embarazos → mortalidad del 5-10%. En todas las etapas de la gestación, pero es más frecuente en el tercer trimestre. Suele afectar sobre todo a la pared anterior. Considerar etiologías alternativas, como disección coronaria espontánea (DCE) o vasoespasmo coronario (*Heart* 2016;15:102).
- Puede considerarse el embarazo si existe coronapt sin isquemia residual o disfunción del VI.
- **Tx:** PCP para IMEST. EVITAR IECA y ARA. Clopidogrel y GPIIb/IIIa con información limitada.
- **Tratamiento intraparto:** suele preferirse PVE. EVITAR metilergometrina para la hemorragia posparto, ya que puede producir vasoespasmo coronario.
- **El paro cardíaco es infrecuente** (1:30 000 emb), pero existen modificaciones importantes: tras las 20 sem, realizar RCP con compresiones manuales y mover el útero hacia la izquierda. Realizar parto por cesárea durante los próximos 4 min tras el paro para aliviar la compresión aortocava y mejorar el retorno venoso y el desenlace materno (*Circulation* 2017;135:e1195).

HIPERTENSIÓN PULMONAR

Definición y epidemiología

- Presión media de la arteria pulmonar > 25 mm Hg en reposo o > 30 mm Hg con el esfuerzo.
- **HTAp idiopática:** 1-2 por millón. Edad promedio de presentación: 36 años (hombres con mayor edad que mujeres). Mujeres:hombres 1.7-3.5:1.

Clasificación de la hipertensión pulmonar	
Grupo	**Etiología**
1	Hipertensión de la arteria pulmonar (HAP) 1.1 Idiopática 1.2 Hereditaria 1.3 Inducida por fármacos o toxinas 1.4 Asociada con ETC, CC, hipertensión portal o infección 1′ Enfermedad pulmonar venooclusiva/hemangiomatosis capilar 1″ Hipertensión pulmonar persistente del recién nacido
2	Hipertensión pulmonar debida a enfermedad del hemicardio izquierdo 2.1 Disfunción sistólica del VI 2.2 Disfunción diastólica del VI 2.3 Enf valvular 2.4 Obstrucción congénita del flujo de salida y miocardiopatías
3	Hipertensión pulmonar debida a enf pulmonar o hipoxia 3.1 EPOC 3.2 Enf pulmonar intersticial 3.3 Otras enfermedades pulmonares 3.4 Respiración alterada durante el sueño 3.5 Alteraciones de hipoventilación alveolar 3.6 Exposición crónica a gran altitud 3.7 Anomalías del desarrollo
4	Hipertensión pulmonar tromboembólica crónica (HPTC)
5	Hipertensión pulmonar con mecanismos multifactoriales no determinados 5.1 Hemática (anemia, esplenectomía y anomalías mieloproliferativas) 5.2 Sistémica (sarcoidosis, vasculitis) 5.3 Metabólica (enf del almacenamiento del glucógeno, enf de Gaucher) 5.4 Otras (tumor, insuficiencia renal crónica, mediastinitis)

Tomado de: *J Am Coll Cardiol* 2013;62:S34.

Diagnóstico

- Disnea, síncope o dolor torácico con el esfuerzo, síntomas de insuficiencia cardíaca derecha.
- P2 prominente, R_4 del lado derecho, latido de VD visible, soplo en arteria pulmonar, IP, IT.
- **Signos de insuficiencia de VD:** DVY, edema periférico, ascitis y hepatomegalia.
- **Diagnóstico definitivo con cateterismo cardíaco:** ↑ de presión de arteria pulmonar, AD y VD, ↑ RVP, ↓ GC, PPCC normal.
- **Valoración:** ecocardiograma para determinar si la enf del hemicardio izquierdo explica la gravedad de la HTAp. HxEf para orientar el diagnóstico, que debe incluir PFP, estudio de ventilación/perfusión, oximetría durante la noche y polisomnografía.

Tratamiento

- Oxígeno, diuréticos, digoxina y anticoagulación.
- **Vasodilatadores:** ACC, prostaciclina, análogos de la prostaciclina y antagonista del receptor de endotelina 1.
- Trasplante pulmonar si es resistente.
- **Asesoramiento prefecundación:** las mujeres con HTAp no deben embarazarse; si se presenta un embarazo, recomendar la interrupción (*Obstet Gynecol* 2017;129:511; *Eur J Heart Fail* 2016;18:1119).
- **Preparto:** la atención preparto a menudo requiere hospitalización y atención multidisciplinaria con presencia de OME si es posible; es importante el llenado del VD durante el trabajo de parto; elevaciones leves de la PVC → aumento de la disfunción del VD y deterioro rápido.

Pronóstico

- **No embarazadas:** media de supervivencia sin tratamiento de 2.5 años; con respuesta al nifedipino: 95% a los 5 años; aquellas que no responden al nifedipino (requieren prostaciclina): 54% a los 5 años; trasplante pulmonar: 45-55% a los 5 años.
- **Mujeres embarazadas**: mortalidad del 17-33% con HTAp grave y síndrome de Eisenmenger; HTAp moderada (PAP < 40 mm Hg): hasta el 30% desarrolla insuficiencia cardíaca o fallece en los 3 meses posteriores al parto (*Obstet Gynecol* 2017;129:511; *Eur J Heart Fail* 2016;18:1119); la muerte ocurre en el último trimestre y en los primeros meses después del nacimiento por crisis hipertensivas, trombosis pulmonar e insuficiencia cardíaca derecha refractaria. La mortalidad en el puerperio es del 75%.

VALVULOPATÍA CARDÍACA

Etiología

Problemas del embarazo en pacientes con valvulopatías cardíacas		
Anomalía valvular	**Fisiopatología**	**Consideraciones del embarazo**
EM Enf cardíaca reumática, congénita, mixoma, trombo, valvulitis o infiltración	La estenosis valvular impide el flujo sanguíneo desde la AI hasta el VI en la diástole.	No puede lograrse un ↑ del GC → congestión pulmonar. Una taquicardia relativa acorta la diástole y ↓ el llenado del VI.
InM Anomalías de las valvas, rotura de cuerdas tendinosas, disfunción de músculos papilares, dilatación del ventrículo y el anillo izquierdos, progresión del prolapso de la VM y cardiopatía reumática	↑ regurgitación → dilatación de la AI → mayor volumen del VI → dilatación y afectación de la contractilidad.	El ↓ de RVS favorece el flujo anterógrado. El ↑ de la RVP en la preE puede impedir el flujo anterógrado. El ↑ del GC exacerba la sobrecarga del VI. La liberación de catecolaminas durante el trabajo de parto y el parto impiden el flujo anterógrado.
EA CC (estenosis congénita) cardiopatía reumática	Sobrecarga de presión → HVI concéntrica.	Sensible a la pérdida de la precarga que se asocia con la hipotensión.
InA Enf valvular, enf de la raíz	El VI compensa la pérdida del flujo anterógrado con ↑ del VTDVI.	Disminución de RVP → mejora el desempeño cardíaco.
Enfermedad aórtica Válvula aórtica bivalva (VAB), síndromes de Marfan, Ehlers-Danlos (EDS) y Loeys-Dietz	A menudo, existe una alteración genética subyacente (no VAB) que afecta el tejido conjuntivo con fenotipo clínico específico y manifestaciones cardíacas.	La causa subyacente puede conducir a dilatación por InA → aumento del riesgo de disección aórtica en el emb; el riesgo de disección aórtica con el embarazo depende de la causa subyacente, el grado de dilatación de InA y los antecedentes personales y familiares.

Manifestaciones clínicas y estudios de diagnóstico

- **Clínica:** disnea, edema pulmonar y fibrilación auricular.
- **Diagnóstico:** ECG, RxT, ecocardiograma y cateterismo cardíaco.

Exploración física	
Anomalía valvular	**Exploración física**
EM	Soplo diastólico de tono grave en el vértice. R_1 intenso. Chasquido de apertura (ruido protodiastólico de tono alto).
InM	Soplo holosistólico de tono alto en el vértice que se irradia a la axila. R_1 apagado.
EA	Soplo áspero, sistólico en creciente-decreciente en el BESD que se irradia a las carótidas y hacia el borde esternal izquierdo. Pulso carotídeo retrasado. Se puede escuchar un clic de eyección en el BEII en casos EA debida a VAB.
InA	Soplo diastólico decreciente de todo alto en el BESI. PMI difuso y desplazado lateralmente.

Clasificación de la enfermedad clave (*J Am Coll Cardiol* 2014;63:e57)

Clasificación de la estenosis mitral			
Etapa	**Definición**	**Área valvular (cm^2)**	**Consecuencias y síntomas**
A	En riesgo de EM	4-6	Ninguna
B	EM progresiva	> 1.5	Agrandamiento leve-mod de AI, presión de arteria pulmonar (PAP) normal
C	EM asintomática grave	1-1.5	Agrandamiento grave de AI, ↑ PAP
D	EM grave sintomática	< 1	Etapa C + ↓ tolerancia al ejercicio o disnea en esfuerzo

Clasificación de la estenosis aórtica			
Etapa	**Definición**	**Anatomía valvular***	**Consecuencias y síntomas**
A	**En riesgo de EA** VAB o esclerosis de la válvula aórtica.	Vmáx < 2	Ninguna.
B	**EA progresiva** Calcificación leve-mod de las valvas o disminución del movimiento sistólico o cambios valvulares reumáticos con fusión.	**Leve:** Vmáx 2-2.9; ΔP < 20 **Moderada:** Vmáx 3-3.9, ΔP 20-39	Puede estar presente la disfunción diastólica temprana; sin síntomas.
C	**Grave asintomática** Calcificación grave de valvas o estenosis congénita.	Vmáx ≥ 4 o ΔP ≥ 40 o AVA ≤ 1	**Etapa C1:** disfunción diastólica del VI pero FEVI normal. **Etapa C2:** FEVI < 50%.
D	**Grave sintomática** Calcificación grave de valvas con disminución del movimiento grave.		Disnea de esfuerzo o disminución de la tolerancia al ejercicio, angina de esfuerzo, síncope/presíncope de esfuerzo.
D1	EA de alto gradiente.	Vmáx ≥ 4 o ΔP ≥ 40 o AVA habitualmente ≤ 1 (puede ser mayor con EA/InA mixta)	Disfunción diastólica del VI, hipertrofia del VI ± HTA pulmonar.
D2	EA de alto gradiente con disminución de la FE.	AVA ≤ 1 con Vmáx en reposo < 4 o ΔP < 40 Ecocardiograma de esfuerzo con dobutamina Vmáx ≥ 4 con cualquier tasa de flujo	FEVI < 50%. IC, angina, presíncope/síncope.
D3	EA sintomática grave con gradiente bajo.	AVA ≤ 1 con Vmáx en reposo < 4 o ΔP < 40 Índice de volumen latido < 35 mL/m²	Aumento del grosor de la pared del VI, cavidad del VI pequeña, llenado diastólico restringido, FEVI ≥ 50%. IC, angina, presíncope/síncope.

*Vmáx = velocidad aórtica máxima (m/s); ΔP = gradiente de presión (mm Hg); AVA = área de válvula aórtica (cm²).

Consideraciones en el embarazo/pronóstico (*Eur Heart J* 2011;32:3147)

- **EM:** la descompensación depende de la gravedad; la insuficiencia cardíaca ↑ con la EM moderada o grave. El 15% desarrollan fibrilación auricular. Mortalidad: 0-3%. Recomendar fuertemente contra el emb en la EM moderada a grave no reparada. Ofrecer la finalización del emb temprano. Evitar la taquicardia grave para brindar tiempo suficiente para el llenado del VI en la diástole.
- **EA:** la morbilidad está relacionada con la gravedad, insuficiencia cardíaca en el 10% y arritmias en el 3-25% de las mujeres con EA grave, mortalidad baja. Realizar una prueba de esfuerzo previa a la concepción. Gradiente máximo < 40 mm Hg → típicamente incompatible con la progresión prenatal. La EA sintomática requiere reemplazo valvular, posiblemente después del parto mediante cesárea. Evitar el descenso agudo de la RVP.
- **Insuficiencia mitral o aórtica:** las lesiones por insuficiencia se toleran bien en el embarazo debido al aumento en el volumen plasmático y la disminución de la poscarga. Eval previa al embarazo, con sx, Eco para medir el diámetro de la aorta ascendente y la dimensión y función del VI; prueba de esfuerzo en los casos moderados a graves; qx previa a la concepción en caso de insuficiencia grave, sx o disfunción del VI por ↑ riesgo de insuficiencia cardíaca.
- **Enfermedad aórtica:** el pronóstico del embarazo depende del origen específico de la enfermedad.

Tratamiento		
Anomalía valvular	**Tx médico (por lo general, es el mismo dentro y fuera del embarazo)**	**Tratamiento quirúrgico**
EM	Restricción de Na, diuréticos β-bloqueadores, anticoagulación (si hay fibrilación auricular).	Reemplazo frente a valvulotomía percutánea. Solo intervenir durante el embarazo si NYHA de clase III/IV o presión de la arteria pulmonar > 50 mm Hg.
InM	Solo si no se puede operar; ↓ poscarga: IECA, hidralazina/nitratos; ↓ precarga: diuréticos, nitratos; ↑ inotropismo: digoxina; considerar la anticoagulación.	Reparación → el reemplazo suele retrasarse hasta después del embarazo.

Anomalía valvular	Tx médico (por lo general, es el mismo dentro y fuera del embarazo)	Tratamiento quirúrgico
EA	Si es sintomática, administrar diuréticos. Si se desarrolla fibrilación auricular, administrar β-bloqueadores o ACC para el control de la frecuencia.	Reemplazo valvular si los síntomas de la EA son graves; valvuloplastia en adultos jóvenes sin calcificación; durante el embarazo se emplea valvuloplastia percutánea en válvulas no calcificadas y con reflujo leve; si la vida se encuentra en peligro, parto temprano y reparación abierta.
InA	Solo si no se puede operar; ↓ de la poscarga con disfunción o dilatación del VI.	El reemplazo valvular suele retrasarse hasta después del embarazo.
Enfermedad aórtica	Mínima intervención médica.	Síndrome de Marfan: se recomienda el reemplazo valvular cuando 40-45 mm. VAB/otros: reemplazo valvular cuando 50 mm. El reemplazo antes del embarazo se asocia con riesgo de disección y tasa de dilatación a lo largo del tiempo.

Consideraciones durante el trabajo de parto y el parto (*Circulation* 2017;135:e1195)

- Dolor → taquicardia que puede empeorar la enf valvular (en especial la EM y la EA).
- Contracciones → ↑ el retorno venoso, por lo que causan congestión pulmonar.
- Considerar la telemetría en pacientes con antecedentes de arritmias o en mujeres sintomáticas con ↓ FE.
- Elevación repentina de la PAP en el posparto inmediato a causa de autotransfusión.
- El parto por cesárea se reserva ante indicaciones obstétricas, con excepción de la enfermedad aórtica; puede recomendarse el parto por cesárea o la asistencia de la segunda etapa si la dilatación aórtica es crítica (> 40 mm en síndrome de Marfan, > 50 mm en otros) o en casos de estenosis aórtica grave o sintomática.

Profilaxis para la endocarditis (*Circulation* 2017;135:e1195)

- **Enf cardíacas *asociadas con infección* que requieren ppx con atb:** válvula cardíaca protésica u otro material protésico, endocarditis infecciosa previa, CC cianosante no tratada, reparación de CC con defecto residual adyacente al sitio del parche o el dispositivo protésico, trasplante cardíaco con insuficiencia valvular por anomalía estructural de la válvula.

Tipos de válvulas protésicas (*Circulation* 2014;129:2183)

- **Mecánica:** con alta durabilidad, pero requiere anticoagulación; ↑ riesgo de aborto y episodios tromboembólicos, incluyendo ACV, trombosis valvular (la warfarina disminuye el riesgo de trombosis en comparación con las heparinas, pero aumenta el riesgo de aborto y MFIU). ↑ riesgo de muerte.
- **Bioprotésicos:** cuentan con menor durabilidad, pero no requieren anticoagulación; el embarazo no parece alterar la vida útil de la válvula, pero existe el riesgo de que se requiera su reemplazo durante el embarazo (*J Am Heart Assoc* 2014:3).

Tratamiento médico de las válvulas protésicas		
	Válvula mecánica	**Válvula bioprotésica**
No embarazadas	Warfarina + ácido acetilsalicílico.	Warfarina + ácido acetilsalicílico × 3 meses → ácido acetilsalicílico (sin factores de riesgo*).
Embarazadas	Heparina/HBPM durante el emb; puede considerarse la administración de warfarina después de la organogénesis, ya que mejora los resultados con las válvulas mecánicas (continuar durante el primer trimestre en pacientes con alto riesgo); heparina a las 36 sem → suspender 4-6 h antes del parto; HBPM o warfarina posparto.	Sin anticoagulación después de la ppx posquirúrgica inicial.

La ppx de la endocarditis y la anticoagulación generalmente están indicadas en todas las prótesis valvulares.
*Factores de riesgo = fibrilación auricular, ↓ FE, episodios embólicos previos, estados de hipercoagulabilidad.
De: ACC/AHA guidelines for the management of patients with valvular heart disease. A report of the American College of Cardiology/American Heart Association. Task Force on Practice Guidelines (*J Thorac Cardiovas Surg*. 2014;148:e1–132. *J Am Coll Cardiol*. 2017;70:252).

MIOCARDIOPATÍA PERIPARTO

Definición y epidemiología (*Eur J Heart Fail* 2010;12:767)

- **Definición:** insuficiencia cardíaca dentro del último mes de embarazo y el quinto posparto.
- Incidencia de 1 por cada 2 500-4 000 nacidos vivos (en los Estados Unidos); se relaciona estrechamente con la región geográfica.
- **Diagnóstico:** los criterios se basan en el riesgo para MCD idiopática: ausencia de cardiopatía previa; ninguna causa alternativa; evidencia ecocardiográfica de disfunción del VI (FE < 45% o acortamiento fraccional < 30%; dimensión TDVI > 2.7 m^2).
- **Diagnóstico diferencial:** MCD desenmascarada, valvulopatía cardíaca hecha evidente, cardiopatía asociada con HTAc, IM relacionado con el embarazo, miocardiopatía por VIH/sida, EP.

Fisiopatología

- Aún se estudia la causa exacta; tiene predisposición genética similar a la de la MCD (*N Engl J Med* 2016;374:233). Las teorías incluyen la prolactina, el estrés oxidativo, la inflamación y una reacción autoinmunitaria.
- Factores de riesgo: HTA, DM, hábito tabáquico, EMA, multiparidad, embarazos múltiples, malnutrición. El daño a los cardiomiocitos conduce a disfunción sistólica.

Manifestaciones clínicas y estudios de diagnóstico

- **Hallazgos:** disnea, tos, ortopnea, taquicardia, hemoptisis, elevación de la PVY, R_3 presente, elevación del BNP.
- **RxT:** cardiomegalia, edema pulmonar, derrames pleurales.
- **ECG:** buscar fibrilación auricular, bloqueo de rama derecha.
- **Ecocardiograma:** ± dilatación del VI, FE < 45%, hipocinesia regional o global del VI, posible hipocinesia del VD, posible trombosis mural; repetir antes del alta, a las 6 sem posparto, a los 6 meses y anualmente.
- **RM cardíaca:** es la determinación más precisa de los volúmenes de las cavidades y la función ventricular.

Tratamiento

- Preparto: los β-bloqueadores mejoran la función cardíaca y la supervivencia en pacientes estables y euvolémicas; diuréticos en casos de sobrecarga de volumen; considerar los riesgos/beneficios de los IECA/ARA.
- Intraparto: considerar la telemetría; se prefiere el parto vaginal en mujeres bien compensadas; considerar asistencia de la segunda etapa; si se requiere de vasopresores o apoyo mecánico, es preferible la cesárea; precaución en caso de FIV.
- Posparto: tratar de la misma manera que la IC (*Eur J Heart Fail* 2008;10:933), diuresis temprana; posible utilidad de la bromocriptina (inhibe la secreción de prolactina); usar con anticoagulación; comentar los riesgos y beneficios de la lactancia (secreción de prolactina) (*Eu J Heart Fail* 2010;12:767).
- Es adecuado utilizar los desfibriladores implantables durante el embarazo (*Circulation* 1997;96:2808).

Tratamiento de la miocardiopatía periparto	
Objetivo	**Fármaco**
↓ precarga	Diurético
↓ poscarga	Hidralazina o nitroglicerina (preparto), IECA (posparto)
Aliviar la congestión pulmonar	Diurético
↑ contractilidad	Inotrópicos
Control de la frecuencia con fibrilación auricular	β-bloqueador, ACC, digoxina
Anticoagulación	Heparina/HBPM (preparto), warfarina (posparto)

Pronóstico

- **Periparto:** mortalidad 6-10%; causas cardíacas 4-7% (*Circulation* 2005;111(16):2050; *N Engl J Med* 2000;342(15):1077); en 6 meses, 1/2 de las pacientes muestran alivio de la dilatación del VI → buen pronóstico; la otra 1/2 → mortalidad a 5 años del 85%.
- **Embarazos subsecuentes:** recurrencia de hasta el 50% (*Circulation* 1995;92(Suppl 1):1; *N Engl J Med* 2001;344(21):1567; *Ann Intern Med* 2006;145(1):30).
  > 8% de mortalidad si no se ha resulto la disfunción del VI → desaconsejar el embarazo en caso de FE < 25% al momento del dx o disfunción del VI persistente y FE < 50%; < 2% de mortalidad si se resuelve la disfunción del VI.

Definiciones

- Capacidad pulmonar total (CPT) = capacidad vital forzada (CVF) + volumen residual (VR); volumen total de aire en los pulmones después de una inhalación completa.
- CVF = suma del volumen de reserva inspiratorio (VRI), el volumen corriente (VC) y el volumen de reserva espiratorio (VRE); volumen total de aire espirado después de una inspiración máxima con un esfuerzo espiratorio máximo.
- Capacidad residual funcional (CRF) = suma de VRE + VR; volumen de aire después de una espiración corriente.
- Volumen espiratorio forzado en 1 s (VEF_1) = volumen de aire espirado en 1 s con un esfuerzo espiratorio máximo. VEF_1/CVF: % de espiración total en el primer segundo.

Figura 13-1 Capacidades y volúmenes pulmonares

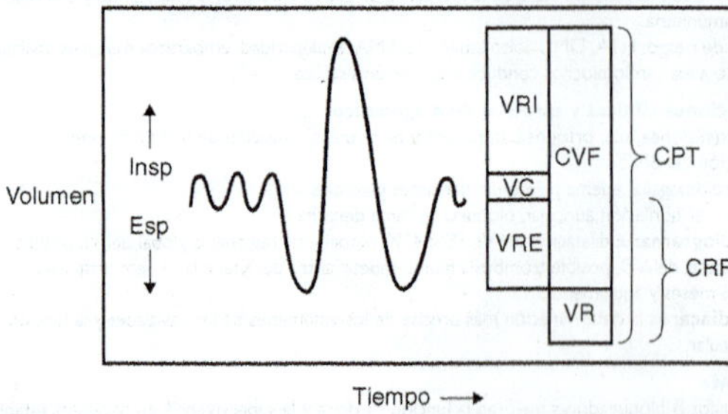

Tomado de: Hyatt RE, Scanlon PD, Nakamura M. *Interpretation of Pulmonary Function Tests: A Practical Guide*. 4th ed. Philadelphia, PA: Wolters Kluwer; 2014.

Espirometría *(Am Fam Physician 2004;69(5):1107)*

- Indicada para el dx de enf pulmonar, el seguimiento de una enf diagnosticada, la eval preoperatoria de pacientes con enf pulmonar diagnosticada o antes de procedimientos torácicos.
- La paciente inhala el máximo y, luego, exhala con un esfuerzo máximo todo lo que pueda (al menos 6 s). Contraindicada si no se tolera la maniobra de Valsalva. En la gráfica se representa el tiempo y el volumen frente al flujo. Repetir tres veces para confirmar la fiabilidad del esfuerzo de la paciente.
- CVF, VEF_1, VEF_1/CVF comparados con el porcentaje de los valores previstos con base en peso/estatura, edad, sexo y etnicidad.
- **Interpretación de la espirometría:** garantiza la fiabilidad y un esfuerzo adecuado de la paciente (estudio válido). Si CVF y VEF_1 normales y $VEF_1/CVF > 70\%$ → espirometría normal. Si CVF normal o ↓, VEF_1 ↓ y VEF_1/CVF absoluto $< 70\%$ → fisiología obstructiva. Si los parámetros se corrigen después de la administración de broncodilatadores → enf de vías respiratorias reversible. Si CVF ↓, VEF_1 ↓ o normal y VEF_1/CVF absoluto $> 70\%$ → fisiología restrictiva. Remitir al lab pulmonar para volúmenes pulmonares y DP_{CO}.
- **DxD obstructivo:** asma y enf pulmonar obstructiva crónica (bronquitis crónica, enfisema).
- **DxD restrictivo:** enf pulmonar intrínseca (neumonitis aguda, enf pulmonar intersticial).
  Enf extrínseca (anomalía mecánica de la pared torácica/pleura que impide la expansión).
  Alteraciones neuromusculares de los músculos respiratorios.
  Masa abdominal (incluido el embarazo), ascitis.

Determinaciones del flujo máximo

- El medidor de flujo máximo determina la TFEM; se compara con el mejor resultado personal. Valora una obst relativa y el control de los síntomas. NO establece el dx: solo para vigilancia. Se combina con un plan de acción para el asma.
- *Véase* http://reference.medscape.com/calculator/peak-expiratory-flow para consultar la calculadora del flujo máximo.

Figura 13-2 Pruebas básicas de la función pulmonar

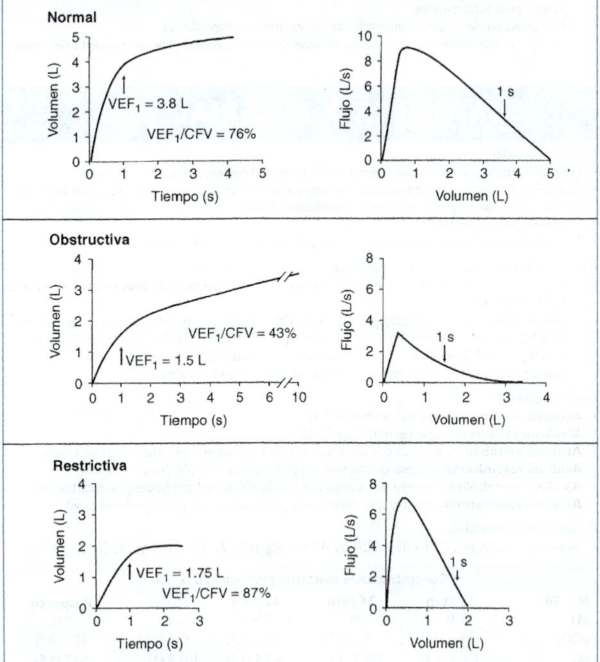

Tomado de: Hyatt RE, Scanlon PD, Nakamura M. *Interpretation of Pulmonary Function Tests: A Practical Guide*. 4th ed. Philadelphia, PA: Wolters Kluwer; 2014.

CAMBIOS RESPIRATORIOS EN EL EMBARAZO

General (*Clin Chest Med* 2011:32:1)

- **Vías respiratorias superiores:** hiperemia de mucosa, edema e hipersecreción glandular. Pueden contribuir a una respiración desorganizada en el sueño por obst. ↑ puntuación de Mallampati, ↑ perímetro cervical. "Rinitis del emb" presente durante las últimas 6 sem del emb; desaparece después del parto si no existen alergias ni otras anomalías pulmonares.
- **Pared torácica:** disminución de la distensibilidad. Ensanchamiento del ángulo subcostal y aumento de la dimensión anteroposterior, mediada por la hormona relaxina. Cambios máximos en la semana 37. Aumenta el movimiento diafragmático hacia arriba y abajo. Presiones de inspiración/espiración máximas iguales que antes del emb.

Función pulmonar

- ↑ de ventilación minuto en 20-50% a término (↑ sobre todo durante primer trimestre). ↑ de producción de progesterona y CO_2 (V_{CO2}) y ↑ estímulos centrales para la hiperventilación. La disnea fisiológica del emb puede hacerse consciente al ↑ el estímulo para respirar. ↑ de VC sin cambios en FR.
- Aumento del consumo de oxígeno (V_{O2}); tasa de intercambio respiratorio (V_{CO2}/V_{O2}) invariable o mínimamente aumentada.
- CRF ↓ debido a la elevación diafragmática, ↓ recuperación elástica de la pared torácica, ↓ tracción abdominal (nota: obesidad → ↓ CRF y ↑ VR [atrapamiento de aire]; en el emb, ↓ CRF con ↓ VR). La resistencia de las vías respiratorias no se modifica.
- (IC; VRI + VC) aumenta en un 5-10%. La CPT no varía o ↓ levemente a término.
- VEF_1,VEF_1/CVF, curva de flujo/volumen no varían significativamente. Una espirometría anómala sugiere enfermedad.
- DP_{CO} sin cambios. El aumento del gasto cardíaco se compensa por una disminución de la Hb.

Cambios intraparto/puerperales

- La hiperventilación aumenta con dolor/ansiedad. La analgesia mitiga este cambio. La ventilación por minuto varía notablemente.
- La hipocapnia puede causar vasoconstricción placentaria → hipoperfusión.
- Todos los cambios anteriores se resuelven después del parto, excepto el ensanchamiento del ángulo subcostal.

GASOMETRÍA ARTERIAL (GA)

Procedimiento

- Esterilizar la zona que recubre las arterias radial, femoral, braquial, pedia dorsal o axilar.
- Considerar la aplicación de anestesia local sobre la zona de punción. Valorar la circulación colateral.
- Extraer 2-3 mL de sangre en una jeringa heparinizada. Eliminar las burbujas de aire y colocar la jeringa en hielo para su traslado.
- Considerar la colocación de un catéter arterial permanente para GA seriadas.

Consideraciones durante el embarazo (*Clin Chest Med* 2011;32(1))

- ↓ pCO_2 por hiperventilación. El ↓ del bicarbonato sérico compensa la alcalosis respiratoria crónica. ↑ pH (7.42-7.46).
- La alcalosis respiratoria crónica estimula el ↑ de 2,3-DPG con desplazamiento de la curva de disociación de la Hb; esto facilita el intercambio placentario de O_2. El ↑ de PO_2 facilita el intercambio placentario de O_2. La PO_2 es significativamente menor en decúbito supino que en sedestación. Una tasa metabólica alta puede provocar una desaturación rápida en caso de apnea.

Definiciones

- **Acidosis:** pH arterial menor del normal (< 7.35).
- **Alcalosis:** pH arterial mayor del normal (> 7.45).
- **Acidosis metabólica:** proceso que disminuye el HCO_3 sérico → ↓ pH (deficiencia de bicarbonato).
- **Acidosis respiratoria:** proceso que aumenta la pCO_2 sérica → ↓ pH (hipoventilación).
- **Alcalosis metabólica:** proceso que aumenta el HCO_3 sérico → ↑ pH (exceso de bicarbonato).
- **Alcalosis respiratoria:** proceso que disminuye la pCO_2 sérica → ↑ pH (hiperventilación).

Resultados normales

- No embarazadas: pH, 7.35-7.45; pCO_2, 32-45 mm Hg; pO_2, 72-104 mm Hg; HCO_3, 22-30 mEq/L.

Concentraciones maternas promedio en la GA

N = 20	12 sem	24 sem	32 sem	38 sem	Posparto
pH	7.46	7.44	7.44	7.43	7.41
pCO_2	29.4 (0.4)	29.5 (0.7)	30.3 (0.5)	30.4 (0.6)	35.3 (0.7)
pO_2	106.4 (1.1)	103.1 (1.6)	102.4 (1.2)	101.8 (1)	94.7 (1.5)

Tomado de: *Br J Anaesth* 1976;48(10):1001–4.

Diagnóstico (Longo DL, Fauci AS, Kasper DL, et al. *Harrison's Principles of Internal Medicine*, 18th ed. McGraw-Hill Education; 2011)

- Obtener simultáneamente GA y electrólitos. Utilizar el HCO_3 de los electrólitos.
- Determinar si es una alteración simple o mixta valorando la presencia de respuesta compensadora previsible. La "compensación" no puede cambiar la alcalosis a acidosis, ni viceversa. Si la compensación es insuficiente o exagerada, probablemente exista una alteración mixta.
- En caso de acidosis, calcular brecha aniónica (BA): (Na – [Cl + HCO_3]) ajustando para la albúmina (BA normal ≈ 2.5 × albúmina).

Cambios previsibles para las anomalías acidobásicas

Anomalía	Compensación
Acidosis metabólica	$PaCO_2 = (1.5 \times HCO_3) + 8 \pm 2$
Alcalosis metabólica	$PaCO_2$ ↑ 6 mm Hg por 10 mmol/L ↑ de [HCO_3]
Acidosis respiratoria	
Aguda	[HCO_3] ↑ 0.2 mmol/L por mm Hg ↑ en la $PaCO_2$
Crónica (> 3-5 días)	[HCO_3] ↑ 0.4 mmol/L por mm Hg ↑ en la $PaCO_2$
Alcalosis respiratoria	
Aguda	[HCO_3] ↓ 0.1 mmol/L por mm Hg ↓ en la $PaCO_2$
Crónica (> 3-5 días)	[HCO_3] ↓ 0.4 mmol/L por mm Hg ↓ en la $PaCO_2$

- Considerar el cociente $\Delta BA/\Delta HCO_3$ para determinar si existe acidosis metabólica simple con BA elevada (cociente entre 1 y 2). Si el cociente es > 2, probablemente exista alcalosis metabólica adicional. Si es < 1, probablemente haya una acidosis metabólica adicional sin brecha aniónica.
- El DxD orienta la valoración clínica y el dx final:
  En la acidosis metabólica con BA elevada: insuficiencia renal, acidosis láctica, toxinas o cetoacidosis. Sin BA elevada: acidosis tubular renal o pérdidas digestivas.
  En la alcalosis metabólica: álcalis exógenos, contracción del líquido extracelular con hipoK, expansión de líquido extracelular con hipoK/exceso de mineralocorticoides.
  En la acidosis respiratoria: hipoventilación (obst, depresión del SNC, alteración neuromuscular y deterioro del intercambio gaseoso).
  En la alcalosis respiratoria: hiperventilación (debida a hipoxia, emb, dolor, sepsis o fármacos).

NEUMONÍA

Definiciones (*Am J Respir Crit Care Med* 2005;171:388; *Clin Infect Dis* 2016;63(5):e61–111)

- NEH: neumonía (neu) extrahospitalaria.
- NIH: neumonía que se desarrolla > 48 h después del ingreso, no se encuentra en incubación en el momento de la admisión.
- NAV: neumonía que se desarrolla > 48-72 h después de la intubación.
- **Factores de riesgo para infección con resistencia multifarmacológica (RMF):**
  Prevalencia elevada de patógenos con RMF en la comunidad o en la unidad de ingreso; enf cardíaca, pulmonar, hepática o renal crónica; asplenia funcional o quirúrgica; neoplasias malignas; inmunodepresión o inmunosupresión; uso reciente de atb (v.o. o i.v.) en los últimos 90 días; alcoholismo, y tener niños en guarderías.

Diagnóstico

- **Signos/sx:** tos, disnea, dolor torácico pleurítico, producción de esputo (menos informado en adultos mayores); taquipnea, fiebre, disminución de la saturación de oxígeno, eval pulmonar anómala; ↑ leucocitos. Estudios de imagen: infiltrados pulmonares nuevos en la Rx o la TC.
- **Microbiología:** considerar esputo inducido, análisis de gripe (influenza), estreptococo o *Legionella* en orina; hemocultivo en caso de fiebre (y antes de los atb); broncoscopia/lavados. Sensibilidad limitada para el cultivo; considerar DxD (incluyendo factores del paciente para causas poco frecuentes) y, a menudo, tratamiento empírico.

Etiologías frecuentes de la neumonía	
Bacterias	Micoplasma, *Strep pneumoniae*, *Chlamydia pneumoniae*, *Haemophilus influenzae*, *Moraxella catarrhalis*, *Legionella*, *Klebsiella*, *Staphylococcus aureus*, *Pseudomonas*, *Escherichia coli*, *Enterobacter*, *Serratia*, *Acinetobacter*, micobacterias
Virus	Influenza, parainfluenza, VSR, CMV, VHS, SRAG, adenovirus, metaneumovirus humano
Hongos	NPJ, *Aspergillus*, *Cryptococcus*, *Candida*, mucormicosis
Otras	Neumonitis química (ácido/bilis/otros irritantes), parásitos (estrongiloides, toxoplasmosis)

Tratamiento: elección empírica del antibiótico (*Clin Infect Dis* 2007;44:S27–72; *Clin Infect Dis* 2016;63(5):e61–111)

- Existen diversas herramientas para tomar decisiones y valorar la gravedad de la enfermedad al momento de la presentación; IGN puede ser más exhaustivo (*N Engl J Med* 1997;336(4):243). La calculadora se encuentra disponible en: http://pda.ahrq.gov/clinic/psi/psicalc.asp
- Para NEH:
  Sin factores de riesgo para RMF: macrólido (eritro/claritro/azitro) **O** doxiciclina.
  Con factores de riesgo para RMF o NEH en hospitalización: quinolona respiratoria (moxi/gemi/levo) **O** β-lactámico y macrólido (amox/clav + azitro).
- Para NIH/NAV:
  Sin factores de riesgo para RMF: antiseudomonas/anti-SASM (pip/tazo, cefepima, levofloxacino).
  Con factores de riesgo para BGN resistentes: añadir aminoglucósido (amikacina, gentamicina y tobramicina) a los anteriores.
  Con factores de riesgo para SARM: añadir anti-SARM (vancomicina, linezolid) a los anteriores.
  Si se sospecha de *Legionella*, añadir un macrólido o usar una quinolona en lugar del aminoglucósido.
- Para aspiración con riesgo de infección bacteriana:
  Clindamicina (de elección), ampicilina/sulbactam o imipenem; puede emplearse metronidazol si se añade a un esquema de RMF anterior. Considerar la suspensión de atb si no aparece infiltrado a las 48-72 h del incidente de aspiración.

Tratamiento: duración

- En pacientes ambulatorios, 5 días **con** o sin factores de riesgo para RMF; puede administrarse azitromicina × 3 días por su vida media larga.
- En pacientes hospitalizados, reevaluar la situación clínica al cabo de 2-3 días de tx:
  Si mejora y el cx es negativo, considerar la suspensión del atb o mantenerlo durante 7-8 días sin cobertura para *Pseudomonas*/SARM. Si el cx es positivo, ajustar atb y considerar tx durante 7-8 días (15 días si *Pseudomonas*, 21 días si *S. aureus*).
  Si no mejora, considerar ampliación/ajuste del antibiótico, búsqueda de infección alternativa o patógenos.
- La sospecha de neu en emb rara vez se trata ambulatoriamente, dada la elevada morbimortalidad. Disminuir el umbral para tx intrahospitalario.

Prevención

- Evitar intubación y reintubación. Garantizar que el circuito del ventilador esté bien mantenido.
- En caso de riesgo de aspiración, mantener la cabecera de la cama > 30°.
- Alimentación enteral preferible a la parenteral, para ↓ el riesgo de translocación bacteriana desde el intestino.
- Disminuir el tiempo con SNG colocada para ↓ el riesgo de sinusitis intrahospitalaria.
- Eval formal y cambios dietéticos en pacientes con dificultades de habla/deglución.
- En el postoperatorio, considerar espirometría de incentivo, optimizar el control analgésico, evitar la colocación sistemática de SNG.
- Vacuna neumocócica en > 65 años de edad o con enfermedades médicas de alto riesgo. Vacunación después de la esplenectomía si estuviese indicado. Vacunación antigripal para todos los pacientes.

Neumonía en el embarazo (*Crit Care Med* 2005;33(10) Suppl)

- El embarazo aumenta el riesgo de las complicaciones maternas de la NEH (10% de insuficiencia respiratoria, edema pulmonar) y los riesgos fetales (TPPT, parto pretérmino).
- Microorganismos más frecuentes: *S. pneumoniae*, *H. influenzae* y virus de la varicela.
- Factores de riesgo: asma, anemia y esteroides prenatales.
- No evitar las Rx o las TC si están indicadas, pero proteger el abdomen. Absorción fetal estimada de 0.0005-0.01 mGy en el caso de la RxT; de 0.01-0.66 para la TC de tórax. El umbral fetal se estima en 50-100 mGy < 2 sem, 200 mGy en sem 2-8, 60 mGy en sem 8-15, 250 mGy en sem 16-25) (*Obstet Gynecol* 2017;130:e210).
- Tratamiento: igual que para las no embarazadas. El objetivo es PaO_2 > 60-70 mm Hg.
- La neu por varicela es más grave durante el emb. Tiene una mortalidad materna del 40% sin tx. Densidades nodulares difusas, infiltrados reticulares. Tx: aciclovir i.v. Síndrome de varicela congénita, 1.2-2%. Varicela neonatal en el 17-30% si la infección materna primaria sucede 5 días antes o 2 días después del parto; tasa de mortalidad neonatal del 31%.

EDEMA PULMONAR

Definición/diagnóstico

- Acumulación inadecuada de líquido en el intersticio pulmonar y los alvéolos.
- **Sx:** disnea, ortopnea. Signos: taquipnea, desaturación, estertores, roncus, sibilancias, insuficiencia respiratoria y ritmo de galope R_3. Estudios de imagen: modalidades de imagen: engrosamiento peribronquial, aumento de la trama vascular, líneas B de Kerley e infiltrados alveolares.

Etiología

- Acumulación/retención de líquido O redistribución hacia los tejidos por vasoconstricción/dilatación.
- **Cardiogénico:** disfunción ventricular izquierda → elevación de la presión hidrostática en las venas pulmonares, extravasación de líquido hacia el tejido pulmonar.
- **No cardiogénico:** sobrecarga de volumen iatrogénica (postoperatoria o durante una estancia obstétrica prolongada), lesión pulmonar directa (traumatismo torácico, aspiración, neu, toxicidad por oxígeno, inhalación de humo, reperfusión después de EP), lesión pulmonar hematógena (septicemia, pancreatitis, transfusión, consumo de drogas i.v.) y elevación de las presiones hidrostáticas (reexpansión, altitud elevada, neurogénico).

Tratamiento

- Se dirige a la causa (p. ej., cardiogénico frente a no cardiogénico). Restauración de la euvolemia clínica; evitar el abuso de líquidos i.v. Considerar ecocardiografía para diagnosticar agravamiento de fxn cardíaca. Medidas iniciales: oxígeno suplementario y ventilación con presión positiva. ↓ de precarga con diuréticos de asa (furosemida); considerar la administración de nitratos, morfina, IECA (no en el emb), con la paciente erguida en la cama si fuese posible. Contemplar su traslado a una UCI.

Consideraciones durante el embarazo (*Anaesthesia* 2012;67:646)

- Aumento de la incidencia del 0.08-0.5%. Reaparición rápida de edema pulmonar fugaz.
- Factores de riesgo en el embarazo: preeclampsia, parto prematuro, septicemia, ELA, EP, tocolíticos β-adrenérgicos, sulfato de magnesio, corticoesteroides, equilibrio hídrico positivo y emb múltiple.

INFLUENZA (GRIPE) EN EL EMBARAZO

Consideraciones en el embarazo (*NEJM* 2014;370:2211–8)

- ↑ FC + ↑ VL + ↓ FRC → ↑ hipoxemia. H1N1 del 2009: las pacientes embarazadas cuentan con un riesgo ↑ de admisión a la UCI y muerte. El tercer trimestre es el más riesgoso del embarazo.

Vacunación y prevención (*Obstet Gynecol* 2014;124:648–51)

- La ACOG y el CDC's Advisory Committee on Immunization Practices recomiendan vacunar contra la influenza a todas las mujeres embarazadas, independientemente del trimestre (*MMWR* 2016;65(5);1–54). La seguridad materna/fetal de la vacunación contra influenza en el emb está bien establecida (*Am J Obstet Gynecol* 2012;207(3 Suppl)). Vacunación anteparto → disminución de óbito, mortalidad neonatal y parto prematuro, sin ↑ en anomalías congénitas (*Obstet Gynecol* 2012;120:532).
- La vacunación materna proporciona inmunidad pasiva al neonato hasta los 6 meses de edad (*N Engl J Med* 2008;359(15):1555). Las mujeres embarazadas deben recibir solo la vacuna trivalente o tetravalente inactivada (virus muertos) y *no* la VIVA.
- Las mujeres embarazadas/posparto no requieren evitar el contacto con quienes recibieron la VIVA. Las mujeres en el puerperio/lactancia pueden recibir VIVA.
- No hay información que apoye que existen efectos adversos relacionados con el timerosal (*MMWR* 2010;59(rr08)). El conservador se ha eliminado o disminuido en la mayoría de los preparados. La protección demostrada frente a enf graves supera los riesgos teóricos respecto al conservador.

Profilaxis y tratamiento (*MMWR* 2016;65(5);1–54)

- Se prefiere el diagnóstico clínico (inicio súbito de fiebre, tos y mialgia) frente al diagnóstico por laboratorio para iniciar tx oportuno.
- El oseltamivir y el zanamivir son fármacos de categoría C en el embarazo. Es preferible utilizar oseltamivir debido a que se cuenta con mayor experiencia en cuanto a su uso en el embarazo. Es más eficaz si se usa ≤ 48 h del inicio de los sx (*Obstet Gynecol* 2010;115(4):717).
- **Para ppx** después de exposición durante el emb o hasta 2 sem después del parto:
  Zanamivir 10 mg (2 inhalaciones) c/24 h.
  Oseltamivir 75 mg v.o. c/24 h.
  Duración: 10 días (exposición domiciliaria), 14 días (exposición intrahospitalaria), 7 días (otras).
- **Para tx** con comienzo de sx:
  Zanamivir 10 mg (2 inhalaciones) a diario × 5 días.
  Oseltamivir 75 mg v.o. c/12 h × 5 días.
  Puede considerarse un tratamiento más largo para pacientes gravemente enfermas.

Consideraciones adicionales

- Las mujeres con influenza (gripe) hospitalizadas en salas de trabajo de parto y expulsivo deben someterse a las precauciones hospitalarias estándar para esta enfermedad.
- Comentar con los pediatras la necesidad de antivirales neonatales o la separación de la madre y el hijo.
- En el puerperio, las mujeres con influenza deben extraerse la leche, en lugar de amamantar directamente. La leche puede seguir ofreciéndose, ya que la excreción de oseltamivir es escasa (*Int J Infect Dis* 2008;12:451).

ASMA Y EMBARAZO

(*Obstet Gynecol* 2008;111:457; y NIH Publication https://www.nhlbi.nih.gov/health-topics/guidelines-for-diagnosis-management-of-asthma)

Definiciones/fisiopatología

- Inflamación crónica de las vías respiratorias con hiperreactividad a diversos estímulos y obstrucción de las vías respiratorias parcialmente reversible.
- Los casos graves están asociados con aumento de prematuridad, parto por cesárea, preeclampsia, restricción del crecimiento, así como morbilidad y mortalidad maternas.
- Patología maternofetal causada por hipoxia materna. Disminución de VEF_1 → ↑ bajo peso al nacer/prematuridad.

Diagnóstico

- Sibilancias, tos, disnea y tiraje costal; respiración fluctuante; a menudo empeora durante la noche; se agrava con desencadenantes conocidos (alérgenos, ejercicio, infecciones). Considerar en el DxD ERGE, goteo posnasal con tos y bronquitis.
- Obstrucción de las vías respiratorias en la espirometría, reversible con terapia broncodilatadora.
- Documentar antecedentes de hospitalización, estancia en UCI, intubación y tx con corticoesteroides. El embarazo puede mejorar, empeorar o no tener efecto en la gravedad del asma (regla del 1⅓). Los embarazos anteriores predicen mejor la evolución de los subsecuentes.

Clasificación de la gravedad del asma				
Gravedad	Frecuencia de los síntomas	Despertar nocturno	Interferencia con la actividad	VEF_1 o flujo máximo (% del mejor)
Leve intermitente	< 2 días/sem	< 2x/mes	Ninguna	> 80
Leve persistente	2-6 día/sem	> 2x/mes	Leve	> 80
Moderado persistente	Diario	> 1x/sem	Poca	60-80
Grave persistente	Todo el día	> 4x/sem	Extrema	< 60
Tomado de: Dombrowski MP, Schatz M, ACOG Committee on Practice Bulletins-Obstetrics. ACOG practice bulletin: Clinical management guidelines for obstetrician-gynecologists number 90, February 2008: Asthma in pregnancy. *Obstet Gynecol.* 2008;111(2 Pt 1):457–64.				

Tratamiento

Tratamiento del asma, alternativas ambulatorias	
Gravedad	Tx
Leve intermitente	β-agonista de acción corta (salbutamol) según la necesidad.
Leve persistente	**Añadir:** cort inhalado en dosis bajas. Alternativa: cromolín, antagonista del receptor de leucotrienos (montelukast) o teofilina.
Moderada persistente	**Añadir:** β-agonista de acción prolongada (salmeterol) o cambiar a corticoesteroides inhalados de acción intermedia ± salmeterol. Alternativa: dosis bajas o intermedias de corticoesteroides inhalados + antagonista del receptor de leucotrienos o teofilina.
Grave persistente	**Cambio** a dosis alta de corticoesteroides inhalados + salmeterol ± corticoesteroide oral (prednisona). Alternativa: dosis alta de corticoesteroides inhalados con teofilina ± corticoesteroide oral.
Tomado de: Dombrowski MP, Schatz M, ACOG Committee on Practice Bulletins-Obstetrics. ACOG practice bulletin: Clinical management guidelines for obstetrician-gynecologists number 90, February 2008: Asthma in pregnancy. *Obstet Gynecol.* 2008;111 (2 Pt 1):457–64.	

- **Tx para exacerbación asmática:**
  O_2 suplementario para mantener saturación > 95% (importante para la oxigenación fetal).
  Nebulizador de salbutamol c/20 min 3x, y después c/4 h.
  Considerar la administración de ipratropio inhalado en la presentación (ocho inhalaciones con inhalador de dosis medida [IDM] 0.5 mg/nebulización).
  Corticoesteroides sistémicos; prednisona 40-80 mg v.o. × 5-10 días (hasta que TFEM > 70%).
- **Clasificación de la gravedad en presentación aguda del asma en el embarazo:**
  VEF_1 o TFEM > 70% después de tx, sin dificultad, estado fetal tranquilizador → alta.
  VEF_1 o TFEM 50-70% después de tx → individualizar la decisión.
  VEF_1 o TFEM < 50% después de tx → hospitalización.
  En caso de respuesta escasa/sx graves, somnolencia, confusión, pCO_2 > 40 mm Hg, considerar ingreso en UCI ± intubación.
- Programar el seguimiento estrecho después del alta.

Vigilancia durante el embarazo

- Valorar el estado del asma mediante TFEM en cada visita prenatal; ajustar el régimen de mantenimiento.
- Preparar el plan de acción para el asma y las instrucciones sobre su aplicación, por ejemplo, www.nhlbi.nih.gov/health/public/ lung/asthma/asthma_actplan.pdf
- Centrarse en evitar alérgenos/irritantes (p. ej., humo del tabaco, ERGE, mohos, ácaros del polvo, caspa o cucarachas).
- El salbutamol y la budesonida son el β-agonista de acción corta y el corticoesteroide de elección en el emb. Considerar la realización de pruebas semanales (PER, ILA o PBF) desde las semanas 32-34 si el asma es moderado o grave o está mal controlado.

Consideraciones durante el parto

- Mantener la hidratación y la medicación antiasmática, incluidos los corticoesteroides sistémicos.
- Contemplar el parto mediante cesárea si el asma es inestable y hay un feto maduro.
- Evitar el carboprost trometamina.
- El ácido acetilsalicílico, la indometacina y otros AINE pueden causar broncoespasmo asmático.
- Ninguna contraindicación para lactancia materna tras el parto para las medicaciones descritas antes.

ANAFILAXIA

Definición y diagnóstico *(J Allergy Clin Immunol 2006;117(2):391)*

- Reacción alérgica sistémica (mediada por IgE) grave, potencialmente mortal, que se presenta súbitamente después de la exposición a un alérgeno. El Dx requiere uno de los siguientes:

- Inicio agudo con afectación de la piel, las mucosas o ambas y alteraciones respiratorias, CV o en la función de otros órganos diana.
- Inicio agudo de la alteración de la función de al menos dos sistemas orgánicos (tegumentario, digestivo, respiratorio, CV) después de la exposición al alérgeno.
- HoTN después de la exposición a un alérgeno identificado.

- Los sx cutáneos están presentes en ≥ 80% de los casos. Considerar la determinación de la concentración total de triptasa (obtenida cuando la paciente esté sintomática) para confirmar el dx.

Tratamiento

- Eliminación de los alérgenos potenciales. Movilización de recursos (SMU, UCI o equipo de atención en paro).
- Administración oportuna de dosis de 0.3-0.5 mg (en dilución 1:1 000) de epinefrina i.m. Es posible que se requiera cada 5-15 min.
- Posición en decúbito supino, administrar oxígeno, monitorización de los signos vitales, obtener una vía de acceso i.v. y administrar cristaloides según la necesidad. Considerar la administración de salbutamol, antagonistas H2/H1, metilprednisolona (1-2 mg/kg c/6 h). Contemplar la administración de glucagón si los síntomas son refractarios en pacientes tratadas con β-bloqueadores.
- Considerar la vigilancia de las reacciones bifásicas (recurrencia de los síntomas en las 72 h siguientes en el 1-20% de los casos).
- Garantizar un seguimiento adecuado con un alergólogo; alta con > 1 autoinyector de epinefrina si se considera oportuno.

Consideraciones en las poblaciones obstétrica y ginecológica

- Los síntomas y el tx durante el emb son generalmente los mismos que en las mujeres no embarazadas. Considerar la posibilidad de ELA (broncoespasmo más probable con anafilaxia, coagulopatía más probable con ELA) o edema subcutáneo/vías respiratorias asociado con preeclampsia según el contexto clínico. La lactancia materna puede ser una causa poco frecuente de anafilaxia (*Obstet Gynecol* 2009;114(2 Pt 2):415).
- Vigilancia continua de la actividad cardíaca fetal, con parto para registros de categoría III persistentes, a pesar de una intervención materna radical. Considerar las exposiciones hospitalarias cuando la anafilaxia se diagnostique en el ámbito hospitalario (látex, atb perioperatorios, laminaria, quimioterápicos).

CAMBIOS EN EL APARATO URINARIO EN EL EMBARAZO

- **Cambios renales:** el riñón aumenta de tamaño, ↑ de volumen en un 30%. Dilatación del sistema colector renal (der > izq) debido a cambios hormonales (progesterona, relaxina, endotelina) y por obst mecánica mayor en el lado der (el útero suele estar rotado hacia la der).
- **TFG:** aumentada (50%) con un ↑ aún mayor en el flujo plasmático renal debido al incremento del gasto cardíaco y la disminución de la resistencia vascular renal. El flujo plasmático renal alcanza su máximo en el primer trimestre; se reduce al final del tercer trimestre. La TFG aumenta un 25% a las 2 sem de la concepción, un 50% en el segundo trimestre. Aumento de la TFG → ↓ Cr sérica (*J Am Soc Nephrol* 2009;20:14). En el embarazo, el rango normal = 0.4-0.8 mg/dL.
- **Pruebas:** debido a la alteración del aclaramiento de Cr en el emb, debe usarse la Cr en orina de 24 h para calcular la TFG.
- **Otros:** ↑ proteinuria (hasta 300 mg/día), ↓ bicarbonato sérico debido a alcalosis respiratoria, ↑ glucosuria (umbral renal disminuido a < 150 mg/dL) y ↓ Na sérico (hipoNa).

LESIÓN RENAL AGUDA (LRA)

Definición y epidemiología (*Crit Care* 2016;20:299)

- ↑ de Cr sérica en 0.3 mg/dL (o ↑ del 50% desde el valor basal) en 48 h O disminución de la diuresis a < 0.5 mL/kg/h durante 6 h. Esta definición también se aplica en el emb.
- Incidencia de 2/1 000. LRA asociada con el embarazo ~1/15 000 (*Cur Op Crit Care* 2011;17:548; *Crit Care Med* 2005;33:S372). *Véase también* el capítulo 3 (oliguria perioperatoria).

Etiología y fisiopatología

Etiología y fisiopatología de la insuficiencia renal			
Ubicación		**Etiología**	**Fisiopatología**
Prerrenal (hipoperfusión renal)		Hipovolemia Hipotensión arterial ↓ gasto cardíaco	↓ presión arterial media → ↑ tono simpático neurológico → vasoconstricción renal → ↓ perfusión tisular renal.
		AINE	↓ producción de prostaglandinas → ↓ vasodilatación de arterias aferentes renales.
		IECA/ARA	↓ producción de angiotensina II → ↓ vasoconstricción arteria eferente renal; "contraindicados en el emb".
Intrarrenal (afectación del parénquima renal)	Glomerular	Glomerulonefritis	No proliferativa frente a proliferativa (fisiopatología diferente).
		Glomeruloendoteliosis	↓ tamaño glomerular, aumento del citoplasma en las células epiteliales glomerulares → ↓ diámetro capilar → oclusión capilar. Patognomónico de preeclampsia.
	Vascular	Síndrome de anticuerpos antifosfolipídicos	Trombosis microvascular → isquemia.
		Nefroesclerosis maligna	
		PTT/SUH	
		Nefritis por radiación	
		Esclerodermia	
	Túbulos/intersticio	NTA: necrosis tubular aguda (sepsis, isquemia) NIA: nefritis intersticial aguda (fármacos, infección, síndromes sistémicos: lupus, sarcoidosis, etc.)	Daño endotelial → trombosis microvascular → producción de radicales libres, migración/adhesión de leucocitos → lesión tubular. Rotura del citoesqueleto de los túbulos, apoptosis, obst tubular → inflamación, fuga retrógrada del filtrado a través de epitelio tubular dañado, obstrucción tubular → necrosis cortical.

Ubicación		Etiología	Fisiopatología
	Nefrotoxinas	Aminoglucósidos	Filtración a través del glomérulo → acumulación en la corteza renal → IRA al cabo de 5-7 días de tratamiento.
		Anfotericina B	Se une al colesterol en la membrana tubular → introducción por poro → poliuria, acidosis metabólica sin brecha aniónica, hipomagnesemia, hipoCa.
		Cisplatino/carboplatino	Se acumula en la célula tubular proximal → necrosis/apoptosis.
		Etilenglicol	Metabolito 2-HEAA → lesión tubular.
		Contraste yodado	Hipoxia de médula externa renal por oclusión de vasos de pequeño calibre, lesión tubular citotóxica y obstrucción tubular.
		Rabdomiólisis	Toxicidad en túbulos proximales, vasoconstricción intrarrenal, obstrucción de nefrona distal (mioglobina/hemoglobina + proteína de Tamm-Horsfall → precipitación).
		Síndrome de lisis tumoral	Tratamiento citotóxico → liberación del ácido úrico → precipitación de ácido úrico en los túbulos.
Posrenal (obst)		Obst vesical	Flujo de salida deteriorado → ↑ presión intratubular → ↓ TFG.
		Obst ureteral bilateral	
		Lesión GU	Emb: la obst parcial puede causar distensión urinaria.
		Nefrolitiasis	
		Fibrosis retroperitoneal	
Emb (*Adv in Chronic Kidney Disease* 2013;20(3):215–22)		Preeclampsia/HELLP	IRA en el 1-2% para preeclampsia y el 3-15% para HELLP. La glomeruloendoteliosis es patognomónica.
		Hígado graso agudo	NTA, infiltración grasa del riñón.
		Embolia de líquido amniótico	CID, disfunción cardiovascular, hemorragia → LRA.
		PTT/SUH	La IRA se desarrolla en 2/3 (trombosis microvascular → isquemia).

Hallazgos clínicos y exploración

- Uremia, oliguria/anuria y hematuria.
- **Prerrenal:** taquicardia, sequedad de mucosas e HoTN ortostática.
- **Intrarrenal:** hemorragia pulmonar, púrpura palpable → vasculitis + glomerulonefritis, *livedo reticularis* → enf ateroembólica, isquemia de extremidades → rabdomiólisis.
- **Posrenal:** dolor en el flanco que se irradia a la ingle, dolor suprapúbico y ↑ volumen residual posmicción.

Diagnóstico

Estudios diagnósticos			
Estudio	**Prerrenal**	**Intrarrenal**	**Posrenal**
EGO: proteínas	0 a trazas	Leve-moderado	0 a trazas
EGO: esterasa leucocitaria	0	±	±
EGO: sangre	0	±	±
Microscopia	Cilindros hialinos	Cilindros granulares o celulares	Ninguno
Na urinario (mEq/L)	< 20	> 40	Varía
EFNa = (NaU/NaP)/(CrU/CrP)	< 1	> 2	
Osmolaridad urinaria (mOsm/kg)	> 500	< 350	

- **Estudios de imagen:** la ecografía renal es el estudio de elección; es sensible para la obstrucción. El ↑ de ecogenicidad parenquimatosa puede sugerir una causa intrarrenal. El urograma con TC es el más preciso para valorar la presencia de cálculos o anomalías renales/abdominales subyacentes. ¡Evitar el contraste! RM: es útil cuando no se puede utilizar el contraste con TC. Precaución con el contraste de gadolinio → ↑ riesgo de fibrosis nefrogénica sistémica.
- **Bx renal:** considerar cuando la etiología es desconocida y los resultados podrían alterar el tratamiento. Tasa del 5% de complicaciones (hematoma renal, hematuria franca). Emb: considerar en las pacientes < 28 sem con LRA de etiología indeterminada cuando los resultados pueden alterar el tratamiento (*Am J Perinatol* 2008;25:385).

Tratamiento

- Corregir los factores subyacentes, eliminar las toxinas renales y ajustar las dosis de medicamentos con depuración renal. Prevenir/tratar la infección.
- **Tratamiento con líquidos:** el objetivo es mantener una hidratación adecuada para revertir el cambio preisquémico. *Véase* la sección *Líquidos y electrólitos*.
- Acidosis metabólica → bicarbonato de sodio.
- **Terapia de reemplazo renal (TRR)** (*JAMA* 2008;299:793)
  Se usa para la LRA sin respuesta al tratamiento médico, evidenciado por acidosis metabólica, hiperK, hipervolemia, uremia, etc. Modo: hemodiálisis intermitente intraperitoneal continua.
  TRR continua: aclaramiento de solutos por minuto más lenta y anticoagulación continua.
  Uso en emb: uremia sintomática (cambios en el estado psíquico, pericarditis y neuropatía) o con otras indicaciones para TRR.

ENFERMEDAD RENAL CRÓNICA

Definición y epidemiología (*Am J Kidney Dis* 2018;71(3)(suppl 1):Svii, S1)

- **ERC** = daño renal (excreción urinaria de albúmina ≥ 30 mg/día) **o** disminución de la función renal (TFG < 60 mL/min/1.73 m^2) **para > 3 meses.**
- **IRC:** disminución irreversible de la cantidad de nefronas.
- **ERET:** TFG < 15 mL/min por 1.73 m^2 o necesidad de diálisis o trasplante.
- **Prevalencia de ERC en los Estados Unidos:** el 14% de los adultos ≥ 20 años con comorbilidades como DM (44%) e HTA (28%).

Etiología

- **Glomerular:** diabetes, infección sistémica y enf autoinmunitaria.
- **Vascular:** HTA, isquemia, ateroesclerosis, vasculitis y enf tromboembólica.
- **Tubárica/intersticial:** cálculos de vías urinarias, infección, obstrucción y nefrotoxinas.

Fisiopatología

- **Mecanismos desencadenantes:** específicos de la etiología de la ERC.
- **Mecanismos progresivos:** aumento de flujo sanguíneo/presión renal → estimulación del eje renina-angiotensina → hiperfiltración e hipertrofia de nefronas → distorsión glomerular, esclerosis, daños permanentes de la nefronas → reducción en el número de nefronas.
- Fracaso de excreción renal → acumulación de toxinas (como Cr, urea → síndrome urémico).
- Fracaso de otras funciones renales → anemia, anomalías metabólicas, desequilibrio hidroelectrolítico, regulación hormonal (glucagón, insulina, Vit D, hormonas sexuales y hormona paratiroidea). Inflamación progresiva (elevación de proteína C reactiva + reactantes de fase aguda).

Manifestaciones clínicas

- Edema (por síndrome nefrótico), fatiga (por anemia), disminución del apetito → malnutrición, incapacidad para llevar a cabo las actividades de la vida diaria (síndrome urémico).
- Emb (*CJASN* 2011;6:2587): ↑ complicaciones: proteinuria, disminución de la TFG e HTA.
  Complicaciones maternas: HTA gestacional, preeclampsia/eclampsia, síndrome nefrótico y muerte materna (mayor incidencia con nefropatía lúpica).
  Complicaciones fetales: parto pretérmino, RCIU, MFIU y mortalidad neonatal.

Exploración física

- La mayoría de las pacientes están asintomáticas hasta que desarrollan insuficiencia renal moderada o grave.
- Hallazgos: edema periférico, roce de fricción pericárdico (en presencia de síndrome urémico) y neuropatía sensitiva (evidencia de lesión orgánica).

Estudios y pruebas diagnósticas

- TFG (mL/min/1.73 m^2) = análisis de Cr × $[\text{Cr sérica}]^{-1.154}$ × $[\text{Edad}]^{-0.203}$ × [Sexo] × [Raza].
  Análisis de creatinina: espectrometría de masas por dilución isotópica (EMDI) = 175, No EMDI = 186; sexo: mujeres = 0.742, hombres = 1; raza: AA = 1.21, otras = 1.
- TFG máxima = 120 mL/min por 1.73 m^2 entre los 20-30 años de edad (menor en mujeres).
- La TFG disminuye después 1 mL/min/1.73 m^2 por año.

Tendencias analíticas en la ERC	
Prueba	**Resultado**
Fósforo sérico	Aumentado
Calcio sérico	Disminuido
PTH sérico	Aumentado
Fosfatasa alcalina ósea	Aumentada
Proteínas totales en orina de 24 h	> 300 mg
Electroforesis de proteínas en suero/orina	Proteínas de Bence Jones (mieloma múltiple)

Grados de la TFG (mL/min/1.73 m^2)

- G1: ≥ 90 + afectación renal (proteinuria, imagen renal anómala)
- G2: 60-89
- G3a: 45-59
- G3b: 30-44
- G4: 15-29
- G5: < 15

Grados de la tasa de excreción de albúmina (mg/día)

- A1: < 30
- A2: 30-300
- A3: > 300

Estadificación de la ERC

Los grados de la albúmina y la TFG se grafican para indicar el riesgo de progresión y la frecuencia de vigilancia necesaria (p. ej., G1A1 = baja, G5A3 = alta).

Estudios de imagen

- Eco renal (modalidad preferida para el dx):
  ERC: ambos riñones pequeños.
  Enf de riñón poliquístico: riñones grandes y quísticos.
  > 1 cm de diferencia de tamaño: anomalía del desarrollo, insuficiencia arterial que afecta en mayor grado a uno de los riñones.
- **Cistografía de evacuación:** para valorar la presencia de nefropatía por reflujo.
- **TC, RM:** evitar en lo posible el contraste i.v. durante el embarazo.
- **Bx renal:** debe evitarse durante el embarazo.
- Determinaciones de la función renal (para diferenciar anomalía aguda frente a subaguda frente a ERC).

Tratamiento y medicamentos

- Ajustes a la dieta: se debe limitar la ingesta de Na, K (hiperK) y proteínas; control de la glucemia en la DM.
- Control de la HTA(*J Am Soc Neph* 2016;epub):
  Objetivo = 130/80 (125/75 en pts con diabetes y proteinuria > 1 g/24 h).
  Disminuir la HTA intraglomerular para desacelerar la progresión de la lesión.
- **Fármacos ahorradores de potasio:** inhibidores de la ECA, ARA, espironolactona, eplerenona, amilorida y triamtereno.
- **Terapia de reemplazo renal:** intraperitoneal frente a hemodiálisis intermitente frente a TRR continua. Comenzar cuando la TFG = 10 mL/min/1.73 m^2 o con ERC sintomática.
- **Emb:** proteínas totales en orina de 24 h en el primer trimestre + control de HTA (β-bloqueadores, ACC, hidralazina y clonidina) + Eco seriadas para crecimiento fetal + pruebas prenatales: iniciar antes de las semana 28 y 32. *Evitar IECA/ARA.*

INFECCIÓN DE VÍAS URINARIAS (IVU)

Definiciones (*Obstet Gynecol* 2008;111:785)

- **Bacteriuria asintomática:** ≥ 100 000 UFC/mL en dos cultivos de orina de muestras miccionales que aíslen el mismo microorganismo.
  O una sola muestra por catéter con una especie bacteriana ≥ 100 UFC/mL. Se recomienda la detección temprana antes de los procedimientos GU en los que se anticipa hemorragia (*Clin Inf Diseases* 2005;643–54).
- **IVU:** ≥ 1 000 000 UFC/mL en el cultivo de orina con o sin síntomas.
- **No complicada:** mujer sana con función y vías urinarias normales.
- **Complicada:** IVU más uno de los siguientes: embarazo, anomalías urinarias, cálculos, catéter, cirugía GU reciente, DM, lesión medular, pielonefritis e inmunosupresión.
- **IVU recurrente:** dos IVU no complicadas en 6 meses o 3 cx positivos en los 12 meses previos (*Obstet Gynecol Clin North Am* 2008;35).

Epidemiología

- El 50% de las ♀ padecerán una IVU a lo largo de su vida; el 10% de las ♀ presentarán una IVU recurrente a la edad de 70 años (*Obstet Gynecol* 2008;111:785).
- Bacteriuria asintomática en el emb: 20-30× mayor riesgo de pielonefritis.

Etiología

- *Escherichia coli* = 75-95% (*NEJM* 2012;366:1028), *Proteus* (puede causar cálculos), *Klebsiella*, *Enterobacter*, *Pseudomonas*, *Staphylococcus saprophyticus* (frecuentes en mujeres jóvenes).

Fisiopatología

- **Infección ascendente:** vagina → uretra → vejiga.
- ***E. coli*:** factores de virulencia: fimbrias P, fimbrias S, fimbrias de tipo 1→ ↑ unión a células uroepiteliales/vaginales, ↑ resistencia a fagocitosis del hospedero y ↑ resistencia a la actividad bactericida.

Manifestaciones clínicas y exploración física

- Disuria, aumento de micción imperiosa (urgencia), aumento de polaquiuria y dolor suprapúbico.
- Hipersensibilidad suprapúbica con la palpación.
- Piuria e hipersensibilidad uretral (en caso de uretritis).

Estudios y pruebas diagnósticas

- **EGO:** esterasa leucocitaria o nitritos: sens del 75%, espec del 82% (*NEJM 2003;349:259*); leucocitos ± eritrocitos; bacterias en tinción de Gram.
- **Cultivo de orina:** ≥ 100 000 UFC/mL.
- Considerar los estudios de imagen de las vías urinarias superiores o cistoscopia para IVU recurrentes.

Tratamiento

Medicamentos para las IVU				
Diagnóstico	**Tratamiento**	**Dosis**	**Duración**	**Comentarios**
Bacteriuria asintomática				Solo tratar durante el emb. Revalorar cada trimestre.
Primera elección (v.o.)	Monohidrato de nitrofurantoína (la información sobre el nitrofurano o los atb con sulfonamida y su relación con los defectos del nacimiento es contradictoria. Comentar las ventajas y desventajas, sobre todo en el primer trimestre (*Obstet Gynecol* 2017;130:e150))	100 mg c/12 h	7 días	Los nitrofuranos y las sulfonamidas están contraindicadas en la deficiencia de G6PD.
Alternativa (v.o.)	Amoxicilina	500 mg c/8 h, 875 mg c/12 h	3-7 días	
	Cefalexina	500 mg c/6 h	3-7 días	
	Cefpodoxima	100 mg c/12 h	3-7 días	
	Fosfomicina	3 g en una dosis		No es terapéutica en el riñón; evitar en la pielonefritis.
	TMP/SMX	160/800 mg c/12 h	3 días	Evitar en el primer y el tercer trimestre (kernícterus).
IVU no complicada (de acuerdo con las guías de la IDSA)				
Primera elección (v.o.)	Monohidrato de nitrofurantoína	100 mg c/12 h	5 días	Evitar si se sospecha pielonefritis.
	TMP-SMX	160/800 mg c/12 h	3 días	No utilizar si la resistencia local es > 20% o si se ha utilizado para IVU en los 3 meses anteriores.
	Fosfomicina trometamol	3 g	Dosis única	

Diagnóstico	Tratamiento	Dosis	Duración	Comentarios
Alternativa (v.o.)	Ofloxacino	200 mg c/12 h	3 días	Contraindicado en el emb.
	Ciprofloxacino	250 mg c/12 h	3 días	
	Levofloxacino	250 mg c/24 h	3 días	
	Amoxicilina-clavulanato	500 mg c/12 h	7 días	
	Cefdinir	300 mg c/12 h	3-7 días	
	Cefaclor	500 mg c/12 h	7 días	
	Cefpodoxima-proxetilo	100 mg c/12 h	7 días	
IVU complicada (ambulatorio, tx v.o.)				
	Ciprofloxacino	500 mg c/12 h	10-14 días	Contraindicado en el emb.
	Ofloxacino	200-300 mg c/12 h	10-14 días	
	Lomefloxacino	400 mg c/24 h	10-14 días	
	Levofloxacino	250 mg c/12 h	10-14 días	
IVU complicada (hospitalización)				
Tratamiento i.v. inicial	Ampicilina	500 mg c/6 h	Tratamiento i.v. hasta eliminar la fiebre o lograr mejoría clínica.	
	Gentamicina	1 mg/kg c/8 h		
	Ciprofloxacino	400 mg c/12 h		
	Levofloxacino	250 mg diario		
	Ceftriaxona	1-2 g diario		
	Ticarcilina/clavulanato	3.1 mg c/4-6 h		
	Aztreonam	1 g c/8-12 h		
	Imipenem-cilastatino	250-500 mg c/6-8 h		
Tratamiento v.o. subsecuente	TMP-SMX	160/800 mg c/12 h	10-21 días	
	Ciprofloxacino	500 mg c/12 h	10-21 días	
	Ofloxacino	200-300 mg c/12 h	10-21 días	
	Lomefloxacino	400 mg c/24 h	10-21 días	
	Levofloxacino	250 mg c/12 h	10-21 días	
≥ 3 IVU sintomáticas cada año				
Supresión (v.o.)	TMP/SMX	80/400 mg	Diario o 3/sem	
	Trimetoprima	100 mg	Diario o 3/sem	
	Nitrofurantoína	50 mg	Diario o 3/sem	
Emb: ≥ 2 ITU o bacteriuria asintomática				
Supresión (v.o.)	Nitrofurantoína	100 mg	Diario	

PIELONEFRITIS

Definición

- Infección de los cálices/parénquima renales debido a infección vesical ascendente o bacteriuria renal. Síndrome clínico definido por el dolor en flanco, fiebre y escalofríos.

Epidemiología

- 23/10 000 mujeres de 15-34 años de edad (*NEJM* 2012;366:1028).
- El 1-2% de los embarazos, > 50% presente en el segundo trimestre (*Obstet Gynecol* 2005;106:1085).
- Bacteriuria asintomática no tratada en el emb → 1/4 desarrollará pielonefritis.

Etiología

- Igual que para las IVU (*véase* antes). La mayoría por *E. coli*.

Fisiopatología

- **Factores de riesgo:** los mismos que en las IVU (*véase* la sección sobre IVU).
- **SDRA:** tratamiento antibiótico i.v. → liberación de endotoxinas 24-48 h más tarde → afectación de membranas capilares alveolares.
- **Complicaciones del embarazo:** aumento del riesgo de parto pretérmino si la pielonefritis no se trata de manera intensa.

Insuficiencia pulmonar: riesgo aumentado si la temperatura > 39.4 °C, la taquicardia > 110 lpm y la edad gestacional ≥ 20 sem.

Manifestaciones clínicas y exploración física

- Escalofríos, fiebre, dolor en flanco, disuria y polaquiuria/urgencia urinaria.
- Dolor con la palpación en el ángulo costovertebral.

Estudios y pruebas diagnósticas

- Examen general de orina.
- Cultivo de orina y antibiograma.
- Considerar hemocultivo si no responde al tratamiento inicial.

Tratamiento y medicamentos

- Se recomienda el ingreso hospitalario para todas las mujeres con pielonefritis durante el emb (*Obstet Gynecol* 2005;106:1085).
- Hidratación i.v. para mantener una diuresis adecuada.
- **Paracetamol:** la hipertermia puede ser teratógena en el primer trimestre.
- Tratamiento i.v. durante 24-48 h (evitar fluoroquinolonas); seguir con terapia v.o. 10-14 días.
- Tratamiento de supresión durante el resto del emb: nitrofurantoína 100 mg v.o. a diario.
- Repetir el cultivo de orina cada trimestre.

Medicamentos para la pielonefritis				
	Tx	**Dosis**	**Duración**	**Comentarios**
Tratamiento ambulatorio (guías de la IDSA)	Ciprofloxacino	500 mg c/12 h	7 días	Puede darse una carga con ciprofloxacino i.v. 400 mg. Evitar el ciprofloxacino si la resistencia es > 10%.
	TMP-SMX	160/800 mg c/12 h	14 días	Las fluoroquinolonas no se utilizan durante el embarazo.
	Ciprofloxacino	1000 mg de liberación prolongada c/24 h	7 días	
	Levofloxacino	750 mg c/24 h	5 días	
	Amoxicilina-clavulanato	875/125 mg c/12 h	10-14 días	
Tratamiento i.v. en hospitalización (si no es capaz de tolerar la v.o., o hay evidencia de sepsis)	Ciprofloxacino	400 mg c/12 h	Tratamiento i.v. hasta que se encuentre afebril durante 24 h; seguir con tratamiento v.o.	
	Ceftriaxona	1-2 g c/12-24 h		
	TMP-SMX	2 mg/kg c/6 h		
	Cefotaxima	1-2 g c/8 h		
	Levofloxacino	500 mg c/24 h		
	Cefepima	2 g c/8 h		
	Cefotetán	2 g c/12 h		
Embarazo (tratamiento i.v. intrahospitalario)	Ampicilina	2 g c/6 h	24-48 h	Utilizar en combinación.
	Gentamicina	3-5 mg/kg/día	24-48 h	
	Ceftriaxona	1 g c/24 h	24-48 h	

NEFROLITIASIS

Definición y epidemiología

- **A base de calcio:** oxalato cálcico y fosfato cálcico (80%)(*NEJM* 2010;363:954).
- **Materiales distintos al Ca:** ácido úrico, cistina y estruvita (puede formar cálculos coraliformes).
- El 10% de la población estadounidense tendrá una litiasis renal a lo largo de su vida (*J Urol* 2012;188:130).
- **Emb:** entre 1/200 y 1/1500 mujeres presentarán nefrolitiasis sintomática (*Cur Op Uro* 2010;20:174).

Fisiopatología

- Aumento de la tasa de excreción o aumento de conservación de agua → supersaturación de orina con sustancias insolubles → formación de cristales → agregación de cristales en cálculos.
- Los cálculos causan síntomas cuando entran en el uréter o cuando obstruyen la unión ureteropélvica.

Manifestaciones clínicas

- Dolor en el flanco (episódico, puede irradiarse al abdomen), náuseas, vómitos, hematuria, disuria y polaquiuria.

Estudios y pruebas diagnósticas

- **TC sin contraste:** modalidad de imagen de elección.
- **Eco renal:** método predilecto en el embarazo.
- **Radiografía abdominal:** solo si los cálculos radiopacos (+).

- **Nefrolitiasis sintomática recurrente:** eval de posibles etiologías.
  Suero: calcio, ácido úrico y electrólitos.
  Orina: pH, volumen, calcio, citrato, oxalato, orina de 24 h (dos ocasiones) y cultivo e identificación de microorganismos.

Tratamiento y medicamentos

- **Tratamiento conservador:** hidratación, control del dolor (la mayoría de los cálculos de menos de 0.5 cm se eliminan de forma espontánea) y antibióticos si hay una IVU.
- **Tx farmacológico:** antagonistas de los canales de calcio o α_1-bloqueadores para ↑ la relajación ureteral y la motilidad.
- **Intervención activa:** dolor persistente, obstrucción progresiva, obstrucción renal única, infección y LRA (*J Urol* 2012;188:130).
  Litotricia de ondas de choque: es posible que requiera reintervenciones.
  Ureteroscopia semirrígida: tasa más alta de eliminación de cálculos después de un tratamiento; menor número de nuevos tratamientos. Mayor éxito en caso de cálculos ureterales distales.
  Nefrolitotomía percutánea: más invasiva. Emplear en caso de una gran cantidad de cálculos renales o de otro tipo.
- **Embarazo** (*Cur Op Uro* 2010;20:174):
  Drenaje temporal: endoprótesis ureteral o nefrostomía percutánea (riesgo de infección, bacteriuria, migración/desprendimiento).
  Tratamiento definitivo: es preferible la ureteroscopia.
  Evitar la litotricia con ondas de choque durante el emb (aumenta el riesgo de abortos, malformaciones congénitas y desprendimiento de placenta).

LÍQUIDOS Y ELECTRÓLITOS

Composición de los líquidos i.v.

LIV	Na	Cl	K	Ca	Mg	Amortiguadores	pH	Osmolalidad	Presión osmótica
			mEq/L					mOsm/L	mm Hg
Plasma	140	103	4	5	2	Bicarb (25)	7.4	290	20-25
Cristaloides: el 75% ingresa en el espacio intersticial									
NaCl 0.9%	154	154					5.7	308	
NaCl 7.5%								2465	
Ringer lactato	130	109	4	3		Lactato (28)	6.4	273	
Dextrosa 5% (50 g dextrosa/L)							4	278	
Coloides: el 50-75% permanece en el espacio intravascular									
Albúmina 5% (50 g/L)									20
Hidroxietil almidón (6% en SSN)	154	154							30
Hidroxietil almidón	143	125	3	5	0.9	Lactato (28)			

LIV	Comentarios
NaCl 0.9%	Riesgo aumentado de acidosis metabólica hiperclorémica.
NaCl 7.5% (salina hipertónica)	El cambio intracelular → extracelular es 5× la cantidad infundida; dos veces de ↑ en el vol plasmático.
Ringer lactato	El calcio se une a fármacos (ácido aminocaproico, anfotericina y ampicilina). El calcio se une al anticoagulante con citrato de los hemoderivados → aumenta la formación de coágulos.
Dextrosa 5% (50 g de dextrosa/L)	Puede ↑ el riesgo de hiperglucemia en pacientes en estado grave. < 10% permanece intravascular, 2/3 intracelular.

LIV	Comentarios
Albúmina 5% (50 g/L)	Alícuotas de 250 mL en salina isotónica. El 70% permanece intravascular → se pierde en 12 h.
Albúmina 25% (250 g/L)	Alícuotas de 50 o 100 mL. Aumenta el volumen plasmático en 3-4 veces el volumen infundido. Considerar en hipovolemia debido al desplazamiento de líquido al espacio intersticial.
Hidroxietil almidón (6% en SSN)	Peso molecular alto (450000 Da) degradado por amilasa → 50000 Da → aclaramiento renal (tarda 2-3 sem). El efecto oncótico dura 24 h. Inhibe el FvW, factor VII y adhesión plaquetaria → limitar su uso a 1500 mL/24 h.
Hidroxietil almidón	Contiene hidroxietil almidón al 6%.

Hipercalemia

- **Definición:** potasio sérico (K^+) > 5.0 mEq/L.
- **Manifestaciones clínicas:** debilidad, parestesias y palpitaciones.
  Cambios en el ECG: ondas T en pico → ↑ intervalo PR → ↑ amplitud de QRS → pérdida de la onda P → patrón sinusal → fibrilación auricular/actividad eléctrica sin pulso → asistolia.
- **Diagnóstico:** descartar seudohipercalemia y viraje transcelular (acidemia, DM, β-bloqueador, necrosis celular, etc.). Valorar la TFG.
  K^+ en orina: > 30 mEq/L → desplazamiento transcelular; < 30 mEq/L → deterioro de la excreción renal.
- **Tratamiento** (*J Int Care Med* 2005;20:272):
  Telemetría continua.
  Sulfonato de poliestireno sódico: la resina de intercambio catiónico se une al K^+ → excreción fecal; **v.o.:** 15 g 1-4×/día; **rectal:** 30-50 g c/6 h. No utilizar en pacientes con obstrucción intestinal, íleo e isquemia intestinal.
  Si existen cambios en el ECG:
  Gluconato de calcio: 10 mL del 10% (1 ampolleta): infusión i.v. en 2 min. Repetir en 5 min.
  Cloruro de calcio: 10 mL del 10% (1 ampolleta): utilizar en pacientes con compromiso circulatorio. 3× más calcio que con el gluconato de calcio → mejora de la contractilidad cardíaca.
  Insulina/gluconato: administrar 10 U de insulina y 25 g de dextrosa (1 ampolleta de dextrosa$_{50}$). Suspender la dextrosa$_{50}$ si la glucemia > 250 mg/dL.
  Salbutamol: 10-20 mg de solución nebulizada 5 mg/mL.
  Bicarbonato de sodio: utilizar solo en pacientes con acidosis metabólica grave.
  Diálisis (la hemodiálisis es más eficiente para eliminar el K^+ que la diálisis peritoneal).
  Toxicidad por digitálicos: bolos de sulfato de magnesio, 2 g i.v. NO emplear calcio (puede potenciar la toxicidad digitálica).

Hipocalemia

- **Definición:** potasio sérico (K^+) < 3.5 mEq/L.
- **Manifestaciones clínicas:** náuseas, vómitos, debilidad, rabdomiólisis y poliuria.
  Cambios inespecíficos en el ECG: onda U (amplitud > 1 mm), intervalo QT prolongado, ondas T invertidas y aplanadas, y arritmia por digitálicos.
- **Dx:** descartar viraje transcelular (alcalosis, insulina, catecolaminas, hipotermia).
- **Tratamiento:** tratar las causas de los desplazamientos transcelulares de K^+.
  Reemplazar el K^+: KCl 10-40 mEq i.v. Infundir 20 mEq en 100 mL de SSN en 1 h.
  Reponer el magnesio sérico.

Hipernatremia

- **Definición:** sodio sérico (Na^+) > 145 mEq/L.
- **Manifestaciones clínicas:** estado mental alterado, rabdomiólisis, ausencia de sed frente a sed intensa, poliuria y diarrea.
- **Dx:** ingresos y egresos, estado de volumen, osmolaridad sérica, osmolaridad urinaria y electrólitos urinarios.
- **Tratamiento** (*NEJM* 2000;342:1493): detener cualquier causa de hiperNa.
  Corregir el sodio sérico: administrar líquidos hipotónicos v.o. o parenteral.
  Calcular el déficit de agua y la pérdida diaria de agua.
  Agua corporal total (ACT) = peso corporal total × 0.5 en mujeres.
  Déficit de agua libre = ([Na sérico – 140]/140) × ACT.
  Aclaramiento de agua libre = (V[1 – (NaU + KU)])/NaP.
  V = volumen urinario; NaU = [Na^+] en orina; KU = [K^+] en orina; NaP = [Na^+] en plasma.
  Pérdidas insensibles: 10 mL/kg/día.
  Reemplazar el déficit diario de agua y corregir el déficit de agua.
  HiperNa crónica: ↓ Na^+ sérico en 10 mmol/día.
  Evitar corregir demasiado rápido para impedir el edema cerebral.
  HiperNa aguda: ↓ Na^+ sérico en 1 mmol/L/h.

Líquidos: proporcionar solo líquidos hipotónicos (NaCl 0.2%, NaCl 0.45%).
Entre más hipotónico sea el líquido, menor la tasa de infusión.
Calcular el cambio en el Na^+ sérico con 1 L de infusión:
[(infusión de Na + infusión de K) – Na^+ sérico]/(ACT + 1).
Evitar: NaCl 0.9% y soluciones de dextrosa (hiperglucemia → diuresis osmótica → agravamiento de la hiperNa).

Hiponatremia

- **Definición:** sodio sérico (Na^+) < 130 mEq/L.
- **Manifestaciones clínicas:** estado mental alterado.
- **Dx:** estado de volumen (hipovolemia frente a euvolemia frente a hipervolemia), osmolalidad sérica, osmolalidad urinaria, electrólitos urinarios y EFNa.
- **Tratamiento:**
  Suspender cualquier causa de hipoNa. Asintomático: corregir con una tasa de ≤ 0.5 mEq/L/h.
  Sintomático: corrección rápida con 2 mEq/L/h durante las primeras 2-3 h. No exceder la corrección > 10-12 mEq/L/día para evitar el síndrome de desmielinización osmótica.

Hipercalcemia

- **Definición:** calcio sérico total > 11 mg/dL; calcio ionizado > 3 mmol/L.
- **Manifestaciones clínicas** (evidentes cuando el calcio ionizado > 3 mmol/L):
  Digestivas: estreñimiento, N/V, íleo y pancreatitis.
  Renales: poliuria, nefrocalcinosis y DI nefrogénica.
  Neuro: estado mental alterado, coma y ↓ RTP.
  Cardiovasculares: HoTN, hipovolemia, ↓ intervalo QT y bloqueo AV.
- **Tratamiento:**
  Corregir la hipovolemia: hidratación con solución salina isotónica.
  Furosemida: 40-80 mg i.v. c/2 h para mantener un gasto urinario de 100 mL/h.
  Calcitonina: para ↓ la resorción ósea. 4 U/kg c/12 h s.c. o i.m. ↓ el calcio sérico en 0.5 mmol/L.
  Hidrocortisona: 200 mg i.v. c/24 h (divididos en 2-3 dosis). Administrar junto con calcitonina.
  Bisfosfonatos: la máxima respuesta se observa en 4-10 días. Zoledronato 4 mg i.v. en infusión durante 15 min; pamidronato 90 mg i.v., infundir en 2 h.

Hipocalcemia

- **Definición:** calcio sérico total < 8.8 mg/dL, calcio ionizado < 2.1 mmol/L.
- **Manifestaciones clínicas:** parestesias, cólicos, raquitismo y osteomalacia.
- **Tratamiento:** sintomático con gluconato de Ca i.v. (1-2 g i.v. en 20 min), calcitriol y Vit D.

Hipermagnesemia

- **Definición:** Mg sérico > 4 mEq/L.
- **Manifestaciones clínicas:** rubor, cefalea, ↓ RTP, letargia, somnolencia, parálisis muscular, insuficiencia resp, bloqueo cardíaco y paro cardíaco.
- **Tratamiento:** si la función renal es normal, detener el tratamiento con magnesio. Insuficiencia renal moderada: líquidos i.v., furosemida. Insuficiencia renal grave: diálisis, calcio i.v.

Hipomagnesemia

- **Definición:** Mg sérico < 1.8 mg/dL.
- **Manifestaciones clínicas:** tetania, arritmias y convulsiones.
- **Tratamiento:** sintomático con 1-2 g i.v. de magnesio en 5-60 min.

Hiperfosfatemia

- **Definición:** fosfato sérico > 5 mg/dL.
- **Manifestaciones clínicas:** en la mayoría de los casos es asintomática, pero puede poner en riesgo la vida en caso de hipocalcemia sintomática.
- **Tratamiento:** líquidos i.v. para la hiperfosfatemia sintomática; hemodiálisis si la función renal está alterada. Crónica: quelantes de fosfato, dieta baja en fosfato.

Hipofosfatemia

- **Definición:** fosfato sérico < 2 mg/dL.
- **Manifestaciones clínicas:** debilidad muscular, rabdomiólisis y encefalopatía.
- **Tratamiento:** sintomática con reposición i.v. de fosfato.

Hipercloremia

- **Definición:** Cl sérico > 107 mEq/L.
- **Manifestaciones clínicas:** se debe a la pérdida de agua libre y acidosis metabólica.
- **Tratamiento:** hidratación y corrección de la acidemia.

Hipocloremia

- **Definición:** Cl sérico < 97 mEq/L.
- **Manifestaciones clínicas:** se debe a la pérdida de líquido gástrico y el empleo de diuréticos.
- **Tratamiento:** tratar las causas subyacentes y corregir la alcalosis metabólica.

CAMBIOS GASTROINTESTINALES EN EL EMBARAZO

- La inhibición de la motilidad GI en el emb parece deberse a los efectos de la progesterona.
- La ERGE se debe a la reducción del vaciamiento gástrico y del tono del esfínter esofágico inferior.
- Las N/V son exacerbados por la disminución de la motilidad intestinal.
- El estreñimiento se debe al aumento en el tiempo de tránsito intestinal y absorción de nutrientes.
- Parece que el aumento de tamaño del fondo uterino también influye en la saciedad precoz, la ERGE y el estreñimiento.
- En el emb normal, la mayoría de los parámetros hepáticos permanecen invariables (tamaño, flujo sanguíneo hepático, histología global, TP, bilirrubina total, AST, ALT, GGT), pero aumenta la función de síntesis.

Cambios en las proteínas y las enzimas en el embarazo		
Concentración total de proteínas en suero	↓	Debido a disminución de albúmina sérica.
Factores de la coagulación (fibrinógeno, factores VII,VIII, IX, X)	↑	Debido a aumento de estrógenos.
Citocromo P-450	↑	Debido a aumento de progesterona.
Fosfatasa alcalina total	↑	Debido a producción placentaria.
Globulinas fijadoras	↑	Debido a estimulación hormonal del hígado.

COLELITIASIS

Epidemiología

- Prevalencia global del 10-15% en adultos; enfermedad asociada con colelitiasis: < 1% de las mujeres embarazadas.
- **Factores de riesgo:** emb (↓ la movilidad de la vesícula biliar, ↑ la del barro biliar y síntesis de colesterol), ↑ estrógenos (sexo [♀ 2 veces más frecuente que en ♂], obesidad, pérdida rápida de peso y emb); etnicidad (75% de nativos americanos); edad (> 40 años); fármacos (ACO, estrógenos, clofibrato, octreotida, ceftriaxona, APT); alteraciones del metabolismo de ácidos biliares; síndromes hiperlipidémicos (↑ secreción de colesterol biliar y saturación de colesterol en la bilis).

Fisiopatología

- Bilis = vía de eliminación del exceso de colesterol, bien como colesterol libre o en forma de sales biliares; bilis saturada de colesterol → formación de cristales → estasis biliar → agregación.
- Tipos de cálculos: mixtos; de colesterol (hasta el 80% de los cálculos biliares, hasta un 80% radiolúcidos); pigmentos negros (bilirrubina no conjugada + calcio, estéril; radiopaco); pigmentos marrones (jabones de calcio, conductos infectados; radiolúcidos).

Véase la tabla para el diagnóstico y el tratamiento.

COLECISTITIS

Definición y epidemiología

- **Inflamación de la vesícula biliar:** aguda (inicio rápido, obst por cálculo biliar); crónica (obst transitoria → inflamación de bajo grado/fibrosis); alitiásica (inflamación sin obst).
- ♀ >> ♂ debido a estrógenos (↑ secreción de colesterol) y progesterona (↓ secreción de ácidos biliares y ↑ estasis).
- Incidencia de 1:1600 a 4/10 000 embarazos; es la segunda causa más frecuente de cirugía durante el embarazo.

Fisiopatología

- > 90% se debe a cálculos en el conducto cístico→ inflamación.
- Estasis de la vesícula biliar/isquemia → colecistitis acalculosa; en lesiones graves, cirugía no biliar mayor, traumatismo grave, quemaduras, sepsis, infección (CMV, criptococosis, VIH) y vasculitis (poliarteritis nodosa).

Véase la tabla para el diagnóstico y el tratamiento.

PANCREATITIS

Pancreatitis aguda

- Inflamación del páncreas; se diagnostica con dos de los siguientes criterios: dolor abdominal característico, elevación de amilasa/lipasa mayor de tres veces el límite superior de la normalidad (la amilasa es menos específica) y evidencia de pancreatitis aguda en TC, RM o Eco.

- Incidencia aproximada del 0.1% en el emb.
- **Considerar:** litiasis, consumo de alcohol, fármacos, hipertrigliceridemia, post CPRE, hiperCa, neoplasia o traumatismos de páncreas, infección (VEB) y vasculitis. Considerar en caso de dolor y N/V después de procedimientos abdominales superiores (p. ej., esplenectomía).

Tratamiento: inicial con líquidos, nutrición, control del dolor y CPRE para coledocolitiasis.

- Complicaciones: necrosis pancreática, seudoquistes, SRIS y pancreatitis crónica.

Pancreatitis crónica

- Su causa principal es el alcoholismo; con menor frecuencia se debe a factores genéticos, obstrucción de conductos o enf autoinmunitarias.
- La patogenia no está definida. Es un proceso fibroinflamatorio con daño permanente al páncreas y disfunción endocrina y exocrina.
- Manifestaciones clínicas primarias: dolor abdominal e insuficiencia pancreática.
- Las complicaciones incluyen diabetes, seudoquistes, trombosis de la vena esplénica, el conducto biliar o una obstrucción duodenal.
- El tratamiento es de soporte y sintomático.

Véase la tabla para el diagnóstico y el tratamiento.

Diagnóstico diferencial del dolor abdominal superior			
Enfermedad	**Manifestaciones clínicas**	**Diagnóstico**	**Tratamiento**
Colelitiasis	El 70-80% son asintomáticos, cólico biliar: dolor en CSD/epigastrio que se alivia en horas y empeora con la comida grasa y durante la noche, ± N/V, ± dolor a la palpación, sin fiebre.	**Pruebas de laboratorio:** PFH normales, HG y lipasa. **Eco de CSD:** área ecogénica móvil con sombra acústica. Vigilar la presencia de complicaciones, incluyendo colecistitis, coledocolitiasis, colangitis ascendente, absceso hepático, pancreatitis, ictericia obstructiva y fístulas.	• Líquidos i.v. y analgesia. • Colecistectomía: en caso de que fracase el tratamiento farmacológico. • Realizar colecistectomía profiláctica solo si los cálculos son de gran tamaño o hay ↑ riesgo de cáncer de vesícula. • No son candidatas para cirugía: ácido ursodesoxicólico, litotricia (contraindicada en el emb).
Colecistitis aguda	Dolor persistente en CSD/epigastrio, fiebre, N/V, dolor abdominal en la exploración (signo de Murphy), dolor a la descompresión y defensa. Colecistitis acalculosa: fiebre, dolor en CSD dentro de 2-4 sem después de una cirugía mayor, pacientes gravemente enfermas con ayuno prolongado o insuficiencia orgánica múltiple.	**Pruebas de laboratorio:** leve ↑ de leucocitos, PFH (amilasa si V+), ± bilirrubina. **Eco de CSD:** pared cística engrosada, líquido pericolecístico, colelitiasis > RM en el embarazo si no es concluyente. **Rx abdominal:** 15% de cálculos radiopacos. **Técnica HIDA:** es la más sensible si la bilirrubina es < 5; puede mostrar obstrucción del conducto cístico (no en el embarazo).	• Ayuno, líquidos i.v., analgesia, antibióticos (generación 2/3; cefalosporina + metronidazol). • Colecistectomía dentro de los 2-4 días del ingreso. • La cirugía es complicada en el embarazo, pero ↓ la morbilidad; es más segura en el segundo trimestre. • No son candidatas para cirugía: colecistostomía y drenaje percutáneo.
Coledocolitiasis con colangitis ascendente	Dolor en CSD, fiebre e ictericia (tríada de *Charcot*).	**Pruebas de laboratorio:** ↑ de leucocitos, PFH; obtener dos hemocultivos. **Eco de CSD:** dilatación de la vesícula biliar, ± colelitiasis. **CPRE:** dilatación de la vesícula biliar, ± colelitiasis.	• Ayuno, líquidos i.v., corrección de QS y antibióticos (80-90% de respuesta). • El 15% requiere descompresión mediante CPRE con esfinterotomía (puede realizarse en el embarazo) o drenaje percutáneo.

Enfermedad	Manifestaciones clínicas	Diagnóstico	Tratamiento
Pancreatitis aguda	Dolor epigástrico que se irradia a la espalda, N/V, fiebre, dolor abdominal en la exploración, distensión y defensa. Gravedad valorada mediante los criterios APACHE II.	**Pruebas de laboratorio:** ↑ de lipasa, leucocitos, QS y TG. **Eco abdominal:** agrandamiento heterogéneo del páncreas e inflamación peripancreática.	• Ayuno, líquidos i.v., corrección de QS y analgesia. • Considerar alimentación por sonda o APT si esta se prolonga. • Colecistectomía frente a CPRE si se debe a colelitiasis.

CSD, *cuadrante superior derecho.*

APENDICITIS

Definición y epidemiología

- Inflamación de la pared apendicular → isquemia o perforación.
- Urgencia quirúrgica no traumática más frecuente durante el emb; incidencia de 1:1600 embarazos; habitualmente durante el segundo trimestre.
- La máxima incidencia ocurre en la segunda o tercera décadas de la vida; rara en los extremos de edad.
- La incidencia es mucho menor en países en vías de desarrollo y en grupos socioeconómicos más desfavorecidos.
- La morbilidad y la mortalidad suelen ser mayores durante el emb debido al retraso en el dx (el 25% tiene una perforación al momento del diagnóstico).

Fisiopatología

- Obstrucción de la luz apendicular (50-80%) generalmente por un fecalito (materia fecal acumulada/endurecida alrededor de fibras vegetales) → inflamación/distensión/ulceración/rotura. Otras causas: linfadenitis (infecciones víricas), bario espesado, parásitos (p. ej., oxiuros, *Ascaris, Taenia*) y tumores (p. ej., carcinoide o carcinoma).
- Dolor visceral poco localizado en la región periumbilical o epigástrica; la propagación de la inflamación peritoneal se localiza finalmente en el cuadrante inferior derecho.

Manifestaciones clínicas

- Dolor difuso periumbilical o en el cuadrante inferior derecho, anorexia, náuseas, vómitos y febrícula.
- Durante el embarazo, el apéndice está desplazado hacia arriba y al lado por el útero grávido → posibilidad de dolor en el hipocondrio derecho.
- Punto de McBurney sensible = ⅓ de la distancia desde la espina ilíaca anterosuperior y el ombligo; signo del psoas = dolor con la flexión de la cadera derecha; signo de Rovsing = la palpación en el CII desencadena dolor en la FID; el dolor a la descompresión referido suele estar ausente al principio y en el emb (a causa de la separación de la pared abdominal de las vísceras).
- Una temperatura > 38.3 °C y la presencia de rigidez sugieren perforación.
- ↑ el riesgo de aborto o TPPT; no hay efectos sobre la fertilidad, a menos que se perfore el apéndice con enfermedad adherente consecuente.

Diagnóstico

- **Pruebas de laboratorio:** leucocitosis moderada, neutrofilia (no es útil en el embarazo) y elevación de proCR/VSG.
- Eco abdominal (primera elección en el embarazo) = apéndice agrandado y con pared gruesa; útil para descartar quistes ováricos, embarazo ectópico y absceso tuboovárico (sens 86%, espec 81%).
- TC contrastada o no (estándar de referencia en pacientes no embarazadas): apéndice distendido sin contenido de contraste, pared apendicular engrosada con estrías periapendiculares y, a menudo, presencia de fecalito (VPP 95-97%; precisión general del 90-98%).
- RM; predilecta en el embarazo (sens 100%, espec 93%).

Tratamiento y medicamentos

- Corrección de electrólitos y líquidos i.v.
- **Antibióticos perioperatorios:** cobertura amplia para gramnegativos/grampositivos y anaerobios (cefalosporina de segunda generación + clindamicina o metronidazol). El abordaje conservador con antibióticos solos puede ser útil en algunas pacientes no embarazadas (*BMJ* 2012;344:e2156).
- Apendicectomía inmediata (se prefiere la técnica laparoscópica, que es segura en todos los trimestres del embarazo; más segura durante el segundo trimestre).

SÍNDROME DE INTESTINO IRRITABLE (SII)

Definiciones

- Alteración intestinal funcional caracterizada por dolor o molestias abdominales y modificación de los hábitos intestinales sin que existan anomalías estructurales detectables.

Subtipos de SII		
Subtipo	% de heces con Bristol 1 o 2	% de heces con Bristol 6 o 7
SII con estreñimiento	≥ 25	< 25
SII con diarrea	< 25	≥ 25
SII mixto	≥ 25	≥ 25
SII sin clasificar	Carece de los criterios de otros subtipos.	

Tomado de: *Gastroenterology* 2016;150:1393–407.
La escala de Bristol es una forma de clasificación de las heces humanas, en donde 1 es la consistencia más sólida/seca y 7 indica heces líquidas sin sólidos.

Epidemiología

- Afecta al 7-21% de los adultos a nivel mundial (en los Estados Unidos al 12%); de forma predominante en mujeres (1.5-2× mayor que en los hombres).
- La prevalencia disminuye con la edad. La mayoría de las personas presentan síntomas antes de los 45 años de edad.

Fisiopatología (*JAMA* 2015;313(9):949–58)

- La patogenia probablemente sea consecuencia de múltiples factores.
- Factores ambientales: factores estresantes en la vida temprana, intolerancia alimentaria, antibiótcos e infección intestinal.
- Factores del hospedero: percepción alterada del dolor, cambios anómalos en la interacción encéfalo-intestino, disbiosis, aumento de la permeabilidad intestinal, incremento de la activación inmunitaria intestinal e hipersensibilidad visceral a los estímulos.

Manifestaciones clínicas

Criterios diagnósticos Roma III y Roma IV para SII
(*J Neurogastroenterol Motil* 2017;23(2):151)

	Presentación	**Frecuencia**	**Duración**	**Asociación de dos o más de los siguientes:**
Roma III (criterios diagnósticos previos)	Dolor abdominal o molestias recurrentes	≥ 3 días/mes	Dentro de los 3 meses anteriores	• Mejora con la defecación. • Inicio asociado con cambios en la frecuencia de defecación. • Inicio asociado con cambios en el aspecto de las heces.
Roma IV* (actuales)	Dolor abdominal recurrente	En promedio, ≥ 1 días/sem	En los 3 meses anteriores	• Se relaciona con la defecación (aumento o disminución). • Se vincula con cambios en la frecuencia de la defecación. • Se asocia con cambios en la forma o el aspecto de las heces.

*Se ha eliminado la palabra inespecífica "molestia"; se ha simplificado la frecuencia; no es obligatorio que la defecación alivie los síntomas, y los cambios en la frecuencia y el aspecto de las heces ya no deben forzosamente coincidir con el inicio.

- **Características típicas** (no diagnósticas): pujo en la defecación, urgencia o tenesmo, presencia de moco y distensión, dispepsia, acidez, náuseas y vómitos, heces frecuentes y de poca consistencia, estreñimiento, distensión, cólicos abdominales, dolor, síntomas desencadenados por los alimentos, cambios sintomáticos a lo largo del tiempo (cambios en la ubicación del dolor y el patrón de la defecación) y mejoría de los síntomas al eliminar heces o gases.

- **Signos de alerta** (sospecha de enfermedad orgánica): diagnóstico > 50 años de edad, síntomas graves o en agravamiento, pérdida de peso inexplicable, diarrea nocturna, antecedentes familiares de cáncer, EII o enf celíaca, hemorragia rectal y anemia ferropénica inexplicable.

Estudios y pruebas diagnósticas

- El diagnóstico se basa en los criterios de Roma IV (*véase* antes).
- Estudios para descartar otras etiologías de acuerdo con los síntomas de la paciente y la presentación.
- El estudio diagnóstico para las pacientes con diarrea puede incluir HG, endoscopia, pruebas para celiaquía y muestras de heces (giardiosis).

Diagnóstico diferencial de los síntomas del SII	
Síntomas primarios	**Diagnóstico diferencial**
Dolor epigástrico o periumbilical	Enf del árbol biliar, alteraciones ulcerosas pépticas, isquemia intestinal y carcinoma de páncreas y gástrico.
Dolor en la zona inferior del abdomen	Enf diverticular, EII, cáncer de colon y enf pélvica (incluyendo anomalías estructurales, mialgia del suelo pélvico y EPI).
Dolor posprandial	Gastroparesia, obst intestinal y enfermedad cística.
Diarrea	Infección intestinal, deficiencia de lactasa, abuso de laxantes, malabsorción, esprúe celíaco e hipertiroidismo.
Estreñimiento	Efectos secundarios de fármacos, endocrinopatías, porfiria intermitente e intoxicación por plomo.

Tratamiento y medicamentos

- Evitar alimentos desencadenantes (entre los más frecuentes: café, disacáridos, legumbres, col [repollo] y edulcorantes artificiales).
- Dietas ricas en fibra (escasa evidencia) y evitar oligosacáridos, disacáridos, monosacáridos y polioles (hidratos de carbono altamente fermentables).
- Aumento de la actividad física, reducción del estrés y terapia psicosocial.
- Diarrea → antiespasmódicos, loperamida según la necesidad y probióticos (baja evidencia).
- Estreñimiento → *Psyllium*, metilcelulosa, policarbofilo cálcico, lactulosa, polietilenglicol, lubiprostona e hidróxido de magnesio.
- Fármacos: ATC, ISRS, antiespasmódicos, fármacos prosecretores (linaclotida), rifaximina, antagonistas de la serotonina.

ENFERMEDAD INTESTINAL INFLAMATORIA

Definiciones

- Inflamación intestinal crónica de origen inmunitario y no infeccioso.
- **Colitis ulcerosa (CU):** inflamación idiopática continua de la mucosa colónica.
- **Enfermedad de Crohn (EC):** inflamación granulomatosa transmural idiopática del tubo digestivo, desde la boca hasta el ano, con lesiones en parches.

Fisiopatología

- Multifactorial; en teoría, es un estado crónico de disregulación de la función inmunitaria de la mucosa que se ve afectada aún más por factores del entorno (p. ej., hábito tabáquico).

EII y embarazo (*Obstet Gynecol* 2015:126:401–12)

- Preconcepción: anticoncepción eficaz; lograr la remisión antes del embarazo (≥ 6 meses); valorar las vitaminas y los minerales (HG, B_{12}, folato, hierro, vitamina D); suspender los medicamentos que son dañinos para el feto, si es posible.
- Concepción: fertilidad normal, a menos que se haya practicado cirugía pélvica (anastomosis ileal-anal); el ↑ de actividad de la enf ↑ los AE, infertilidad.
- Medicamentos que deben suspenderse: metotrexato (suspender 3-6 meses antes del embarazo).
- Embarazo: la enfermedad activa es más peligrosa que la mayoría de los medicamentos; no suspender los fármacos de mantenimiento, excepto el metotrexato; vigilar de acuerdo con el riesgo OB; valoración del crecimiento seriado > 28 sem. ↑ el riesgo de TPPT, PBN, RCIU con ↑ de la actividad de la enfermedad. El embarazo *no* ↑ la probabilidad de agudización de la EII.
- Parto: si existe enfermedad perineal activa (fístulas y abscesos anorrectales y perirrectales) → cesárea; por lo demás, no hay recomendaciones acerca de la vía de parto.
- Posparto: la mayoría de los medicamentos son seguros para la lactancia; en caso de que los lactantes se expongan a los productos biológicos, no administrar vacunas de virus vivos durante los 6 meses consecutivos. Por lo demás, esquema de vacunación normal.

Características de la enfermedad de Crohn y la colitis ulcerosa		
	Enfermedad de Crohn	**Colitis ulcerosa**
Epidemiología	Incidencia de 0.03-15.6/100000 personas al año. Prevalencia: 3.6-214/100000. Edad de inicio bimodal: 15-30 años y 60-80 años. Se asocia con el sexo (mujeres), el hábito tabáquico, los ACO y la predisposición genética.	1.2-20.3/100000 diagnósticos nuevos al año. Prevalencia: 7.6-246/100000. Edad de inicio bimodal: 15-30 años, 60-80 años. La apendicectomía antes de los 20 años de edad y el consumo de tabaco pueden ser factores protectores (*N Engl J Med* 2011;365:1713).
Anatomía patológica	Macroscópica: inflamación transmural que puede afectar cualquier porción del tubo digestivo, desde la boca hasta el ano. Lesiones en parche, mucosa no friable, úlceras y fisuras largas con aspecto adoquinado, fístulas perirrectales, fisuras, abscesos y estenosis anal. Microscópica: agregaciones laxas de macrófagos forman granulomas no caseificantes en todas las capas de la pared intestinal. En el 30-40% solo se afecta el intestino delgado, en el 40-50% se afectan el intestino delgado y el grueso, y en el 15-25% solo el intestino grueso.	Inflamación y ulceración de la mucosa y afectación crónica de la mucosa del colon; empieza en el recto y se extiende proximalmente de forma continua. Macroscópica: mucosa granular y friable con ulceración difusa; seudopólipos. Microscópica: inflamación limitada a la mucosa y la submucosa superficial, y abscesos de las criptas. El 40-50% de la enf se limita al recto y el rectosigmoides; el 30-40% de la enf se extiende más allá del sigmoides pero no afecta a todo el colon; el 20% con colitis total.
Manifestaciones clínicas	Patrón fibroestenótico-obstructivo o patrón fistuloso penetrante. Antecedentes crónicos de dolor abdominal recurrente, diarrea sin sangre excesiva, fiebre, malestar y obst intestinal. Síntomas extraintestinales: eritema nodoso (15%); arteritis periférica (15-20%); espondilitis anquilosante (10%), sacroileítis, uveítis, epiescleritis, esteatosis hepática, colelitiasis, nefrolitiasis, masa ósea baja y complicaciones tromboembólicas.	Recaídas y remisiones crónicas con crisis de diarrea mucosa sanguinolenta; a menudo, con diarrea sanguinolenta macroscópica. Espasmos abdominales, tenesmo, dolor cólico en hemiabdomen inferior que se alivia con la defecación. Fiebre, pérdida de peso. La enf fulminante puede dar lugar a megacolon o megacolitis tóxicos. Manifestaciones extraintestinales: eritema nodoso (10%), piodermia gangrenosa (1-12%), sacroileítis, uveítis, esteatosis hepática, complicaciones tromboembólicas.
Estudios y pruebas diagnósticas	Elevación de VSG y proCR. Hipoalbuminemia, anemia y leucocitosis en enf grave. La endoscopia revela la normalidad rectal, úlceras aftosas o estenosis. El enema de bario muestra los defectos del llenado. La enterografía con TC muestra el "signo de la cuerda" radiográfico; áreas de inflamación circunferencial y fibrosis que causan estrechamiento de la luz. AAC en el 60-70%. El riesgo de cáncer colorrectal es similar en la CU, y se aplican las mismas recomendaciones para el seguimiento que en la CU.	Elevación de VSG, proCR, plaquetas. Disminución de Hb y leucocitosis. Coprocultivo negativo para bacterias, *Clostridium difficile*, H+P. Sigmoidoscopia con biopsias colónicas para confirmar el dx mediante histología. Enema de bario: granularidad fina de la mucosa, úlceras en "botón de camisa", pérdida de haustras: aspecto en "tubería de plomo". pANCA en el 60-70%. Vigilancia del cáncer de colon con colonoscopia anual o bianual con múltiples biopsias si > 8-10 años de pancolitis o 12-15 años de colitis del lado izquierdo.

Tratamiento y fármacos para la EII			
	Fármaco/ intervención	**Dosis**	**Notas/grado de riesgo en el emb**
EII leve	Dieta y estilo de vida		No es el tratamiento primario; evitar alimentos agravantes.
	Sulfasalazina	500 mg/día-6 g/día	Antibacteriano (sulfapiridina) y antiinflamatorio (5-ASA). Bajo riesgo en el embarazo y la lactancia. Suplementación con folatos 2 mg/día.
	5-ASA	Mesalazina oral, enema o supositorio	Bajo riesgo durante el embarazo y la lactancia.
EII moderada	Corticoesteroides Prednisona Hidrocortisona Metilprednisolona	 40 mg/día v.o. con ajuste de dosis 300 mg/día i.v. 60 mg/día i.v.	Utilizar si no responde al 5-ASA; no es un fármaco de mantenimiento. Riesgo moderado en el embarazo; los estudios en modelos animales muestran asociación con paladar hendido en el primer trimestre, además de RPM, InA, DMG y AE.
	Antibióticos Metronidazol	1-1.5 g/día v.o., terapia de mantenimiento 750 mg/día	Emplear en EC inflamatoria, fistulosa y perianal (no en CU). Riesgo moderado en el embarazo: disfunción ME (ciprofloxacino).
	Inmunosupresores 6-mercaptopurina Azatioprina MTX	En conjunto con un gastroenterólogo	Tratamiento y prevención de la remisión; fármacos ahorradores de esteroides. Alto riesgo en el embarazo y la lactancia: MTX (teratógeno).
EII grave	Inmunosupresores Ciclosporina Tacrólimus Anticuerpos anti-TNF	En conjunto con un gastroenterólogo	Utilizar si no responde a esteroides i.v.
	Cirugía	El 50% de los pacientes con CU se someten a cirugía en 10 años; la mayoría de los pacientes con EC requieren al menos una cirugía a lo largo de la vida. Indicaciones para la cirugía: enf intratable, megacolon tóxico, perforación de colon, hemorragia masiva, enf extracolónica, obst colon, estenosis y obst intestinal, fístula, absceso, ppx de cáncer de colon.	

Nota: la gravedad de la EC y la CU puede determinarse mediante el calculador de actividad de la enf (www.gastrotraining.com/calculators/cdai).
Tomado de: Rajapakse R, Korelitz BI. Inflammatory bowel disease during pregnancy. *Curr Treat Options Gastroenterol*. 2001;4(3):245–251 y Mahadevan U & Matro R. Care of pregnant pt with inflammatory bowel disease. *Obstetrics and Gynecology*. 2015;126:401–12.

HEPATITIS VÍRICA

Manifestaciones clínicas

- **Sx de hepatitis aguda:** anorexia, N/V, fatiga, malestar, artralgias, mialgias, cefalea, fotofobia, faringitis, tos y coriza (rinitis aguda) 1-2 sem antes de la ictericia. La febrícula es más frecuente con el VHA y el VHE.
- Puede observarse orina oscura y deposiciones de color arcilla 1-5 días antes del inicio de la ictericia.
- Ictericia con aumento de tamaño del hígado y dolor a la palpación en hipocondrio derecho.
- Esplenomegalia y adenopatía cervical en el 10-20%.
- Durante la "fase de recuperación" se resuelven los sx generales, pero la hepatomegalia y las anomalías de las enzimas hepáticas pueden persistir 2-12 sem.

Pruebas de laboratorio

- Elevación de AST y ALT (40-4 000 U/L). Elevación de bilirrubina (ictericia visible cuando la bilirrubina sérica > 2.5 mg/dL [típicamente 5-20 mg/dL]). Valorar TP/TTP, albúmina y glucosa.

Hepatitis A

- Picornavirus ARN sin envoltura. Replicación limitada al hígado, pero el virus está presente en el hígado, la bilis, las heces y la sangre.
- La prevalencia aumenta en función de la edad y la disminución de la situación socioeconómica.
- **Transmisión:** vía fecal-oral. Período de incubación de 15-45 días, media de 4 sem.
- **Dx:** infxn activa = IgM anti-VHA (puede persistir varios meses).
  Exposición previa = IgG anti-VHA, detectable indefinidamente → protectora.
- **Tx:** sintomático; recuperación en 4-6 sem.
- No hay datos de que el VHA sea teratógeno; no se ha documentado la transmisión al feto.

Hepatitis B

- Hepadnavirus ADN circular de tamaño pequeño.
- La prevalencia aumenta con la situación socioeconómica más baja, los grupos de edad más avanzada y las personas con riesgo de exposición a sangre.
- La hepatitis B aguda aparece en 1-2/1000 embarazos; la forma crónica aparece en 5-15/1000 emb.
- **Transmisión:** sanguínea, sexual y perinatal (sobre todo en lactantes nacidos de madres portadoras de HBsAg o madres con infxn activa; la transmisión guarda relación con la presencia de HBeAg). Período de incubación de 30-180 días, con una media de 8-12 sem.
- En el 85-90% de los casos, la resolución es completa después de la fase aguda de la infxn; el 10-15% tienen la infxn crónica.
- La hepatitis B crónica puede progresar a cirrosis e insuficiencia hepática fulminante y tiene mayor riesgo de carcinoma hepatocelular.
- **Diagnóstico y serología:**
  HBsAg: primer marcador detectable, antes de las PFH o de los sx, la infxn aguda o crónica.
  Anti-HBs: detectable indefinidamente tras la desaparición del HBsAg o después de la vacunación.
  HBcAg: no se detecta típicamente en el suero.
  Anti-HBc: presente 1-2 sem después del HBsAg, puede ser el único marcador serológico durante el período de ventana; la IgM anti-HBc sugiere una infxn aguda.
  HBeAg: aumenta con la infectividad.

Diagnóstico de la hepatitis B mediante serología					
Diagnóstico	**HBsAg**	**Anti-HBs**	**Anti-HBc**	**HBeAg**	**Anti-HBe**
Hepatitis aguda	+	–	IgM	+	–
Período de ventana	–	–	IgM	±	±
Recuperación	–	+	IgG	–	±
Inmunización	–	+	–	–	–
Hepatitis crónica	+	–	IgG	±	–

- **Prevención:** vacunaciones previas a la exposición con tres dosis (a los 0, 1, 6 meses).
  Ppx después de la exposición con HBIg (incluyendo exposición sexual, pinchazos con agujas y en recién nacidos).
- **Tratamiento:** VHB agudo → sintomático. VHB crónico → IFN-α, lamivudina, adefovir dipivoxil, IFN pegilado y entecavir.
- **VHB durante el emb:**
  Detección temprana sistemática en la primera visita prenatal.
  Aumento del riesgo de PPT; la infxn transplacentaria es infrecuente; **no** es teratógeno.
  La mayoría de las infxn neonatales se transmiten verticalmente por la exposición periparto.
  Tasa de transmisión perinatal alta: 30% en madres HBeAg (–); > 85% en madres HBeAg (+) (*N Engl J Med* 1975;292(15):771).
  La cesárea y la lactancia artificial **no** reducen el riesgo de transmisión.

Hepatitis C

- Virus ARN; en los Estados Unidos, el 70% pertenece al genotipo 1 (el más frecuente en todo el mundo), y el 30% a los genotipos 2 y 3.
  Alrededor del 20% de la hepatitis C crónica ocasiona hepatitis crónica activa o cirrosis; aumenta el riesgo de carcinoma hepatocelular.
  Prevalencia en el emb del 1-5%, con las tasas más altas en las poblaciones urbanas.
- **Transmisión:** exposición a sangre; período de incubación de 15-160 días, media de 7 sem.
- **Serología**
  Antígenos de VHC no detectables en suero; dificultad para diagnosticar hepatitis C aguda.
  Anti-VHC (ELISA) positivo en 6 sem-6 meses; no implica recuperación.
  Si anti-VHC (+), utilizar RIBA VHC o ARN VHC (mediante PCR) para confirmar el diagnóstico.

Diagnóstico de VHC (pruebas serológicas)			
Diagnóstico	**ARN VHC**	**Anti-VHC (ELISA)**	**Anti-VHC (RIBA)**
Sin infección	−	−	−
Falso positivo	−	+	−
Hepatitis aguda temprana	+	−	−
Infección previa	−	+	+
Hepatitis crónica (activa/presente)	+	+	+

- **Tratamiento:** IFN pegilado, ribavirina. Los nuevos esquemas son muy exitosos, por ejemplo, glecaprevir (inhibidor de la proteasa Hep C NS3/4) y pibrentasvir (inhibidor de NS5A) para los genotipos 1-6.
- **VHC en el embarazo:**
  - Detección temprana en mujeres con alto riesgo (alcoholismo, ADIV, infección por VIH concomitante, transfusión sanguínea previa y tatuajes).
  - Puede asociarse con PBN, necesidad de ventilación asistida e ingreso en UCIN (*Am J Obstet Gynecol* 2008;199(1):38.e1).
  - Efectos poco claros sobre la progresión a fibrosis hepática.
  - Transmisión vertical en el 5-10% de los casos. Tres veces mayor con coinfección por VIH (*Lancet* 1995;345(8945):289).
  - El riesgo de transmisión vertical aumenta con la carga vírica. Las cesáreas no ↓ el riesgo de transmisión. La rotura prolongada de membranas puede ↑ la transmisión.
  - La ribavirina está contraindicada en el emb. La lactancia materna **no** está contraindicada.

Hepatitis D

- Virus ARN defectuoso que necesita la coinfección o la sobreinfección con VHB para su replicación y expresión. En las áreas no endémicas, la infxn por el VHD está confinada a personas que suelen estar expuestas a la sangre (ADIV, con pts hemofílicas). En áreas endémicas, la infxn por VHD ocurre de forma predominante por medios no percutáneos.
- **Transmisión:** sanguínea, sexual. Período de incubación de 30-180 días, con una media de 8-12 sem.
- **Diagnóstico:** anti-VHD, ARN de VHD.
  - No está indicada la detección temprana, pues consejo y tratamiento son los mismos que con VHB.
  - Se puede considerar el cribado cuando coexiste un VHB sintomático.
- **Tratamiento:** similar al del VHB.

Hepatitis E

- Virus ARN frecuente en India, Asia, África y Centroamérica.
- **Transmisión:** fecal-oral, rara vez secundaria a propagación interpersonal.
  - Período de incubación de 14-60 días, media de 5-6 sem.
- **Diagnóstico:** IgM anti-VHE.
- **Tratamiento:** de soporte.
- **VHE en el embarazo:** tasa de mortalidad del 10-20% en mujeres embarazadas (1-2% en no embarazadas). Puede causar hepatitis fetal/neonatal.

Prevención/vacunas

- La vacunación para el VHA y el VHB es segura durante el emb. Vacunar a las pacientes de alto riesgo (más de una pareja sexual durante los 6 meses previos, tratamiento por una ITS, ADIV reciente o recurrente o pareja sexual positiva para HBsAG). Puede recibir la vacuna durante el embarazo.

COLESTASIS INTRAHEPÁTICA DEL EMBARAZO (CIE)

Definiciones y epidemiología

- Enfermedad del árbol biliar intrahepático o del sistema secretor hepatocelular que produce una elevación de bilirrubina y de otros solutos eliminados por la bilis (sales biliares y colesterol), y que sucede durante el emb.
- Incidencia de 2/10000 casos en los Estados Unidos, 20/10000 casos en Europa.
- La hepatitis C crónica se asocia con un ↑ de 20× en la incidencia de colestasis.

Fisiopatología

- Desconocida, pero probablemente se deba a alteraciones genéticamente susceptibles en el metabolismo de los esteroides y los ácidos biliares.
- Mutaciones en HLA-B8, HLA-BW16 y genes de los sistemas de transporte hepatocelular (*RMF3*).
- Puede guardar relación con las cifras de estrógenos circulantes (la incidencia en los embarazos gemelares es mayor que en los únicos).
- Eliminación incompleta de ácidos biliares y acumulación en el plasma con dislipidemia asociada.
- ↑ meconio y sufrimiento fetal intraparto (22-41%), parto pretérmino (19-60%) y muertes fetales (0.75-1.6%); sobre todo si los ácidos biliares > 40 µmol/L (*Glantz Hepatology* 2004;467).

Manifestaciones clínicas y exploración física

- Prurito generalizado en el segundo y el tercer trimestre, sobre todo en las palmas de las manos y las plantas de los pies.
- Ictericia (20-75%).
- No se asocia con exantema, pero sí con excoriaciones por rascado.

Estudios y pruebas diagnósticas

- El prurito precede a las anomalías de lab por varias semanas:
  Hiperbilirrubinemia (rara vez supera los 4-5 mg/dL).
  Aumento de ácidos biliares en suero (ácido quenodesoxicólico, ácido desoxicólico, ácido cólico) > 10 μmol/L.
  Aumento de fosfatasa alcalina mayor de lo normal en el emb.
  AST/ALT normales o moderadamente ↑, pero raras veces > 250 U/L.
- La bx hepática muestra ligera colestasis con dilatación centrolobulillar, con tapones de bilis (poco frecuente para bx).
- Descartar preeclampsia, que es improbable en el contexto de presiones normales y ausencia de proteinuria.
- Eco de hipocondrio derecho para descartar colelitiasis y obst biliar, normal en la CIE.

Tratamiento y medicamentos

- Sx y labs normales 2-4 sem después del parto, pero es probable que recidive en embarazos posteriores o con la administración exógena de estrógenos.
- Antihistamínicos y emolientes tópicos para alivio sintomático del prurito.
- Ácido ursodesoxicólico (recomendado), la colestiramina es una alternativa.
- Considerar pruebas anteparto después del dx; considerar el parto a las 37-38 sem.

SÍNDROME HELLP

Definición y epidemiología

- Variante de preE grave caracterizada por hemólisis microangiopática, elevación de transaminasas séricas y recuento plaquetario bajo. El HELLP parcial indica pacientes con solo algunos criterios de HELLP. *Véanse también* los capítulos 11-12.
- Afecta al 0.5-0.9% de todos los emb y al 10-20% de las pacientes con eclampsia (*véase* el cap. 18).
- Aumento del riesgo de eclampsia, parto pretérmino y muerte perinatal.

Fisiopatología

- Hemólisis microangiopática que ocasiona elevación de la LDH sérica y eritrocitos fragmentados en el frotis periférico. Mismo proceso que la preeclampsia, pero más grave.
- La disminución de plaquetas se debe al aumento del consumo.

Manifestaciones clínicas

- Signos y síntomas de preeclampsia (elevación de PA, proteinuria, edema localizado, cefalea y cambios visuales).
- Dolor en hipocondrio derecho o en zona media de epigastrio, náuseas y vómitos.
- Complicaciones graves: rotura espontánea de hematoma hepático subcapsular, desprendimiento de placenta y CID.

Exploración física y pruebas diagnósticas (*ACOG. Hypertension in pregnancy.* 2013. p. 3 (cuadro E-1))

- **Criterios diagnósticos para preE con características graves (aquellos de síndrome HELLP se encuentran resaltados):**
  PAS > 160, PAD > 110 en dos ocasiones, con más de 4 h de diferencia.
  Plaquetas < 100 000 células/mm³.
  PFH > 2× LSN.
  Dolor grave y persistente en el CSD que no responde a los fármacos y no se debe a otra causa.
  Cr > 1.1 mg/dL, o el doble de la referencia de Cr sérica.
  Edema pulmonar.
  Síntomas neurológicos persistentes (cefalea, alteraciones visuales) que no responden a los medicamentos.
- Los criterios anteriores también incluían hemólisis en el frotis periférico, LDH > 600 U/L o bilirrubina total > 1.2 mg/dL (criterios de Sibai) o LDH > 600 U/L (criterios de Martin).
- **Estudios de imagen:** Eco de hipocondrio derecho, TC, RM para valorar una posible hemorragia hepática que pueda ser el origen de un hematoma subcapsular ± rotura. Considerar si hay ↑↑ de transaminasas o dolor grave.

Tratamiento y medicamentos

- Tx similar al de la preE grave: antihipertensivos, sulfato de magnesio, parto: < *viabilidad*: parto inmediato; *viabilidad 33 sem y 6 días*: betametasona seguida de parto dentro de 24-48 h si está estable; > *34 sem y 0 días*: parto inmediato (no es necesaria la cesárea, a menos que tenga indicaciones obstétricas).

- Presencia de HELLP → parto inmediato debido al ↑ muerte (1%) y la morbilidad maternas: transfusión sanguínea (25%), CID (15%), dehiscencia de heridas (14%), desprendimiento de placenta (9%), edema pulmonar (8%), insuficiencia renal (3%) y hemorragia intracraneal (1.5%) (*Obstet Gynecol* 2004;103:983).
- La dexametasona puede mejorar la trombocitopenia grave, pero probablemente no mejora los resultados (*Cochrane Database Syst Rev* 2010;(9):CD008148).
- Se ha documentado un aumento del riesgo de recurrencia del síndrome de HELLP en los embarazos posteriores (5-25%), mayor incidencia de parto pretérmino, restricción de crecimiento fetal, desprendimiento de placenta y parto por cesárea en los embarazos siguientes sin recurrencia de HELLP.

HÍGADO GRASO AGUDO DEL EMBARAZO (HGAE)

Definiciones y epidemiología

- Acumulación de grasa hepática microvascular asociada con disfxn mitocondrial y deterioro de la fxn de los hepatocitos que puede desembocar en insuficiencia hepática aguda.
- 1/10 000 embarazos.
- Se relaciona con la presencia de anomalías mitocondriales de la oxidación de los ácidos grasos por una mutación hereditaria autosómica recesiva (déficit LCHAD: la mutación más frecuente es G1528C).
- Se presenta con mayor frecuencia en mujeres nulíparas, los fetos masculinos, la preE y los embarazos múltiples.

Manifestaciones clínicas

- Se manifiesta al final del tercer trimestre, a menudo con parto pretérmino o ausencia de movimiento fetales.
- Los sx son inespecíficos y consisten en náuseas y vómitos persistentes, malestar, fatiga, anorexia, dolor epigástrico, ictericia progresiva y febrícula.
- El 50% con sx preocupantes de preE, como HTA, proteinuria y edema.
- Si es grave: ascitis, coagulopatía y hemorragia espontánea, disnea por edema pulmonar, óbitos, síndrome hepatorrenal, encefalopatía hepática e insuficiencia renal.

Estudios y pruebas diagnósticas

- **Pruebas de laboratorio:** PFH con ↑ bilirrubina (> 10 mg/dL), ↑ AST/ALT (generalmente < 1000 U/L), HG (hemoconcentración, leucocitosis, trombocitopenia), coagulopatías (hipofibrinogenemia, hipoalbuminemia, hipocolesterolemia, tiempos de coagulación prolongados y TP alargado), hipoglucemia o hiperglucemia secundaria a pancreatitis.
- La madre debe someterse a pruebas para LCHAD; esto puede salvar la vida del neonato/informar del riesgo en embarazos futuros.
- **Pruebas de imagen:** Eco de hipocondrio derecho que muestra aumento de ecogenicidad; TC o RM que demuestra hipodensidad hepática.
- La bx hepática es la prueba estándar para confirmar el dx, pero rara vez se utiliza en la práctica clínica; muestra esteatosis microvesicular.

Diferencias entre el HGAE y el síndrome HELLP

Signos y síntomas	HGAE (%)	HELLP (%)
Hipertensión arterial	50	85
Proteinuria	30-50	90-95
Fiebre	25-32	Ausente
Ictericia	40-90	5-10
Náuseas y vómitos	50-80	40
Dolor abdominal	35-50	60-80
Hipoglucemia	*Presente*	*Ausente*

Tomado de: *Obstet Gynecol* 2007;109(4):956–66.

Tratamiento y medicamentos

- **Atención de soporte:** infusión de glucosa, reversión de coagulopatía y reanimación con líquidos intravenosos.
- **El parto se recomienda cuando** se confirma el dx; hay resolución espontánea tras el parto: generalmente tarda 1 sem después del parto en resolverse la disfxn hepática. Durante el período de recuperación, el 25% desarrolla diabetes insípida transitoria y el 50% pancreatitis aguda.
- Puede recurrir en embarazos posteriores, incluso sin que la madre presente la mutación LCHAD. La tasa de mortalidad materna histórica es del 70%, y mejora con el dx precoz a < 10%.
- Mortalidad perinatal del 13% debido a una tasa elevada de parto pretérmino.

ALIMENTACIÓN PARENTERAL TOTAL (APT)

Definición, indicaciones y contraindicaciones

- **APT:** nutrición intravenosa complementaria que incluye proteínas, grasas y glucosa, electrólitos, vitaminas, minerales y líquidos. Por lo general, es una intervención *transitoria* ante una limitación importante de la ingesta oral (p. ej., vómitos/diarrea intratable, isquemia GI, fístulas de alto gasto) o en cuadros de disfxn intestinal grave (p. ej., obst intestinal, íleo prolongado).
- **Contraindicaciones:** hiperosmolalidad, hiperglucemia grave, anomalías electrolíticas graves, sobrecarga de volumen y sepsis. No se recomienda en el cáncer avanzado (*J Parenter Enteral Nutr* 2009;33(5):472).

Solicitudes de APT

- Los parámetros dependen de la disfxn específica; **consultar el esquema de la APT con un nutriólogo**.
- Iniciar la APT con tomas continuas lentas, pudiendo progresar hasta un ciclo de 12 h si se tolera.
- Requerimientos diarios: agua 30-40 mL/kg/día, energía 20-35 kcal/kg/día (según grado de actividad).
- Modificar la fórmula según la enfermedad: insuficiencia cardíaca o renal > límite de volumen, insuficiencia renal > reducción de proteínas, insuficiencia respiratoria > aumento de lípidos como fuente de energía para disminuir la producción de dióxido de carbono mediante el metabolismo de los hidratos de carbono.

Requerimientos diarios promedio del adulto		
Componente de la APT	**Objetivo de nutrición**	**Notas**
Proteínas	0.8-2 g aminoácidos/kg/día	
Hidratos de carbono	~60-70% de calorías no proteínicas	< 7 g dextrosa/kg/día para evitar complicaciones.
Lípidos	25-40% calorías no proteínicas, no menos del 2-4% del total de calorías como lípidos	< 2.5 g/kg/día para evitar complicaciones.
Electrólitos	1-2 mEq Na/kg/día 1-2 mEq K/kg/día 5-7.5 mEq Ca/kg/día 20-40 mmol PO_4/kg/día 4-10 mEq Mg/kg/día	
Vitaminas y oligoelementos	Vitaminas: 3 mg B_1, 3.6 mg B_2, 40 mg B_3, 400 µg folato, 15 mg B_5, 4 mg B_6, 5 µg B_{12}, 60 µg biotina, 100 mg Vit C, 1 mg Vit A, 5 µg Vit D, 10 mg Vit E, 1 mg Vit K Minerales: 10-15 µg Cr, 0.3-0.5 mg Cu, 60-100 µg Mn, 20-60 µg Se, 2.5-5 µg Zn	• MVI, tiamina y folato en caso de abuso crónico de alcohol. • Añadir zinc para promover la cicatrización de heridas. • Añadir folato ± multivitamínico específico para el embarazo en caso de gestación. • Añadir oligoelementos si se desea.

Tomado de: *JPENJ Parenter Enteral Nutr* 2002;26:1SA–138SA (available at *www.nutritioncare.org*).

Vigilancia de la APT

- **Punto de referencia:** QS, PFH, lípidos, albúmina, transferrina y prealbúmina.
- **Diario (mientras se aumenta el ritmo de alimentación):** HG, QS, peso, electrólitos, equilibrio hídrico, glucosa ≥ 4×/día.
- **Semanalmente:** triglicéridos, PFH, albúmina, transferrina, prealbúmina, TP, Ca, Mg, fósforo, osm urinaria y plasmática.
- En un inicio, una dosis de insulina de acuerdo con la glucemia preprandial; se cambia a insulina para APT cuando sea posible.

Complicaciones

- **Asociadas con la vía (5-10% de las pts): septicemia**, infección de la vía, neumotórax, hemotórax, lesión del plexo braquial.
- **Efectos metabólicos** (90% de las pts): hipo/hiperglucemia, disfxn hepática (principalmente de aminoácidos), hepatomegalia (acumulación de exceso de hidratos de carbono), hiperamonemia, alteraciones electrolíticas (p. ej., hiperK), exceso o déficit de nutrientes, encefalopatía de Wernicke, síndrome de realimentación (hipoPO_4, hipoK, hipoMg), sobrecarga hídrica, desmineralización ósea, reacción adversa a las emulsiones lipídicas, complicaciones de la vesícula biliar (cálculos, lodo, infección).
- Las complicaciones fetales de la APT materna son infrecuentes; suplementos de vitamina K a las pacientes embarazadas con APT y seguimiento de crecimiento con Eco seriadas (*Obstet Gynecol* 2003;101(5 Pt 2):1142).

CAMBIOS HEMÁTICOS EN EL EMBARAZO

Volumen plasmático

- ↑ en un 40-50% desde el volumen plasmático basal (1000-1500 mL).
- El volumen plasmático empieza a ↑ aproximadamente a las 6 sem de gestación y sigue haciéndolo hasta la semana 30-34; se normaliza en la semana 6 después del parto.
- Anemia por dilución del embarazo a causa de expansión del plasma en comparación con los eritrocitos: menor Hb a las semanas 28-36.

Masa eritrocítica

- El ↑ del 20-30% en la masa eritrocítica durante el emb comienza aproximadamente en la semana 8-10 de la gestación.
- El ↑ del 2,3-bisfosfoglicerato en el embarazo causa disminución de la afinidad por O_2 y facilita el paso de este por la placenta.
- En el emb se necesitan 1000 mg de hierro (eritrocitos, 500 mg; feto, 300 mg; sangrado, 200 mg).

Leucocitos

- La leucocitosis en el embarazo se debe al aumento en la circulación de PMN.
- Hay un aumento de PMN alrededor de la semana 8 del embarazo; leucocitos = 5 000-15 000/µL.
- La leucocitosis fisiológica ocurre en el trabajo de parto y el puerperio; leucocitos = 14 000-16 000/µL.

Sistema de la coagulación

- El riesgo de enf tromboembólica se multiplica por cinco; riesgo absoluto de 1/1500 embarazos.
- El ↑ del riesgo se debe a estasis venosa (efecto de masa uterina), lesión de la pared vascular y estados de hipercoagulabilidad (↑ procoagulantes hasta un 200%; ↓ proteína S; disminución de fibrinólisis; mayor descomposición de trombina).
- Los factores de la coagulación se normalizan 6-12 sem después del parto (*N Engl J Med* 2014;370:1307–15).

Hemorragia durante el parto

- Promedio de PSE: parto vaginal = 500 mL; cesárea = 1000 mL.
  Histerectomía de cesárea = 1500 mL (no urgente) y 2 500 mL (urgente).
- La mayoría de las pérdidas sanguíneas se producen en la primera hora después del parto → aproximadamente 80 mL de loquios en las 72 h siguientes.

ANEMIA

Definición

- **Gestacional:** Hb ≤ 11 g/dL en el primer trimestre; ≤ 10.5 g/dL en el segundo trimestre.
- **No embarazadas:** ≤ 12 g/dL.
- El IOM recomienda rebajar el valor de corte para la anemia en 0.8 g/dL en AA.
- **Factores de riesgo:** AA no hispanas, malabsorción (p. ej., esprúe celíaco), derivación gástrica, dieta con bajo contenido de hierro, menorragia, adolescencia, minorías, estados socioeconómicos bajos e intervalo corto entre emb.

Patogenia de la anemia	
↓ Producción eritrocitaria	Deficiencia de hierro, déficit de B_{12}/folato, enf GI, enf crónica, supresión de la médula ósea e hipotiroidismo.
↑ Destrucción eritrocitaria	*Extravascular:* drepanocitosis, talasemia, déficit de G6PD, esferocitosis, enf hepática/esplénica, infxn (paludismo, babesia) y hemólisis autoinmunitaria (LES). *Intravascular:* HELLP, PTT-SUH, CID, rxn transfusional e infxn.
Hemorragia	Traumatismos, cirugía y hemorragia gastrointestinal.
Dilución	Líquidos i.v. y *anemia por dilución del embarazo.*

Manifestaciones clínicas

- Fatiga, cefalea, RCIU, parto pretérmino, mortalidad perinatal, pica, síndrome de piernas inquietas.
- Hb < 6 g/dL asociada con registro de FCF preocupante, oligohidramnios, muerte fetal, ICC (Hb < 4 g/dL).
- **Signos:** palidez (conjuntiva), taquicardia, HoTN ortostática, ictericia (hemólisis), esplenomegalia (talasemia, drepanocitosis, esferocitosis), petequias (PTT-SUH, CID).

Evaluación diagnóstica

- **Detección temprana:** HG con índices OB en la primera visita a las 24-28 sem de gestación; observar VCM, ADE y recuento de reticulocitos.
- **Pruebas adyuvantes:** frotis periférico, diferencial, VCM, hierro, saturación de hierro, ferritina, CTFH, folato, B_{12}, electroforesis de Hb, PFH, BUN/Cr, PFT, lab de hemólisis (↑ bilirrubina indirecta, ↑ LDH, ↓ haptoglobina) y aspirado/bx de médula ósea.
- IR = [recuento de reticulocitos × (Hct del paciente/Hct normal]/factor de maduración.
  Factor de maduración dependiente del Hct; Hct ≤ 15% = 2.5, > 16% = 2, > 26% = 1.5, > 36% = 1 (normal, 1-2% en ♀ sanas. Con un valor > 2-3% = reticulocitos adecuados para anemia. Con un valor < 2% = inadecuados).

Figura 16-1 Abordaje inicial de la anemia

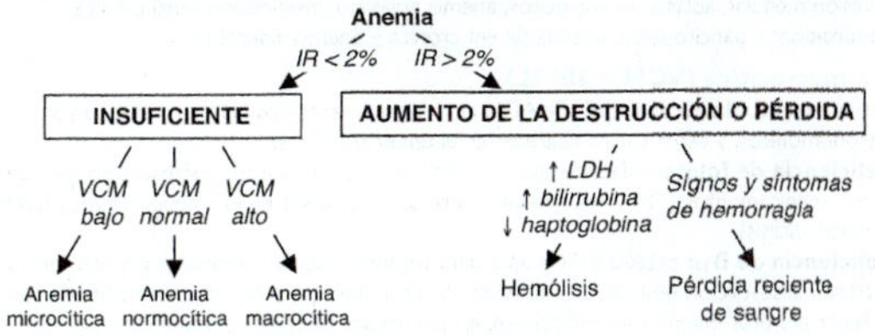

Tomado de: Sabatine MS. *Pocket Medicine*. 6th ed. Philadelphia, PA: Lippincott Williams & Wilkins; 2017.

Índices de hierro normales

Prueba	Normal en el embarazo	Normal sin embarazo
Concentración sérica de hierro	40-175 μg/dL	60-150 μg/dL
CTFH	216-400 μg/dL	300-360 μg/dL
Saturación de transferrina	16-60%	20-50%
Concentración sérica de ferritina	> 10 μg/dL	40-200 μg/dL

Tomado de: *Obstet Gynecol* 2008;112(1):201–7.

Diagnóstico de anemia ferropénica

Fisiopatología	Perfil de laboratorio	Pruebas adicionales
Anemia por deficiencia de hierro	↓ Hierro, ↑ CTFH, ↓ ferritina	↓ de la saturación de transferrina *Hierro/CTFH < 18%*
Talasemia	Hierro, CTFH, ferritina normales	Frotis periférico: basofilia puntiforme Electroforesis de Hb
Anemia por enf crónica	↓ Hierro, ↓ CTFH, ↑ ferritina	↓ de la saturación de transferrina *Hierro/CTFH > 18%*
Anemia sideroblástica	↑ Hierro, ↓ CTFH, ↑ ferritina	Frotis periférico: basofilia puntiforme Biopsia de médula ósea: sideroblastos en anillo

Suplementación de hierro

Vía	Preparación	Dosis	Hierro elemental
v.o.	Gluconato ferroso	325 mg	34 mg/comprimido
	Sulfato ferroso	325 mg	65 mg/comprimido
	Fumarato ferroso	325 mg	106 mg/comprimido
i.v.	Dextrano ferroso (riesgo de anafilaxia del 1%)	Dosis (mL) = 0.0042 (Hb deseada – Hb observada) × masa magra corporal (MMC) + (0.26 × MMC). Máximo de 100 mg	50 mg/mL
	Sacarosa férrica	100 mg c/24 h; máx 10 días	20 mg/mL
	Gluconato férrico de sodio	125 mg c/24 h; máx 8 días	12.5 mg/mL

Masa magra corporal (MMC) = (9 270 × peso corporal total [kg])/(8 780 + (244 × IMC)).
Tomado de: Samuels P. Hematologic complications of pregnancy. En: Gabbe SG, et al. Normal and Problem Pregnancies. 6th ed. *Churchill Livingstone*; 2012:967–970 y ACOG Practice Bulletin No. 95: Anemia in Pregnancy. *Obstet Gynecol*. 2008;112(1):201–7.

Anemia microcítica (VCM < 80 fL)

- **Causas:** deficiencia de hierro, talasemia, enfermedad crónica, intoxicación por cobre/plomo; la anemia más frecuente en el embarazo es la ferropénica.
- **Valoración:** hierro sérico, CTFH (transferrina), ferritina (es la más sensible y específica para la ferropenia) y saturación de transferrina.
- Se requieren ~30 mg/día de hierro elemental durante el embarazo con el fin de prevenir la anemia (en la mayoría de los multivitamínicos prenatales).
- **Tx:** alimentos ricos en hierro (carne roja, espinacas, frijoles (judías/porotos); tomar con alimentos ricos en Vit C para ↑ absorción), suplementos de hierro, hierro i.v. (intolerancia a la v.o.), transfusión (en caso de anemia sintomática o Hb < 6) y eritropoyetina.

Anemia normocítica (VCM 80-100 fL)

- El DxD incluye *pérdidas agudas de sangre, deficiencia temprana de hierro,* supresión de la médula ósea (invasión medular, aplasia de eritrocitos, anemia aplásica), insuficiencia renal crónica, hipotiroidismo, pancitopenia, anemia de enf crónica y anemia sideroblástica.

Anemia macrocítica (VCM > 100 fL)

- **Anemia megaloblástica:** síntesis de ADN alterada; los *neutrófilos hipersegmentados* son patognomónicos, y estos suelen aparecer en el tercer trimestre.
  Deficiencia de folato: edad, deficiencia nutricional (alcoholismo), malabsorción (esprúe celíaco), medicamentos (TMP, metotrexato, nitrofurantoína) y ↑ de los requerimientos (emb, malignidad, diálisis).
  Deficiencia de B_{12}: debido a dieta apta para veganos, anemia perniciosa, gastritis, cirugía bariátrica, malabsorción (enf de Crohn, resección ileal, teniosis) y medicamentos (metformina, IBP). *Puede provocar síntomas neurológicos (p. ej., parestesias bilaterales o neuropatía).*
- **Anemia no megaloblástica:** las causas incluyen enf hepática, alcoholismo, reticulocitosis, hipotiroidismo, síndrome mielodisplásico y fármacos (AZT, aciclovir, azatioprina).
- **Valoración:** B_{12}/folato en suero, frotis sanguíneo periférico, homocisteína, ácido metilmalónico y folato en eritrocitos.
  ↑ homocisteína en déficit de B_{12} y folato, ↓ de ácido metilmalónico solo en déficit de B_{12}.
  Prueba de Schilling, anticuerpos anti-factor intrínseco → positivos en anemia perniciosa.
- VCM > 115 fL prácticamente solo en pts con deficiencia de B_{12}/folato.
- **Tx:** para la deficiencia de folato, 1 mg v.o. c/24 h; puede precipitar síntomas neurológicos de deficiencia de B_{12}; para la deficiencia de B_{12}, 1 mg i.m. c/24 h × 7 días, después semanalmente × 4 sem, y posteriormente de forma mensual, según la necesidad.

Anemia hemolítica

- **Eval:** ↑ recuento de reticulocitos (IR > 2%), ↑ LDH, ↓ haptoglobina, ↑ bilirrubina indirecta.
- Prueba de Coombs directa, frotis periférico, electroforesis de Hb y prueba de fragilidad osmótica.

Diagnóstico de anemia hemolítica	
Anemia drepanocítica	Electroforesis de Hb; drepanocitos/cuerpos de Howell-Jolly en el frotis
Autoinmunitaria	AHAI de anticuerpos calientes: IgG; Coombs directa (+)
Microangiopática	Esquistocitos en frotis, ↓ plaquetas; *CID:* ↑ TP; *PTT-SUH:* ↑ Cr
HELLP	↑ PFH; ↓ plaquetas; ↑ LDH; embarazo; preeclampsia
Esferocitosis hereditaria	Prueba de fragilidad osmótica (+)

HEMOGLOBINOPATÍAS

Fisiopatología

- Mutación genética de la molécula de globina: cualitativa (drepanocitosis) o cuantitativa (talasemias).
- Estructura de la Hb del adulto = 2 cadenas α + 2 cadenas β (HbA) o 2 cadenas δ (HbA_2).
- Hb fetal = 2 cadenas α + 2 cadenas γ (HbF) (12-24 sem de gestación).

Talasemias (*Lancet* 2012;379:373; *Obstet Gynecol* 2007;109:229)

- Síntesis anómala o ↓ de las cadenas α o β → anemia microcítica.
- **Talasemia α:** cuatro cadenas α (αα/αα) a partir de dos genes en el cromosoma 16.
  Mutación o ausencia de ≥ 1 de 4 genes → acoplamiento anómalo de Hb → hemólisis y ↓ producción.

Tipos de talasemia α		
Genes	**Descripción**	**Manifestaciones**
(α–/αα)	Rasgo talasémico α	Asintomáticas, pruebas de laboratorio normales; en riesgo: pts del sureste asiático, africanas, de las Indias Occidentales y el mediterráneo.
(α–/α–) (αα/– –)	*Trans (cromosoma diferente)* *Cis (mismo cromosoma)*	Anemia microcítica leve asintomática; trans = ↑ incidencia en africanas. *Cis* = ↑ incidencia con ascendencia del sureste asiático y ↑ del riesgo de HbH/Hb de Bart en la descendencia.
(α–/–)	Enf de HbH	Anemia hemolítica leve-moderada, sintomática al nacimiento.
(–/–)	Enf de Hb de Bart	Hidropesía fetal, MFIU; se asocia con preeclampsia.

- **Talasemia β:** dos cadenas β a partir de un gen en el cromosoma 11.
  En riesgo: mediterráneas, asiáticas, de Oriente Medio, hispanas, de las Indias Occidentales.
  Una mutación en la cadena β → talasemia β leve → anemia leve.
  Dos mutaciones en cadena β → talasemia β grave (anemia de Cooley) → anemia grave, hematopoyesis extramedular.
  Talasemia β intermedia = dos mutaciones en cadena β con síntomas más leves.
- **Dx:** HG (VCM < 70), electroforesis de Hb, frotis periférico → basofilia puntiforme.

- **Detección temprana en el emb:** pts en grupos de riesgo elevado → HG e índices de hierro → ↓ VCM y sin deficiencia de hierro → electroforesis de Hb. Si es del sureste asiático, pruebas de ADN para talasemia α.
- Pruebas prenatales para talasemias α y β si se detectan mutaciones/deleciones en ambos padres; realizar por MVC, amniocentesis o DGP.
- El embarazo en casos de talasemia β solo se recomienda si la fxn cardíaca es normal y con hipertransfusión prolongada → Hb > 10 y quelación de hierro.
- **Tx:** transfusión en casos de anemia + quelación de hierro; esplenectomía; trasplante hematopoyético.

Drepanocitosis (*Lancet* 2010;376:2018; *Obstet Gynecol* 2007;109(1):229)

- Mutación autosómica recesiva en la cadena β (la valina sustituye al ácido glutámico en el sexto aminoácido), lo que da lugar a una estructura anómala de la Hb (HbS sustituye a HbA).
- HbS (heterocigoto) = rasgo drepanocítico (portador); HbSS (homocigoto) = anemia drepanocítica.
- **Variantes de la drepanocitosis:** enf no asociada con HbC, HbSC es igual que HbSS, pero ↓ frecuencia; HbS + talasemia asociada con diversos grados de gravedad de la enf.
- 1 de cada 12 AA con la característica, 1 de cada 500 con la enf; ↑ riesgo en mediterráneos, indios, del Oriente Medio, centro y sudamericanos.
- HgbSS: ↓ tensión de oxígeno → menor solubilidad de la Hb, agregación de drepanocitos → hemólisis y oclusión microvascular.
- Anemia normocítica, normocrómica, ↑ recuento de reticulocitos, ↓ haptoglobina, ↑ LDH.
- **Obstrucción microvascular y hemólisis extravascular → anemia grave, infección, crisis de dolor:**
  Hemólisis: secuestro esplénico, aplasia (parvovirus B19).
  Infarto: crisis dolorosas, síndrome torácico agudo, ACV, insuficiencia multiorgánica: asplenia funcional, riñones (necrosis papilar renal), corazón y cerebro (ACV).
  Infección: asplenia en la edad adulta, organismos encapsulados (*Hib, S. pneumoniae*, meningococos) y osteomielitis.
  Tórax agudo = infiltrado pulmonar nuevo + síntomas pulmonares + T > 38.5 por infxn/oclusión vascular de vasos pulmonares; mortalidad del 3% (*véase* adelante).
- **Dx:** electroforesis de Hb (estándar de referencia); frotis sanguíneo con drepanocitos y cuerpos de Howell Jolly.
- **Tx:** hidroxiurea → ↑ HbF (más soluble) → ↓ frecuencia de episodios dolorosos, síndrome torácico agudo y necesidad de transfusión sanguínea (simple o exanguinotransfusión); quelación del hierro; trasplante de células madre hematopoyéticas (pacientes seleccionados con enf grave).
  Crisis agudas de dolor → los opiáceos son el pilar del tratamiento, O_2 cuando la oximetría < 95% e hidratación i.v.
  Infxn → vacunación frente a *Hib, S. pneumoniae y N. meningitidis* fuera del emb; para la influenza (gripe) y el VHB durante el emb.
  Síndrome torácico agudo: transfusión simple o exanguinotransfusión, antibióticos de amplio espectro y O_2 suplementario.
- **HgbSS en el emb:** ↑ el riesgo de crisis dolorosas, síndrome torácico agudo, RPM, preeclampsia, pielonefritis, transfusión sanguínea, aloinmunización e infxn; ↑ riesgo de pérdida fetal/neonatal (30%), MFIU, RCIU, PPT (25%), ↓ peso al nacer (20-40%). Diagnóstico prenatal disponible.
  Tx: suspender hidroxiurea (teratógena en estudios c/animales, datos limitados en el emb), comenzar con 4 mg de folato/día, evitar frío, ejercicio físico, deshidratación y estrés para evitar crisis dolorosas. Objetivo: Hb ~10 g/dL y ≤ 40% de HbS (*Obstet Gynecol* 2007;109(1):229).
  Eco de crecimiento seriadas y pruebas antenatales a las 32 sem para monitorización fetal.
  Riesgo ↑ de pielonefritis con bacteriuria asintomática. Considerar urocultivo cada trimestre y ppx para IVU solo para indicaciones de rutina.

TROMBOCITOPENIA (PLT < 150 000/μL)

- PLT 50 000-100 000: ↑ riesgo de sangrado con traumatismos importantes; se considera un riesgo quirúrgico leve; habitualmente no requiere transfusión.
- PLT 20 000-50 000: ↑ riesgo con traumatismos leves o cirugía.
- PLT < 20 000: riesgo de sangrado espontáneo (< 10 000 ↑ riesgo de hemorragias potencialmente mortales).

Etiología de la trombocitopenia por mecanismo	
↑ Destrucción	PTI, infxn (VIH,VHS,VHC), LES, SAF, HVVC, fármacos (heparina, quinidina, AZT, sulfamidas), CID, PTT-SUH.
↓ Producción	Infxn vírica, quimioterapia, radiación, consumo de alcohol, déficit de folato/B_{12}, SMD, leucemia, infiltración maligna de la médula ósea y mielofibrosis.
Distribución anómala	Secuestro esplénico, dilución e hipotermia.
Asociada con el emb	Trombocitopenia gestacional (66%), HTA asociada con el embarazo (21%), síndrome HELLP y TAIN.

Etiología (*Obstet Gynecol* 2015;126:401–12)

- **Trombocitopenia gestacional:** ocurre en el 8% de los embarazos; es la causa más frecuente de ↓ de plaquetas en el emb (66%); plaquetas típicamente > 75 000/µL durante el segundo y tercer trimestre; provoca hemodilución y ↑ en el recambio. Es asintomática; no hay Hx de hemorragia o trombocitopenia previas; < 1% de incidencia de trombocitopenia neonatal; bajo riesgo de sangrado. Se alivia 2-12 sem después del parto.
- PTI → mediada por IgG; plaquetas persistentemente < 100 000/µL; dx de exclusión (frotis sanguíneo normal, sin enf sistémica); el 15% de los neonatos tienen un recuento de plaquetas < 50 000/µL (IgG transplacentaria).
- PTT-SUH → trombocitopenia + anemia hemolítica microangiopática ± insuficiencia renal ± fiebre ± Δ en el estado mental; etiología: medicamentos (quinina, quimioterapia, ciclosporina), emb, *E. coli* productora de toxina Shiga, LES, deficiencia grave de *ADAMTS13*.
- CID → etiología: sepsis, emb (desprendimiento de placenta, HELLP, HPP, MFIU, anticuerpos sépticos, preE), cirugía, insuficiencia hepática, reacción transfusional (*véase* la siguiente sección).
- Síndrome HELLP → *véase* el capítulo 15.
- TIH → (*véase* la siguiente sección).

Evaluación

- **HxEf:** HxP previos, fármacos, infxn, esplenomegalia, LAD, petequias y hemorragia de mucosas.
- **Pruebas de laboratorio:** HG ± frotis periférico; recuento de reticulocitos, LDH, haptoglobina, bilirrubina, TP/TTPa, fibrinógeno, dímero D, Coombs e inmunoanálisis enzimático para TIH, VIH, VHC, parvovirus, CMV, anticuerpos antifosfolipídicos y bx de médula ósea.

Figura 16-2 Abordaje inicial de la trombocitopenia

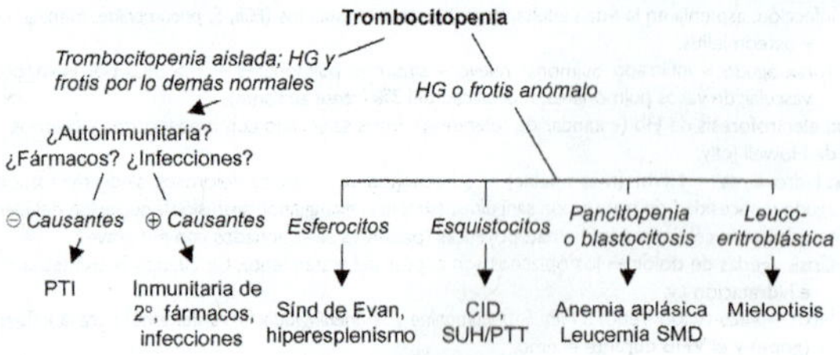

Tomado de: Sabatine MS. *Pocket Medicine*. 6th ed. Philadelphia, PA: Lippincott Williams & Wilkins; 2017.

Tratamiento de la trombocitopenia	
Gestacional	HG mensual-bimensual; valorar la resolución en 1-3 meses tras el parto para descartar PTI.
PTI	El tratamiento está indicado si existe hemorragia, PLT < 30000 o en caso de procedimientos. Primera elección: corticoesteroides orales, IGIV, Ig anti-RhD (*Blood* 2010;115(2):169). Segunda elección: esplenectomía, rituximab, inmunosupresión o danazol.
TIH	Suspender la heparina; considerar un fármaco alterno (lepirudina, argatrobán, danaparoide) frente a tx sin detección para TVP.
PTT-SUH	Intercambio de plasma ± glucocorticoides; PFC si se retrasa el tratamiento y hay hemorragia.
CID	Tx de la causa subyacente; plaquetas y PFC/crioprecipitado (objetivo de fibrinógeno > 100 mg/dL).
Analgesia neuroaxial: no hay un umbral que prediga complicaciones (p. ej., hematoma epidural); en general, es segura si las plaquetas > 100 000-80 000; contraindicada si plaquetas < 50 000; puede ser segura si las plaquetas son menores de 75 000, pero se necesita consenso entre OB, anestesiólogos y paciente; la decisión es individualizada. Tomado de: *Anesthesiology* 2007;106(4):843–63.	

Trombocitopenia inducida por heparina (TIH)

- Plaquetas < 150 000, ↓ plaquetas > 50%, trombosis venosa/arterial, lesión cutánea necrótica, reacción sistémica tras un bolo de heparina después del uso reciente o a largo plazo de HNF o HBPM.
- Tipo 1 (no inmunitaria): ↓ temporal de PLT dentro de 1-2 días desde la aplicación de heparina; sin importancia clínica; PLT ~100 000; puede tratarse de manera expectante y continuarse la heparina.
- Tipo 2 (respuesta mediada por Ab contra el complejo heparina-PF4): plaquetas 30 000-70 000 en los primeros 4-10 días; ↑ riesgo de trombosis venosa (TVP, EP) y arterial (IM, ACV).
- **Dx:** los pacientes con probabilidad preprueba de 4T intermedia o altas requieren valoración confirmatoria.
- Análisis de Ag (ELISA anti-heparina/PF4) frente a estudios funcionales (análisis de liberación de serotonina [estándar de referencia] y agregación plaquetaria inducida por heparina).

- **Tx:** TIH aguda: suspender heparina y empezar con un inhibidor directo de la trombina (argatrobán o danaparoide) o fondaparinux (s.c.) en dosis terapéuticas; utilizar danaparoide (primera línea, pero no disponible en los Estados Unidos) o fondaparinux (segunda línea) para pts embarazadas. Después del tratamiento inicial i.v. o s.c., cambiar a warfarina sola en pacientes no embarazadas cuando el INR sea terapéutico (hacer una transición con no heparínicos) Y PLT > 150000.

Incidencia de TIH tras ≥ 4 días de exposición a heparina (% TIH)	
Pts en postoperatorio	Heparina profiláctica (1-5%); heparina terapéutica (1-5%); HBPM profiláctica o terapéutica (0.1-1%).
Pts con tratamiento médico	Pacientes con cáncer (1%); heparina profiláctica o terapéutica (0.1-1%); HBPM profiláctica o terapéutica (0.6%); pacientes OB (< 0.1%).
Tomado de: Linkins LA, Dans AL, Moores LK, et al. *Treatment and prevention of heparin-induced thrombocytopenia: Antithrombotic Therapy and Prevention of Thrombosis*, 9th ed: American College of Chest Physicians Evidence-Based Clinical Practice Guidelines. *Chest.* 2012;141(2 suppl):e495S–530S.	

Probabilidad preprueba de TIH para el diagnóstico presuntivo			
4T	**2 puntos**	**1 punto**	**0 puntos**
Trombocitopenia	Las plaquetas descienden > 50% y permanecen ≥ 20000.	Las plaquetas descienden un 30-50% y son tan bajas como 10000-19000.	Las plaquetas descienden < 30% y son tan bajas como < 10000.
Tiempo del descenso del recuento de plaquetas	Inicio en 5-10 días tras el tx con heparina *O* descenso en ≤ 1 días si se ha tratado con heparina en los 30 días anteriores.	Inicio a los 5-10 días (pero poco claro) *o* inicio después del día 10 *o* disminución ≤ 1 día si el tratamiento con heparina fue en los últimos 30-100 días.	Inicio < 4 días sin tratamiento reciente con heparina.
Trombosis	Trombosis, necrosis cutánea o rxn sistémica aguda tras heparina.	Trombosis recurrente con anticoagulación *O* sospecha de trombosis (a la espera de confirmación) *O* lesión cutánea no necrosante.	Ninguna.
Tipos distintos de causas	Ninguno probable.	Probable.	Probable (*véase* Etiología).
Probabilidad (con base en en la puntuación) 0-3: baja (< 1%); 4-5: intermedia (~10%); 6-8: alta (~33%)			
Tomado de: *J Thromb Haemost* 2006;4(4):759–65.			

ENFERMEDAD VENOSA TROMBOEMBÓLICA

Definición

- **TVP:** se presenta con mayor frecuencia en las piernas; distal (venas de la pantorrilla) frente a proximal (poplítea/femoral/ilíaca).
  Trombosis venosa proximal → ↑ riesgo de embolia; la embolia de las venas de la pantorrillas se resuelve de forma espontánea en el 80% de los casos.
- **EP:** trombo desde el sistema venoso que se desplaza hacia la circulación arterial pulmonar.
- **TEV:** hasta 600000 personas resultan afectadas cada año, lo que conduce a hasta 100000 muertes relacionadas con la TEV.

Anatomía patológica

- Tríada de Virchow:
  1. *Lesión endotelial*: cirugía, consumo de tabaco, traumatismos, arterioesclerosis y edad.
  2. *Estado hipercoagulable*: trombofilia, edo. hiperestrogénico (emb, medicamentos) y malignidad.
  3. *Alteraciones en el flujo/estasis de sangre*: inmovilización prolongada, enf cardíaca y drepanocitosis.

Manifestaciones clínicas

- **TVP:** la mayoría son asintomáticas; algunas presentan dolor en extremidad unilateral, edema (asimétrico), dolor, eritema, vena en cuerda palpable, signo de Homan (+) (dolor en la pantorrilla a la dorsiflexión en < 5% de las personas afectadas). Exploración: > 2 cm de asimetría en la circunferencia media de la pierna (más sensible), signo de Homan (dolor en la pantorrilla a la dorsiflexión; no es sensible).
- **EP:** disnea, dolor pleurítico en el tórax, tos, síncope. Exploración: taquicardia, taquipnea, hipoxia, estertores, fiebre, signo de Homan, cianosis, frote pleural, P_2 intenso y ↑ grave de la PVY.

Evaluación diagnóstica (TVP)

- **Estudios:** dímero D < 500 ng/mL con sens moderada/alta y VPN = 94% para ausencia de TVP (no es fiable en el postoperatorio o en el emb, o si la probabilidad previa a la prueba es alta), Eco compresivo (VPP = 94%), flebografía con contraste y RM.

Probabilidad preprueba de la TVP (puntuación de Wells para la TVP)	
Factores que aumentan la puntuación (1 punto por cada factor)	
Cáncer activo Parálisis/paresia/inmovilización Reposo en cama ≥ 3 días o cirugía mayor en las 4 semanas siguientes Dolor localizado sobre el trayecto de las venas	Edema completo de la pierna Edema de la pantorrilla ≥ 3 cm y asimetría con el lado contrario Edema con fóvea > en la pierna sintomática TVP previa de venas colaterales superficiales
Factores que disminuyen la puntuación (–2 puntos)	
Dx alterno al menos tan probable como la TVP (distensión muscular, linfangitis, quiste de Baker).	
Puntuación: ≥ 3 → alta probabilidad; 1-2 → moderada probabilidad; ≤ 0 → baja probabilidad.	
Tomado de: *Lancet* 1997;350(9094):1795–8.	

Figura 16-3 Valoración de la TVP con base en la probabilidad preprueba (puntuación Wells para TVP, *véase* antes)

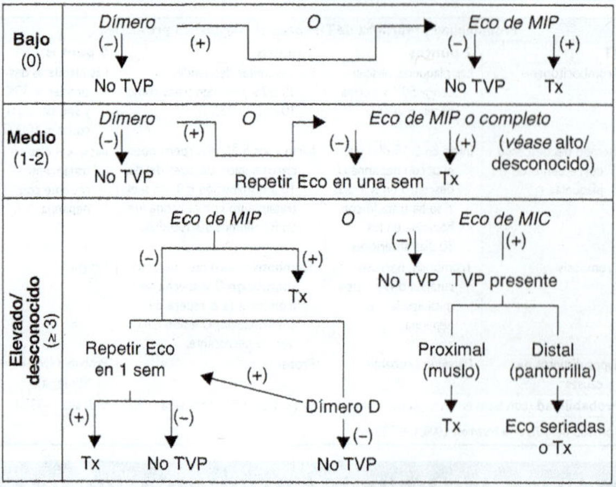

De: Bates SM, Jaeschke R, Stevens SM, et al. Diagnosis of DVT: Antithrombotic Therapy and Prevention of Thrombosis, 9th ed: American College of Chest Physicians Evidence-Based Clinical Practice Guidelines. *Chest*. 2012;141(2 suppl):e351S–e418S. MIC, miembro inferior completo; MIP, miembro inferior proximal.

Figura 16-4 Sospecha de TVP en el embarazo

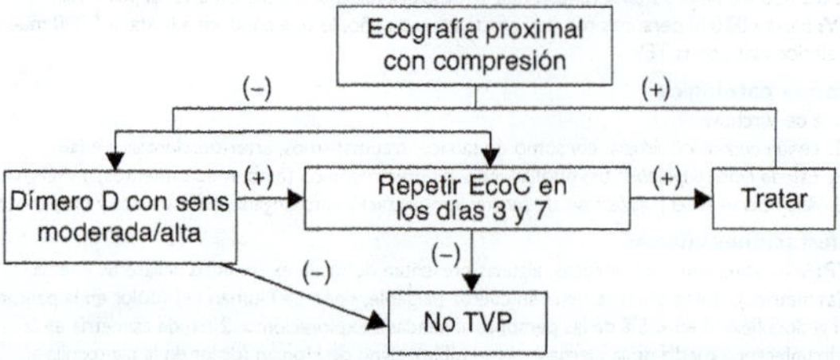

De: Bates SM, Jaeschke R, Stevens SM, et al. Diagnosis of DVT: Antithrombotic Therapy and Prevention of Thrombosis, 9th ed: American College of Chest Physicians Evidence-Based Clinical Practice Guidelines. *Chest*. 2012;141(2 suppl):e351S–e418S.

Evaluación diagnóstica (EP)

- **Dímero D:** < 500 ng/mL puede descartar TVP/EP; puede ser difícil de interpretar en el emb.

- **Eco compresivo (EcoC)/Eco Doppler:** suficiente para contemplar EP; 2% de falsos (+) (*Ann Intern Med* 1997;126(10):775).
- **AngioTC:** prueba de primera línea más frecuente. Sens 83% y espec del 96% con TCMD y experiencia del centro de atención. Contraindicaciones: enf renal, alergia a contrastes o reacción previa.
- **V/Q:** en pts con contraindicaciones para angioTC, centros sin experiencia en angioTC o pts emb con RxT normal y sin sx en las piernas. Una RxT anómala afecta la interpretación de los hallazgos.
- **Ecocardiografía:** ↑ tamaño de VD, ↓ fxn de VD, insuficiencia tricuspídea, signos de trombos del VD más probables con grandes EP; usar en pts en estado grave con gran probabilidad de EP.
- **GA:** hipoxia, hipocapnia, acidosis respiratoria, ↑ gradiente A-a; no es de rutina para detección de EP.
- **ECG:** taquicardia sinusal; también $S_1Q_3T_3$ o BRD (*Am J Cardiol* 1991;68(17):1723).
- **RxT:** atelectasias, derrame, ↑ hemidiafragma, joroba de Hampton, signo de Westermark; primera prueba para el estudio de la EP en pts embarazadas si no presentan sx en las piernas; no se realiza de rutina en mujeres no embarazadas para eval de EP.
- **AngioRM/VRM:** sens del 78% y espec del 96% si son técnicamente adecuadas; el 52% de los estudios son inadecuados; sens del 100, 84 y 40% para EP lobular, segmentaria y subsegmentaria.
- **Angiografía pulmonar:** reservada para pts en quienes se considera tx endovascular por EP.

Puntuación de probabilidad preprueba para EP (*JAMA* 2006:295:172)

Puntos	**Factores**
3 cada uno	1) Dx distinto menos probable que el EP, 2) signos y síntomas de TVP.
1.5 cada uno	1) EP/TVP previos, 2) FC > 100.
1 cada uno	1) Cirugía dentro de las 4 sem previas o reposo en cama ≥ 3 días, 2) hemoptisis, 3) cáncer.
Puntuación de Wells dicotomizada (uso de angioTC)	
Puntuación ≤ 4: EP no probable	Puntuación > 4: EP probable.

Figura 16-5 Valoración de la sospecha de EP mediante la probabilidad preprueba

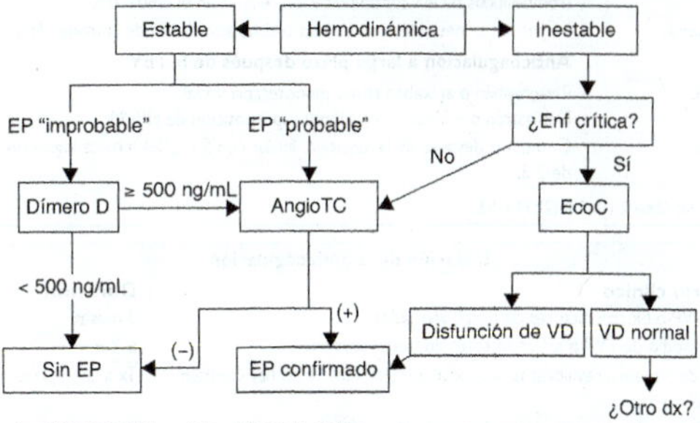

Tomado de: *NEJM* 2010;363:3 and *Chest* 2012;141:e351S.

Figura 16-6 Valoración de la EP en el embarazo

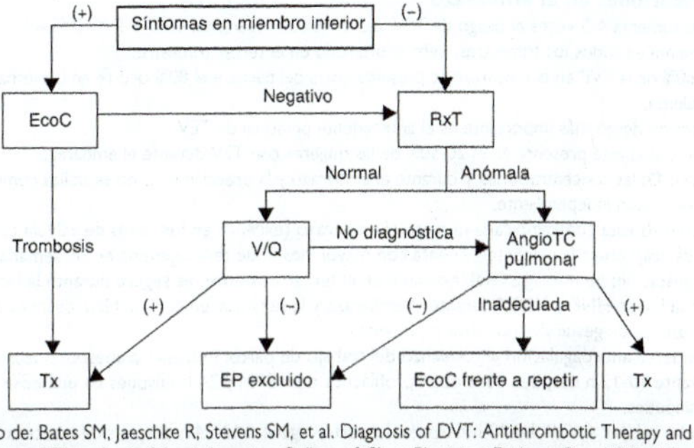

Tomado de: Bates SM, Jaeschke R, Stevens SM, et al. Diagnosis of DVT: Antithrombotic Therapy and Prevention of Thrombosis, 9th ed: American College of Chest Physicians Evidence-Based Clinical Practice Guidelines. *Chest*. 2012;141(2 suppl):e351S–e418S.

Tratamiento

- Si hay sospecha clínica elevada, tratar inmediatamente y no esperar a las pruebas diagnósticas. Si existe inestabilidad hemodinámica, considerar la trombólisis.
- **Tx inicial:** ≥ 5 días de HNF, HBPM, fondaparinux + warfarina, o trombólisis/embolectomía.
- **Tx a largo plazo:** ≥ 3 meses de tratamiento anticoagulante oral no antagonista de la Vit K (AONAVK) con dabigatrán, rivaroxabán, apixabán o edoxabán en lugar de warfarina.

Tratamiento agudo de la TEV	
HBPM	Fármaco de elección en casos de TEV asociada con malignidad: • Enoxaparina 1 mg/kg s.c. c/12 h. • Tinzaparina 175 U/kg s.c. c/24 h; contraindicación si la pt > 70 años de edad con insuficiencia renal. • Dalteparina 200 U/kg c/24 h (máx 18 000 U); evitar en pts > 90 kg.
Anticoagulante oral no antagonista de la vitamina K (AONAVK o ACOD)	• Dabigatrán 150 mg v.o. c/12 h. • Rivaroxabán 15 mg v.o. c/12 h × 3 sem, después 20 mg v.o. c/24 h × 6 meses. • Apixabán 10 mg v.o. c/12 h × 7 días, después 5 mg c/12 h. • Edoxabán: > 60 kg, 60 mg v.o. c/24 h; < 60 kg, 30 mg v.o. c/24 h.
HNF	TTPa objetivo 1.5-2.5 veces las cifras de referencia; se puede utilizar en caso de enf. renal: • i.v.: bolo 80 UI/kg o 5 000 UI; después, 18 UI/kg/h. • s.c.: 17 500 U o 250 U/kg c/12 h.
Inhibidor del factor Xa	• Fondaparinux 5mg (< 50 kg), 7.5 mg (50-100 kg) y 10 mg (> 100 kg) c/24 h; utilizar en pacientes con EP actual o previa; contraindicado en la insuficiencia renal.
Filtro de VCI	• Pacientes con contraindicación para la anticoagulación, fracaso de la anticoagulación o complicación del tratamiento.
Trombólisis	• Se reserva la tPA para EP aguda con HoTN grave y sin riesgo de hemorragia. Los trombolíticos tienen contraindicación relativa en el embarazo.
Embolectomía	• En pacientes inestables con fracaso o contraindicación de la trombólisis.
Anticoagulación a largo plazo después de la TEV	
AONAVK	• Rivaroxabán o apixabán como monoterapia inicial. • Dabigatrán o edoxabán; requieren superposición de HBPM.
Warfarina	• Comenzar después de la heparina. Iniciar con 5 mg/24 h hasta lograr un INR de 2-3.

Tomado de: *Chest* 2016;149(2):315–52.

Duración de la anticoagulación	
Escenario clínico	**Duración**
Primera TVP o EP con factores de riesgo asociados.	3 meses
Primer episodio de TVP o EP sin factores de riesgo asociados.	≥ 3 meses
Después de 3 meses, revalorar la necesidad a largo plazo; si no hay contraindicación → tx.	Tx a largo plazo
TVP o EP recurrentes o alto riesgo de trombofilia.	Tx a largo plazo
TVP o EP debidas a cáncer (tx mientras el cáncer se encuentra activo).	> 3-6 meses

Tomado de: *Lancet* 2012;379(9828):1835–46.

Consideraciones en el embarazo (*Obstet Gynecol* 2011;118(3):717)

- El emb aumenta 4-5 veces el riesgo de TEV; 0.5-2/1000 embarazos, 80% = TVP, 20% = EP; el riesgo aumenta en todos los trimestres, pero sobre todo en el tercer trimestre.
- El 50-60% de la TVP en el embarazo se presenta antes del parto, y el 80% ocurre en la pierna izquierda.
- El factor de riesgo más importante es el antecedente personal de TEV.
- La trombofilia está presente en el 20-50% de las mujeres con TEV durante el embarazo.
- **Dímero D:** las concentraciones ↑ durante el embarazo y la preeclampsia; no se utiliza como prueba de detección independiente.
- La warfarina está contraindicada durante el embarazo (excepto en los casos de válvula cardíaca mecánica); cruza la placenta y cuenta con mayor riesgo de teratogénesis en las semanas 6-12 de gestación; hemorragia fetal/neonatal en el tercer trimestre; es segura durante la lactancia.
- Puede utilizarse HNF o HBPM durante el embarazo y la lactancia; emplear la HNF después de la semana 36 de gestación; no cruza la placenta.
- Suspender la anticoagulación al comienzo del trabajo de parto. Retrasar la anestesia neuroaxial durante 10-12 h después de la dosis profiláctica de HBPM y 24 h después de una dosis terapéutica.
- Reanudar la HNF y HBPM 6-12 h después del parto vaginal o 12-24 h después de una cesárea.
- No hay datos acerca del empleo en el embarazo y la lactancia para los anticoagulantes orales más recientes.

EVALUACIÓN DE LA TROMBOFILIA

- **Coagulopatía:** alteración de la capacidad de la sangre para coagular (↑ el riesgo de hemorragia o trombosis).
- **Trombofilia:** estado anómalo que ↑ el riesgo de trombosis (adquirida o heredada).

Trombofilias hereditarias

	Prevención (%)	Riesgo de TEV en el emb (%) (sin Hx de TEV)	TEV en el emb (%) (TEV previa)	¿La prueba es confiable durante el embarazo?	¿La prueba es confiable en caso de trombosis?
Heterocigoto para FVL	1-15	0.5-1.2	10	Sí	Sí
Homocigoto para FVL	< 1	4	17	Sí	Sí
Gen heterocigoto para mPT	2-5	< 0.5	> 10	Sí	Sí
Gen homocigoto para mPT	< 1	2-4	> 17	Sí	Sí
Doble heterocigoto para FVL/mPT	0.01	4-5	> 20	Sí	Sí
AT-III	0.02	3-7	40	Sí	No
Deficiencia de Pro C	0.2-0.4	0.1-0.8	4-17	Sí	No
Deficiencia de Pro S	0.03-0.13	0.1	0-22	No*	No

*Puede obtener antígeno de proteína S libre.
AT-III, antitrombina III; FVL, factor V Leiden; mPT, mutación del gen de la protrombina; Pro C, actividad de la proteína C; Pro S, antígeno libre de la proteína S.
De: *Obstet Gynecol* 2013;122:706 and *NEJM* 2001;344:1222.

Indicaciones para la detección

- Hx personal de TEV.
- Familiar de primer grado con Hx de alto riesgo de trombofilia o TEV en < 50 años de edad en ausencia de otros factores de riesgo (*Obstet Gynecol* 2011;118:718).
- *Véase* síndrome de anticuerpos antifosfolipídicos para alteraciones tromboembólicas adquiridas.

Evaluación diagnóstica

- **FVL:** análisis de resistencia a la proteína C activada; si es anómala → análisis de ADN.
- **Mutación G20210A de la protrombina:** PCR de análisis de ADN.
- **AT-III:** análisis de actividad de antitrombina (diagnóstico en < 60%).
- **Déficit de Pro C y Pro S:** análisis funcionales para Pro C y Pro S (diagnóstico en < 50%). No se obtiene en el embarazo debido al riesgo de falsos negativos.

Consideraciones clínicas

- No hay asociación clara entre las trombofilias hereditarias y la pérdida fetal, la preeclampsia, la RCIU o el desprendimiento de placenta → no se recomienda la detección temprana en estos casos.

Figura 16-7 Tromboprofilaxis en el embarazo complicado por trombofilia hereditaria

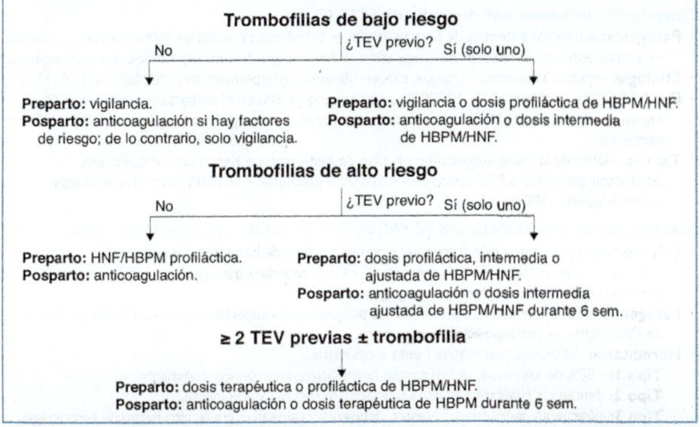

- Evitar anticonceptivos que contengan estrógenos en pts con trombofilias hereditarias.
- **Trombofilias de bajo riesgo:** heterocigosis para FVL, heterocigosis para protrombina G20210A; deficiencia de Pro C o Pro S.
- **Trombofilias de alto riesgo:** déficit de antitrombina; doble heterocigosis para mutación de protrombina G20210A y FVL; FVL homocigoto u homocigosis para mutación de protrombina G20210A.

Esquemas de anticoagulación en el embarazo y el puerperio*	
HBPM profiláctica	Enoxaparina 40 mg s.c. c/24 h, dalteparina 5000 U s.c. c/24 h o tinzaparina 4500 U s.c. c/24 h. NO SE REQUIERE VIGILANCIA.
HBPM terapéutica	Enoxaparina 1 mg/kg c/12 h, dalteparina 200 U/kg c/24 h o 100 U/kg c/12 h, tinzaparina 175 U/kg c/24 h. Considerar HNF en las semanas 36-37 para permitir la anestesia neuroaxial.
HNF profiláctica	Primer trimestre: HNF 5000-7500 U s.c. c/12 h. Segundo trimestre: HNF 7500-10000 U s.c. c/12 h. Tercer trimestre: HNF 10000 U s.c. c/12 h, a menos que el TTPa esté elevado.
HNF terapéutica	HNF ≥ 10000 U s.c. c/12 h hasta TTPa deseado (1.5-2.5) 6 h después de la inyección.
Anticoagulación en el posparto	HNF y HBPM hasta 4-6 h o warfarina durante 4-6 semanas con un INR objetivo de 2-3 (se requiere HNF o HBPM hasta que el INR sea 2 durante ≥ 2 días).
*La warfarina, la HBPM y la HNF pueden continuarse en las mujeres en lactancia; no se cuenta con información acerca de los nuevos tratamientos. Tomado de: *Obstet Gynecol* 2013;122:706.	

Vigilancia del tratamiento

- El emb provoca un ↑ del aclaramiento renal que puede ↑ el aclaramiento de la heparina y precisar un ↑ de la dosis; no se recomienda vigilar de rutina en el embarazo, pero puede considerarse en ciertas situaciones.
- HNF → verificar el TTPa 6 h después de la inyección (intervalo medio), con el objetivo de lograr un resultado de 1.5-2.5 veces el intervalo normal; a largo plazo, vigilar el TTPa cada 1-2 sem; monitorización de trombocitopenia (*véase* en la sección acerca de TIH).
- HBPM → respuesta fiable dependiente de la dosis; se puede vigilar el tratamiento con el valor de factor anti-Xa. 4 h después de la inyección; el objetivo es 0.5-1 UI/mL; se puede considerar la vigilancia si la CrCl < 30 mL/min o la paciente tiene obesidad.

Reversión de la anticoagulación

- HNF → la hemorragia puede revertirse rápidamente mediante la administración de sulfato de protamina.
- HBPM → el sulfato de protamina revierte parcialmente la hemorragia (TTPa tarda más en responder). Debe utilizarse si la hemorragia es grave.
- Warfarina → la hemorragia puede revertirse con Vit K, PFC, concentrado de complejo de protrombina de cuatro factores.

COAGULOPATÍAS

Signos y síntomas

- Hemorragia mucocutánea (epistaxis, hemorragia gingival), menorragia, hemorragia a causa de extracción dental, petequias, equimosis, hemorragia postoperatoria, HPP y hemartrosis.

Coagulación intravascular diseminada (CID)

- **Patogenia:** activación sistémica de la coagulación → trombosis de vasos de calibre pequeño o medio → agotamiento de los factores de coagulación → hemorragia, trombosis, insuficiencia multiorgánica.
- **Etiología:** sepsis, traumatismos, choque, cáncer, obstétrica (desprendimiento de placenta, ELA, MFIU).
- **Dx:** ↑ TP/TTPa, ↓ plaquetas (< 100000), ↓ fibrinógeno (< 300 en el embarazo, pues este ya se encuentra por arriba de las concentraciones normales), ↓ haptoglobina, esquistocitos (+) en frotis periférico.
- **Tx:** tratamiento de la causa subyacente; en caso de hemorragia o riesgo hemorrágico alto, administrar plaquetas o PFC (plaquetas < 20000 o plaquetas < 50000 y hemorragia; objetivo de fibrinógeno > 100 mg/dL).

Enfermedad de Von Willebrand (EvW) (*AJOG* 2010;203:194; *Obstet Gynecol* 2013;122:706)

- Es la anomalía hemorrágica más frecuente; obtener pruebas de laboratorio en pacientes con menstruación abundante desde la menarquia, HPP, hemorragia quirúrgica o dental, o dos más síntomas como epistaxis y hemorragia gingival o HxF.
- **Patogenia:** el FvW forma un puente entre las plaquetas y las superficies subendoteliales; portador de FVIII; déficit → predisposición hemorrágica.
- **Hereditaria:** deficiencia cuantitativa frente a cualitativa:
  Tipo 1: ~80% de los casos; déficit parcial cuantitativo; autosómico dominante.
  Tipo 2: deficiencia cualitativa (cuatro subtipos); autosómica dominante.
  Tipo 3: infrecuente, autosómica recesiva; deficiencia cuantitativa grave; alto riesgo de hemorragia.

- **Adquirida:** ↑ aclaramiento/inhibición de FvW (enf autoinmunitaria), ↑ destrucción de FvW (DTIV, EA, HTAp) o medicamentosa (ciprofloxacino, valproato).
- **Dx:** ↑ TTPa aislado o normal con HG normal; si el TTPa es ↑, obtener estudio mixto para valorar la inhibición del FVIII (el TPT se corrige con el estudio mixto en la EvW); confirmar el dx mediante ↓ del FvW: Ag (análisis para FvW), ↓ de la actividad del FvW (estudio de cofactor de ristocetina), ↓ actividad del factor VIII.
- **Tx:** la prueba terapéutica con desmopresina (i.v. o intranasal) en los tipos 1 y 2 puede ↑ el FvW y el FVIII → revalorar el FvW y el FVIII para determinar la respuesta; riesgo de hiponatremia.
  Reemplazo del FvW: en caso de hemorragia aguda, riesgo de hemorragia o cirugía planificada; concentrados de FVIII (también contiene FvW), crioprecipitado, FvW recombinante.
  Menorragia: ACO, DIU con levonorgestrel, ablación endometrial y ácido tranexámico.
- **Emb:** las concentraciones de FvW/FVIII ↑ durante el emb y disminuyen posparto; ↑ riesgo de HPP tardía; comprobar concentraciones de FVIII cada trimestre; mantener > 50 UI/dL antes de los procedimientos, intraparto y 2 sem después del parto; evitar partos vaginales instrumentados o la circuncisión hasta corroborar el estado del FvW en el bebé; ofrecer consejo genético preparto.

Hemofilias (*Lancet* 2012;379:1447)

- Déficit recesivo ligado al cromosoma X de los factores VIII (hemofilia A) o IX (hemofilia B); variación fenotípica amplia en portadores heterocigotos → tendencia variable a la hemorragia en portadores.
- **Gravedad:** leve (5-25% de la actividad normal del factor), moderada (1-5%), grave (< 1%).
- **Dx:** ↑ de TTPa que ya no es evidente en estudio mixto; TP y FvW normales; ↓ factor VIII o IX u XI.
- Estudio mixto para el ↑ de TP o TTPa: se mezcla el plasma de la pt 1:1 con plasma normal y se vuelve a realizar la prueba para TP/TTPa. Si TP/TTPa se normaliza → deficiencia del factor; si permanece elevado → inhibición del factor.
- **Tx:** reposición de factor recombinante o purificado tipo A (factor VIII o IX); desmopresina (↑ FVIII para hemofilia A leve); antifibrinolíticos, crioprecipitado (solo FVIII).
- **Hemofilia C:** deficiencia autosómica recesiva del factor XI; presentación menos grave que la A o la B; se trata mediante PFC o con factor VIIa recombinante.

Inhibidores de los factores de la coagulación

- Anticuerpos aloinmunitarios frente a factores de la coagulación (la inhibición del FVIII es la más frecuente).
- **Etiología:** reposición repetida del factor en pacientes con hemofilia, enf autoinmunitaria (LES), puerperio y neoplasias malignas.
- **Dx:** ↑ TTPa (permanece prolongado tras estudio mixto; análisis de coagulación de Bethesda mediante titulación).
- **Tx:** hemorragia aguda (concentrados de FVIII en caso de titulaciones bajas); FVIIa recombinante o complejo de protrombina activada para titulaciones altas; eliminar los inhibidores: prednisona, rituximab, ciclofosfamida e intercambio de plasma.

SÍNDROME DE ANTICUERPOS ANTIFOSFOLIPÍDICOS

Criterios para el diagnóstico de síndrome de anticuerpos antifosfolipídicos (SAF)	
Hay SAF si se cumplen ≥ 1 criterios clínicos *Y* ≥ 1 criterios de laboratorio	
Criterios clínicos	**Criterios de laboratorio**
Trombosis vascular: ≥ 1 trombosis arterial, venosa o de pequeños vasos en CUALQUIER órgano.	Anticoagulante lúpico: presente en plasma en dos pruebas con una separación ≥ 12 sem.*
Morbilidad en emb: ≥ 1 muerte inexplicable de fetos morfológicamente normales (Eco o exploración) de ≥ 10 sem O ≥ 1 partos prematuros de neonatos morfológicamente normales de ≤ 34 sem debidos a 1) preeclampsia grave o eclampsia o 2) insuficiencia placentaria O ≥ 3 AE *consecutivos* sin causa identificable de < 10 sem.	Anticuerpos anticardiolipídicos: IgG o IgM en suero o plasma (> 40 μg/mL [> percentil 99]) en dos pruebas con una separación ≥ 12 sem. Ab antiglucoproteína-I β_2: IgG o IgM en suero o plasma (> percentil 99) en 2 pruebas separadas ≥ 12 sem.
*La paciente no puede estar en tx anticoagulante durante la prueba. Tomado de: *J Thromb Haemost* 2006;4:295–306.	

Epidemiología

- El 40% de las pacientes con LES tienen APLA. De ellas, el 40% presenta antecedente de trombosis.
- Ab antifosfolipídicos presentes en el 10-15% de las pacientes con PRE.

Fisiopatología

- Las manifestaciones clínicas probablemente se deban a la interferencia con pasos de la vía de la coagulación dependientes de fosfolípidos.

Manifestaciones clínicas

- Trombosis arterial/venosa, trombocitopenia (40-50%), nefropatía, anemia hemolítica, piel (*livedo reticularis*/úlceras), ACV/AIT/demencia multiinfarto y valvulopatía cardíaca.
- **Específicas del emb:** ↑ del riesgo de trombosis (hasta el 25% sin tx), RCIU (15-30%), MFIU, preeclampsia grave/eclampsia, abortos recurrentes y parto pretérmino.

- **SAF catastrófico:** requiere 1) afectación de ≥ 3 órganos, 2) desarrollo en < 1 sem, 3) histopatología de oclusión de vasos de pequeño calibre, 4) presencia de APLA; hasta un 50% de mortalidad.

Detección temprana/diagnóstico

- **Indicaciones:** tromboembolia arterial/venosa sin causa identificada o asociada con el emb, antecedente de un aborto o ≥ 3 (ACOG) o ≥ 2 (ASRM) pérdidas embrionarias consecutivas y TTPa inexplicablemente alargado (*véase* el apartado sobre el estudio de abortos recurrentes).
- La detección no es posible si la paciente está en tx con HNF y es difícil valorar con HBPM o warfarina.
- Emb con SAF → considerar valoración seriada Eco en el tercer trimestre.

Tratamiento del SAF	
Escenario clínico	**Recomendación**
Trombosis venosa	Anticoagulación indefinida con INR 2-3 (la warfarina y no los AONAVK/ACOD es la primera elección) (heparina en caso de embarazo).
Trombosis arterial	Coagulación indefinida con INR 3-4.
LES + AL	Hidroxicloroquina ± 81 mg c/24 h de ácido acetilsalicílico.
SAF + PRE (sin trombosis previa) + emb	81 mg c/24 h de ácido acetilsalicílico ± HNF (5 000-7 500 UI s.c. c/12 h) o HBPM profiláctica.
SAF + emb + trombosis	81 mg c/24 h de ácido acetilsalicílico + HNF/HBPM terapéutica.
SAF + Hx de muerte fetal o PPT previo de < 34 sem	Si el parto se indica por PreE grave o insuficiencia placentaria, 81 mg/día de ác. acetilsalicílico + HNF o HBPM profilácticos.
Anticuerpos antifosfolipídicos	Control estricto de factores de riesgo vascular (p. ej., dejar de fumar).
Asesoría para la anticoncepción	Evitar los anticonceptivos que contienen estrógenos.
Cirugía	Tromboprofilaxis adecuada.
Adaptado de: *Lancet* 2010;376(9751):1498–509; *Obstet Gynecol* 2012;132.	

ALOINMUNIZACIÓN

Definición, etiología y epidemiología

- Anticuerpos maternos contra cualquier factor de los grupos sanguíneos heredados del padre.
- Se pueden desarrollar anticuerpos maternos en el embarazo, por transfusión o por compartir agujas.
- El Ag RhD es el que se encuentra implicado con mayor frecuencia; los antígenos menores son C, c, E, e, Kell (*véase* más adelante).
- Exposición materna a Ag paternos en los eritrocitos fetales → formación de Ab IgM → la IgG atraviesa la placenta y dirige la destrucción de tipo inmunitario de los eritrocitos fetales en el siguiente embarazo.
- 0.1 mL de sangre fetal puede provocar la formación de Ab maternos; segunda exposición → respuesta inmunitaria anamnésica.
- 6.8/1000 nacidos vivos afectados por aloinmunización; 10% previo a pruebas/prevención de rutina.
- Antígenos menores presentes en ~2% de los embarazos.

Manifestaciones clínicas

- Detección de Ab en la tipificación sanguínea.
- Anemia fetal → hidropesía fetal (≥ 2 de los siguientes: ascitis, derrame pleural, derrame pericárdico, edema cutáneo o polihidramnios).
- Complicaciones fetales (muerte y anemia hemolítica del recién nacido).

Diagnóstico de aloinmunización Rh mediante detección temprana (*véase también* el cap. 11)

- **Detección temprana de la aloinmunización:** primera visita OB, tipo sanguíneo materno y detección de Ab; repetir a las 28 sem y al momento del nacimiento. Si se encuentran anticuerpos anti-D, la paciente está aloinmunizada.
- **Determinar el riesgo al feto:** si se conoce el estado RhD negativo y la paternidad → obtener el tipo sanguíneo del padre; si Rh (+) → realizar pruebas de cigosidad → el padre homocigótico indica obligatoriamente Rh (+); los heterocigotos suponen un riesgo de estar afectados del 50% → pruebas de ADN libre para determinar el estado fetal (puede usarse amniocentesis; no es necesario).
- **Vigilancia de la titulación:** Ab anti-RhD (+) → Coombs indirecto cada mes para valorar la concentración de anticuerpos en la sangre materna; si están elevados, valorar con mayor frecuencia. Las titulaciones críticas suelen ser de 1:8-1:32 (en función del laboratorio y según la asociación con anemia fetal en ese centro de atención específico). Un embarazo previo afectado ↑ el riesgo de anemia fetal; las titulaciones de Ab no se relacionan con la gravedad; el riesgo de anemia fetal no se relaciona con las titulaciones de otros antígenos menores (Kell).
- **Doppler de la ACM:** valoración durante 1-2 sem de la velocidad sistólica máxima (VSM) en la arteria cerebral media (ACM). La VSM > 1.5 múltiple de la media (MdM) para la edad gestacional es predictiva de anemia fetal de moderada a grave (*NEJM* 2000;342:9).

Figura 16-8 Tratamiento de la aloinmunización en el embarazo

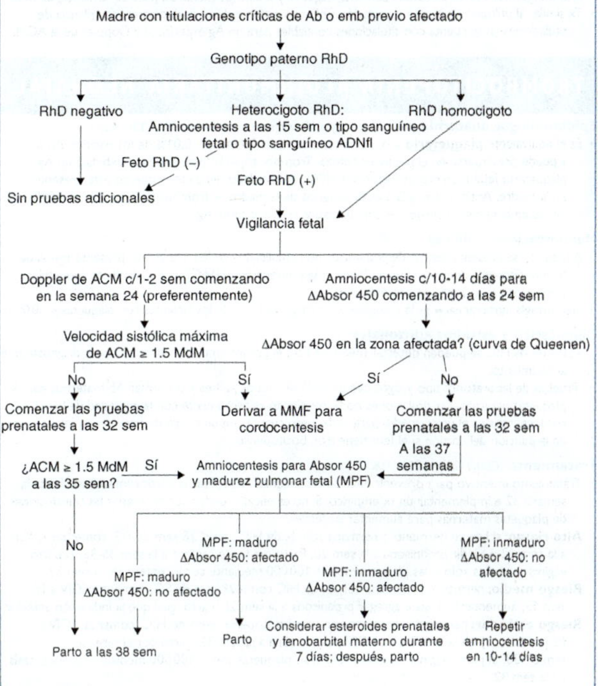

(Tomado de: *Am J Obstet Gynecol* 2015;212(6):697)

Prevención y tratamiento

- Ig anti-RhD → 300 μg neutralizan 30 mL de sangre total (15 mL de eritrocitos fetales) tras HFM.
- La prueba de Kleihauer-Betke (KB) se utiliza para cuantificar las células fetales en la circulación materna y determinar la dosis.
- 50 μg si < 12 sem de gestación; producto derivado del suero humano; efectos hasta por 12 sem; dosis máxima de 1500 μg/24 h; administrar en las 72 h siguientes a la indicación para *prevención* de aloinmunización.
- RhD positivo débil (D^u) → tratar como RhD positivo; ppx no indicada.
- Tx → parto; transfusión intrauterina si queda mucho para llegar a término.

Indicaciones para Ig anti-RhD en paciente RhD (–)/anticuerpo (–)		
Tras parto (bebé RhD +)	24-28 sem de gestación	Hemorragia del 2.° al 3.er trimestre
Embarazo ectópico	Amniocentesis	Muestreo de vellosidades coriónicas
Traumatismo	Amenaza de aborto*	Cordocentesis
Rotación cefálica externa	MFIU	Emb molar

*En la actualidad no se puede emitir una recomendación.
Tomado de: *Obstet Gynecol* 2017;181.

Antígenos (Ag) menores (*Obstet Gynecol* 2006;108:457)

- Se presentan antígenos menores en ~2% de los embarazos; provocan EHRN de diversos grados.
- Gran cantidad de ellos son capaces de provocar destrucción de eritrocitos; no hay tx profiláctico disponible; el tratamiento de sensibilización depende de Ab, pero generalmente imita al RhD.
- Lewis e I son los más frecuentes → no causan eritroblastosis fetal.

- Ab anti-Kell → puede causar anemia grave; debe vigilarse mediante Doppler de ACM, ya que los títulos son poco fiables para predecir la EHRN.
- Ig anti-RhD indicada en pacientes con RhD negativo y antígenos menores, pero sin anticuerpos RhD.
- Tx similar al utilizado en la aloinmunización RhD con pruebas de cigocidad paterna, vigilancia de titulaciones (si se cuenta con titulaciones confiables para un Ag específico) y Doppler de la ACM.

TROMBOCITOPENIA ALOINMUNITARIA NEONATAL

Epidemiología, anatomía patológica y etiología *(Obstet Gynecol 2016;128:668)*

- Es el equivalente **plaquetario** a la aloinmunización Rh. Afecta al ~0.01% de los nacidos vivos y puede presentarse en el *primer embarazo*. Trombocitopenia fetal/neonatal debida a un Ag plaquetario fetal (con mayor frecuencia HPA-1a) heredado del padre y que no está presente en la madre. Anticuerpos IgG antiplaquetarios de la madre → trombocitopenia fetal. El 100% de los embarazos subsecuentes son afectados si el feto tiene Ag.

Manifestaciones clínicas

- A menudo se presenta dentro de embarazos no complicados en los que el feto presenta signos de trombocitopenia dentro del útero (hemorragia intracerebral [HIC]) o al nacimiento (petequias y equimosis en la parte de presentación).
- Hemorragia intracraneal = es la complicación más grave (15% de los lactantes con plaquetas < 50 000).

Diagnóstico y estudios adicionales

- ~50% de las HIC se pueden detectar mediante Eco; el primer embarazo afectado suele diagnosticarse al nacimiento.
- Pruebas de laboratorio: tipo y cigocidad de HHS de ambos padres y confirmar Ab maternos para las plaquetas paternas. Las titulaciones no se relacionan estrechamente con la gravedad de la enf. La cordocentesis es el único medio para el dx, pero cuenta con un riesgo de hemorragia fetal a causa de la punción del cordón si el feto tiene trombocitopenia.

Tratamiento *(Obstet Gynecol 2011;118:1157)*

- Tratamiento intensivo para prevenir HIC; se recomienda no realizar la cordocentesis sino hasta la semana 32 e implementar un tx empírico. Si no es eficaz, pueden ser necesarias las transfusiones de plaquetas maternas para aumentar las fetales.

Alto riesgo: si hay un hermano o hermana con dx de HIC con < 28 sem de EG, comenzar la IGIV a la sem 12 y añadir prednisona a la sem 20. Parto mediante cesárea a la sem 35-36. El parto vaginal se realiza solo si las plaquetas son > 100 000 mediante cordocentesis de la sem 32.

Riesgo medio: hermano o hermana con dx de HIC con > 28 sem de EG, comenzar IGIV a la sem 12; aumentar la dosis o agregar prednisona a la sem 20. Parto igual que la indicación anterior.

Riesgo estándar: hermano o hermana con trombocitopenia, pero no HIC; comenzar IGIV (± prednisona) en la sem 20; dar IGIV y prednisona a la sem 32. Parto por cesárea a la sem 37-38. El parto vaginal se realiza solo si las plaquetas son > 100 000 mediante cordocentesis en la sem 32.

HEMODERIVADOS EN HEMORRAGIA Y CUIDADOS INTENSIVOS

Hemoderivados	
Paquetes de eritrocitos (240 mL)	Contiene eritrocitos, leucocitos, plasma; ↑ Hct 3% y ↑ Hb 1 g/dL. Pacientes en estado grave → Hb objetivo 7-9 g/dL; considerar Hb 10-12 g/dL si hay isquemia coronaria (*NEJM* 1999;340:409; 2001;345:1230).
Plaquetas	Recolección: aféresis, donante único (método predominante). Sangre total: múltiples donantes. Contiene: PLT, plasma, leucocitos/eritrocitos. 6 U de plaquetas (sangre total) = 1 U plaquetas (aféresis) → ↑ recuento de plaquetas en 25 000-30 000. Indicación: plaquetas < 10 000/μL; plaquetas < 20 000/μL con riesgo de hemorragia o infxn; plaquetas < 50 000/μL con hemorragia activa o preop; la compatibilidad ABO no es esencial. Contraindicación: TIH, HELLP, PTT-SUH. *Transfusión refractaria:* plaquetas ↑ < 5 000/μL; CID, septicemia, esplenomegalia, aloinmunización. HG seriado → si refractario, administrar plaquetas con ABO compatible y detectar Ab para HLA en el plasma. Considerar plaquetas con HLA pareado.
PFC (250 mL)	Contiene todos los factores de la coagulación; ↑ fibrinógeno en 10 mg/dL. Indicación: 1) fibrinógeno < 100 mg/dL, 2) INR > 1.6 preop, 3) hemorragia debida a déficit de factores → hereditario (p. ej., déficit de factor XI) o enf adquirida (p. ej., CID, PTT-SUH, enf hepática, toxicidad por warfarina), 4) parte del protocolo de transfusión masiva (*véase* más adelante).
Crioprecipitados (10-20 mL)	Contiene fibrinógeno, FVIII y FXIII, FvW; ↑ fibrinógeno 10 mg/dL. Hemorragia en deficiencia de factor (EvW o FXIII) o fibrinógeno < 100 mg/dL.

Leucorreducidos	Leucocitos eliminados (> 99%) de los concentrados eritrocitarios; ↓ riesgo de rxn febril no hemolítica, aloinmunización e infxn (sobre todo CMV); "leucorreducción universal" en muchos centros. Indicaciones: rxn transfusional previa, transfusiones frecuentes, riesgo de infxn por CMV, qx con circulación extracorpórea.
Irradiados	Se destruyen los linfocitos del donante en los concentrados eritrocitarios; disminuye el riesgo de EICH asociado con la transfusión. Indicaciones: inmunodeficiencia (p. ej., TMO, transfusión fetal/neonatal; EICG, sida).
CMV negativos	Procedente de donantes con seronegatividad para CMV; usar en transfusión de seronegatividad para CMV en emb o inmunodeficiencia.
Sangre total	Contiene todos los componentes sanguíneos; uso limitado, utilizar en transfusión neonatal en caso de enf hemolítica del recién nacido, cir cardíaca, OME.
Factor VIII	Humano o recombinante; en caso de hemorragia asociada con hemofilia A. Preop → qx menor: bolo de 15-25 UI/kg; después, 20-25 UI/kg c/8-12 h. Qx mayor: 50 UI/kg hasta que el valor del factor VIII llegue al 100% y, luego, según las necesidades durante 10-14 días.
Concentrado de complejo de protrombina de cuatro factores	• *Inactivado*. Reversión inmediata de los antagonistas de la Vit K. INR 2-3.9: 25 u/kg. INR 4-6: 35 u/kg. INR > 6: 50 u/kg. • *Activado* (actividad derivativa del inhibidor del factor VIII [ADIFO]). Reversión inmediata de los anticoagulantes recientes (inhibidores del factor Xa). 50-100 u/kg según la gravedad de la hemorragia.
Donación autóloga	↓ el riesgo de infección o de reacciones a la transfusión en caso de procedimientos electivos; se requiere una Hb > 11 g/dL antes de la donación; es seguro en el emb, pero suele reservarse para las pts con anticuerpos raros.

Complicaciones de la transfusión (# por unidad transfundida)	
En *TODAS* las reacciones, detener la transfusión y enviar el hemoderivado restante al banco de sangre.	
Fiebre no hemolítica (1:100)	Signos/síntomas: fiebre/escalofríos 0-6 h después de la transfusión (↑ 1 °C en 2 h).
	Causa: Ab contra leucocitos del donante; dx: *descartar infxn y hemólisis*.
	Tx: paracetamol ± meperidina 25-50 mg i.v./i.m.
Hemólisis aguda (< 1:250 000)	Signos/síntomas: fiebre, ↓ PA, oliguria, dolor en flanco/torácico, CID, puede ser mortal.
	Causa: incompatibilidad ABO.
	Tx: mantener diuresis con LIV y diuréticos ± vasopresores.
Hemólisis tardía (1:1000)	Signos/síntomas: mismos que agudos (menos graves); 5-7 días tras la transfusión.
	Tx: suele ser innecesario; seguimiento de Hct, Cr, PFH y coag.
Alérgicas (1:100)	Signos/síntomas: leves, urticaria; graves, compromiso de las vías respiratorias, ↓↓ PA.
	Tx: leve, antihistamínicos; grave, epinefrina ± glucocorticoides.
Lesión pulmonar aguda asociada con la transfusión (LPAAT) (1:5 000)	Signos/síntomas: disnea, fiebre, hipoxia, EP, HoTN.
	Tx: tratamiento respiratorio de soporte ± ingreso en UCI/vasopresores; intubación con ventilación mecánica similar a los casos de SDRA.
Sobrecarga circulatoria asociada con la transfusión (SCAT) (1:100)	Signos/síntomas: insuficiencia respiratoria, cefalea, hipoxia, HTA y DVY.
	Tx: movilización de líquidos, O_2, ventilación según la necesidad.
Infecciones	
CMV: ~1:100 (leucorreducción)	VIH (1:1800 000)
Hepatitis B (1:220 000)	Hepatitis C (1:1600 000)
Bacterias (1:500 000 por unidad de concentrado eritrocitario; 1:12 000/U plaquetas)	
Tomado de: Busch MP, Kleinman SH, Nemo GJ. Current and emerging infectious risks of blood transfusions. *JAMA*. 2003;289(8):959–62.	

Transfusión masiva (*Transfusion* 2007;47(9):1564; *AJOG* 2016;214:340)

- **Estudios en tubo con tapa roja:** 5 mL de sangre en un tubo no heparinizado; normal = coágulo en 8-10 min; la ausencia de coágulo o la disolución parcial en 8-10 min se asocia con un fibrinógeno < 150 mg/dL.
- FVIIa recombinante → Los ECA no muestran beneficios para la supervivencia; reservar para hemorragia refractaria a intervención (las pts deben tener plaquetas > 50, fibrinógeno > 50-100, T > 32 y Ca ionizado normal); ↑ riesgo de trombosis (incluida arterial).
- Temperatura central < 30 °C → arritmias ventriculares; emplear calentador de sangre si ≥ 3 U concentrados eritrocitarios o eritrocitos/plasma fríos infundidos a un ritmo > 100 mL/min durante 30 min para evitar hipotermia.
- Eval periódica para ↓ Ca^{++} y ↑ K^{+}; riesgo de toxicidad por citrato (↓ gasto cardíaco/↓ RVS, alcalosis metabólica). *Véase también* el capítulo 11 para HPP obstétrica.

Ejemplo de un protocolo de transfusión masiva en obstetricia

	Paquetes de eritrocitos	PFC	Plaquetas	Crioprecipitado
Ronda 1	6 U	6 U	6 U	10 U
Ronda 2	6 U	6 U	6 U	10 U
Ronda 3	Ácido tranexámico 1 g i.v. en 10 min			
Ronda 4	6 U	6 U	6 U	

Considerar comenzar el protocolo cuando se espera que la hemorragia sea masiva (requerimiento de reemplazar el 50% o más del volumen sanguíneo en 2 h), la hemorragia continúa después de la transfusión de 4 U de paquetes de eritrocitos en un período corto (1-2 h), o presión sistólica por debajo de los 90 mm Hg y FC por arriba de los 120 latidos en 1 mm Hg en presencia de hemorragia no controlada.

Tomado de: *Am J Obstet Gynecol* 2016;214:340.

El ciclo menstrual

- **Edad promedio de la menarquia:** 12.4 años. **Edad promedio de la menopausia:** 51 años. Primer día del sangrado vaginal = día 1 del ciclo; la duración media del sangrado es de 4 ± 2 días; promedio de sangre perdida, 35 mL (10-80 mL). Promedio de duración del ciclo, 21-34 días (*Clin Obstet Gynaecol* 2010;2:157).
- **Fase folicular:** dura 10-21 días; duración variable; determina la longitud del ciclo menstrual.
- **Ovulación:** la FSH estimula la producción de estrógenos → aumento repentino de LH → rotura del folículo dominante/liberación del ovocito. Resto del folículo → cuerpo lúteo, que secreta progesterona y mantiene el revestimiento endometrial (*Am J Hum Biol* 2001;4:465). Si se produce la fecundación, las células del trofoblasto sintetizan hCG para mantener el cuerpo lúteo.
- **Fase lútea:** dura 14 días y es de duración constante. En ausencia de emb, el cuerpo lúteo involuciona → disminuyen los valores de progesterona y estrógenos → se produce la descamación del revestimiento uterino y señala el inicio del siguiente período mediante la FSH (pues ya no está inhibida).

Figura 17-1 Ciclo y hormonas menstruales

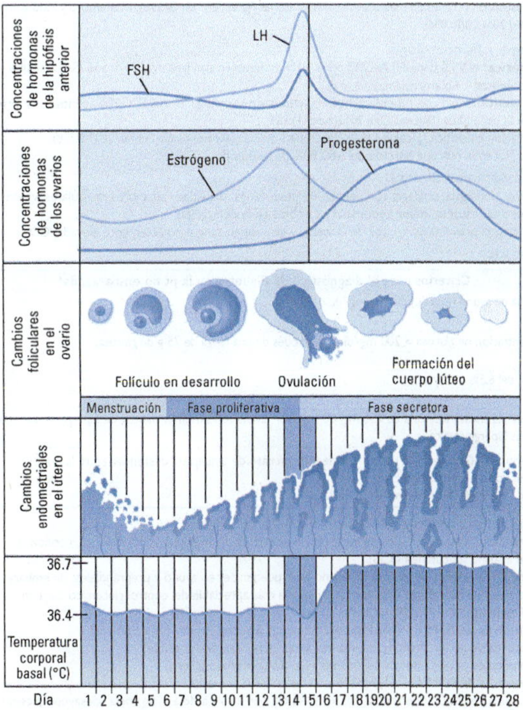

Tomado de: Gersch C, et al. *Medical-Surgical Nursing Made Incredibly Easy!* 4th ed. Philadelphia, PA: Wolters Kluwer; 2016.

Hormonas del embarazo

- La **hCG** es secretada por el trofoblasto placentario. Se detecta en la sangre materna 8 días después de la fecundación. Mantiene la producción de progesterona del cuerpo lúteo. Estructuralmente, es similar a LH, FSH y TSH (misma subunidad alfa).

- El **hPL** es producido por los sincitiotrofoblastos. Es posible detectarla 2-3 sem después de la fecundación. Las concentraciones aumentan de forma mantenida hasta las 34-36 sem, hasta un valor máximo de 5-10 µg/mL. Entre sus efectos destacan: lipólisis materna → ↑ ácidos grasos libres circulantes para proporcionar una fuente de energía a la madre y el feto; acción antiinsulínica → aumento de los valores maternos de insulina → aumento de la síntesis de proteínas; acción angiogénica → formación de vasculatura fetal.
- La **progesterona** se produce principalmente en el ovario hasta la semana 6-7 de gestación, momento en el que la placenta empieza a producirla. Mantiene el revestimiento endometrial en las fases iniciales del emb y la quiescencia uterina.
- La **relaxina** es secretada por el cuerpo lúteo → relajación uterina, vasodilatación sistémica y ↑ gasto cardíaco (*Am J Physiol Regul Integr Comp Physiol* 2011:R267).

DIABETES MELLITUS DE TIPO 1

Definición y epidemiología (*Diabetes Care* 2012;35(suppl 1):S64)

- Intolerancia a la glucosa por la insuficiencia de insulina. Causada a menudo por la destrucción autoinmunitaria de células β pancreáticas mediada por células. Solo cerca del 5% de todas las diabetes.
- Incidencia en aumento hasta el 1.8% (*NEJM* 2017;376(15):1419). Prevalencia de 1.93/1000 a la edad de 19 años (*JAMA* 2014;311(17):1778).
- Se asocia con otras enfermedades autoinmunitarias (p. ej., enf de Graves, Hashimoto y Addison) (*Diabet Med* 2011;28(8):896).

Etiología y fisiopatología

- **Genética:** el 95% tiene HLA-DR3 o HLA-DR4. También son positivas para anti-GAD, células antiislotes y Ab antiinsulina.
- **Ambiental:** infxn con rubéola congénita, enterovirus, coxsackievirus B, CMV, adenovirus y virus de la parotiditis (*Diabetes Care* 2012(suppl 1):S64).
- Infiltración linfocítica, ↓ células β → déficit de insulina (*Diabetes Metab Res Rev* 2011;8:778).
- Hiperglucemia con una pérdida del ~80-90% de células β.

Manifestaciones clínicas

- Poliuria, polidipsia, polifagia con pérdida de peso, fatiga, debilidad, calambres musculares, visión borrosa, náuseas, dolor abdominal y cambios en la defecación.
- La mayoría presenta sx agudos de diabetes y glucosa en sangre notablemente elevada, CD.

Diagnóstico

Criterios para el diagnóstico de diabetes en la pt no embarazada*
Glucosa en ayuno (mg/dL) de 126 mg/dL o mayor.
O
Concentración de glucosa > 200 mg/dL 2 h después de una carga de 75 g de glucosa.
O
HbA_1c del 6.5% o mayor.
O
Glucosa plasmática aleatoria de 200 mg/dL o mayor en pts con síntomas clásicos de hiperglucemia o con crisis hiperglucémica.
*Criterios idénticos para los tipos 1 o 2 de DM; en caso de embarazo, diferenciar entre la presencia de DMG o DM preexistente. Tomado de: *ADA, Diabetes Care* 2016:S13–22.

Tratamiento y medicamentos (*JAMA* 2003;289(17):2254)

- La insulinoterapia de por vida se inicia con inyección diaria múltiple (IDM) o infusión continua de insulina subcutánea (ICIS).
- Las determinaciones de glucosa en pts no emb pueden ser en ayuno y preprandiales; sin embargo, las pre y posprandiales muestran una mejoría más apreciable del control glucémico durante el embarazo (*Clin Med* 2011;2:154).
- **Esquemas de IDM no fisiológicos:** no imitan la secreción de insulina normal.
  Insulina de acción prolongada una vez al día (a la hora de acostarse).
  Insulina de acción intermedia dos veces al día (desayuno y cena).
- **Esquemas de IDM fisiológicos:** tratan de imitar la secreción normal de insulina.
  Insulina de acción intermedia dos veces al día con insulina de acción corta (desayuno y cena).
  Insulina de acción prolongada una vez al día (a la hora de acostarse) con insulina de acción rápida a la hora de la comida.
  Insulina de acción intermedia dos veces al día (desayuno y hora de acostarse) con insulina de acción rápida con cada comida.
  Insulina mezclada previamente (70% NPH/30% regular) administrada dos veces al día.
- **ICIS:** preparado de insulina de acción rápida administrada a través de un catéter que se inserta en el tejido subcutáneo. Hay un ritmo de infusión basal de insulina con bolos administrados por la paciente antes de las comidas.

- **Objetivos en el posparto:** glucosa en ayuno < 110 mg/dL y 2 h posprandial < 160 mg/dL (*Obstet Gynecol Clin North Am* 2007;34(2):335–49).
- **Objetivos fuera del embarazo:** $HgbA_1c$ < 7%, en ayuno 70-130 mg/dL, posprandial < 180 mg/dL (*Diabetes Care* 2015;38(Supp 1):S33).

Tipos de insulina y farmacodinámica			
	Inicio (min)	**Máxima (h)**	**Duración (h)**
Acción rápida			
Insulina lispro (Humalog®)	15-30	0.5-2.5	3-6.5
Insulina aspart (NovoLog®)	10-20	1-3	3-5
Insulina glulisina (Apidra®)	10-15	1-1.5	3-5
Acción corta			
Regular (Humulin R®, Novolin R®)	30-60	1-5	6-10
Acción intermedia			
Insulina isófana (NPH, Humulin N®, Novolin N®)	60-120	6-14	16-24
Insulina zinc (Lente®, Humulin L®, Novolin L®)	120-240	4-12	12-18
Acción larga			
Insulina glargina (Lantus®)	66	—	Hasta 24 h
Insulina detemir (Levemir®)	48-120	—	Hasta 24 h
Insulina zinc extendida (Ultralente®, Humulin U®)	360-600	10-16	18-24
Premezcladas			
BiAsp 70/30 (BIAsp 30®)	10-20	1-4	Hasta 24 h
Insulina lispro 75/25 (Humalog Mix 75/25®)	15-30	1-6.5	Hasta 24 h
NPH 70%/regular 30% (Humulin 70/30®)	30-60	2-16	Hasta 18-24
Tomado de: *JAMA*. 2003;289:2254 and *Int J Clin Pract*. 2010:64:305.			

CETOACIDOSIS DIABÉTICA (CD)

Definición

- Complicación aguda potencialmente mortal secundaria a déficit de insulina, con hiperglucemia, deshidratación y acidosis. Se debe típicamente a la falta de cumplimiento del tratamiento insulínico, enf/infxn aguda, fármacos o DM de nueva aparición.
- Factores precipitantes: emesis, infección, gastroparesia diabética, mal cumplimiento del tratamiento o fallo de la bomba de insulina, empleo de simpaticomiméticos β (para tocólisis) o corticoesteroides y errores en el tx médico (*J Reprodc Med* 1991;36:797–800). Puede presentarse con rapidez y con una concentración menor de hiperglucemia en mujeres embarazadas.
- Se presenta en el 1-3% de todos los embarazos con DM, y se asocia con morbilidad del 9-35%.

Fisiopatología (*Clin Med* 2011;2:154)

- Déficit de insulina → ↑ glucagón → ↑ gluconeogénesis hepática y ↑ glucogenólisis → hiperglucemia → incapacidad para utilizar la glucosa → ↑ lipólisis → ácidos grasos libres metabolizados por el hígado (cetogénesis) como fuente de energía alternativa → grandes cantidades de cetonas → acidosis.

Manifestaciones clínicas (*Hormones* 2011;4:250)

- Náuseas, vómitos, dolor abdominal, confusión y respiración de Kussmaul (respiraciones profundas y laboriosas que se observan en caso de acidosis metabólica).
- El EHH puede presentarse de manera similar, pero con una glucemia mucho mayor (p. ej., 1000 mg/dL) > 1000 mg/dL y osmolalidad plasmática > 380 mOsmol/kg (*véase* adelante).

Diagnóstico

- Glucemia, gasometría (pH), bioquímica (bicarbonato, brecha aniónica) y cetonas en suero. La glucemia suele ser de 350-500 mg/dL; las pacientes embarazadas pueden presentar CD con glucemia < 200 mg/dL.

Criterios diagnósticos para la CD			
	Leve	**Moderada**	**Grave**
Glucemia (mg/dL)	> 250	> 250	> 250
pH arterial	7.25-7.30	7-7.24	< 7
Bicarbonato de sodio (mEq/L)	15-18	10-15	< 10
Cetonas séricas	Positivas	Positivas	Positivas
Brecha aniónica	> 10	> 12	> 12
Estado mental	Alerta	Alerta/somnoliento	Estupor/coma
Tomado de: *Endocrinol Metab Clin North Am* 2006;35(4):725–51, viii.			

Tratamiento

- Tratar la causa subyacente (p. ej., infección). Admisión hospitalaria.
- **Líquidos:** 1 L SSN durante 1-2 h; después, 250-500 mL/h. Cuando la glucosa < 250 mg/dL → cambiar a glucosado al 5% en SSN 0.5 y continuar con insulina hasta que se resuelva la cetonemia. Una vez que la glucosa alcance concentraciones normales, continuar la reposición hasta que se alcance el déficit de líquidos (~100 mL/kg de masa corporal).
- **Insulina:** 0.1-0.4 U/kg i.v. en bolo → 0.1 U/kg/h en infusión continua (o 2-10 U/h). Probar con 50-70mg/dL/h para corregir la glucemia o aproximadamente el 25% en las primeras 2 h. Cuando la glucemia es ~200 mg/dL → ↓ la insulina a 0.05 U/kg/h (o aproximadamente 1-2 U/h) hasta que se eliminen las cetonas en orina. Ajustar hasta glucemia de ~150-200 mg/dL. Cuando la paciente pueda tolerar alimento, comenzar con su régimen de inyección de insulina habitual.
- **Potasio:** K > 5 mEq/L; no se necesitan complementos adicionales (la insulina arrastra el K hacia el interior celular junto con la glucosa → ↓ K sérico).
  K 4-5 mEq/L → añadir 20 mEq/L a cada litro de líquido de reposición.
  K 3-4 mEq/L → añadir 40 mEq/L a cada litro de líquido de reposición.
  K < 3 mEq/L → suspender la insulina, administrar 10-20 mEq/h hasta K > 3.3, y después 40 mEq/L en LIV.
- **Bicarbonato:** controvertido.
  Si el pH < 6.9 → administrar 100 mEq y 20 mEq de KCl en 400 mL de H_2O en 2 h; si el pH 6.9-7 o el bicarbonato < 5 mEq → administrar 50 mEq en 200 mL de agua en 1 h hasta que el pH ↑ a > 7.
  No administrar bicarbonato si pH > 7.
- **Fosfato:** si < 1 mg/dL → administrar 20-30 mmol de fosfato de potasio en 24 h.
- **Cloruro:** si la pt padece hipercloremia, cambiar a un líquido más fisiológico (p. ej., PlasmaLyte®).
- **Calcio/magnesio:** vigilar el Ca/Mg sérico y reponer según la necesidad.
- **Vigilancia de la FCF** para quienes tienen > 24 sem. Las pérdidas fetales van del 9-85% de acuerdo con la gravedad de la CD.

DIABETES MELLITUS DE TIPO 2

Definición y epidemiología (*Diabetes Care* 2012;35(suppl 1):S64)

- Resistencia a la insulina ± producción inadecuada de insulina (p. ej., producción inadecuada para la sensibilidad de los tejidos diana). Existen cerca de 29 millones de personas con DM, casi 86 millones con prediabetes, en los Estados Unidos (*Centers for Disease Control. At a Glance Reports 2016: Diabetes*).

Fisiopatología

- Resistencia periférica a la insulina → ↑ secreción de insulina → insuficiencia pancreática → defecto en la secreción de insulina en respuesta a ↑ glucosa → aumento de la gluconeogénesis hepática → hiperglucemia.

Manifestaciones clínicas

- **Síntomas clásicos:** poliuria, polidipsia, polifagia, fatiga, debilidad, calambres musculares, visión borrosa, náuseas, dolor abdominal, cambios en la defecación. La mayoría de los casos son asintomáticos.

Diagnóstico

- Los criterios para el dx de DM2 fuera del embarazo se describen antes, en la sección de DM1.

Tratamiento y medicamentos

- El objetivo del tx es lograr y mantener una cifra de HbA_1c < 7%. Más adelante se detallan los aspectos referentes al embarazo.
- **En el momento del dx:** los cambios en el estilo de vida (pérdida de peso, ejercicio) pueden ↓ la HbA_1c en un 1-2%.
- Consideración de cirugía bariátrica para adultos con DM2 e IMC > 35 kg/m^2 con comorbilidades médicas.

ESTADO HIPERGLUCÉMICO HIPEROSMOLAR

Etiología y fisiopatología (*Emerg Med Clin North Am* 2005;23:629)

- Hiperglucemia extrema + hiperosmolalidad sin cetoacidosis.
- Las infecciones son responsables de casi el 60% de los casos. Estrés fisiológico → ↓ eficacia de la insulina circulante → ↑ hormonas contrarreguladoras (glucagón, catecolaminas, cortisol, GH) → ↑ resistencia periférica → gluconeogénesis → hiperglucemia → glucosuria → diuresis osmótica hipertónica (deshidratación) → incapacidad para mantener una ingesta hídrica adecuada (por enf aguda) → hiperosmolaridad grave y deshidratación intracelular, insuficiencia renal.

Diagnóstico

- Glucemia ≥ 1000 mg/dL, osmolalidad sérica ≥ 320 mOsm/kg, ↑ de BUN:Cr, pH > 7.3, cetonuria leve, cetonemia leve o ausente, bicarbonato > 15 mEq/L; con frecuencia se observan anomalías neurológicas (25-50%).

Tratamiento

- Tratar la causa subyacente. El tx es muy similar al de la CD (*véase* antes).
- El tx de primera elección es la hidratación i.v. intensiva, ya que el déficit de líquidos puede ser de 8-12 L. Reponer la mitad del déficit de líquidos en las primeras 12 h y el resto en las 12-24 h siguientes con SSN.
- Infusión de insulina cuando el K sea ≥ 3.3 mEq/L. Empezar insulina regular a 0.1 U/kg/h con o sin un bolo de 0.1 U/kg.
- Una vez que la glucemia es ≤ 300 mg/dL, debe añadirse glucosa al 5% y ↓ la infusión de insulina a 0.05 U/kg/h.
- Si el potasio sérico es < 3.3 mEq/L → reponer con KCl a un ritmo de hasta 20-30 mEq/L/h hasta lograr valores por encima de 3.3 mEq/L. A continuación, pueden añadirse 20-30 mEq/L de KCl a cada litro de líquido i.v. El objetivo es mantener valores séricos de K normales. Comprobar el valor de K cada 1-2 h.

DIABETES EN EL EMBARAZO

Epidemiología

- Se estima que el 6-9% de los embarazos tienen complicaciones por DM preexistente o DMG. El 90% de las diabetes en el embarazo son DMG.

Manifestaciones clínicas

- El tipo 1 suele conocerse antes del emb. El tipo 2 puede haber pasado inadvertido; sin embargo, si hay intolerancia a la glucosa antes de las 20 sem, considerar una diabetes pregestacional. El objetivo previo a la concepción es lograr una $HbA_{1}c$ < 6.5%. Tener en cuenta el ingreso hospitalario en caso de control deficiente durante la organogénesis.
- La tasa de malformaciones fetales en un emb normal es del 2-3%, frente al 6-12% en los emb con diabetes (*Obstet Gynecol* 2003;102:857). Tasa de malformaciones fetales con $HbA_{1}c$ del 7-8.9% = 5-10%; $HbA_{1}c$ del 9-10.9% = 10-20%, $HbA_{1}c$ > 11% = > 20%.
- Los defectos más frecuentes son cardíacos, renales y del tubo neural, en particular, un VD con infudíbulo de salida doble, tronco arterioso y síndrome de regresión caudal/agenesia sacra (se considera patognomónico).
- **Riesgos de la DM en el emb:**
  Maternos: ↑ progresión de nefropatía, retinopatía, enf cardiovascular, ↑ preeclampsia, ↑ infecciones, ↑ TEV, ↑ laceraciones y mala curación de heridas.
  Fetales: ↑ malformaciones/RCIU, ↑ AE/MFIU, ↑ polihidramnios, ↑ distocia/cesárea, ↑ macrosomía, ↑ distocia de hombros/lesión del parto (fx de húmero/clavícula, lesiones nerviosas del plexo braquial/nervio facial, cefalohematoma), ↑ ictericia/hipoglucemia/SDR neonatales, ↑ mortalidad.

Clasificación de la diabetes mellitus de White			
Etapa gestacional	DM existente solo durante el emb. Considerar también un tipo no reconocido de DM2.		
A1	Control con dieta, sin medicamentos para modificar la glucemia.		
A2	Requiere fármacos (orales o insulina inyectada) para su control.		
Etapa pregestacional	**Edad de inicio (años)**	**Duración (años)**	**Complicaciones**
B	≥ 20	< 10	Ninguna
C	10-19	10-19	Ninguna
D	< 10	> 20	± retinopatía benigna, otras complicaciones vasculares
F	Cualquiera	Cualquiera	Nefropatías
H	Cualquiera	Cualquiera	Cardíacas
R	Cualquiera	Cualquiera	Retinopatía proliferativa
T	Cualquiera	Cualquiera	Trasplante renal

Detección temprana de diabetes mellitus en el embarazo

- **Cribado de DMG universal** estándar a las semanas 24-28; antes si hay factores de riesgo (*véase* posteriormente).

Pruebas de detección temprana:

- **PTGO 1 h (50 g):** glucemia ≥ 130-140 mg/dL (depende del centro de atención).
  Glucemia > 140 mg/dL identifica el 80% de las DMG; ≥ 130 mg/dL identifica el 90% de las DMG.
  Prueba de detección temprana positiva → PTGO 3 h (100 g).
- **PTGO 2 h (75 g):** es una alternativa menos frecuente. Hasta el 18% de las pacientes obtienen resultados positivos con este método.
  En ayuno, 92-125 mg/dL o 1 h > 180 mg/dL o 2 h 153 o 199 mg/dL = DMG.
  Glucosa en ayuno > 126 mg/dL o 2 h > 200 mg/dL = DM franca.
- **PTGO 3 h (100 g):** en ayuno y 1, 2 y 3 h después de la glucosa oral. Un resultado anómalo = intolerancia a la glucosa (se asocia con macrosomía fetal), dos o más resultados anómalos = DMG.

Estrategias para la detección temprana de diabetes pregestacional o DMG temprana
Considerar pruebas en todas las mujeres con un IMC > 25 + uno o más factores de riesgo:
Inactividad física
Familiar en primer grado con DM
Raza o etnicidad de alto riesgo (AA, latina, asiática, de las Islas del Pacífico)
DMG previa o parto con producto ≥ 4000 g
Hipertensión arterial
HDL < 35 mg/dL, triglicéridos > 250 mg/dL
Dx de SOP
HbA_{1c} > 5.7%, alteración de la tolerancia a la glucosa o alteración de la glucosa en ayuno en pruebas previas
IMC preembarazo > 40
Tomado de: *Obstet Gynecol* 2017;130(1):e17.

Criterios para el diagnóstico de diabetes gestacional a partir de las pruebas de tolerancia a la glucosa oral		
Tiempo desde la carga de 100 g de glucosa (h)	**Escala de O'Sullivan modificada (mg/dL)**	**Escala de Carpenter y Coustan (mg/dL)**
Ayuno	≥ 105	≥ 95
1	≥ 190	≥ 180
2	≥ 165	≥ 155
3	≥ 145	≥ 140
Tomado de: O'Sullivan JB, Mahan CM. Criteria for the oral glucose tolerance test in pregnancy. *Diabetes.* 1964;13:278–285 and Carpenter MW, Coustan DR. Criteria for screening tests for gestational diabetes. *Am J Obstet Gynecol.* 1982;144:768–73.		

Tratamiento de la diabetes mellitus en el embarazo

- **DMG**

  Consejos nutricionales, dieta/ejercicio y prueba de glucemia cuatro veces al día (ayuno + 2 h posprandial).

  Si el control es inadecuado → antidiabéticos orales (gliburida o metformina); si es inadecuado incluso con la dosis máxima → insulina.

  DMG-A1: parto a las 41 sem.

  DMG-A2: pruebas prenatales y parto entre las semanas 39 y 0 días a 39 y 6 días. Si la DM no está controlada, puede considerarse el parto en las semanas 37-39.

Objetivos para el control glucémico en el embarazo	
Concentraciones objetivo de glucosa en sangre (mg/dL)	
Ayuno	60-90
Prealimentos	< 100
1 h posprandial	< 140
2 h posprandial	< 120
Al dormir	< 120
2-6 a. m.	60-90
Tomado de: Metzger BE, et al. Summary and Recommendations of the Fifth International Workshop-Conference on Gestational Diabetes Mellitus. *Diabetes Care.* 2007;30(2):S251.	

- **DM pregestacional**

  Dieta: 1800-2400 kcal diarias, con un 20% de proteínas, un 33-40% de hidratos de carbono (principalmente complejos) y un 40% de grasas. La American Diabetes Association (ADA) recomienda administrar insulina en las mujeres embarazadas con DM 1 o 2. Por lo general, se utiliza una combinación de NPH e insulina de acción rápida (*véase* la tabla con los tipos de insulina, antes). En la DM1, suele ↑ la insulina en un 50-100%. En la DM2, suele ↑ > 200% durante el emb.

  Preparto: considerar estudio de lab para preeclampsia y pruebas tiroideas de referencia (el 40% de las pts de DM1 presentan una alteración tiroidea) al principio del emb. Exploración de ojos en el primer trimestre y un ECG basal (edad > 30 años o en caso de hipertensión). Considerar la administración de 81 mg de ácido acetilsalicílico después de las 12 sem de gestación.

  Hacer una Eco temprana, confirmar la viabilidad y ofrecer la determinación de AFP sérica materna para detectar DTN, Eco para anatomía y valoración seriada del crecimiento, y ecocardiografía fetal.

  PER/ILA fetal cada 1-2 sem desde la sem 32-34 o antes; si hay un control deficiente, Hx de CD en el embarazo actual o Hx de vasculopatía/HTA, comenzar a la semana 28.

  Parto: realizar en la semana 39-40, a menos que el control sea deficiente o existan Hx de vasculopatía, nefropatía o muerte fetal previa.

Figura 17-2 Cálculo y distribución de la dosis para el tratamiento inicial con insulina en el embarazo

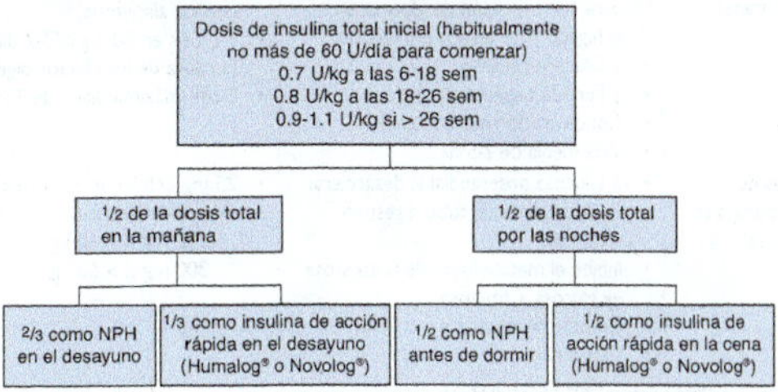

Adaptado de: Gabbe SG. Management of diabetes mellitus complicating pregnancy. *Obstet Gynecol* 2003;102(4):857.

Trabajo de parto y parto en caso de diabetes

- Considerar cesárea si PFE > 4 500 g en pacientes con diabetes (> 5 000 g si no hay diabetes).
- **Tratamiento con insulina en el trabajo de parto:** insulina intermedia habitual a la hora de acostarse. Suspender la dosis de insulina matutina. Con trabajo de parto activo o glucemia < 70 mg/dL, empezar con glucosa al 5% en SSN i.v. Revisar la glucemia cada hora durante el trabajo de parto. Por lo general, DM pregestacional → infusión de insulina i.v. y ajuste. Control estricto de la glucemia en la segunda etapa para evitar hipoglucemia neonatal.

Tratamiento posparto

- Por lo general, para la DM pregestacional insulinodependiente → reanudar el régimen previo al emb, o 1/2 de la dosis al final del emb. Para la DMG, puede detenerse el tratamiento, excepto si se sospecha DM2. La DMG se resuelve con el parto.
- Prueba de tolerancia oral con 75 g de glucosa posparto para identificar una DM no gestacional en todas las pacientes con DMG en la consulta 2-6 semanas después.

Prueba de tolerancia a la glucosa posparto			
	Sin DM	**Tolerancia a la glucosa alterada**	**DM franca**
8 h de ayuno	< 100	100-125	≥ 126
2 h tras una carga de 75 g de glucosa	< 140	140-199	≥ 200

Se expresa la concentración de glucosa en sangre expresada en mg/dL.
Tomado de: Metzger BE, et al. Summary and Recommendations of the Fifth International Workshop-Conference on Gestational Diabetes Mellitus. *Diabetes Care*. 2007;30(2):S251 y American Diabetes Association Standards of Medical Care in Diabetes—2010. *Diabetes Care*. 2010;33:S11–S61.

DIABETES GESTACIONAL (DMG)

Definiciones, epidemiología y fisiopatología

- La DMG consiste en la intolerancia a hidratos de carbono que se inicia o se detecta por primera vez durante el emb.
- **Clasificación:** la DMG-A1 se controla con dieta; la DMG-A2 requiere una intervención farmacológica.
- DMG en ~6-9% de los embarazos: 30-50% → DMG recurrente.
- El 70% de las pts con DMG avanzan a DM en 22-28 años; el 60% de las mujeres latinas en 5 años.
- ↑ de lactógeno placentario/cortisol/progesterona/estrógenos → ↓ sens periférica a la insulina → alteración de la respuesta a la glucosa → hiperglucemia. La detección temprana se describe anteriormente en la sección *Diabetes en el embarazo*.

Tratamiento y medicamentos

- Se considera el tratamiento cuando el control mediante la dieta no logra las concentraciones objetivo de glucosa. La insulina es el tratamiento estándar para la DMG. No obstante, cada vez se emplean más los hipoglucemiantes orales.

Fármacos hipoglucemiantes orales		
Tipos	**Farmacología**	**Dosis**
Sulfonilureas (gliburida)	• ↑ secreción de insulina, ↑ sensibilidad a insulina en los tejidos, ↓ aclaramiento hepático de insulina. • Concentración máxima en 4 h. • Duración de acción de 10 h.	• 1.25 mg c/24 h (< 91 kg) o 2.5 mg c/24 h (> 91 kg). • En la mañana, 1 h antes del desayuno. • En ayuno, utilizar antes de dormir. • ↑ 1.25-2.5 mg c/3-7 días hasta lograr el objetivo. • Dosis máxima diaria de 20-30 mg.

Tipos	Farmacología	Dosis
Biguanidas (metformina)	• Sensibilizan los receptores de insulina para ↑ la captación de glucosa en el hígado y los tejidos periféricos. • ↓ Gluconeogénesis. • ↓ Pérdida hepática de glucosa. • Concentración máxima en 4 h. • Vida media de 2-5 h.	• 500 mg 1-2× c/24 h con los alimentos. • ↑ Dosis en 50 mg c/3-7 días (a causa de los efectos digestivos). • Dosis máxima diaria de 2 500 mg.
Inhibidores de la glucosidasa α (acarbosa)	• ↓ Glucosa posprandial al desacelerar la absorción en el tubo digestivo superior. • Inhibe el metabolismo de la sacarosa → glucosa + fructosa. • Concentración máxima en 1 h. • Vida media de 2 h.	• 25 mg c/8 h con los alimentos. • Dosis diaria máxima: 150 mg si < 60 kg. 300 mg si > 60 kg.
Tomado de: *Clin Obstet Gynecol* 2013;56(4):827–36.		

HIPOTIROIDISMO

Definición y epidemiología

- Valores inadecuados de hormonas tiroideas para satisfacer las necesidades de los tejidos periféricos. Prevalencia del 0.1-2% de la población de los Estados Unidos (mujeres > hombres).
- **Hipotiroidismo primario:** tiroiditis de Hashimoto, resección quirúrgica, ablación radioactiva, enfermedad infiltrativa, hipotiroidismo posparto y déficit de yodo (95% de los casos).
- **Hipotiroidismo secundario:** neoplasia hipofisaria/hipotalámica, traumatismos, necrosis isquémica (síndrome de Sheehan), infección, mutaciones de inactivación en el receptor de TSH o en la TSH.
- **Hipotiroidismo subclínico:** tiroiditis autoinmunitaria crónica, tiroidectomía parcial, tratamiento con yodo radioactivo para tx de hipertiroidismo, alteraciones infiltrantes, fármacos que alteran la fxn tiroidea, tratamiento sustitutivo inadecuado para hipotiroidismo manifiesto y déficit de yodo.

Etiología

- En las mujeres, la causa más frecuente (95%) es autoinmunitaria (tiroiditis de Hashimoto).
- **Tiroiditis de Hashimoto:** infiltración tiroidea linfocítica → atrofia y fibrosis de la glándula tiroidea.
- **Hipotiroidismo subclínico:** TSH elevada sin hipotiroidismo manifiesto o T_3/T_4 bajo. Insuficiencia tiroidea leve temprana. Cerca del 60-80% presentan peroxidasa antitiroidea o Ab antitiroglobulina. La progresión hacia hipotiroidismo manifiesto en las mujeres es de aproximadamente el 4%. No es necesario tratarlo si la TSH es < 10 mU/L y asintomática. A menudo se trata en pacientes con infertilidad para mejorar el estado hormonal.

Manifestaciones clínicas y diagnóstico

- Debilidad, piel seca, intolerancia al frío, caída de pelo, estreñimiento, ganancia de peso, disminución de apetito, disnea, voz ronca, menorragia, parestesias y deterioro auditivo.
- ↑ TSH, ↓ T_4L, anti-TPO (+) y otros Ab tiroideos. También puede verse hipoNa, hipercolesterolemia, anemia y elevación de creatina cinasa sérica.

Tratamiento

- Levotiroxina diaria, 2 µg/kg de peso corporal (por lo general, 100-150 µg; empezar con dosis de 50-100 µg en función de la gravedad). Ajustar a 12.5-25 µg cada 4 sem según la concentración de TSH.

Hipotiroidismo en el embarazo (*Lancet* 2012;379(9821):1142)

- Causas similares a aquellas fuera del embarazo. También tiroiditis puerperal (hasta 1 año tras el parto; inflamación autoinmunitaria) → tirotoxicosis → hipotiroidismo.
- El hipotiroidismo materno puede ↑ los abortos espontáneos, el desprendimiento de placenta, el parto pretérmino, la preeclampsia, la HTA materna, la hemorragia puerperal, el peso bajo al nacer y los óbitos, así como ↓ el desarrollo intelectual y psicomotor del feto.
- Dificultad de valoración en las fases iniciales del emb: T_3/T_4 total ↑ de manera fisiológica debido a la reacción cruzada de la hCG y a la estimulación del receptor de la TSH, así como al ↑ de TBG. En el primer trimestre, la T_4 total ↑ y la TSH ↓ sin hipotiroidismo ni hipertiroidismo real.
- No se debe realizar la detección temprana de rutina en pts embarazadas sin síntomas. Aplicar las pruebas en caso de tratamiento, bocio, nodularidad, antecedentes de alteraciones tiroideas o de radiación del cuello, lactante previo con disfunción tiroidea, DM1 o HxF. Solicitar TSH con adición automática de T_4L cuando la TSH sea elevada.
- Resultados normales en el emb: primer trimestre, 0.1-2.5 mUI/L; segundo trimestre, 0.2-3.0 mUI/L; tercer trimestre, 0.3-3.0 mUI/L.
- Tratamiento similar al de mujeres no embarazadas. El emb puede ↑ la necesidad hormonas tiroideas.

- Tratar el hipotiroidismo subclínico → mejora los resultados OB, pero sin modificar el desarrollo neurológico a largo plazo.

Resultados de las pruebas funcionales tiroideas en el embarazo comparados con cuadros de hipotiroidismo e hipertiroidismo en mujeres no embarazadas			
Prueba	**Embarazo normal**	**Hipertiroidismo**	**Hipotiroidismo**
Tirotropina (TSH)	Sin cambios	↓	↑
Globulina fijadora de tiroxina (TBG)	↑	Sin cambios	Sin cambios
T_4 total (T_4)	↑	↑	↓
T_4 libre (T_4L) o índice de T_4 libre (ITL)	Sin cambios	↑	↓
Triyodotironina total (T_3)	↑	↑ o sin cambios	↓ o sin cambios
T_3 libre (T_3L)	Sin cambios	↑ o sin cambios	↓ o sin cambios
Captación de T_3 por resina (CT_3R).	↓	↑	↓
Captación de yodo	↑	↑ o sin cambios	↓ o sin cambios

Tomado de: American College of Obstetricians and Gynecologists. Thyroid disease in pregnancy. ACOG Practice Bulletin No. 148. Thyroid Disease in Pregnancy and Rashid M, Rashid MH. Obstetric management of thyroid disease. *Obstet Gynecol Surv.* 2007;62(10):680–8.

HIPERTIROIDISMO

Definición, epidemiología y etiología (*Endocr Pract* 2011;17(3):456)

- El hipertiroidismo se debe a un exceso de síntesis y secreción de hormona tiroidea.
- La prevalencia del hipertiroidismo es del 1.2% (0-5% manifiesto y 0.7% subclínico). Razón H:M de 5:1. Es más frecuente en fumadores.
- Las causas más frecuentes son:
  - **Enf de Graves** (80%): TRAb autoinmunitarios → se unen al TSH-R → ↑ TSH. Es responsable del 95% de los casos de hipertiroidismo en el emb.
  - **Tiroiditis** (10%): inflamación indolora de la glándula tiroides debido a una infxn vírica o inflamación después del parto → liberación de hormona tiroidea preformada. Puede resolverse y causar hipotiroidismo.
  - **Adenomas tóxicos:** simples o multinodulares; funcionan independientemente para secretar hormona tiroidea. Son más frecuentes en los casos de deficiencia de yodo.
  - **Otras:** amiodarona, *struma ovarii* (dermoide ovárico), adenoma hipofisario secretor de TSH, enf trofoblástica gestacional (la hGC estimula el receptor de TSH), carcinoma de células foliculares, inducido por yodo, tirotoxicosis facticia.

Manifestaciones clínicas y exploración física (*Lancet* 2003;362(9382):459)

- Nerviosismo, ansiedad, intolerancia al calor, temblor, palpitaciones, pérdida de peso, oligomenorrea, taquicardia, exoftalmia y tiromegalia. Taquicardia o arritmias, HTA, piel cálida/húmeda/lisa, párpado elevado con la mirada hacia abajo, bocio y temblores.
- Tirotoxicosis en 1 de cada 500 embarazos → ↑ preeclampsia, tormenta (crisis) tiroidea, ICC, RCIU, parto pretérmino y óbito.
- **Tormenta tiroidea:** urgencia médica, hipermetabolismo extremo → crisis comiciales, arritmias, estupor, choque y coma. No demorar el tratamiento a la espera de los resultados de la T_4L, T_3L y TSH. El tratamiento incluye β-bloqueadores, tionamida, yodo, glucocorticoides y colestiramina.

Diagnóstico (*Endocr Pract* 2011;17(3):456)

- **Enf de Graves:** ↓ TSH, ↑ T_4L, ↑ T_3L ± Ab antitiroideos antiperoxidasa (POT), TSI (+),TRAb (+); otros Ab antitiroideos posibles.
  Cuando la presentación clínica no es diagnóstica, se realiza RAIU (*J Fam Pract* 2011;60(7):388): difusa, homogénea = enf de Graves; difusa, heterogénea = bocio multinodular tóxico; localizado = adenoma; sin captación = tiroiditis. La IgG cruza la placenta → Graves fetal (caracterizado por taquicardia fetal y, potencialmente, hidropesía).
- **Hipertiroidismo subclínico:** ↓ TSH; T_4L y T_3L normales. Asintomático.

Tratamiento (*Endocr Pract* 2011;17(3):456)

- **Tratamiento sintomático:** β-bloqueadores para controlar la taquicardia (el propranolol también bloquea la conversión de T_4 en T_3).
- **FAT:** el PTU es el fármaco de primera línea durante el primer trimestre del emb; bloquea la organificación del yodo y la conversión periférica de T_4 → T_3; monitorización de la fxn hepática. El metimazol puede usarse en el 2.° y 3.er trimestre. Ajustar los fármacos a la T_4L cada 2-4 sem.

- **RAI:** instaurar en pacientes con contraindicaciones para los FAT. Tratamiento previo con metimazol antes de RAI para prevenir el agravamiento del hipertiroidismo. Contraindicado en el emb.
- **Cirugía:** en caso de compresión sintomática, bocios de gran tamaño, baja captación y malignidad documentada o sospechada.
- **Tormenta tiroidea:** carga oral de 1000 mg de PTU y, después, 200 mg c/6 h; 1-2 h tras el PTU, administrar yoduro de sodio 500-1000 mg i.v. c/8 h y dexametasona 2 mg i.v. c/6 h, cuatro dosis (*Obstet Gynecol* 2015;125:996).

Figura 17-3 Abordaje de las alteraciones tiroideas

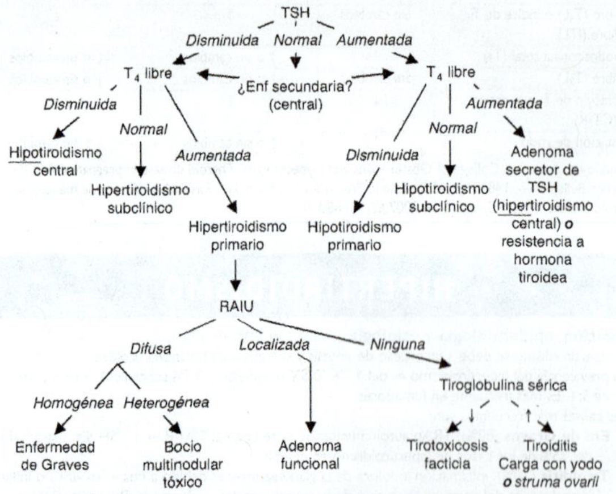

Tomado de: Sabatine MS. *Pocket Medicine*. 6th ed. Philadelphia, PA: Lippincott Williams & Wilkins; 2017.

ALTERACIONES SUPRARRENALES

Hormonas suprarrenales

- **Corteza suprarrenal:**
  Zona glomerulosa: mineralocorticoides (aldosterona) → conservan sodio en el túbulo distal de la nefrona y los conductos colectores → ↑ PA.
  Zona fasciculada: glucocorticoides (desoxicorticoesterona, corticoesterona y cortisol) → ↑ glucemia, supresión del sistema inmunitario y regulación del metabolismo.
  Zona reticular: andrógenos (DHEA, DHEA-S y androstenodiona) → precursores de estrógenos y andrógenos.
- **Médula suprarrenal:** secreta catecolaminas (adrenalina, noradrenalina y dopamina) en respuesta a la estimulación nerviosa autónoma (simpática).

Síndrome de Cushing

- **Epidemiología:** 0.2-5.0 por 1 millón cada año; prevalencia de 39-79 por millón en diversas poblaciones (*Lancet* 2015;386:913–27).
- **Etiología:** enf de Cushing (adenoma hipofisario benigno, 65-70%), secreción ectópica de ACTH por tumores no hipofisarios (10-15%), tumores corticosuprarrenales (18-20%) y secreción ectópica de CRH por tumores no hipotalámicos (< 1%).

Alteraciones de la producción de cortisol

	↑ Cortisol	↓ Cortisol
↑ ACTH	*Hipercortisolismo secundario* Enfermedad de Cushing (exceso de cortisol)	*Hipocortisolismo primario* Enfermedad de Addison
↓ ACTH	*Hipercortisolismo primario* Síndrome de Cushing (adenoma suprarrenal)	*Hipocortisolismo secundario* Síndrome de Sheehan

- **Manifestaciones clínicas:** obesidad central progresiva que respeta extremidades, cara de luna llena, joroba de bisonte, estrías cutáneas, facilidad para aparición de equimosis, hiperpigmentación (si ↑ ACTH), infxn micótica, intolerancia a la glucosa, HTA, osteoporosis, hipocalemia, psicosis ♀ → irregularidades menstruales en las mujeres (33% amenorrea, 31% oligomenorrea, 36% otras) (*J Clin Endocrinol Metab* 1998;83:3083). Exceso de andrógenos → las glándulas suprarrenales son la principal fuente de andrógenos en las ♀ → hirsutismo, adelgazamiento del pelo del cuero cabelludo, piel oleosa, aumento de la libido, infertilidad.

Figura 17-4 Abordaje de la sospecha de síndrome de Cushing

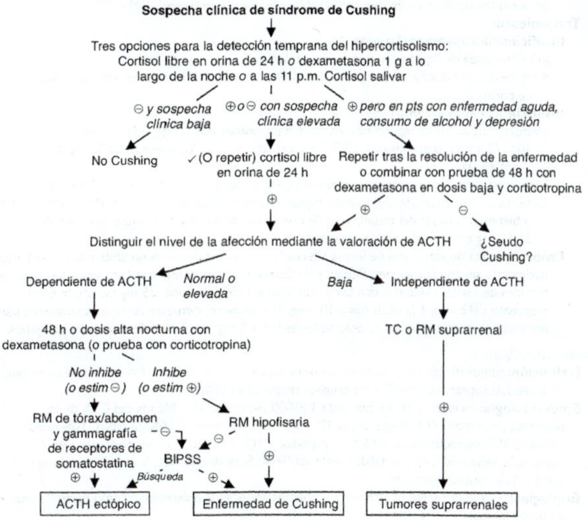

Tomado de: Nieman, et al. The diagnosis of Cushing's syndrome: an Endocrine Society Clinical Practice Guideline. *J Clin Endocrinol Metab*. 2008 May;93(5):1526–40.

- **Tratamiento:** la resección qx es el tx estándar del adenoma hipofisario, el tumor suprarrenal o un tumor ectópico secretor de ACTH. Opciones alternativas = RT hipofisaria, suprarrenalectomía bilateral. Inhibidores de hipercortisolismo si es necesario (ketoconazol, metirapona, etomidato).

Insuficiencia suprarrenal (Lancet 2012:383:1447)

- **Definición:** primaria = insuficiencia corticosuprarrenal (enf de Addison). Secundaria = ACTH ↓. Terciaria = defecto en el hipotálamo que causa ↓ de la producción de corticotropina.
- **Epidemiología:** primaria, incidencia de 4.4-6 casos por millón cada año; secundaria, 150-280 casos por millón cada año, mujeres > hombres (*Lancet* 2014;383:2152–67).
- **Etiología:** autoinmunitaria (más frecuente en países industrializados, 80-90%; aislada o síndrome autoinmunitario poliglandular); infecciosa (más frecuente en los países en vías de desarrollo; TB, CMV, histoplasmosis); vascular (hemorragia, trombosis, traumatismos); fármacos (ketoconazol, rifampicina, antiepilépticos); enf por depósito (hemocromatosis, amiloidosis, sarcoidosis); enf metastásica.

  Hipopituitarismo primario o secundario; terapia con glucocorticoides suprimida rápidamente (≥ 2 sem a ≥ 10 mg/día) → supresión del eje HHS; megestrol (progesterona con actividad glucocorticoide).
- **Manifestaciones clínicas:** fatiga, debilidad, anorexia, HoTN ortostática, náuseas, vómitos, HoNa, hiperK, hiperpigmentación (solo en la primaria). ± manifestaciones de hipopituitarismo. Considerar insuficiencia suprarrenal en la hiperemesis gravídica grave.
- **Crisis suprarrenal:** todos los sx primarios + dolor abdominal o en piernas intenso, síncope, deshidratación, psicosis, crisis comiciales, letargia, fiebre e hipoglucemia.

- **Diagnóstico:**
  Cortisol a primera hora de la mañana: < 3 μg/dL = insuficiencia suprarrenal. ≥ 18-20 μg/dL descarta la insuficiencia suprarrenal.
  Prueba con ACTH en dosis alta: prueba de primera línea para la mayoría de las pacientes. Revisar el cortisol sérico → inyectar 250 μg de cosintropina (tetracosactida, ACTH sintética) → evaluar el cortisol a los 60 min. Demuestra la liberación de cortisol.
  Prueba de ACTH con dosis baja (1 μg): revisar el cortisol sérico → inyectar 1 μg de tetracosactida → evaluar el cortisol a los 30 min. Se emplea en casos de sospecha de déficit reciente de ACTH.
  ACTH sérica: ↑ en primario, bajo-normal o ↓ en secundario.
  Se necesitan técnicas de imagen para eval hipofisaria o suprarrenal (RM o TC).
- **Tratamiento:**
  Insuficiencia suprarrenal aguda
  Infusión rápida de líquidos i.v. con salina isotónica.
  4 mg de dexametasona i.v. c/12 h (la dexametasona no interfiere en los valores séricos de cortisol).
  Insuficiencia suprarrenal
  Hidrocortisona: 20-25 mg v.o./día en dosis fraccionadas dos o tres veces al día (p. ej., 10/5/2.5 mg), o prednisona 2.5-7.5 mg v.o./día. ↑ dosis 2-3× por hasta 3 días durante la enf aguda.
  Fludrocortisona (no es necesaria en la insuficiencia suprarrenal secundaria) 0.1 mg/día.
  Considerar reemplazo de andrógenos suprarrenales en caso de alteración del estado de ánimo o bienestar a pesar del tratamiento de reemplazo adecuado. Comenzar con DHEA 25-50 mg en una sola dosis por la mañana.
  Emb: si se trata de antemano de forma adecuada, la mayoría presenta un emb, trabajo de parto y nacimiento sin complicaciones. Durante el trabajo de parto, considerar "una dosis de corticoesteroides de estrés". Hidratar con LIV y administrar hidrocortisona, 25 mg i.v. c/6 h. En el momento del parto, ↑ la dosis hasta 100 mg. Tras el parto, disminuir la dosis rápidamente para mantener la dosificación 3 días. Solo se necesitan > 5 mg × > 3 sem de esteroides exógenos.

Feocromocitoma

- **Definición:** tumor de células cromafines secretor de catecolaminas poco frecuente que se origina en la médula suprarrenal (90%) y los ganglios simpáticos (10%).
- **Epidemiología:** incidencia de 0.8 por cada 100 000 personas/año. Menos del 0.2% de las pacientes presentan HTA. Regla de los 10: 10% extrasuprarrenal, 10% en niños, 10% multi/bilateral, 10% de recurrencia, 10% de malignidad y 10% familiar. Si no se diagnostica en el embarazo, tiene ~50% de mortalidad materna/fetal. Si se diagnostica, la mortalidad disminuye a < 5 y 15%, respectivamente.
- **Etiología:** aproximadamente el 30% de las pacientes padecen la enfermedad como parte de una anomalía familiar.
  NEM 2A/2B (2A = feo/CMT/hiperplasia paratiroidea; 2B = feo/CMT/neuromas mucosos), Von Hippel-Lindau, neurofibromatosis 1 y paraganglioma familiar.
- **Manifestaciones clínicas:** lo más frecuente es la HTA (mantenida o paroxística), cefalea, sudoración, palpitaciones y palidez. Puede desencadenarse por estrés, manipulación abdominal, quizá con contrastes i.v. En emb → HTA paroxística en supino.
- **Diagnóstico:**
  Riesgo alto (síndromes familiares, Hx personales): metanefrinas libres en plasma (sens del 99% y espec del 89%).
  Riesgo bajo (el resto): metanefrinas fraccionadas y catecolaminas en orina de 24 h (sens del 99% y espec del 98%). Falsos positivos con enfermedad grave, insuficiencia renal, AOS, labetalol, ATC y simpaticomiméticos.
  Pruebas de imagen tras confirmación bioquímica = se prefiere TC de abdomen/pelvis (sens del 98-100%) en lugar de la RM. Considerar una gammagrafía con MIBG si la TC/RM son negativas con clínica/bioquímica positiva. Considerar también pruebas genéticas (*J Clin Endocrinol Metab* 2014;99(6):1915–42).
- **Tratamiento:** bloqueo α-adrenérgico (fenoxibenzamina) ± β-bloqueadores (propranolol) → cirugía (preferentemente laparoscópica). Durante el emb el tratamiento es el mismo. Resección laparoscópica después de 10-14 días de tratamiento médico. Si el feto es viable, cesárea + resección tumoral al momento del parto.

HIPERANDROGENISMO

Hiperandrogenismo

Pruebas de laboratorio: testosterona sérica (> 150 ng/dL en ♀ es sugerente de tumor ovárico/suprarrenal), DHEA-S (> 500 μg/dL en mujeres sugiere tumor suprarrenal), 17-OHP (normal 100-300 ng/dL), prolactina (normal < 20 ng/mL; la prolactina actúa sobre los receptores suprarrenales → ↑ DHEA-S), pruebas funcionales tiroideas, prueba de tolerancia a la glucosa (en ayuno + PTOG a las 2 h). Un cociente de glucosa:insulina en ayuno < 4.5 sugiere resistencia a la insulina.

Figura 17-5 Diagnósticos diferenciales para el hiperandrogenismo

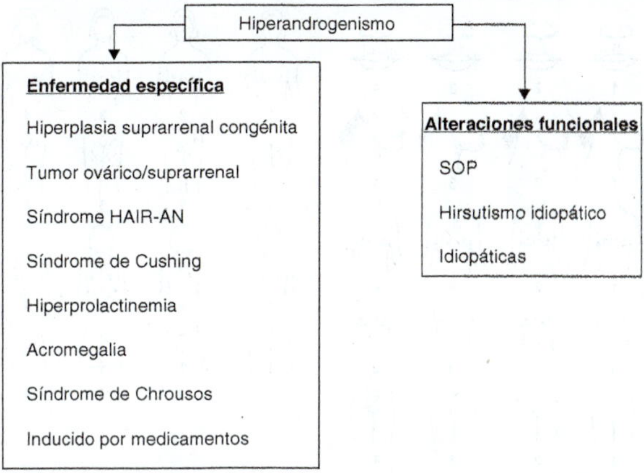

Adaptada de: *Eur J Clin Invest* 2012;42(1):86–94. HAIR-AN: hiperandrogenismo (HA), resistencia a la insulina (IR) y acantosis *nigricans* (AN).

Estudios de imagen: RM o TC.

- **Tratamiento:** depende de la etiología. En los tumores suprarrenales, se recomienda la cirugía.

Síndrome de ovario poliquístico (*véase* el cap. 8 [p. 8-2])

- **Definición:** células intersticiales ováricas se diferencian en islotes de células de la teca luteinizadas → ↑ producción de esteroides. ↑ conversión periférica a estrógenos → ↑ hiperplasia endometrial.
- **Diagnóstico:** irregularidades menstruales, obesidad e hiperandrogenismo. Testosterona sérica > 150 ng/dL, resistencia a la insulina grave e hiperinsulinemia. Puede ser posmenopáusica (el SOP es improbable solo en mujeres jóvenes).
- **Tratamiento:** ACO combinados, pérdida de peso, agonistas de la GnRH (secreción de LH ø), resección quirúrgica.
- **Otros tumores ováricos:** *véase* Oncoginecología para conocer otros tumores que producen hormonas sexuales (teratoma, gonadoblastoma, células de la granulosa, células de Sertoli-Leydig).

HIRSUTISMO

Definición, fisiopatología y epidemiología

- Crecimiento excesivo de pelo grueso en las mujeres con un patrón masculino.
- Conversión de testosterona en DHT por la 5α-reductasa → aumento de la producción de sebo, conversión irreversible de vello suave a pelo grueso terminal y prolongación de la fase anágena, que causa engrosamiento de vello y una mayor longitud.
- Existen tendencias relacionadas con la raza en cuanto a la concentración de folículos pilosos y propensión al hirsutismo; distinguir la hipertricosis del hirsutismo. Descendientes mediterráneos > europeos del norte > asiáticos.
- En conjunto, afecta al 5-8% de las mujeres en edad fértil. Comienzo típico en la adolescencia, hasta los primeros años de la tercera década de la vida.

Etiología

- SOPQ (72-82%), hiperandrogenemia idiopática (6-15%), hirsutismo idiopático (4-7%), hiperplasia suprarrenal (2-4%) y tumores secretores de andrógenos (0.2%). Causas infrecuentes: medicamentos (esteroides anabólicos, danazol, progestágenos, metoclopramida y metildopa), acromegalia, síndrome de Cushing, hiperprolactinoma y disfunción tiroidea.

Presentación clínica

- Vello terminal en los labios, el mentón, el tórax, el abdomen, los brazos, las piernas y la espalda. Escala de Ferriman-Gallwey que considera nueve áreas corporales en una escala del 1 al 4 (> 8 = hirsutismo mod, > 15 = grave; el 95% no tiene alteraciones con puntuaciones < 8).

Figura 17-6 Puntuación de Ferriman-Gallwey

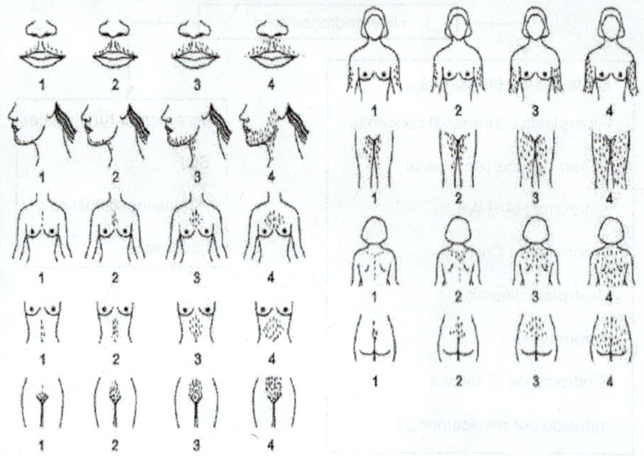

Modificada de: Hatch, et al. Hirsutism: Implications, etiology, and management. *Am J Obstet Gynecol*. 1981; 140:815–30.

Diagnóstico (*véase* el cap. 8)

Tratamiento

- Los ACO combinados son los fármacos de primera línea (utilizar productos con menos progesterona androgénica); considerar espironolactona (antiandrógeno), finasterida, ketoconazol, eflornitina (solo en vello facial).
- Eliminación mecánica del vello (afeitado, depilación o láser). En la actualidad no hay opciones farmacológicas aprobadas por la FDA para las mujeres embarazadas con hirsutismo.

ANOMALÍAS DE LAS PARATIROIDES

Función de las glándulas paratiroides

- **PTH:** regula de manera exclusiva el calcio sérico ionizado mediante la estimulación de la reabsorción tubular de calcio en el riñón y la resorción ósea. La PTH también estimula la conversión de calcidiol (25-hidroxivitamina D) en calcitriol en las células de los túbulos renales, por lo que estimula la absorción intestinal de calcio.
  Es regulada mediante la retroalimentación negativa del calcio sérico ionizado. Esta hormona es secretada por las células principales.
- PTH → ↑ liberación de Ca desde el hueso, ↓ excreción renal, ↑ 1-25 Vit D → ↑ calcio sérico.
- PTH → ↑ excreción renal de PO_4 mediante la inhibición de la reabsorción proximal y distal, ↑ absorción intestinal de PO_4 (con Ca), ↑ liberación desde el hueso (con Ca) → ↓ generalizada del fósforo.
- La **PTHrP** es similar a la PTH y se sintetiza en numerosos tejidos. Sus valores ↑ gradualmente durante el emb y la lactancia. Concentración alta en la leche materna humana. ↑ de forma patológica en algunos tipos de cáncer, por lo que causa hiperCa humoral de las neoplasias malignas (HHM que se encuentra en el cáncer pulmonar epidermoide y linfoma no hodgkiniano).

Hiperparatiroidismo primario (hipercalcemia relacionada con la PTH)

- ↑ PTH debido a un exceso en la producción glandular. Por lo general, en > 60 años. Cerca del 85% son adenomas, un 15% hiperplasia, un 1% carcinoma o fármacos (tiazidas, litio).
- **Epidemiología:** es diversa entre razas, pero es significativamente más frecuente en la raza negra (92 por cada 100 000 en mujeres y 46 por cada 100 000 en hombres), en comparación con los caucásicos (81 por cada 100 000 en mujeres y 29 por cada 100 000 en hombres). Otras etnias tienen menor incidencia. La incidencia aumenta con la edad, por lo que es más frecuente en mujeres posmenopáusicas (*J Clin Endocrinol Metab* 2013;98(3):1122–9).
- **Diagnóstico:** suele detectarse hiperCa en pruebas de rutina. ↑ PTH o una PTH normal o inadecuadamente elevada en pts con ↑ Ca; excluir HHF (*véase* más adelante).

- **Manifestaciones clínicas:** por lo general, hiperCa asintomática (80%). También se asocia con náuseas, vómitos, estreñimiento, dolor abdominal y nefrolitiasis (sx de Ca alto). Osteítis fibrosa quística = desmineralización ósea, resorción subperióstica, quistes óseos, osteoclastomas/"tumores pardos" y fracturas patológicas.
- **Diagnóstico:** ↑ Ca sérico total y libre. Disminución de PO_4. PTH sérica alta para el valor de Ca. Considerar: PTHrP, 25-OH Vit D, calcio en orina, SPEP, EPU, ECA, RxT/TC y mamografía. Eco cervical o gammagrafía con ^{99m}Tc para localización.
- **Tratamiento:** el hiperparatiroidismo genera riesgos para la madre y el feto. Si Ca < 12 mg/dL, monitorización estrecha; puede usarse furosemida para calciuresis. Si Ca > 12 mg/dL, es mejor la paratiroidectomía que el tratamiento médico. Lo ideal es practicar la qx durante el segundo trimestre. La cirugía ha mostrado ser segura y eficaz durante el emb, pero solo en estudios de caso aislados (*Gland Surg* 2014;3(3):158–64).
  Alrededor del 50% de los hijos de madres con hiperparatiroidismo presenta Ca bajo/tetania y tienen riesgo de RCIU, BPN y MFIU a causa de la supresión de PTH fetal.
  No embarazadas → tratamiento quirúrgico en <u>todas</u> las pts sintomáticas; las asintomáticas con:
    Ca > 1 mg/dL por ↑ del límite superior de la referencia (*J Clin Endocrinol Metab* 2013;98(3):1122–9).
    TFG < 60 mL/min.
    Puntuación ósea T < –2.5 o fracturas previas por fragilidad.
    Edad < 50 años.

Hiperparatiroidismo secundario en la enfermedad renal

- ↑ PTH debido a una respuesta adecuada a la hipoCa.
- Cuando la TFG < ~ 40 mL/min → ↓ calcitriol y ↑ fósforo → hipoCa y ↑ PTH.
- El Ca se une al PO_4 y puede depositarse en los tejidos.
- Fuera del emb, tratar con quelantes de PO_4 y Vit D.

Hipercalcemia hipocalciúrica familiar (HHF)

- Mutación autosómica dominante en el receptor del Ca que causa un desplazamiento en el punto de ajuste para el Ca.
- Es esencial distinguirla de un problema de la PTH, como un cuadro benigno.
- El Ca está ↑, pero generalmente es < 12; la PTH es inadecuadamente normal o levemente ↑.
- Ca en orina < 200 mg/24 h y Ca:CrCl < 0.01 (Ca_u 24 h × Cr_s/Ca_s × Cr_u 24 h) respaldan el dx.
- El tratamiento rara vez está indicado. El ↑ Ca recurre siempre tras la cirugía, salvo que se practique una paratiroidectomía total.
- Durante el emb, el neonato tiene riesgo de hipoCa/tetania, salvo que se herede genéticamente y después sea asintomático.
- Padre con HHF → neonato con riesgo de hiperCa después del parto.

Hipoparatiroidismo

- **Adquirida:** cirugía del cuello con extirpación accidental de las glándulas paratiroideas (más frecuente para hiperparatiroidismo), hipomagnesemia. Hereditario (raro): DiGeorge, autoinmunitario poliglandular de tipo I. El dx se establece con ↓ PTH en el contexto de ↓ Ca.
- **Seudohipoparatiroidismo** (resistente a PTH debido a mutación): dx: ↑ PTH en contexto de ↓ Ca.
- **Hipoparatiroidismo secundario** (↓ adecuada de PTH secundaria a ↑ Ca): dx: ↓ PTH en contexto de ↑ Ca.
- **En emb:** evitar hipoCa materna → precipita hiperparatiroidismo neonatal → fracturas óseas.
- **Posparto:** puede desarrollar hiperCa; monitorización del Ca en puerperio y suspensión de la Vit D si se desarrolla.
- **Tratamiento:** calcitriol + Ca elemental 1 g/día; ajustar semanalmente el calcitriol para disminuir el valor normal del Ca.
- Las pacientes tratadas tienen riesgo de nefrolitiasis. Si Ca_u 24 h > 300 mg/día → ↓ Vit D; se puede añadir un diurético tiazídico para ↓ la excreción urinaria de calcio.

Hipocalcemia

- **Síntomas:** en gran parte son inespecíficos (anorexia, ansiedad, deshidratación y debilidad). También se presenta espasmo carpopedal, parestesias bucales, Trousseau (+), signo de Chvostek.
- **Diagnóstico:** confirmación con Ca ionizado (de elección) o con concentración de Ca corregida para la albúmina. Ca corregido (mg/dL) = Ca total medido (mg/dL) + 0.8 (4 – albúmina sérica [g/dL]).
- **Etiología:** determinar la PTH y la Vit D.
  PTH baja: posquirúrgica, por causas autoinmunitarias o genéticas, VIH o infiltración.
  PTH normal: defecto en sensor de calcio.
  PTH alta: déficit/resistencia de Vit D, enf renal, pérdida de Ca de la circulación (rabdomiólisis, síndrome de lisis tumoral, pancreatitis), resistencia a la PTH (seudohiperparatiroidismo) y fármacos (fenitoína, bisfosfonatos, toxicidad por fluoruro).
- **Tratamiento:** calcio (y tratar la hipomagnesemia).
  Asintomática o leve: calcio oral 0.5-1 g de Ca elemental dos veces al día.
  Grave: gluconato cálcico i.v. (preferido debido a menor necrosis tisular) o cloruro cálcico. Suplementos de Vit D.

Hipercalcemia

- Confirmado con Ca ionizado (de elección) o con concentración de Ca corregida para la albúmina.
- **Manifestaciones clínicas:** cálculos renales, dolor abdominal, polluria, depresión y fatiga.

- **Tratamiento:** indicado en pacientes con calcio total > 14 mg/dL o sx moderados/graves.
  Hidratación simultánea con salina isotónica, bisfosfonatos ± calcitonina.
  Inicio de acción de los bisfosfonatos 1-2 días.
  La calcitonina actúa en horas, pero a las 24 h aparece taquifilaxia.
  El ácido zoledrónico es más eficaz que el pamidronato en las neoplasias malignas (*J Clin Oncol* 2001;19(2):558).
  El denosumab ha mostrado ser eficaz en los casos de hiperCa maligna refractaria (*J Clin Endocrinol Metab* 2014;99(9):3144–52).

ANOMALÍAS HIPOFISARIAS

Definiciones

- **Hipófisis anterior:** GH, TSH, ACTH, prolactina, LH, FSH, MSH.
- **Hipófisis posterior:** oxitocina, ADH.

Panhipopituitarismo

- **Etiología:** primario por qx, tumores, isquemia (síndrome de Sheehan → necrosis hipofisaria puerperal secundaria a *choque* hipovolémico tras el parto, efecto vertiente), radiación, infxn, autoinmunitaria (hipofisitis linfocítica). Secundario (hipotalámico): qx, tumores, infxn, traumatismos, autoinmunitaria.
- **Manifestaciones clínicas:** con base en hormonas concretas.
  ACTH: hiponatremia (no debida a pérdida de sal, sino a la secreción de ADH por deficiencia de cortisol); es posible que se presente hipotensión postural/taquicardia. Menos grave: fatiga, anorexia, hipoglucemia y eosinofilia (**sin** hiperpigmentación).
  TSH: síntomas de hipotiroidismo.
  FSH/LH: síntomas de menopausia.
  GH: aumento de los depósitos de grasa, disminución de la DMO.
  Prolactina: incapacidad de lactar tras el parto (es muy poco frecuente la deficiencia de prolactina aislada).
- **Diagnóstico:** concentraciones hormonales hipofisarias → bajas si es crónico, normales si es agudo. Pruebas de imagen mediante RM de hipófisis.
- **Tratamiento:**
  Déficit de ACTH: hidrocortisona 15-25 mg/día: también puede considerarse la administración de prednisona o dexametasona.
  La reposición de mineralocorticoides es innecesaria (regulados por angiotensina II y potasio).
  Déficit de LH/FSH: tratamiento con estrógenos/progesterona para simular la fisiología normal; estradiol en los días 1-25 del ciclo y progesterona los días 16-25. Inducción de la ovulación con gonadotropinas para la fertilidad.
  Déficit de GH: hormona de crecimiento humana recombinante, 2-5 µg/kg/día. Monitorización con IGF-1 sérica.

Hiperprolactinemia

- **Etiología:** el 50% de las causas de hiperprolactinemia son adenomas (prolactina → estimula la lactancia → ↓ GnRH → ↓ FSH + LH → puede ↓ la menstruación); fármacos (ISRS, estrógenos, metildopa, verapamilo, morfina, agonistas del receptor de la dopamina [metoclopramida, domperidona, haloperidol, risperidona]); emb, hipotiroidismo, enf hepática, enf renal, estrés.
- **Epidemiología:** los adenomas hipofisarios consisten en un 14% de los tumores intracraneales y del SNC; la prevalencia general en la población (radiográfica y por autopsia) se estima en un 17% (*Neuro Oncol* 2012;14(Suppl 5):v1–49).
- **Manifestaciones clínicas:** amenorrea, galactorrea, infertilidad, ↓ libido, cambios visuales (pérdida de campo visual bitemporal en caso de adenoma de gran tamaño).
- **Diagnóstico:** prolactina sérica (concentraciones entre 20 y 200 µg/L; pueden ser bajas en adenomas de gran tamaño a causa del efecto de gancho). RM de cerebro.
- **Tratamiento:**
  Asintomática + microadenoma (≤ 10 mm) → seguimiento con RM. Menos del 2% progresa a macroadenoma.
  Sintomática ± microadenoma → agonista dopaminérgico (bromocriptina 2.5 mg al día, o cabergolina 0.25 mg 2 veces por sem). Efectos adversos = N/V, ortostatismo. Quirúrgico: qx transesfenoidal. Radiación como tercera línea.
  En emb, es improbable que el microadenoma crezca. Macroadenoma (> 10 mm) = 23% con signos si aumenta de tamaño durante el emb si no ha habido qx previa ni radiación; 5% si qx/radiación previa. Agonista dopaminérgico antes del emb para encoger el adenoma. Vigilancia con imágenes al menos cada 3 meses. Una prolactina sérica < 400 ng/mL es tranquilizadora. Considerar RM si hay cambios visuales o cefaleas. La lactancia materna no ↑ el crecimiento.
  Prolactinoma y fertilidad: agonista dopaminérgico → menor prolactina sérica → inducción de ovulación.

Galactorrea

- **Definición:** secreción fisiológica por el pezón (blanco lechosa, marrón o verdosa, desencadenada por la extracción manual de los conductos galactóforos). La secreción patológica es sanguinolenta, serosa, espontánea.

Aproximadamente el 50-80% de las mujeres en sus años fértiles pueden expulsar una o más gotas de líquido y el 6.8% de las mujeres son derivadas con un cirujano a causa de una secreción por el pezón.

- **Etiología:** emb, puerperio, estimulación del pezón, adenoma hipofisario (prolactinoma), hipotiroidismo, craneofaringioma, enf de Cushing, acromegalia, procesos neoplásicos (mama, adenocarcinoma renal, linfoma), mola hidatiforme.
- **Diagnóstico:** sangre oculta y microscopia. Mamografía diagnóstica, ductografía mamaria. Exploración de mama para intentar extraer líquido o detectar una masa. Múltiples conductos/ extracción manual/bilateral → más probabilidades de que sea fisiológica.

Gigantismo y acromegalia

- **Definiciones:** gigantismo → elevación de GH e IGF-1 antes de la fusión de las placas epifisarias → estatura sumamente elevada. Acromegalia (10% de adenomas) → elevación de GH + IGF-1 después de la fusión de las placas epifisarias. Puede verse en síndromes familiares como NEM 1 o 4, síndrome de McCune-Albright, complejo de Carney, acrogigantismo ligado a X.
- **Manifestaciones clínicas:** manos y pies grandes, rasgos faciales gruesos, macroglosia, cefalea, AOS, acantosis *nigricans*, artralgias, síndrome del túnel del carpo, aumento de tamaño de las mandíbulas, ronquera, estatura sumamente alta (gigantismo); puede coexistir con amenorrea o galactorrea en mujeres adolescentes.
- **Diagnóstico:** mejor prueba aislada: IGF-1 sérica. Si es normal, la acromegalia no es muy probable. Si es elevada, PTGO. La GH sérica debe ser < 1 ng/mL 2 h después de haber ingerido una carga de 75 g de glucosa. La supresión inadecuada de la GH después de una carga de glucosa confirma el diagnóstico de acromegalia. Si la GH no se inhibe → realizar RM de cerebro para localizar un tumor hipofisario.
- **Tratamiento:** resección transesfenoidal en caso de tumor hipofisario. Octreotida (imita a la somatostatina → inhibidor más potente de la GH y la insulina que la hormona natural), bromocriptina (agonista dopaminérgico), RT (casi nunca se usa en niños). En los casos refractarios y que no pueden recibir un antagonista de los receptores de GH, utilizar una prueba con compuestos de estrógenos o MSRE, en especial en aquellos con elevación leve del IGF-1.

CEFALEA

Epidemiología (*Headache* 2006:46:365; *Lancet Neurol* 2013;12:175; *Obstet Gynecol* 2016;126:298, 301)

- Prevalencia de la cefalea en el puerperio (~40%), así como fuera del embarazo (60-80%). La mayoría son breves y no requieren visitas al médico. Es una razón frecuente de derivación a neurología. Ligeramente ♀ > ♂. Disminuye con la edad.
- El 75% de las cefaleas primarias ↓ con el emb. No obstante, ~40% tienen cefalea en el posparto, en especial durante la primera semana después del término del embarazo.

Patogenia

- El 90% son de tipo tensional, migrañas o en racimo. En ♀, el 70% se deben a la menstruación, pero < 20% son migrañas menstruales puras.
- Inicio multifactorial. La activación/sensibilización de nociceptores puede → sensibilización central, ↑ transmisión del dolor, ↓ umbral del dolor. Papel limitado de la genética.

Diagnóstico diferencial

- ***Primaria* (más frecuente):** migraña, cefalea tensional, cefalea en racimos y cefalea por orgasmo (↑ PRL, estrógenos y oxitocina).
- ***Secundaria:*** ACV isquémico, ACV hemorrágico (HSA, MAV, HTA), trombosis del seno venoso, disección de la carótida o de la arteria vertebral, vasculitis, síndromes de vasoconstricción cerebral reversible (SVCR o síndrome de Call-Fleming), síndrome de encefalopatía reversible posterior (SERP).
- ***Otras:*** preeclampsia/eclampsia, HTA intracraneal benigna, sinusitis, exceso de medicación, CPPL, tumoral, abstinencia de estrógenos y tumor cerebral.
- ***Atención primaria:*** meningitis, seudotumor cerebral, neuralgia del trigémino, síndrome ATM y arteritis de la temporal.

Diagnóstico

- **Hx:** edad, aura, pródromos, frecuencia, intensidad, duración, cronología, calidad, irradiación, sx asociados, HxF, factores desencadenantes/mitigadores, cambios con actividad/alimento/alcohol, respuesta al tratamiento, cambios visuales, Hx de traumatismos, cambios en el patrón del sueño/ejercicio/peso/dieta/anticonceptivos, toxinas/exposiciones ambientales, Hx menstruales.
- **Signos de alerta:** cefalea en estallido, síntomas autónomos, primera o peor cefalea de la vida, agravamiento, fiebre, cambios en el estado mental/personalidad, asociación con ejercicio, aparición en muy jóvenes o adultos mayores, Hx de cáncer/enf de Lyme/VIH/emb/puerperio, *signos neurológicos focales, *meningismo, *papiledema (*= pruebas de imagen).

Abordaje de la cefalea a partir de la anamnesis

Preguntas	Causas posibles	Prueba para confirmar	Comentarios
¿Postural? ¿Acúfenos?	Punción dural (también puede observarse en mujeres a quienes no se les ha administrado anestesia raquídea a causa de las fuerzas cizallantes al pujar)	Suele diagnosticarse solo por HxEf. RM + gadolinio para mejor visión de las meninges. Punción lumbar. Mielografía con TC (es la más sensible para las filtraciones). Analgésicos, cafeína y parche hemático.	Empeora con la posición erecta. Incidencia del 10% en pts con epidural. Puede presentarse días o semanas después del procedimiento. Puede presentarse hasta 1-7 días tras el parto.
¿Hx de cefalea similar?	Migraña	Triptanos o ergóticos.	⅓-½ de las ♀ con migraña experimentan cefalea posparto.
¿Unilateral? ¿Diario por tiempo limitado?	En racimos	Oxígeno al 100%. ACC, triptanos, ergóticos y esteroides.	Se asocia con miosis ipsilateral, ptosis, irritación conjuntival y lagrimeo.
¿Inicio súbito?	HSA Trombosis venosa encefálica	TC simple, PL para hemorragia. Si es negativa, RM/angioRM.	Cefalea en estallido.
¿Elevación de la PA, proteinuria, crisis convulsivas?	Preeclampsia o eclampsia	Valorar y vigilar la presencia de proteinuria, HTA e hiperreflexia.	La cefalea puede anteceder a otros signos de preeclampsia grave.
¿Medicamentos vasoconstrictores? ¿Deficiencias neurológicas focales?	Síndromes de vasoconstricción encefálica reversibles	*Véase* la categoría de inicio súbito.	Valorar el consumo de ISRS, ergóticos, seudoefedrina y bromocriptina. El SERP se asocia con ceguera cortical y crisis convulsivas.

Tomado de: *Int J Obstet Anesth* 2010;19:422; *Can J Anaesth* 2002;49:49; *Lancet Neurol* 2013;12:175; *Curr Neurol Neurosci Rep* 2016;16:40.

- **Exploración física:** PA, pulso, auscultación de soplos (cuello, región temporal), palpación (cabeza, cuello, columna), exploración neurológica con fundoscopia.
- **Pruebas de laboratorio:** por lo general, no se requieren; TSH, VSG, proCR, perfil toxicológico, Ab contra Lyme, PL (si se sospecha de HSA o infección).
- **Estudios de imagen:** *véanse* signos de alerta. TC de cráneo/columna cervical o RM sin alteraciones. RM/angioRM de cráneo/cuello si se sospecha alteración en la fosa posterior o vascular.

Tratamiento y medicamentos

- **Primera elección:** se recurre a relajación, compresas frías, tranquilización, paracetamol, ibuprofeno (no en el embarazo). Segunda elección: añadir opiáceos con cautela. Tercera elección: antieméticos (p. ej., clorpromazina), magnesio i.v. Evitar los AINE en el tercer trimestre del embarazo (→ cierre del conducto arterioso y oligohidramnios). Otros tratamientos, *véase* más adelante.
- **Cefalea tensional:** disminución del estrés, baños calientes, masaje, compresas cálidas/frías, corrección de la postura, fisioterapia, prescripción de anteojos, AINE, ácido acetilsalicílico, paracetamol, cafeína, relajantes musculares. Tricíclicos para prevención.

MIGRAÑA

Definición y epidemiología (*Curr Neurol Neurosci Rep* 2016;16:40)

- Síndrome recurrente de cefalea, náuseas, vómitos y otros sx de disfunción neurológica. Migraña con aura = sx visuales que aparecen/resuelven con cefalea, factor de riesgo de ACV isquémico.
- **Aumenta con la edad en ♀:** 22% a los 20-24 años; 28% a los 25-29 años; 33% a los 30-34 años; ~37% entre 35-39 años. La mitad de las mujeres mejoran durante el embarazo y más de ¾ lo hacen en las etapas siguientes del embarazo; el 80% de las mujeres con migraña presentan un episodio durante el embarazo.
- El riesgo de preeclampsia aumenta con la cefalea (*Am J Hypertension* 2008;21(3):360). ↑ 2.4 veces con cualquier Hx de cefalea; ↑ 3.5 veces con migraña; ↑ 4 veces con migrañas durante el emb.
- **Estado migrañoso:** > 72 h → valorar las causas secundarias.

Fisiopatología (*Headache* 2006;46:S49)

- El cerebro carece de receptores del dolor, pero la inflamación/lesión de meninges, músculo, piel, vasos, tejidos subcutáneos o mucosas de alrededor → dolor de cefalea.
- Fluctuaciones hormonales en los estrógenos → migraña menstrual o migraña puerperal (abstinencia); ↓ estrógenos → aumento del tono serotoninérgico.
- **Fases de la migraña:** pródromo → ± aura → dolor migrañoso principal → resolución.

Tratamiento (*Neurology* 2015;55:780–1, 86)

- *Véanse* medidas conservadoras antes. Los opiáceos no son fármacos de primera línea; tratamiento abortivo necesario en fases iniciales. Los tratamientos agudos que se utilizan durante 2 días en una semana pueden dar lugar a cefalea reactiva.
- Evitar ACO si existen antecedentes de migraña con aura o edad > 35 años sin aura. Suspender la anticoncepción hormonal si la gravedad/frecuencia de la cefalea aumenta o en aquellos casos de migraña con aura de inicio reciente.
- Evitar los triptanos en las pacientes con antecedentes de enf cardiovasculares debido a la vasoconstricción; las pts deben recibir indicación de tomar triptanos durante el inicio del dolor, no durante el aura.
- El uso de IRSN/ISRS con triptanos no es una contraindicación, pero se debe permanecer alerta ante el síndrome serotoninérgico.

Estrategias de tratamiento de la migraña aguda

Gravedad	Ejemplos
Leve-moderada	Paracetamol (para episodios leves) Ácido acetilsalicílico (después de comentar los riesgos y beneficios) Analgésicos combinados sin opiáceos o barbitúricos Si no hay embarazo: Ibuprofeno Diclofenaco Naproxeno
Moderada o grave resistente	Sumatriptán
Refractaria a las estrategias previas	Esteroides Analgésicos combinados sin opiáceos o barbitúricos Analgésicos combinados con opiáceos (no de rutina) Si no hay embarazo: Combinación de triptanos y AINE Dihidroergotamina Antagonistas de dopamina

Gravedad	Ejemplos
Pacientes con contraindicaciones para los vasoconstrictores	Analgésicos combinados sin opiáceos o barbitúricos Analgésicos combinados con opiáceos (no de rutina) Si no hay embarazo: AINE Antagonistas de dopamina
Tomado de: Becker WJ. Acute Migraine Treatment in Adults. *Headache* 2015;55:778–93.	

Tratamiento agudo de la migraña	
Clase	**Ejemplos**
Analgésico leve	Paracetamol Ácido acetilsalicílico Ibuprofeno Naproxeno Fioricet® (butalbital/paracetamol/cafeína): no es el estándar de atención en la actualidad
Triptanos[a]	Sumatriptán
Ergóticos[b]	Dihidroergotamina Ergotamina
β-bloqueadores	Propranolol
Antidepresivos	Amitriptilina Fluoxetina
ACC	Verapamilo, nifedipino

[a]Profilaxis para migraña.
[b]Categoría X en el emb.
Tomado de: *J Fam Plann Reprod Health Care* 2007;33(2):83–93.

CRISIS CONVULSIVAS

Definición y epidemiología

- Descarga anómala de neuronas en el SNC; el 5-10% de la población está afectada.
- Epilepsia: crisis convulsivas recurrentes, 0.5-1% de la población; 41 casos por cada 100 000 mujeres.
- **Crisis convulsivas generalizadas:** inicio en ambos hemisferios cerebrales al principio.
- **Tónico-clónica:** fase tónica de 10-20 s (contracción muscular constante) seguida de fase clónica de 30 s (contracción muscular intermitente).
- **Ausencia:** lapso de inconsciencia transitorio, sin pérdida de postura ni de tono muscular.
- **Mioclónica:** contracción breve, de comienzo repentino.
- **Atónica:** pérdida breve y completa del tono muscular.
- **Crisis convulsivas parciales/focales:** al comienzo se limitan a un área de uno de los hemisferios cerebrales.
- **Simple:** motora, sensitiva o autónoma; no hay deterioro de la consciencia.
- **Compleja:** alteración de la consciencia + automatismos.

Diagnóstico diferencial (*Anaesth Crit Care Pain Med* 2016;16:S17–18)

- Síncope: sin aura; manifestaciones motoras < 30 s; sin confusión postictal; la paciente puede manifestar palidez y humedad cutánea.
- Crisis convulsivas psicógenas: movimientos asimétricos que ocurren en las extremidades, impulso de la pelvis.
- Otras: metabólicas (alcohol, hipoglucemia); migraña, AIT y púrpura trombocitopénica trombótica/síndrome urémico hemolítico (PTT/SUH).
- Eclampsia: convulsiones generalizadas o coma en el contexto de preeclampsia y sin signos de otros cuadros neurológicos. Se asocia con el emb; la paciente suele tener PA elevada, visión borrosa, proteinuria y dolor en el hipocondrio derecho.
- Síndrome de encefalopatía reversible posterior (SERP), síndrome de vasoconstricción cerebral reversible (SVCR), trombosis del seno venoso cerebral (TSVC) y embolia de líquido amniótico (ELA).

Fisiopatología y etiología

- Abstinencia alcohólica, drogas ilegales y fármacos (β-lactámicos, antidepresivos, clozapina).
- Tumor cerebral; PA (asociado con preeclampsia/eclampsia).
- Enf cerebrovascular (hematoma subdural, encefalopatía hipertensiva).
- Alteraciones degenerativas (enf de Alzheimer).
- Desequilibrio electrolítico (hipoNa, hipoglucemia).

Fármacos antiepilépticos, efectos secundarios y efectos sobre el embarazo				
Fármaco	**Dosis diaria promedio (máxima)**	**Efectos secundarios sistémicos**	**Efectos secundarios sobre el emb/ comentarios**	**Categoría de la FDA**
Fenitoína	300-400 mg (600 mg)	Hiperplasia gingival, hipoCa, hiperK	Hendiduras bucofaciales, malformaciones cardíacas, efectos genitourinarios (*Neurol* 2005;64:961).	*D*
Carbamazepina	400-600 mg (1600 mg)	Anemia aplásica, leucopenia, hepatotoxicidad, hipoNa	DTN; evitar si hay HxF de DTN.	*D*
Ácido valproico	10-15 mg/kg/día (60 mg/kg)	Hepatotoxicidad, aumento de NH_3, trombocitopenia	EVITAR en el emb; si es necesario, las cifras plasmáticas deben ser < 70 μg/mL y el fármaco administrarse en dosis divididas c/6-8 h. Se asocia con DTN, hipospadias, malformaciones CV, paladar/ labio hendido, ↓ en los cocientes de desarrollo motor y mental; relación entre la dosis y la respuesta.	*D*
Fenobarbital	60-180 mg (300 mg)	Exantema	Malformaciones cardíacas y bucofaciales, efectos genitourinarios.	*D*
Etosuximida	20-30 mg/kg (1.5 g)	Exantema, supresión de la médula ósea		*C*
Gabapentina	900-2400 mg (2400 mg)	Molestias digestivas	Datos insuficientes.	*C*
Levetiracetam	1500-3000 mg (3000 mg)	Molestias digestivas (infrecuentes)	Hallazgos poco frecuentes de DTN, anomalías CV y paladar hendido.	*C*
Lamotrigina	400 mg (600 mg)		Se asocia con paladar o labio hendido en pts con exposición durante el primer trimestre.	*C*

Tomado de: LaRoche SM, Helmers SL. The new antiepileptic drugs: Scientific review. *JAMA.* 2004;291(5):605–614 y Hernández-Díaz S, Smith CR, Shen A et al. Comparative safety of antiepileptic drugs during pregnancy. *Neurology*. 2012;78;1692.

Manifestaciones clínicas

- Aura: premonición, alteraciones del olfato y el gusto, automatismos bucales.
- Período postictal: puede durar minutos a horas; período poscomicial de resolución lenta. La paciente puede mostrarse confusa, desorientada y letárgica.
- Estado epiléptico: estado de convulsiones continuas > 30 min o convulsiones repetidas sin resolución de períodos postictales. Complicaciones asociadas: rabdomiólisis, acidosis láctica y muerte neuronal.

Estudios y pruebas diagnósticas

- Obtener la anamnesis colateral a partir de testigos, ya que la paciente tendrá frecuentemente amnesia del episodio.
- Indagar acerca de pérdida de reactividad, presencia de aura, comportamientos poco habituales y pérdida de control autónomo (incontinencia fecal o urinaria).
- Evaluar la etiología con Hx de fiebre, enfermedades, crisis comiciales previas; en el emb, PA elevada, proteínas en orina y edema facial y de extremidades.
- Exploración en busca de anomalías neurológicas focales o datos de lesión por actividad epiléptica (lesiones bucofaríngeas u osteomusculares o craneales secundarias y equimosis).
- **Pruebas de laboratorio:** HG, QS, PFH, perfil de toxicología y concentraciones de fármacos.
- **Emb:** pruebas de laboratorio para preeclampsia (HG, PFH, BUN/Cr, ácido úrico, LDH, proteinuria).

Atención en el embarazo (*Neurol* 2006;66:354; *Neurol* 2009;73:143)

- 500 000 mujeres con epilepsia están en edad fértil; 3-5 partos por cada 1000 en estas mujeres (*Neurol* 2000;55:S21). Emb con fármaco antiepiléptico (FAE) → ↑ RCIU y alteraciones hipertensivas, ↑ cesárea (*Acta Obstet Gynecol Scan* 2006;85:643). Si se mantiene sin crisis convulsivas durante 2 años, considerar la posibilidad de suspender los FAE al menos 6 meses antes de la concepción.

Tratamiento de la mujer con epilepsia durante el embarazo		
Preparto	**Intraparto**	**Posparto**
Debe medirse la concentración del fármaco durante el embarazo. Realizar controles de la concentración sérica cada trimestre; de forma mensual en pacientes con crisis intercurrentes y en aquellas tratadas con lamotrigina. Recomendar suplementación con ácido fólico.	Las pts deben recibir FAE durante el parto. No permitir el trabajo de parto sumergido en agua. Lorazepam o diazepam intravenoso en caso de que se presenten crisis convulsivas. NOTA: puede preverse una variabilidad mínima del registro de la FCF durante 1h.	Las concentraciones plasmáticas de FAE pueden variar hasta la semana 8 del posparto. Es probable que las necesidades de FAE disminuyan en el puerperio (sobre todo de lamotrigina y oxcarbazepina). Riesgo elevado de crisis comiciales en el posparto, en el contexto de privación de sueño. La mayoría de los FAE son compatibles con la lactancia materna. Considerar la relación entre los FAE y la anticoncepción durante el consejo del control de la natalidad después del parto. No hay suficiente evidencia acerca de la suplementación con Vit K en el posparto para disminuir las complicaciones hemorrágicas en los neonatos expuestos a FAE.

Anticoncepción

- **Antiepilépticos que ↓ las concentraciones de esteroides:** fenobarbital, primidona, fenitoína, carbamazepina (en menor medida, con oxcarbazepina, felbamato, topiramato).
- Si se considera necesaria la administración de ACO, emplear 50 µg de componente de estrógeno o tratamientos de ciclos extendidos (tres ciclos seguidos de reposos de 4 días).
- **Anticoncepción de urgencia:** levonorgestrel 1.5 mg separados 12 h (duplicar la dosis).
- **La OMS recomienda una forma alternativa de anticoncepción:** DIU con levonorgestrel, DIU de cobre, Depo-Provera® (se asocia con una menor frecuencia de crisis convulsivas).

ECLAMPSIA

Definición

- Crisis convulsivas de nuevo comienzo en una mujer con preeclampsia y que no son atribuibles a otras causas.

Epidemiología

- Corresponde al 12% de las muertes maternas a nivel mundial (países en desarrollo > desarrollados) (*Semin Perinatol* 2009;33:130). ~38% se presentan sin síntomas previos.
- Mortalidad del 2%. El 23% necesitará ventilación y el 35% padecerá una complicación grave (EP, insuficiencia renal, síndrome de dificultad respiratoria, CIV, ACV, IM, SDRA).
- Las convulsiones aparecen en el 2-3% de las pacientes con preeclampsia grave que no reciben ppx con magnesio; incidencia de 1.6-10 casos por cada 10000 partos.
- Distribución por EG:
  - **< 20 sem EG:** considerar emb molar o síndrome de anticuerpos antifosfolipídicos.
  - **Preparto:** 38-55%.
  - **Intraparto:** 13-16%.
  - **Hasta 48 h posparto:** 5-39%.
  - **> 48 h posparto:** 5-17%; pensar en MAV, rotura de aneurisma, disección de carótida o crisis convulsiva idiopática.

Fisiopatología (*Am J Obstet Gynecol* 2004;190:714)

- Autorregulación cerebral en respuesta a PA sistémica alta → vasoespasmo de arterias cerebrales, edema intracelular.
- Pérdida de autorregulación del flujo sanguíneo cerebral en respuesta a la PA sistémica alta → hiperperfusión, lesión endotelial y edema extracelular.

Manifestaciones clínicas (*Obstet Gynecol* 2011;118:995)

- Cefalea: edema cerebral, aunque tiene escasa sensibilidad y especificidad para predecir los resultados adversos (*J Obstet Gynaecol Can* 2011;33:803).
- Cambios visuales: vasoespasmo de vasos cerebrales y retinianos.
- Síntomas neurológicos: son los síntomas premonitorios más frecuentes (las tasas varían del 50 al 90%).
- Modelo de PIERS completo: razón de posibilidades de 2.92 para predecir consecuencias adversas en la preeclampsia; calculadora en: piers.cfri.ca/PIERSCalculatorH.aspx (*Lancet* 2011;377:219).
- Nota: la presencia de HTA y proteinuria son factores pronósticos deficientes de eclampsia, episodio poco frecuente. *Véanse también* los capítulos 11 y 12 para saber más sobre la preeclampsia.

Tratamiento y medicamentos

- **Medicamento de primera elección:** sulfato de magnesio (antagonista de canal del calcio) 4-6 g en bolo i.v. seguidos de 1-2 g/h. En caso de no tener acceso i.v. → 5 g i.m. en cada nalga (10 g en total; repetir 3 g alternando las nalgas c/4 h). En caso de convulsión con magnesio, repetir un bolo de 2 g i.v. Concentración terapéutica de 4-6mEq/L.
- **Segunda elección:** fenitoína, dosis de carga de acuerdo con el peso (< 50 kg = 1000 mg; 50-70 kg = 1250 mg; > 70 kg = 1500 mg). Concentración terapéutica de 12-20 μg/mL. Revalorar 2 h después de la carga → dosis subsecuente; si < 10 μg/mL → 500 mg i.v.; si 10-12 μg/mL → 250 mg. Valorar la concentración c/12 h.
- **Tercera elección:** diazepam 5-10 mg en bolo i.v., repetir c/10-15 min según necesidades, con un máximo de 30 mg en 8h.
- El diazepam y la fenitoína se asociaban con una mayor recurrencia de crisis comiciales comparadas con el sulfato de magnesio (*Br J Obstet Gynaecol* 1998;105:300; *N Engl J Med* 1995;333).
- Durante las convulsiones eclámpticas aparece bradicardia fetal. Estabilizar a la madre; no hay necesidad de cesárea urgente.
- Estudio MagPIE: ECA internacional, > 10 000 mujeres con al menos preeclampsia leve distribuidas al azar para recibir sulfato de magnesio o placebo. El sulfato de magnesio disminuye el riesgo relativo de eclampsia en un 58% (IC 95%, 40-71). No se documentó ningún efecto adverso en la madre o el bebé a corto ni a largo plazo (*Lancet* 2002;359:1877; *British J Obstet Gynecol* 2006;114:300).

Toxicidad por magnesio (concentraciones aproximadas)			
	Concentraciones séricas de magnesio		
	mmol/L	mEq/L	mg/dL
↓ Reflejos rotulianos	4	8	10
Depresión respiratoria	6	12	14
Alteración de la conducción cardíaca	> 7.5	> 15	> 18
Paro cardíaco	> 12.5	> 25	> 30
Toxicidad del magnesio: tratar mediante suspensión del $MgSO_4$, administrar gluconato de calcio 1 g i.v., mantener la vía aérea, intubar según la necesidad. Se pueden utilizar diuréticos para eliminar el exceso de magnesio.			

ACV EN EL EMBARAZO

Epidemiología y fisiopatología

- ACV en el emb = cerca del 7% de las muertes maternas en los Estados Unidos (*Am J Obstet Gynecol* 2016;214:723.e1).
- Es más frecuente durante el tercer trimestre o en el puerperio, pero también ↑ en el posparto (8.7× para el tipo isquémico; 24× para el tipo hemorrágico).
- La causa más frecuente de ACV en el emb es la preeclampsia/eclampsia.
- ↑ a causa del estado hipercoagulable del embarazo; disfunción endotelial cerebral.
- Las mujeres embarazadas y en el posparto tienen resultados a corto plazo favorables (*Am J Obstet Gynecol* 2016;214:723.e1).

Diagnóstico (*Obstet Med* 2011;4:2)

- **Agudo:** Hx, EP (auscultar soplos cardíacos, soplos carotídeos y subclavios, y buscar signos de embolia periférica). TC urgente, sin contraste, para descartar hemorragia, seguida de angioTC. RM/ARM con gadolinio. Doppler de MI → si negativo, entonces flebografía con RM.
- **Factores de riesgo:** estado de hipercoagulabilidad debido a anticoagulante lúpico, anticuerpos anticardiolipídicos, glucoproteína anti-β2, factor V Leiden, protrombina, proteínas C y S, antitrombina III. Miocardiopatía periparto.

Síndrome de encefalopatía reversible posterior (*Mayo Clin Proc* 2010;85:427; *Lancet Neurol* 2015;14:921)

- Relacionado con disfunción de autorregulación cerebral y endotelial. Se observa en la preeclampsia y la eclampsia (*Am J Obstet Gynecol* 2016;215:239.e1).
- La información reciente sugiere que ciertos tipos de SERP pueden tener consecuencias neurocognitivas a largo plazo y no ser reversibles (*Lancet Neurol* 2015;14:921).
- **Características:** cefalea, alteración de la consciencia, anomalías visuales (hemianopsia, alucinaciones visuales) y crisis convulsivas (a menudo, como manifestación inicial).
- **Radiología:** edema simétrico de la sustancia blanca en los hemisferios cerebrales posteriores (aunque puede afectar el tronco encefálico y la médula espinal; rara vez se aprecia en la TC, pero se muestra mejor en la RM. Algunas veces puede haber un SERP con RM negativa cuando sí se cumplan las características clínicas.
- **Tx:** disminuir la PA; iniciar FAE si se presentan crisis convulsivas; no hay directrices recomendadas.

Angiopatía cerebral posparto (*Am J Obstet Gynecol* 2004;191:375)

- Síndromes de vasoconstricción cerebral reversibles.
- **Evolución:** pocos días antes del parto. Características: cefalea en estallido, vómitos y crisis convulsivas.
- **Radiología:** estrechamiento segmentario multifocal de las arterias cerebrales; resolución en 4-6 sem.
- LCR normal.

Rotura de aneurisma encefálico y hemorragia subaracnoidea (*N Engl J Med* 1996;335:768)

- El riesgo relativo de hemorragia intracerebral durante el emb y hasta 6 sem después del parto es 5.6 veces mayor que en las pacientes no embarazadas.
- El tratamiento quirúrgico tras una HSA durante el emb mejora el pronóstico materno y fetal.
- Se prefiere el parto vaginal, salvo que se diagnostique un aneurisma a término o que se haya realizado una intervención neuroquirúrgica en la semana previa al parto.

TROMBOSIS VENOSA CEREBRAL

Definición y epidemiología (*Stroke* 2011;42:1158; *Headache* 2016;56:1380)

- Trombosis de los senos venosos, las venas cerebrales o las venas yugulares.
- Representa el 2% de los ACV asociados con el emb; 1/10 000 partos. El riesgo es mucho más alto durante el tercer trimestre y el puerperio.

Etiología y fisiopatología

- Deshidratación, infección puerperal y en posparto y trombofilia inherente al emb.
- El riesgo aumenta con el empleo de ACO (incremento de la razón de probabilidad de 22.1 veces [IC 95%, 5.9-84.2%]); las posibilidades aumentan en pacientes con trombofilia (p. ej., mutación del gen de la protrombina).

Diagnóstico

- **Aguda:** TC o RM de cráneo, ecocardiograma con infusión salina y Eco vascular de los senos venosos, las venas cerebrales o las venas yugulares. Lo mejor es la RM T2 + flebografía con RM: mejor visualización, buena detección del parénquima cerebral, ausencia de radiación. Puede evaluar tanto la trombosis como el ACV (*Stroke* 2011;42:1158).
- Un dímero D normal representa un valor predictivo negativo alto, con escasa probabilidad de TVC.
- Signo del delta vacío en la TC potenciada con contraste (hiperdensidad de la vena cortical o el seno dural, defecto de llenado) en el 30% de los casos; no es evidente durante algunos días después del comienzo de los síntomas.
- El "signo del cordón denso" se observa en la TC no contrastada (hiperdensidad en vena o seno) en el 33% de los casos de TVC.
- El infarto venoso tiene forma de llamas.
- Si se realiza el diagnóstico, agendar nuevas pruebas de imagen en 3-6 meses. Repetir después del diagnóstico para verificar que la vena se ha repermeabilizado.

Figura 18-1 Diagnóstico y tratamiento de la trombosis venosa cerebral

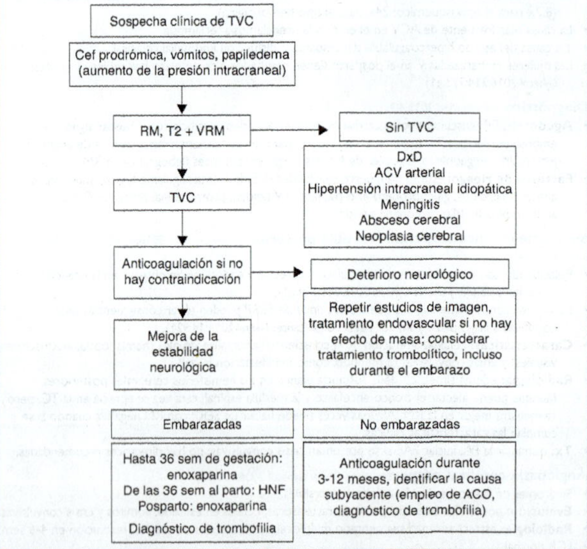

ESCLEROSIS MÚLTIPLE EN EL EMBARAZO

Definición y epidemiología

- Cuadro neurológico desmielinizante de mediación inmunitaria caracterizado por lesiones inflamatorias que afectan el cerebro y la médula espinal, y que causan una discapacidad neurológica.
- Clasificación de la enf:
  - ***Recurrente-remitente (RR):*** las manifestaciones se desarrollan en el contexto de recaídas agudas claramente definidas seguidas de recuperación parcial o completa.
  - ***Progresiva secundaria:*** después de una evolución RR inicial, las manifestaciones empeoran de forma gradual con o sin recaídas agudas superpuestas.
  - ***Progresiva primaria:*** las manifestaciones progresan gradualmente desde el inicio, sin recaídas.
  - ***Progresiva recidivante:*** las manifestaciones avanzan de manera gradual desde el inicio con recaídas posteriores superpuestas.
- La proporción de incidencia mujeres:hombres es de 3:2; es máxima a los 30 años de edad.
- Efecto del emb sobre la actividad de la EM (*PRIMS Study. N Engl J Med* 1998;339:285; *Brain* 2004;127:1353).
- Reducción del 70% en el riesgo de recaídas durante el tercer trimestre del emb en las pacientes con EMRR.
- Recaída del 72% en los tres primeros meses después del parto: se asocia con recaídas en el año siguiente al embarazo, con recaída durante el emb, sin asociación con la lactancia ni con la administración de anestesia epidural (*Brain* 2004;127:1353).
- Pronóstico a largo plazo: discapacidad creciente no asociada con el emb; el emb de término puede alargar el tiempo hasta que ocurra una evolución progresiva secundaria (*N Engl J Med* 1998;339:285).

Diagnóstico durante el embarazo y el posparto

- Los síntomas de presentación más frecuentes son las parestesias en una o más extremidades, o en un lado de la cara; debilidad o torpeza de la pierna o la mano; o alteraciones visuales (p. ej., ceguera parcial, oscuridad de la visión o escotoma). Se han publicado casos de neuritis óptica como primer síntoma de la EM en mujeres lactantes (*Obstet Gynecol* 2001;98:902).
- Las imágenes potenciadas en T2 siguen siendo la prueba de referencia para la confirmación diagnóstica después del primer trimestre.

Tratamiento durante el embarazo

- **Brote agudo:** ciclo de 3-5 días de corticoesteroides en dosis altas por vía i.v.
- Algunos corticoesteroides atraviesan la placenta. No hay asociación con prematuridad, MFIU o AE.
- A las pacientes con EM se les ofrecen TME si experimentan al menos una recaída al año.
- El interferón B disminuye la tasa de recaídas en cerca de un 30%; los estudios en animales y en humanos son escasos, pero no demuestran efectos adversos fetales ni se asocian con un mayor riesgo de AE (*Exp Cell Res* 2011;317:1301; *J Neurol* 2010;257:2020; *Neurol* 2010;75:1794).
- Se puede utilizar el natalizumab (Ab monoclonal contra VCAM α-4-integrina) en los casos de enf más agresiva; no se ha establecido su seguridad en el emb: las pacientes deben suspender el fármaco 3 meses antes de la concepción.
- Fingolimod (modifica los receptores implicados en la génesis vascular); no hay datos relativos a su seguridad en el emb: las pacientes deben suspender el fármaco 2 meses antes de la concepción.
- IGIV: no está aprobada como tratamiento habitual para la EM, pero se han documentado efectos beneficiosos durante el emb.

Tratamiento posparto

- Ciclo de 3-5 días con corticoesteroides en dosis altas (metilprednisolona → 1000 mg/día): protección de recaídas durante 4 sem después del parto (*J Neurol* 2004;251:1133).
- El TME puede recomenzarse, pero sus efectos protectores pueden tomar semanas en reaparecer.
- La información preliminar sugiere lactancia materna exclusiva y supresión menstrual > 4 meses. Disminuye el riesgo de recaída posparto (*Arch Neurol* 2009;66:961).

NEUROPATÍAS DEL EMBARAZO

Parálisis de Bell (*Otolaryngol Head Neck Surg* 2007;137:858)

- **Definición:** parálisis del nervio facial; afecta a las ramas V1, V2, V3.
- **EP:** asimetría de expresión facial y debilidad unilateral del cierre del ojo.
- **Epidemiología:** ↑ 2-4 veces durante el emb, sobre todo en el tercer trimestre o en las primeras semanas después del parto.
- **Fisiopatología:** edema perineural en aumento, hipercoagulabilidad (trombosis de los vasos de los nervios [*vasa nervorum*]), inmunosupresión relativa en el emb.
- Asociación con preeclampsia (*QJM* 2002;95:359).
- **Tx:** corticoesteroides en aumentos de dosis graduales, con excepción de las primeras 9 sem de emb.

Meralgia parestésica

- **Definición:** neuropatía sensitiva que aparece con la compresión del nervio cutáneo femoral lateral a medida que atraviesa la fascia lata en el ligamento inguinal.

- **Fisiopatología:** expansión de la pared abdominal y aumento de la lordosis lumbar.
- Rara vez se necesita tratamiento.

Neuropatías posparto por compresión (*Obstet Gynecol* 2003;101:279)

- **Epidemiología:** se presenta en 1-8/10 000 partos.
- **Neuropatía femoral:** pérdida de la motricidad que afecta el cuádriceps y respeta los aductores; pérdida sensitiva que afecta el muslo anterior y la mayor parte del medio.
- **Neuropatía femoral cutánea lateral:** no afecta fibras motoras; dolor lateral de cadera y parestesias o hiperestesias en la parte superior y lateral del muslo.
- **Neuropatía peronea:** caída del pie a causa de la flexión de rodilla continua y la presión sobre la cabeza peronea por los estribos o la compresión de las palmas durante el pujo en el parto.
- **Neuropatías del obturador:** son una complicación infrecuente del parto. Paciente con dolor en el muslo medial y debilidad de la aducción.
- **Factores de riesgo:** macrosomía fetal, presentación anómala, bloqueo sensitivo, posición de litotomía prolongada, segunda fase del parto prolongada y empleo incorrecto de estribos para las piernas y separadores.

ABUSO DE SUSTANCIAS

Definiciones

- **Uso:** consumo esporádico sin efectos adversos.
- **Abuso:** patrón de adaptación deficiente o consumo inadecuado de una sustancia; se presentan efectos adversos derivados de este uso.
- **Dependencia:** la persona continúa el consumo de la sustancia a pesar de los problemas.
  Dependencia física: se caracteriza por síntomas de abstinencia cuando se suspende de manera repentina el consumo o se administra un antagonista.
  Dependencia psicológica: se necesita la sustancia por sus efectos positivos o para evitar los síntomas negativos de la abstinencia.
- **Adicción:** es una serie de comportamientos que incluyen alteraciones en el control, el uso compulsivo, el empleo a pesar de los daños y la necesidad imperiosa de consumo.
- **Trastorno por abuso de sustancias:** es un patrón anómalo de comportamientos que se relaciona con el consumo de sustancias e incluye alteración del control, alteraciones sociales, uso riesgoso, tolerancia y abstinencia.
- **♀ en riesgo de consumo de alcohol:** ≥ 3 porciones en una ocasión; o > 7 bebidas en 1 sem; o cualquier cantidad de alcohol en ♀ embarazadas o con riesgo de estar embarazadas.
- **♀ en riesgo de episodios de consumo intensivo de alcohol:** ≥ 4 bebidas en una sola ocasión.
- **Abuso de medicamentos de prescripción:** consumo intencional de un medicamento con o sin prescripción de una manera que no es la que se ha indicado, o derivado de la experiencia o sensación que provoca.

Epidemiología (www.niaaa.nih.gov/alcohol-health/overview-alcohol-consumption/alcohol-facts-and-statistics)

- Las ♀ presentan una transición más rápida del uso al abuso.
- Las ♀ son más propensas a un diagnóstico doble (TDM, victimización física o sexual, TEPT).
- Las ♀ son más susceptibles a las hepatopatías y la hepatitis en comparación con los hombres que consumen la misma cantidad de alcohol.
- La tasa de mortalidad relacionada con el alcohol es 50-100 veces mayor en las ♀.
- Afecta al 10% de la población general; el 48% de los estudiantes de 17-18 años informan el consumo de una sustancia ilegal en algún momento.
- Alcohol: 140 millones de personas a nivel mundial son dependientes del alcohol. El 30% de los suicidios se relacionan con el abuso de alcohol. Es responsable de hasta el 40% de la admisiones hospitalarias.
- Tabaco: el 15% de las ♀ > 25 años fuman cigarrillos; disminuye un 50% después de los 30 años de edad (varía en gran parte en función del grado escolar) (*CDC*, Health, US, 2016).
- Epidemia de opiáceos (*SAMHSA* 2015; *MMWR* 2016;65:50–1; 1445, *CDC*): en los Estados Unidos, 12.5 millones de personas abusan de los opiáceos prescritos; 2 millones padecen el trastorno de abuso de opiáceos prescritos; hay 33 000 muertes por año relacionadas con el abuso de opiáceos.
  - En el embarazo (*Obstet Gynecol* 2016;128(1):4–10): uno de cada cinco pacientes de Medicaid ha solicitado tx con opiáceos durante el embarazo; la tasa de síndrome de abstinencia neonatal (SAN) ha aumentado cinco veces desde 2000-d12.

Estudios y pruebas diagnósticas

- Todas las pacientes deben tener detección temprana rutinaria de abuso de sustancias, y también todas las mujeres antes y durante el embarazo temprano.
- **Prueba de una sola pregunta:** sens 100%, espec 73%.
  "En el año anterior, ¿cuantas veces ha utilizado una droga ilegal o un medicamento por razones no médicas?".

Herramientas de detección precoz para abuso de sustancias	
CAGE/ CAGE-AID (*JAMA* 1984;252:1905; *Wis Med J* 1995;94:135)	Herramientas para el consumo de alcohol (CAGE) o consumo de alcohol y drogas (CAGE-AID). Menos sensible en mujeres y minorías. Preguntas: 1. ¿Alguna vez ha pensado que debe **DISMINUIR** su consumo? 2. ¿Le ha **MOLESTADO** que las personas critiquen sus hábitos de consumo? 3. ¿En alguna ocasión se ha sentido mal o **CULPABLE** por su consumo? 4. ¿Alguna vez ha consumido una bebida alcohólica o droga durante la primera hora de la mañana para tranquilizarse o curar la resaca **(MAÑANERA)**? Puntuación: no = 0; sí = 1. Una puntuación > 2 requiere mayor valoración.
T-ACE (*J Obstet Gynecol* 1989;160:865)	Herramienta para la detección temprana del consumo de alcohol. Preguntas: 1. ¿Cuántas bebidas se necesitan para que se sienta intoxicado? **(TOLERANCIA)**; ≤ 2 bebidas = 1; > 2 bebidas = 2. 2. ¿Le ha **MOLESTADO** que las personas critiquen su consumo? No = 0; sí = 1. 3. ¿Alguna vez ha pensado que debe **DISMINUIR** su consumo? No = 0; sí = 1. 4. ¿Alguna vez ha consumido una bebida alcohólica durante la primera hora de la mañana para tranquilizarse o curar la resaca ? **(MAÑANERA)** No = 0; sí = 1. Puntuación: ≥ 2 indica un problema potencial con el consumo de alcohol.

Tratamiento y medicamentos

- **Etapas de cambio** (*Am Psychol* 1992;47:1102):
  - **Precontemplativa:** ausencia de consciencia del problema y sin intención de cambiar el comportamiento.
  - **Contemplativa:** consciencia del problema, valoración de las ventajas y desventajas de resolver el problema, sin compromiso al cambio, pero considera el cambio de comportamiento dentro de los siguientes 6 meses.
  - **Preparación:** intención de tomar medidas en el siguiente mes, algunos cambios en el comportamiento que causa el problema.
  - **Acción:** modificación del comportamiento/experiencias/entorno para superar el problema.
  - **Mantenimiento:** se extiende a lo largo de 6 meses; se trabaja en prevenir la recaída y consolidar los beneficios logrados en la fase de acción.
- Vigilar la aparición de comorbilidades y atender las necesidades psicosociales y de tratamiento de la abstinencia.
- Asesorar acerca de los riesgos del alcohol y las drogas. Motivar la interrupción del consumo durante el embarazo y la lactancia.
- Las 5 A para dejar de fumar: **AVERIGUAR, ASESORAR, APRECIAR, AYUDAR y ARREGLAR** (*Obstet Gynecol* 2017;130:e200).
- Realizar pruebas para ITS, hepatitis B y C y TB. Repetir las pruebas en el tercer trimestre en aquellas pts que permanecen en riesgo.
- Valorar la presencia de restricción de crecimiento intrauterino en la segunda mitad del embarazo.
- Realizar la vigilancia fetal con indicaciones OB estándar o por abstinencia materna (el consumo de sustancias no es suficiente para indicar la vigilancia fetal).
- Consultar con anestesiología para desarrollar un plan de tratamiento del dolor posparto.
- Informar al equipo de pediatría acerca de la posibilidad de abstinencia neonatal.

Drogas de las que se abusa en el embarazo	
Tabaco (*Obstet Gynecol* 2017;130:e200)	Es la principal causa prevenible de muerte prematura y enf prevenible en ♀ estadounidenses. El 13.2% de las ♀ informan el consumo de tabaco durante el emb. Intoxicación: náuseas/vómitos, ↑ de la FC, agitación y diarrea. Abstinencia: cefalea, náuseas, tos, insomnio e irritabilidad. Embarazo: ↑ el riesgo de parto pretérmino, RPM, RCIU, PEG y SMS. Tx: el más eficaz es la asesoría + medicamentos (reemplazo de nicotina, bupropión o vareniclina). Existe información limitada sobre el tratamiento médico durante el emb. Quit Line de los Estados Unidos: 1-800-QUIT-NOW
Alcohol (*Obstet Gynecol* 2011;118:383)	El 10.8% de las ♀ informan uso de alcohol durante el emb. Intoxicación: alteración del habla, nistagmo, desinhibición, descoordinación, marcha inestable, estupor y coma. Abstinencia: insomnio, temblores, ansiedad, cefalea, diaforesis, palpitaciones, crisis convulsivas y *delirium tremens*. Embarazo: teratógeno, trastorno del espectro alcohólico-fetal (TEAF), que incluye anomalías del SNC, defectos del crecimiento, dismorfia facial, alteraciones del comportamiento y alteración del desarrollo intelectual. El **TEAF es la causa no genética más frecuente de retraso mental.** Tx: las personas alcohólicas puede experimentar abstinencia. **Vigilar con CIWA-Ar** (N/V, temblor, sudoración, ansiedad, alteraciones táctiles, auditivas o visuales; cefalea, agitación, desorientación. Puntuación > 10 = es posible que se requieran medicamentos para la abstinencia). Tx para la abstinencia = benzodiazepinas.
Marihuana (*Obstet Gynecol* 2017;130:e205)	El 2-5% de las ♀ informan consumo de marihuana durante el emb. Intoxicación: xerostomía, eritema conjuntival, ↑ del apetito, nistagmo, ataxia, alteración del habla, ↑ FC, ↑ PA, ↓ tiempo de reacción. Abstinencia: irritabilidad, ansiedad y alteraciones del sueño. Embarazo: en modelos animales, cruza la placenta y puede alterar el desarrollo del encéfalo y su función. Existen pocos datos en humanos, pero detiene el desarrollo en los adolescentes y es lipofílico, lo que significa que existe riesgo de depósito en el encéfalo fetal. Tx: inespecífico. Información limitada indica que el haloperidol es eficaz en casos de síndrome de hiperemesis relacionada con la marihuana.
Metanfetamina y anfetaminas (*Obstet Gynecol* 2011;117:751)	El 0.4% de los residentes de los Estados Unidos (1.2 millones) han consumido metanfetamina en el año anterior. Intoxicación: ↑ FC, HTA, hipertermia, diaforesis, midriasis, agitación, comportamiento violento, psicosis y crisis convulsivas. Abstinencia: disforia, anhedonia, fatiga, ↑ sueño, sueños vívidos, agitación, ansiedad, aumento del apetito. Embarazo: ↑ el riesgo de PEG. Posible ↑ en el riesgo de HTAg/preeclampsia, desprendimiento de placenta y parto pretérmino. Tx: la información limitada con la que se cuenta indica que el bupropión puede ↓ la necesidad de consumo imperioso de las metanfetaminas (no se ha estudiado adecuadamente en el embarazo). La intoxicación aguda y la psicosis pueden tratarse con una benzodiazepina de acción corta.

Opiáceos (*Obstet Gynecol* 2017;130:e81; *Obstet Gynecol* 2015;125:1529; *NEJM* 2010;363:2320)	Son los medicamentos prescritos de los que más se abusa. El 23% de las ♀ de 18-34 años de edad han utilizado en algún momento analgésicos de prescripción; el 1% de las ♀ embarazadas informan el uso no autorizado de opiáceos. Intoxicación: depresión del estado mental, ↓ de la frecuencia respiratoria, ↑ del peristaltismo y miosis. La metadona puede causar prolongación del QTc y taquicardia ventricular helicoidal (*torsade de pointes*). La sobredosis puede causar depresión respiratoria y muerte. Abstinencia: ansiedad, inquietud, molestias digestivas, diaforesis, ↑ FC, síntomas gripales, fiebre, ↑ recuento de leucocitos y mialgia. Embarazo: en la actualidad, la abstinencia durante el embarazo se considera menos peligrosa para la vida del feto de lo que antes se creía. El consumo crónico y sin tratamiento de heroína se asocia con ↑ del riesgo de AE, TPPT, RPM, RCIU, desprendimiento de placenta, muerte fetal y preeclampsia. Tx: se recomienda el mantenimiento con opiáceos controlados durante el emb para evitar recaídas que lleven a sobredosis o abstinencia de opiáceos. El personal que los prescribe requiere certificación y capacitación adicional por la DEA. **Metadona:** es posible que requiera ajustes en la dosis para evitar síndrome de abstinencia en el emb. **Buprenorfina:** actúa en los mismos receptores que la heroína y la morfina. Es el único fármaco (con o sin naloxona) que se recomienda en el emb. Ventajas: ↓ riesgo de sobredosis, menor cantidad de interacciones medicamentosas, puede utilizarse de forma ambulatoria con o sin consultas diarias y cuenta con un síndrome de abstinencia neonatal menos grave, pero existe información limitada sobre su empleo a largo plazo. Es posible que durante el posparto ↑ la necesidad de control del dolor. **En la intoxicación aguda por opiáceos: soporte de la vía aérea + naloxona, un antagonista de opiáceos de acción corta (información limitada en el emb).**
Cocaína (*Am J Obstet Gynecol* 2011:204:340)	El 0.6% de los residentes de los Estados Unidos (1.5 millones) han consumido cocaína en el mes anterior. Intoxicación: ↑ de la energía, ↓ del apetito, paranoia, inquietud, psicosis, ↑ de la FC, dilatación pupilar, diaforesis y náuseas. Abstinencia: depresión, ansiedad, fatiga, dificultad para concentrarse, ↑ del apetito, ↑ del sueño, temblores y escalofríos. Embarazo: los efectos vasoconstrictores pueden causar urgencias hipertensivas y desprendimiento de placenta. Los efectos adrenérgicos provocan ↑ de FC, PA, resistencia vascular y riesgo de **isquemia e infarto del miocardio**, arritmias (↑ riesgo en el emb). ↑ de la incidencia de defectos craneales, defectos de acortamiento de miembros, anomalías urogenitales, perforación, obstrucción y atresia intestinales en los fetos expuestos. Tx: **el tratamiento con β-bloqueadores está contraindicado** para los casos de HTA por cocaína, pues conduce a estimulación adrenérgica sin oposición que causa isquemia en órganos diana y vasoespasmo coronario. La intoxicación aguda y la psicosis pueden tratarse con una benzodiazepina de acción corta.
Sedantes y tranquilizantes (*Obstet Gynecol* 2017;130:e81)	El 7.6% de las ♀ informan haber utilizado de manera ilegal tranquilizantes; el 2.4% informa haber empleado sedantes. Intoxicación: alteración del habla, ataxia, depresión del estado mental, depresión de la respiración, estupor, coma y muerte. Abstinencia: temblores, ansiedad, alteraciones de la percepción, insomnio, disforia, psicosis y crisis convulsivas. Embarazo: la suspensión súbita puede causar convulsiones, cardiopatías agudas y alteraciones psiquiátricas agudas. Los lactantes con exposición aguda pueden presentar síndrome de abstinencia neonatal. Tx: evitar la abstinencia mediante la administración de benzodiazepinas de acción larga y con reducción de dosis *muy* lentamente. Si se presenta la abstinencia, tratar con benzodiazepinas de acción prolongada (diazepam). Estas pacientes necesitarán ayuda para dormir, pues el insomnio es uno de los últimos síntomas de la abstinencia en desaparecer (pueden ser de ayuda el zolpidem y los antihistamínicos).

DEPRESIÓN

Definición

- **Trastorno depresivo mayor (TDM):** estado de ánimo deprimido/anhedonia, Y cuatro de los siguiente síntomas presentes durante la mayor parte del día, casi todos los días, durante 2 sem: pérdida o aumento de peso, insomnio o hipersomnia, agitación o lentitud psicomotora, fatiga o pérdida de la energía, sentimientos de minusvalía o culpa excesiva, disminución de la capacidad de concentración, pensamientos recurrentes de muerte o suicidio (SIC E CAPS: **s**ueño, **i**nterés, **c**ulpa, **e**nergía, **c**oncentración, **a**petito, **p**sicomotor, **s**uicidio).
- **Trastorno depresivo persistente (distimia):** estado de ánimo depresivo durante 2 años o más.

- **Trastorno adaptativo:** estado de ánimo deprimido o alterado como consecuencia de un factor estresante identificable dentro de los 3 meses a partir del comienzo del estrés; se alivia en 6 meses.
- **Tristeza posparto:** síntomas depresivos leves, alteración de la concentración e insomnio. Se presenta dentro de los primeros 2-3 días del parto y se *alivia en 2 sem.*
- **TDM con inicio en el periparto (depresión posparto):** los criterios diagnósticos son los mismos que para el TDM. Suele presentarse en las 1-6 sem posteriores al parto (pero puede ocurrir hasta 12 meses después).

Epidemiología (*Obstet Gynecol* 2015;125:1268)

- El TDM tiene una prevalencia a lo largo de la vida del 17%. Las mujeres son dos veces más propensas a padecer depresión, en comparación con los hombres. Las tasas más altas se presentan en mujeres de 25-44 años de edad.
- El 10-16% de las mujeres embarazadas cumplen con los criterios diagnósticos para depresión; el 70% de las embarazadas informan síntomas de depresión.
- El 40-80% de las mujeres presentan tristeza posparto; el 8-15% tienen depresión posparto.
- La depresión suele acompañarse de ansiedad.

Manifestaciones clínicas (*Obstet Gynecol* 2008;111:1001 y *Obstet Gynecol* 2015;125:1268)

- *Véanse* las definiciones anteriores.
- Embarazo y posparto: ↑ riesgo de PBN, ↓ crecimiento fetal; complicaciones posnatales, llanto del lactante e ingreso en la UCIN.

ANSIEDAD 19-4

Estudios y pruebas diagnósticas (*Psychiatry Res* 2011;187:130; *JAMA* 2016;315:388)

- Detectar la depresión en el período perinatal y en las semanas 4-8 posparto. La detección temprana ha mostrado ↓ los síntomas depresivos en mujeres con TDM y ↓ la prevalencia de TDM. Si se detecta depresión, siempre preguntar por ideación o intención suicida u homicida.
- **PHQ-9:** nueve preguntas (disponible en Internet).
- **Escala de depresión posnatal de Edimburgo (EDPE):** 10 preguntas; validado para su uso en en el preparto y el posparto; existe en diversos idiomas. Es la herramienta de detección temprana en la población perinatal e idealmente se aplica dos veces durante el embarazo y una o más en el posparto. Disponible en línea sin coste en perinatology.com

Tratamiento y medicamentos (*Obstet Gynecol* 2009;114:703)

- Valorar la presencia de trastorno bipolar o síntomas maníacos antes de comenzar el tratamiento.
- **Psicoterapia:** cuenta con eficacia similar que el tratamiento farmacológico.
- **Tratamiento farmacológico (fuera del embarazo):** ISRS, IRSN; ATC, IMAO. Los ISRS son el tratamiento de primera elección. Comenzar con una dosis baja y ↑ según la necesidad. Valorar a las pts cada 1-2 sem durante las primeras 8 sem de tx. Si no hay respuesta con la dosis clínica máxima, cambiar de antidepresivo.
- **Tratamiento farmacológico (en el embarazo):** síntomas leves o sin síntomas durante 6 meses; si la paciente lo desea, se puede disminuir la dosis → suspender medicamentos. Se recomienda psicoterapia continua durante el embarazo y el período posparto al menos en los casos de *alto riesgo* de recaída posparto.
- Si es grave, recurrente o con otra comorbilidad psiquiátrica, continuar con los medicamentos y *aumentar* las dosis según la necesidad.
- Si se realiza el dx de depresión en el emb, continuar con psicoterapia o antidepresivos según la gravedad y los antecedentes psiquiátricos de la pt. Los ISRS tienen un mejor perfil de seguridad durante el embarazo Y la lactancia. Si un medicamento funciona bien en una mujer embarazada, no hay necesidad de cambiar a otro tipo de fármaco durante la lactancia.
- Recursos disponibles para médicos (sin costo/en inglés):
    - Maternal Mental Health Safety Bundle: www.safehealthcareforeverywoman.org
    - Massachusetts Child Psychiatry Access Program for Moms Toolkit, Massachusetts: www.mcpapformoms.org
- **Terapia electroconvulsiva (TEC):** segura en el embarazo. Utilizar en aquellas que no responden a los medicamentos o que tienen psicosis, ideas suicidas o discapacidad grave.
- **Derivar** si la depresión es grave y pone en riesgo la vida de la pt u otros, ante el fracaso de la respuesta al tx inicial y la psicosis o la depresión que forma parte de un trastorno bipolar o esquizoafectivo.

TRASTORNOS DE ANSIEDAD

Definición y epidemiología

- Incluye trastorno de ansiedad generalizada, trastorno de pánico, ansiedad social y fobia específica.
- En conjunto, es el trastorno psiquiátrico más frecuente. La prevalencia es del 18.1%.

Manifestaciones clínicas (*Obstet Gynecol* 2008;111:1001)

- **Trastorno de ansiedad generalizada:** preocupación persistente y excesiva que interfiere con la vida.
- **Trastorno de pánico:** cambios maladaptativos en el comportamiento o preocupación persistente por anticipación de ataques de pánico (episodios súbitos de temor intenso con o sin causa).
- **Ansiedad social:** temor franco ante situaciones sociales o de desempeño.

- **Fobia específica:** temor intenso e irracional ante la exposición a objetos o situaciones específicos.
- **Emb:** ↑ el riesgo de trabajo de parto prolongado o precipitado, sufrimiento fetal, parto pretérmino y AE. ↓ de los indicadores de desarrollo y retraso del desarrollo mental hasta los 2 años del lactante.

Estudios y pruebas diagnósticas

- Interrogatorio, que incluya cualquier comorbilidad psiquiátrica o médica.
- Considerar HG, QS, TSH, uroanálisis para pruebas toxicológicas y detección de consumo de drogas.
- GAD-7: cuestionario de siete preguntas para la detección temprana de TAG.
- EDPE (*véase* antes): también está diseñado para valorar la presencia de ansiedad (e ideas suicidas).

Tratamiento y medicamentos

- **Psicoterapia.**
- **Actividad física regular (150 min o más cada semana).**
- **Ayudar a la paciente a recuperar el sueño regular si es que existe una alteración del sueño concomitante (frecuente).**
- **Tratamiento farmacológico (fuera del embarazo):** los antidepresivos son la primera elección (en especial los ISRS); las benzodiazepinas se reservan para el tratamiento de urgencia (la administración regular de benzodiazepinas puede agravar la ansiedad).
- **Tratamiento farmacológico (en el embarazo):** igual que antes. Evitar la exposición prolongada a benzodiazepinas en la medida de lo posible. No obstante, la administración *ocasional* de benzodiazepinas de acción corta durante el embarazo es eficaz y no representa riesgos graves.

TRASTORNO BIPOLAR

Definición

- Incluye episodios de manía (bipolar I) e hipomanía (bipolar II). Se trata de períodos específicos de estado de ánimo elevado, expansivo o destructivo anómalos y persistentes. Con mayor frecuencia presentan episodios depresivos.

Epidemiología (*Obstet Gynecol* 2008;111:1001)

- Tiene prevalencia del 3.9-6.4%. Cuenta con tasas similares entre hombres y mujeres. Las mujeres son más propensas a padecer episodios depresivos, ciclado rápido y episodios mixtos.
- Las tasas de recaída en el posparto son del 32-67%. ↑ el riesgo de psicosis posparto (hasta 46%).

Manifestaciones clínicas

- *Véanse* las definiciones anteriores. Las principales preocupaciones durante el posparto son la psicosis y la manía, que se han informado en el período temprano (1-4 sem posparto). Debe brindarse asesoramiento con anticipación durante la atención prenatal.
- Emb: ↑ el riesgo de BPN, PPT, disminución del crecimiento fetal, complicaciones posnatales, llanto del lactante y admisión a la UCIN.

Estudios y pruebas diagnósticas

- Interrogatorio, que incluya síntomas de depresión, manía, hipomanía, hospitalización, intención o intento de suicidio, psicosis y otros trastornos psiquiátricos o médicos.
- HG, QS, TSH y análisis de orina para la detección de abuso de drogas.

Tratamiento y medicamentos (*Am J Psychiatry* 2004;161:608; *JAMA* 1994;271:146)

- **Debe incluirse la psicoterapia en el plan de tratamiento tanto durante el embarazo como después del parto.**
- **Prestar especial atención a las alteraciones del sueño.**
- **Tratamiento farmacológico (fuera del embarazo):** litio, antipsicóticos y anticonvulsivos.
- **Tratamiento farmacológico (en el embarazo):** igual al anterior. Los antipsicóticos son la primera elección de tratamiento para la manía. En el embarazo, si se encuentra en tx con litio, debe tratarse en conjunto con psiquiatría y MMF. En casos de episodios graves, pero con riesgo moderado de recaída a corto plazo, considerar la disminución de la dosis de litio antes de la concepción y reiniciar después de la organogénesis. Si los episodios son frecuentes y graves, continuar el litio durante todo el embarazo. El departamento de psiquiatría debe vigilar regularmente las pruebas de laboratorio de la madre. La lamotrigina es otro tratamiento con base en evidencia para el trastorno bipolar; cuenta con menores riesgos en el emb y el posparto.
- **Terapia electroconvulsiva (TEC):** segura en el embarazo.

PSICOSIS

Definición

- Síndrome de psicosis crónica o recurrente. A menudo es discapacitante. Puede incluir síntomas positivos o negativos, deterioro cognitivo, síntomas del estado de ánimo y ansiedad.

Epidemiología

- La prevalencia es del 1%. Afecta ligeramente más a hombres que a mujeres.

Manifestaciones clínicas (*Obstet Gynecol* 2008;111:1001)

- *Véase* la sección *Definición*, en la página anterior.
- Síntomas positivos: alucinaciones, delirios, pensamiento desorganizado.
- Síntomas negativos: estado de ánimo plano, pobreza en el discurso, entre otros. Suele ser más difícil de tratar.
- Emb: ↑ el riesgo de malformaciones congénitas (en especial del sistema cardiovascular), así como el riesgo de parto pretérmino, PBN, anomalías placentarias y hemorragia y muerte prenatales.

Estudios y pruebas diagnósticas

- Dx de exclusión: es necesario descartar causas médicas de la psicosis, abuso de sustancias y otros dx psiquiátricos que puedan tener un componente psicótico.

Tratamiento y medicamentos

- **Tratamiento farmacológico (fuera del embarazo):** antipsicóticos.
- **Tratamiento farmacológico (en el embarazo):** antipsicóticos, en colaboración con el departamento de psiquiatría.

ESQUIZOFRENIA

Definición

- Trastorno de pérdida del contacto con la realidad y síntomas psicóticos.
- Psicosis posparto: inicio de síntomas psicóticos en el posparto; a menudo, en las primeras 2 sem.

Epidemiología (*J Womens Health* 2006;15:352)

- El trastorno psicótico se presenta en el 1-4% de la población.
- La psicosis posparto se observa en el 0.1-0.2% de todos los partos.
- Entre las mujeres con psicosis posparto, el 0.2% cometen suicidio, el 28-35% sufren delirios acerca de su lactante y el 9% manifiestan pensamientos de herir al lactante.
- Gran cantidad de mujeres con psicosis posparto tienen o serán diagnosticadas con trastorno bipolar.

Manifestaciones clínicas

- *Véase* la definición antes. Los síntomas psicóticos incluyen alucinaciones, delirios, confusión y pensamiento o comportamiento desorganizado.

Estudios y pruebas diagnósticas

- Es necesario descartar las causas médicas de la psicosis, el abuso de sustancias y otros dx psiquiátricos que puedan tener un componente psicótico. Valorar la presencia de ideación suicida u homicida.

Tratamiento y medicamentos

- Tratamiento psiquiátrico de urgencia. A menudo, requiere **hospitalización**, en especial si pone en peligro su integridad o la de otros.
- **Tratamiento farmacológico (fuera del embarazo):** antipsicóticos.
- **Tratamiento farmacológico (en el embarazo o posparto):** antipsicóticos.
- **Si hay psicosis/agitación en el TPyP o en el posparto hospitalario, considerar:** lorazepam 2 mg i.v./v.o., diazepam 5-10 mg i.v./v.o., haloperidol 2 mg i.v./v.o. o risperidona 2 mg v.o. (toma más tiempo en actuar).
- Terapia electroconvulsiva (TEC): es segura durante el embarazo y el período posparto.
- En general, debe buscarse aumentar la dosis de un medicamento y optimizar la dosis (en lugar de comenzar un segundo fármaco).
- **Recursos en línea:** Reprotox (http://www.reprotox.org) y TERIS (http://depts.washington.edu/terisweb).

Psicofármacos en el embarazo y la lactancia	
Clase	**Defectos del nacimiento, consideraciones del embarazo, riesgos neonatales y consideraciones de la lactancia**
Benzodiazepinas (clonazepam, lorazepam, alprazolam)	Defectos del nacimiento: es posible que ↑ el riesgo de paladar o labio hendido. Embarazo: Eco detallado para la morfología facial. Riesgos neonatales: síndrome del lactante hipotónico; síndrome de abstinencia neonatal. Lactancia: se han informado casos de sedación del lactante.

Clase	Defectos del nacimiento, consideraciones del embarazo, riesgos neonatales y consideraciones de la lactancia
ISRS (fluoxetina, sertralina, paroxetina, citalopram)	Defectos del nacimiento: es posible que ↑ el riesgo de defectos cardíacos con la paroxetina. Por lo demás, no se ha informado teratogénesis de forma contundente. Embarazo: se presenta ↓ de las concentraciones séricas de los medicamentos, por lo que a menudo debe aumentarse la dosis para mejorar los síntomas. Considerar Eco fetal si se administra paroxetina. Riesgos neonatales: síndrome de adaptación posnatal. El consumo de ISRS antes de las 20 sem de gestación puede ↑ el riesgo de HTA pulmonar persistente (la información es contradictoria y el riesgo no es más elevado que en los prematuros, madres con DMG o en presencia de factores de riesgo relacionados con etnicidad AA). Lactancia: ninguna. Continuar el medicamento durante la lactancia, puede disminuir/eliminar los síntomas neonatales.
IRSN (venlafaxina)	Defectos del nacimiento: no hay un patrón detectable de teratogénesis. Embarazo: se presenta ↓ de las concentraciones séricas de los medicamentos, por lo que a menudo debe aumentarse la dosis para mejorar los síntomas. Riesgos neonatales: síndrome de adaptación posnatal mínima. Lactancia: ninguna. Continuar el medicamento durante la lactancia; puede disminuir/eliminar los síntomas neonatales.
ATC (nortriptilina)	Defectos del nacimiento: ninguno. Embarazo: sedación; se recomienda administrarlos durante la noche. También pueden ser de ayuda en el dolor neuropático crónico y el sueño. Lactancia: ninguna.
Litio	Defectos del nacimiento: ↑ el riesgo de defectos cardíacos, incluida la anomalía de Ebstein, aunque la asociación es menor de lo que antes se consideraba. Embarazo: realizar Eco o EcoC para valorar el desarrollo cardíaco. Las concentraciones séricas ↓; es necesario vigilarlas. Durante el parto, hay un ↑ del riesgo de toxicidad por litio; garantizar la hidratación adecuada. Riesgos neonatales: riesgo de toxicidad por litio en el lactante. Lactancia: vigilar al lactante con HG, TSH y concentraciones de litio si se pretende la lactancia. La AAP desaconseja la lactancia durante el tratamiento con litio.
Medicamentos antiepilépticos/ estabilizadores del estado de ánimo (valproato, carbamazepina, lamotrigina)	Defectos del nacimiento: ↑ riesgo de... *Valproato:* defectos del tubo neural, anomalías craneofaciales, anomalías de miembros, anomalías cardiovasculares, síndrome fetal por valproato (restricción del crecimiento, dimorfismo facial, defectos en miembros y cardíacos), deterioro cognitivo. *Contraindicado en el embarazo debido al retraso significativo en el desarrollo de los niños expuestos al valproato dentro del útero.* *Carbamazepina:* síndrome fetal por carbamazepina (dimorfismo facial e hipoplasia de las uñas), posibles defectos del tubo neural, retraso del desarrollo. *Lamotrigina:* ninguno conocido (información limitada, se prefiere en el trastorno bipolar). Embarazo: evitar por completo. Evitar la carbamazepina en el primer trimestre, si es posible. Determinar las concentraciones y ajustar la dosis. Aumentar el consumo de folato a 4 mg/día si se está en tratamiento con un antiepiléptico. Administrar Vit K, 20 mg/día en el último mes de embarazo si es que se está en tratamiento con carbamazepina. Riesgos neonatales: síntomas neonatales. Administrar vitamina K, 1 mg i.m. si se ha expuesto a carbamazepina. Lactancia: vigilar el comportamiento del lactante. Se puede considerar la vigilancia del lactante mediante HG, PFH, concentraciones de medicamentos antiepilépticos.
Fármacos antipsicóticos (haloperidol)	Defectos del nacimiento: ninguno confirmado. Embarazo: puede ↑ el riesgo de DMG (risperidona). Evitar los medicamentos anticolinérgicos debido a sus efectos adversos. Riesgos neonatales: posible riesgo de síndrome neuroléptico maligno y obstrucción intestinal. Lactancia: ninguna.

Adaptado de: *Obstet Gynecol* 2008;111:1001 (Reafirmado en 2018).

CAMBIOS DÉRMICOS EN EL EMBARAZO

Enfermedad	Epidemiología	Características clínicas y exploración física	Tratamiento
Cloasma "Máscara del embarazo"	Ocurre en el 50-75%. ↑ en hispanas y aquellas con piel oscura. Puede desaparecer dentro de 1 año. Persiste en hasta el 30%.	El inicio es en el primer o segundo trimestre. Hiperpigmentación facial asociada con hormonas de distribución centrofacial ± afectación mandibular/maxilar. Hiperpigmentación en parches, clara de color gris/marrón y macular en el rostro.	Evitar la luz solar. Utilizar bloqueador solar. Blanqueamiento con hidroquinona o ácido azelaico. Exfoliación química.
Exantema polimórfico del embarazo Pápulas y placas urticariales pruriginosas del embarazo (PPUPE)	Es frecuente y se presenta en hasta 1/300. ↑ con los emb múltiples y en nulíparas. Caucásicas.	Inicia en el tercer trimestre; por lo general, se resuelve. 1-2 sem tras el parto. Las lesiones pueden tener aspecto de diana, habones o vesículas. Causan prurito intenso y se presentan como pápulas y placas urticariales en las estrías abdominales. Pueden estar afectados los muslos, los brazos y las nalgas. El rostro, las palmas y las plantas, así como la región periumbilical, no suelen estar afectados.	Alivio de lo síntomas: emolientes, esteroides tópicos; antihistamínicos no sedantes. Administrar esteroides para casos graves.
Psoriasis pustulosa del embarazo "Impétigo herpetiforme"	Solo documentada en informes de casos.	El inicio es en el tercer trimestre y se alivia con el parto. Pústulas no pruriginosas estériles que rodean placas eritematosas en los pliegues → diseminación periférica. La afectación de membranas mucosas, tórax y miembros produce riesgo de infección. Realizar biopsia de la pústula espongiforme de Kogoj (pústula que contiene neutrófilos). Complicaciones: síntomas constitucionales; septicemia materna e insuficiencia placentaria. ↑ de leucocitos y VSG, ↓ de albúmina y pH.	Esteroides orales. Ciclosporina. Administrar antibióticos en caso de superinfección. Vigilancia fetal.
Penfigoide gestacional "Herpes gestacional"	1/1700-50 000. Puede presentarse con la enf trofoblástica del embarazo. ↑ en caucásicas. > 50% son (+) para HLA-DR3 o DR4.	El inicio es en el segundo o tercer trimestre. Remite y recurre a lo largo del embarazo; empeora en los emb subsecuentes; el 75% muestra agudización con el parto, y puede presentarse con la menstruación o los ACO. Prurito extremo. Pápulas eritematosas → vesículas, ampollas. Periumbilical → tórax + miembros; respeta membranas mucosas/rostro. Lesiones neonatales en el 10%. Biopsia con inmunofluorescencia de depósitos de C3 a lo largo de la unión dermoepidérmica (diferencia con PPUPE). Riesgo de insuficiencia placentaria, PEG y prematurez. El riesgo aumenta con la gravedad del diagnóstico.	Esteroides tópicos de alta potencia. Antihistamínicos no sedantes. A menudo requiere esteroides orales. Evitar los fármacos anticonceptivos durante 6 meses después del parto (puede desencadenar una agudización en hasta el 50%). Vigilancia fetal.

Enfermedad	Epidemiología	Características clínicas y exploración física	Tratamiento
Erupción atópica del embarazo "Prurigo gestacional"	Hasta 1/450.	El inicio es en el segundo o tercer trimestre, y se alivia en 3 meses después del parto. Tiene un componente de eccema atópico. Pápulas o placas pruriginosas en el tórax y las superficies extensoras de las extremidades. Aspecto de excoriación similar a una mordida de insecto.	Emolientes. Esteroides tópicos. Antihistamínicos no sedantes.
Erupción atópica del embarazo "Foliculitis"	Poco frecuente.	Su inicio es en el segundo o tercer trimestre. Se alivia 2-3 sem tras el parto. Las pápulas o pústulas se originan de los folículos del tórax. Puede extenderse a las extremidades.	Esteroides tópicos. Peróxido de benzoílo. Antihistamínicos no sedantes.

Tomado de: *J Am Acad Dermatol* 2006;54:395; *Am Fam Physician* 2007;75:211; *J Clin Obstet Gynecol* 2015; 58:104. *Ann Dermatol* 2011;23: 265–75.

LIQUEN ESCLEROSO

Epidemiología

- Prevalencia desconocida: a menudo es asintomático y, por lo tanto, es infrainformado (*Obstet Gynecol Surv* 2012;67:55).
- Distribución bimodal: se presenta en mujeres prepúberes y posmenopáusicas, con una edad media entre la quinta y la sexta décadas de la vida (*Obstet Gynecol* 2008;111:1243).
- Riesgo de transformación maligna a cáncer epidermoide en el 4-6% si no se trata; de lo contrario, es poco frecuente (*Cancer Epi Biom Prev* 2016;25:1224).

Anatomía patológica

- Epidermis atrófica ± hiperqueratinización (por lo general, a causa de rascado frecuente), capa de colágeno homogéneo con infiltrado linfocítico subyacente y desaparición de las crestas interpapilares.

Etiología

- Se sospecha de un componente autoinmunitario y la predisposición genética.
- También pueden estar implicadas la acción hormonal (bajo estrógeno) y la respuesta inflamatoria local.

Características clínicas

- El prurito vulvar es el síntoma más frecuente.
  También puede presentarse con irritación, dolor, picazón y ardor de la vulva y dispareunia.
- DxD: liquen plano, atrofia posmenopáusica y vitiligo. Puede presentarse liquen simple crónico, candidosis cutánea o infección bacteriana.

Exploración física (*J Clin Obstet Gynecol* 2015;58:464)

- Adelgazamiento de la vulva con aspecto pálido similar a placas, "papel de cigarrillo" ± petequias, púrpura, fisuras y erosiones.
- Aspecto en "reloj de arena" en las aberturas anal y vaginal.
- Puede haber excoriaciones y liquenificación a causa del rascado persistente.
- Los labios mayores y menores pueden perder su diferenciación y fusionarse.
- En general, respeta la vagina.

Diagnóstico

- Anamnesis y exploración física.
- Biopsia del área afectada.
- Descartar candidosis/infección bacteriana concomitante.

Tratamiento (*Obstet Gynecol* 2008;111:1243; *J Clin Obstet Gynecol* 2015;58:464)

- Antihistamínicos sedantes orales para el alivio de los síntomas.
- Esteroides tópicos en dosis altas: ungüento de clobetasol al 0.05% por las noches durante 6-12 sem, seguido de mantenimiento 1-3 veces/sem (uno de diversos esquemas). *Véase* la tabla de esteroides más adelante.
- Retinoides tópicos en casos graves.
- Ungüento de tacrólimus al 0.1% c/12 h o crema de primecrólimus al 1% c/12 h (no utilizar durante periodos prolongados).

- Inyecciones de triamcinolona: segunda elección de tratamiento; indicadas en la enf persistente.
- Considerar tx adyuvante con estrógenos tópicos intravaginales en mujeres posmenopáusicas.
- Las pts deben acudir a valoración cada 3 meses en las etapas iniciales del tratamiento hasta lograr la estabilidad.
- Vigilancia durante toda la vida en intervalos de 6-12 meses.

LIQUEN SIMPLE CRÓNICO

Epidemiología (*Dermatol Clin* 2010;28:669)

- Es una causa frecuente de prurito vulvar con prevalencia desconocida.
- Son frecuentes los Hx personales o familiares de atopia.

Fisiopatología (*J Clin Obstet Gynecol* 2015;58:464)

- Es un proceso no cicatricial que se caracteriza por engrosamiento epidérmico debido al rascado/frote repetido como consecuencia de la irritación vulvar (calor, sudor, vestimenta, dermatitis de contacto, productos tópicos, estado atópico e infección).
- Liquenificación: engrosamiento epidérmico y acentuación de los relieves de la piel.

Manifestaciones clínicas

- Prurito ± alteraciones del sueño que a menudo son consecuencia del prurito y el rascado intenso.

Exploración física (*J Clin Obstet Gynecol* 2015;58:464)

- Pápulas y placas liquenificadas, eritematosas y bien definidas.
- La piel vulvar puede estar hiperpigmentada o hipopigmentada y tener un aspecto similar a cuero o corteza de árbol.
- Es posible que se presenten excoriaciones.

Estudios y pruebas diagnósticas

- A menudo, el diagnóstico clínico se basa en la anamnesis y la exploración física.
- La biopsia muestra cambios inflamatorios, hiperqueratinización y acantosis (engrosamiento epidérmico).

Tratamiento (*Obstet Gynecol* 2005;105:1451; *J Clin Obstet Gynecol* 2015;58:464)

- Antipruriginosos orales como hidroxizina, doxepina o antihistamínicos sedantes orales.
- Eliminar los desencadenantes mediante la promoción del cuidado de la piel sin irritantes o alérgenos.
- Evitar el rascado: guantes durante la noche, cremas de barrera, vendaje oclusivo o compresas frías.
- Esteroides tópicos (triamcinolona al 1% en el área afectada c/24 h para la enf leve; betametasona al 0.05% o clobetasol al 0.05% c/24 h para la enf moderada o grave) seguida de un emoliente suave (p. ej., petrolato blanco).

LIQUEN PLANO

Epidemiología

- Afecta al 0.5-2% de la población, con lesiones vulvares en hasta el 50% de las mujeres afectadas (*Br J Dermatol* 1996;135:89; *Dermatol Ther* 2010;23:251).
- Es más frecuente en las mujeres de la quinta a la séptima décadas de la vida.

Anatomía patológica

- Diferentes morfologías: papuloescamosa, erosiva (es el tipo vulvar más frecuente), hipertrófica y mixta.
- Es infrecuente la evolución a carcinoma epidermoide (1-2.5%).

Etiología

- Desconocida, pero se considera que es un proceso autoinmunitario contra los queratinocitos basales mediado por la activación de linfocitos T → inflamación crónica (*Arch Dermatol* 2008;144:1432).

Manifestaciones clínicas (*J Clin Obstet Gynecol* 2015;58:464)

- Piel: seis "P" (planar, púrpura, pruriginosa, poligonal, pápulas y placas).
- Mucosa: rojo brillante, con erosión, descamación ± secreción verde/amarilla.
- El dolor y el ardor vulvar son los síntomas más frecuentes.
- También puede presentarse con irritación vulvar o vaginal, dolor, ardor, dispareunia y secreción resistente al tratamiento convencional.
- Cambios inflamatorios crónicos, infiltrado linfocítico dérmico en bandas, necrosis licuefactiva de la capa basal, cuerpos coloides, acantosis, hiperpigmentación que afectan principalmente a la piel y las uñas. El subtipo erosivo afecta las membranas mucosas (boca y vagina).

Exploración física (*Obstet Gynecol* 2008;111:1243; *J Clin Obstet Gynecol* 2015;58:464)

- Descamación, ulceraciones y pérdida de la arquitectura.
- Estrías de Wickham: lesiones papulares sobrepuestas en una formación blanquecina y en listón.

- Ampollas, ulceración y erosión en casos graves.
- Tejido cicatricial, adherencias, sinequias y destrucción completa de la vagina.
- A menudo coinciden lesiones bucales y cutáneas no genitales.

Diagnóstico

- Realizar una anamnesis y exploración física completas.
- La biopsia de un área no afectada no es útil, pero puede ayudar a descartar otras alteraciones.

Tratamiento (*Obstet Gynecol Surv* 2012;67:55)

- Alivio de lo síntomas: baños de asiento, higiene vulvar, cremas de barrera o ungüento de vaselina.
- Esteroides tópicos en dosis altas: ungüento de clobetasol al 0.05% todas las noches durante 6-12 sem para el tratamiento de los labios mayores, seguido de mantenimiento 1-3 veces/sem. La mucosa vaginal se trata mediante hidrocortisona 25 mg en forma de supositorios o preparados compuestos (vigilar la supresión suprarrenal).
- Ungüento tópico de tacrólimus al 0.1% c/12 h.
- Inyecciones de triamcinolona para las lesiones recalcitrantes y gruesas.
- Esteroides orales para la enf erosiva grave: prednisona 40 mg v.o. c/24 h durante 1 sem → ajustar la dosis.
- Mediadores inmunitarios (después del fracaso de otros fármacos): metotrexato, azatioprina, ciclosporina e hidroxicloroquina.
- Procedimientos quirúrgicos para las adherencias o sinequias: están indicados cuando han fracasado otras modalidades del tratamiento.
- Enf crónica con recaídas, según la respuesta al tratamiento.
- Vigilancia de rutina cada año, pues el desarrollo de carcinoma epidermoide es poco frecuente, pero posible.

Corticoesteroides tópicos		
Clasificación	**Esteroide**	**Potencia (%)**
Clase I (muy alta potencia)	Propionato de clobetasol	0.05
	Dipropionato de betametasona	0.05
	Propionato de halobetasol	0.05
Clase II (alta potencia)	Amcinonida	0.1
	Desoximetasona	0.25
	Acetónido de triamcinolona	0.5
	Halcinonida	0.1
	Fluocinonida	0.05
	Diacetato de diflorasona	0.05
Clase III (alta potencia)	Propionato de fluticasona	0.005
	Valerato de betametasona	0.1
	Acetónido de triamcinolona	0.5
	Furoato de mometasona	0.1
	Diacetato de diflorasona	0.05
Clase IV (potencia media)	Flurandrenolida	0.05
	Acetónido de fluocinolona	0.025
Clase V (potencia media-baja)	Prednicarbato	0.1
	Desonida	0.05
	Butirato de hidrocortisona	0.1
	Probutato de hidrocortisona	0.1
	Valerato de hidrocortisona	0.2
	Acetónido de triamcinolona	0.025
Clase VI (baja potencia)	Valerato de betametasona	0.1
	Dipropionato de alclometasona	0.05
Clase VII (la menor potencia)	Hidrocortisona (múltiples nombres comerciales y preparados de venta libre)	0.5-2.5

PSORIASIS

Epidemiología (*Clin Obstet Gynecol* 2015;58:464)

- El 1-2% de la población general padece psoriasis. El 2-5% de ellos tienen psoriasis genital aislada.
- El 15% de las personas con psoriasis cutánea → enf inflamatoria con artritis/entesitis.

Características clínicas y exploración física

- El prurito es frecuente.

- Placas rosadas bien delimitadas. En los casos de psoriasis vulvar, se extiende a la piel perianal o los labios mayores/monte del pubis/región interna de los muslos.
- La escama plateada clásica suele estar ausente en zonas húmedas.

Diagnóstico

- HxEf y exploración de la psoriasis en cualquier otra parte del cuerpo.
- Biopsia del área afectada para establecer el diagnóstico o cuando no hay respuesta al tratamiento.

Tratamiento (*J Clin Obstet Gynecol* 2015;58:464)

- Cuidado de la piel suave. Corticoesteroides tópicos en dosis bajas o medias (p. ej., hidrocortisona al 2.5%). Tratamiento tópico adyuvante con análogos de la Vit D o inhibidores de la calcineurina para disminuir el riesgo de atrofia cutánea, equimosis, estrías y telangiectasias, que pueden ser consecuencia de la administración crónica de esteroides tópicos. Se administran antihistamínicos orales para el prurito grave.

HIDRADENITIS SUPURATIVA

Epidemiología (*NEJM* 2012;366:158)

- Prevalencia del 1-4%.
- Es más frecuente en la segunda y la tercera décadas de la vida.
- Es tres veces más frecuente en mujeres.
- Herencia familiar con mutaciones ya identificadas en algunos casos.

Etiología

- A menudo se relaciona con cambios hormonales (hiperandrogenismo), obesidad, hábito tabáquico y fármacos.

Fisiopatología

- Desprendimiento anómalo de queratinocitos → los folículos terminales en áreas con glándulas apocrinas se obstruyen y rompen → inflamación crónica, abscesos y formación de vías sinusales.

Características clínicas y exploración física (*NEJM* 2012;366:158)

- Se presenta con lesiones nodulares dolorosas y eritematosas, hiperhidrosis y olor penetrante.
- Las regiones de afectación más frecuentes son la axilar y la perineal, además de las zonas inguinal, perianal y vulvar.
- Se presenta menos frecuentemente con fístulas, estenosis, linfedema u osteomielitis.
- Las lesiones nodulares forman abscesos → la secreción que producen forma vías sinusales y cicatrización.
- Depresión, disminución de la calidad de vida.
- Estadificación de Hurley: estadio 1, nódulos o abscesos localizados sin cicatrización o formación de fístulas; estadio 2, nódulos o abscesos recurrentes con formación de cicatrices o fístulas; estadio 3, presencia diseminada de nódulos o abscesos con cicatrización y fístulas.

Tratamiento (*J Eur Acad Dermatol Venereol* 2015;29:619)

- Medidas generales: higiene adecuada, uso de jabones neutros, compresas calientes, vendajes, vestimenta holgada, pérdida de peso, dejar de fumar y apoyo psicosocial.
- Exfoliantes tópicos.
- Atb tópicos (clindamicina); atb sistémicos para casos más graves (tetraciclina, clindamicina-rifampicina).
- Antiinflamatorios esteroideos (intralesionales o sistémicos).
- Antiandrógenos (espironolactona, drospirenona y finasterida).
- Retinoides (isotretinoína).
- Mediadores inmunitarios (infliximab, adalimumab y ciclosporina).
- Tratamientos quirúrgicos: incisión y drenaje, resección local amplia, escisión con láser, destechamiento o desbridamiento. A menudo se reserva para la enfermedad diseminada o grave.

MILIARIA APOCRINA

Epidemiología

- **"Enfermedad de Fox-Fordyce"**.
- No es prevalente (< 1%). Es más frecuente en la segunda y la cuarta décadas de la vida.
- Razón mujeres:hombres de 9:1.

Etiología

- Obstrucción queratósica de las glándulas apocrinas → rotura glandular y erupción papular → prurito e inflamación crónica.
- Es necesaria la afectación de las glándulas apocrinas para establecer el diagnóstico.
- A menudo se relaciona con la humedad, la obesidad, las hormonas y el estrés.

Características clínicas

- Pápulas múltiples, pequeñas, de color oscuro o piel de 2-3 mm de diámetro.
- Afecta áreas con gran cantidad de glándulas apocrinas (axila, aréola, perineo y pubis).
- Se presenta más a menudo con prurito (pero puede ser asintomática) → tiene potencial de liquenificación.
- Puede estar asociada con anhidrosis y acantosis.

Tratamiento (*J Pediatr Adolesc Gyn* 2011;24:108)

- Corticoesteroides tópicos de baja potencia.
- Atb tópicos (clindamicina).
- Inhibidores de la calcineurina tópicos (pimecrólimus o tacrólimus).
- Tratamiento de segunda elección: retinoides tópicos, corticoesteroides intralesionales.
- Los casos refractarios pueden beneficiarse de una combinación de ACO, retinoides orales y toxina botulínica.
- Casos graves: resección qx de glándulas apocrinas y liposucción por curetaje o láser fraccionado.

QUISTES GINECODÉRMICOS

Quistes vaginales y perineales			
Tipo de quiste	**Características clínicas**	**Exploración física**	**Tratamiento**
Quiste epidermoide Proliferación epidérmica a causa de una alteración de la dermis Cubierto por células epidérmicas queratinizadas	A menudo es asintomático; puede causar molestias, alteraciones estéticas y secreción.	El quiste es móvil y a menudo está lleno de líquido blanco o transparente que se observa a la incisión. Se localiza en la vulva y el perineo.	Observación Resección
Quiste del conducto de Gartner Vestigio del conducto mesonéfrico	Dispareunia, dificultad para introducir tampones, sensación de masa o abultamiento.	La masa quística se encuentra frecuentemente en la vagina posterolateral.	Marsupialización Resección
Quiste del conducto de Skene Obstrucción del conducto de Skene Revestido de células epiteliales escamosas	Con frecuencia es asintomático; puede presentar dispareunia, dolor, obstrucción uretral, IVU.	Masa quística en la región periuretral inferolateral.	Observación Resección
Quiste de la glándula de Bartolino Obstrucción de la glándula de Bartolino	Dispareunia, dolor, secreción; puede evolucionar a un absceso.	La masa quística se presenta en los labios mayores mediales (a las 5 o 7 del reloj, en relación con el introito).	Incisión y drenaje Colocación de catéter de Word Marsupialización Resección (cap. 5)
Quiste de glándula sebácea Obstrucción de una glándula sebácea	A menudo es asintomático; puede causar molestias y alteración del aspecto estético.	El quiste es móvil y está lleno de líquido amarillo espeso; a menudo son múltiples. Se localiza en la vulva y el perineo.	Observación Resección

Tomado de: Hoffman BL, Schorge JO, Schaffer JI, et al. Benign disorders of the lower reproductive tract. En: Hoffman BL, Schorge JO, Schaffer JI, et al, eds. *Williams Gynecology*. 2nd ed. New York, NY: McGraw-Hill; 2012; Black M, Mckay M, Braude P, et al., eds. *Obstetric and Gynecologic Dermatology*. 2nd ed. Philadelphia, PA: Mosby; 2002.

MANIFESTACIONES DÉRMICAS DE ENF SISTÉMICA

Enfermedad de Crohn

- Cerca del 30% de las pts con enf de Crohn tienen complicaciones ginecodermatológicas. *Véase el capítulo 15.*
  - **Hallazgos:** edema vulvar, ulceraciones, inflamación, granulomas, lesiones o fisuras en "corte de cuchillo". Inflamación y granulomas del ovario o la trompa uterina. Vías sinusales y fístulas entéricas hacia el aparato genital de la mujer.
  - **Tx:** esteroides tópicos, metronidazol tópico, inyecciones intralesionales de esteroides y corrección quirúrgica de las fístulas.

Alteraciones autoinmunitarias

- Enf tiroidea, vitiligo, anemia perniciosa, LES, dermatitis atópica y alopecia areata en pacientes con liquen simple crónico, liquen escleroso y liquen plano.

Enfermedad de Behçet

- Criterios diagnósticos: úlceras bucales recurrentes y dos o más de los siguientes: ulceración genital recurrente, lesiones oculares (uveítis), lesiones cutáneas o prueba de patergia (pápulas a causa de microtraumatismos) positiva.
- Se debe descartar una infección como causa de la ulceración, como el VHS, la sífilis, el VIH y el chancroide.
- Tx: esteroides tópicos o intralesionales; es posible que requiera esteroides sistémicos.

Síndrome de Stevens-Johnson

- Reacción de hipersensibilidad sistémica que causa edema, desprendimiento o necrosis de las membranas mucosas, incluyendo el aparato genital inferior.
- A menudo es consecuencia de fármacos; también se presenta con infecciones.
- Tx: suspender los fármacos, atención de soporte, atb, cuidados de la herida; pueden ser de ayuda los esteroides sistémicos y la IGIV.

Reacción medicamentosa fija

- Lesiones en placas o vesículas de pequeño tamaño, hiperpigmentadas y eritematosas.
- Las lesiones más frecuentes son las genitales, las bucales y las faciales.
- Reacción local a la administración local o sistémica de algunos medicamentos, con mayor frecuencia: tetraciclina, fenolftaleína, sulfas, AINE y ácido acetilsalicílico.
- Se alivia después de la interrupción del fármaco.

Eritema multiforme

- Lesiones pequeñas en forma de diana.
- Ampollas y erosiones de las membranas mucosas bucal, genital y ocular.
- Puede asociarse con infección (VHS es la más frecuente) o por reacción farmacológica.
- Descartar una causa infecciosa (VHS, sífilis, neumonía por micoplasma).
- Tx: retiro del agente causal, antihistamínicos orales, esteroides tópicos, cuidados de la herida y tx de la infección si está presente.

VIH/SIDA EN MUJERES

Definición y epidemiología

- **Sida:** infección por VIH con o sin síntomas + recuento de CD4 < 200/mm³; CD4% < 14% de linfocitos o indicador de sida (IO o malignidad asociada con sida).
- Causado por la infxn por los retrovirus VIH-1 y VIH-2. Infección en mujeres en los Estados Unidos ≈ 19% de los casos nuevos; el 85% a causa de transmisión sexual (*HIV Surveillance Report. Atlanta (GA): CDC*;2015). Factores de riesgo: etnicidad minoritaria (AA → 10× ↑ infección; la quinta causa de muerte en ♀ AA de 25-54 años); nivel socioeconómico bajo; vivienda urbana (*National Vital Statistics Report* 2016;65(5)).

Fisiopatología

- El VIH es un virus de ARN que afecta al receptor CD4 de los linfocitos.
- Destrucción y deterioro de células CD4 → inmunodeficiencia → enfermedad oportunista.
- Vigilar la progresión de la enf y la respuesta al tx mediante el recuento de CD4 y la carga vírica.
- Potenciación de la transmisión por otras ITS. Las ITS (VHS, VB, tricomonosis, gonorrea/clamidia y VPH) ↑ el riesgo de VIH 2-5 veces a causa del ↑ en la eliminación vírica, las alteraciones de la mucosa genital y el reclutamiento local de las células inflamatorias (*Curr Opin HIV/AIDS* 2010;5:305).

Pruebas y detección temprana (*Ann Intern Med* 2013:30)

- Se recomienda la detección temprana en 1) personas con edad entre 15 y 64 años (una ocasión), 2) todas las mujeres embarazadas y 3) en intervalos frecuentes para aquellos con factores de riesgo: ADIV, bisexuales, múltiples compañeros sexuales y personas que intercambian sexo por drogas.
- El primer paso para la detección temprana es el ELISA → Western blot para la confirmación específica por bandas.

Atención ginecológica del paciente VIH+ (*Obstet Gynecol* 2016;128:e89–110)

- Terapia antirretroviral combinada (TARVc [≥ 2 fármacos de dos tipos] ≈ TARGA ≈ TARV, todos son términos intercambiables). Se recomienda en todas las personas infectadas por el VIH, sin importar la carga vírica.
    - Evitar el efavirenz si no hay prueba que descarte el embarazo (teratógeno en el primer trimestre) o en pacientes que pretendan embarazarse.
- Se recomienda emplear protección doble (preservativo + otro método) en las personas VIH+. Todos los métodos anticonceptivos son seguros.
- La eficacia de los ACO ↓ con algunos inhibidores de la proteasa y NNRTI a causa del metabolismo por el cP450 (*véanse* los CME de los CDC). Depo-Provera® y AAPR son seguros y eficaces.
- Las ♀ VIH+ son seis veces más propensas a ↓ de la DMO y cuatro veces ↑ riesgo de osteoporosis.
- Detección temprana del cáncer cervicouterino: ↑ de la atipia y ↑ de las tasas de progresión; el 48% presenta atipia en el estudio inicial y el 7% progresa a lesiones de alto grado, mientras que el 5% evoluciona a cáncer (*J Infect Dis* 2003;188). El TARV con CD4 > 350 disminuye la displasia a causa del VPH (*JAMA* 2012;308(4):362–9).
    - Comenzar con la primera actividad sexual o dentro de un año del diagnóstico de VIH.
    - Si < 30 años de edad, realizar Pap; no hacer la prueba combinada para VPH.
    - Si > 30 años de edad, sí se puede realizar una prueba combinada; puede espaciarse a c/3 años después de tres citologías negativas o una prueba combinada negativa.
    - CASI o mayor → colposcopia.
    - Aún debe vacunarse contra el VPH si es candidata.
- La NIV (vaginal y vulvar) y la NIA también ↑ en las mujeres VIH+ (*Obstet Gynecol* 2006;107:1023).
- La detección temprana adicional incluye: sífilis cada año, GC/CT y tricomonosis cada año y hepatitis C en el diagnóstico inicial.
- La evolución clínica de las ITS es diversa y ↑ en duración y gravedad con la coinfección por VIH. VHS → ↑ de la frecuencia, el dolor, la duración; utilizar ppx supresora del VHS. La sífilis → ↑ el riesgo de neurosífilis y fracaso del tx; reevaluar clínicamente y obtener titulaciones a los 3, 6, 9, 12 y 24 meses después del tratamiento (*CDC MMWR* 2010;59:No.RR-12).

Transmisión

- Los preservativos de látex son los únicos anticonceptivos que disminuyen la transmisión de VIH (↓ del 80%); los espermicidas NO disminuyen la transmisión.
- Los VIH+ deben comenzar el TARV para disminuir la transmisión en pacientes serodiscordantes.
- La profilaxis preexposición ha mostrado ↓ el riesgo de transmisión en hasta el 83% (*NEJM* 2012;367(5):399–410); está recomendada para aquellas personas con pareja VIH+ o en caso de intención de embarazarse.
    - Fumarato de tenofovir disoproxilo y emtricitabina v.o. c/24 h.

VIH en el embarazo (http://aidsinfo.nih.gov/guidelines)

- **Prueba rutinaria en todas (puede rechazarse)** las mujeres embarazadas en la visita prenatal inicial. Aquellas que se presentan en trabajo de parto sin atención prenatal deben recibir una prueba rápida de VIH; la AZT intraparto ↓ la transmisión perinatal. El VIH se asocia con PEG y parto pretérmino.
- Debido a los cambios del volumen plasmático en el emb, el recuento de CD4 ↓, pero no hay cambios en el porcentaje de CD4. El embarazo no cambia la progresión de la enf (*J Infect Dis* 1992;165:1116).
- Las mujeres VIH+ deben recibir las vacunas contra neumococo, influenza, hepatitis A (si no es inmune) y hepatitis B + otras vacunas estándar en el embarazo. Realizar pruebas para hepatitis C, pues existen tasas altas de coinfección (*MMWR Recomm Rep* 2009;58:1).

- La transmisión puede ser de forma transplacentaria (en relación con la carga vírica de la madre), durante el parto y con la lactancia (*N Engl J Med* 1999;341:1698). El TARV puede ↓ la transmisión perinatal a < 1% (sin tratamiento, 15-25%) (*N Engl J Med* 1994;331:1173). Iniciar el TARV durante el embarazo para disminuir la carga vírica, continuar la ppx en el parto y brindar ppx neonatal.
- **Prevención de la transmisión**

  Preparto: todas las mujeres deben recibir TARV durante el emb; deben continuarse los medicamentos previos si se cuenta con un buen control vírico. Si se requiere comenzar el tx, en general se comienza con una combinación de al menos dos tipos de fármacos. El esquema recomendado es: zidovudina/lamivudina/ritonavir/lopinavir. Efavirenz (NNRTI) (categoría D): se asocia con un aumento de los defectos del tubo neural.

  Tratamiento intraparto con AZT: administrar AZT al inicio del trabajo de parto 2 mg/kg como dosis de carga seguida de 1 mg/kg/h hasta el parto. Es opcional para mujeres en TARV con VIH y carga vírica < 1000 copias/mL. Continuar el TARV intraparto. Evitar la rotura artificial de membranas y la instrumentación (electrodos en el cuero cabelludo, parto instrumentado), según las posibilidades. La metilergometrina no es eficaz si el TARV contiene nevirapina, efavirenz o etravirina.

  Posparto: los lactantes deben recibir AZT durante 6 sem; puede considerarse reducirlas a 4 sem en madres con buena supresión. Los lactantes de madres sin TARV deben recibir tres dosis de nevirapina. La continuación del TARV materno es esencial debido a las altas tasas de incumplimiento y mortalidad subsecuente en el posparto.

  Vía de parto: la cesárea ↓ las tasas de transmisión en mujeres que NO reciben TARV y monoterapia con zidovudina (2-4 veces). No hay diferencia significativa en las tasas de transmisión entre cesárea y parto vaginal en mujeres en TARV. La cesárea está indicada en casos de carga vírica > 1000 copias/mL. Debe administrarse AZT 3 h antes de la cirugía si es posible. La duración de la rotura de membranas (RM) se asocia con transmisión en mujeres con carga vírica sin supresión → preferir la cesárea antes de la RM o la fase activa del trabajo de parto.

  La **lactancia** no está recomendada en países desarrollados, incluso cuando la madre está en TARV, pues existe el riesgo de transmisión posnatal (*MMWR Morb Mortal Wkly Rep* 1985;34:721). La tasa de transmisión de VIH mediante la lactancia es ~10%, pero varía de acuerdo con el recuento de CD4 materno, la carga vírica y el uso de TARV. En los países en desarrollo, *sí* se recomienda la lactancia, pues la mortalidad por VIH es menor que la causada por la diarrea y la neumonía asociada con la alimentación con leche maternizada (*JAMA* 2006;296:794).

INFECCIONES TORCH

- ***T***oxoplasmosis, ***o***tras (sífilis, varicela, parvovirus), ***r***ubéola, ***c***itomegalovirus, ***h***erpes simple.
- Son infecciones que tradicionalmente se transmiten por vía transplacentaria o durante el parto = transmisión vertical.
- **Regla general:** ↑ edad gestacional al momento de la infección = ↑ la tasa de transmisión.
- Detectar rubéola y sífilis durante el emb; otras solo si los Hx y los factores de riesgo lo indican.
- La mayoría aumenta el riesgo de MFIU, parto prematuro, restricción del crecimiento, además de defectos congénitos.

Toxoplasmosis (*Clin Infect Dis* 1994:18:853; *Clin Infect Dis* 2008;47:554)

- **Epidemiología:** ~38% de las mujeres presentan inmunidad. La incidencia de la infección durante el emb es del 0.2-1%. La infección congénita por reinfección es poco frecuente. La incidencia de toxoplasmosis congénita es de 1-2 casos por cada 100 000.
- **Microbiología:** *Toxoplasma gondii* es un parásito protozoario ubicuo. Ciclo de vida: en el intestino del gato (hospedero definitivo del parásito), se producen ooquistes que derivan en esporozoítos → presencia en heces → consumo de esporozoítos por otros animales → quistes en hueso y músculo → consumo humano de carne cruda y mal cocida → infección. Como alternativa, los humanos consumen los ooquistes al manipular las heces de los gatos.
- La transmisión fetal ocurre durante la **fase activa de una infección nueva**. La tasa de transmisión es de cerca del 30%. La probabilidad de **transmisión ↑ con la edad gestacional: 15% a las 13 sem, 44% a las 26 sem y 71% a las 36 sem**. La gravedad de las infecciones congénitas es máxima cerca de las semanas 24-30.
- **Manifestaciones clínicas:** la infección materna suele ser subclínica o inespecífica (fiebre, malestar, LAD y mialgias). La tríada clásica en el feto es **coriorretinitis**, **hidrocefalia** y **calcificaciones intracraneales**. También se presenta ictericia, hepatoesplenomegalia y anemia. Existen manifestaciones tardías, oculares y neurológicas (retraso del desarrollo). La enf subclínica es más frecuente: solo el 10% muestran signos de infección congénita.
- **Dx/detección temprana:** no realizar detección temprana universal. El Dx materno se realiza mediante serología. Una **sola prueba de sangre no distingue entre infección aguda o crónica**. Tampoco es útil como método de distinción la IgM frente a la IgG, pues ambas persisten en la infección crónica. La *elevación* de las titulaciones indica infección nueva → ↑ 4x o mayor con al menos 2 sem de separación (titulaciones estables = infección crónica sin riesgo para el feto). Una vez que se ha detectado la infección nueva: PCR de líquido amniótico. Realizar el seguimiento del desarrollo fetal y la infección mediante Eco.

- **Tx** (*Lancet* 2004;363:1965): **espiramicina** (1 g c/8 h) o **pirimetamina y sulfadiazina con leucovorina** (esta última combinación es teratogénica en el primer trimestre). El tx disminuye el riesgo de secuelas neurológicas graves. No es claro si previene la transmisión y las secuelas oculares.
- **Prevención:** higiene de manos, evitar carnes no cocidas o mal cocidas, gatos, agua no filtrada y viajes a países con menor desarrollo.

Sífilis (*véase a continuación*)

Virus de la varicela zóster (VVZ) (*BJOG* 2011;118:1155)

- **Epidemiología: antes de la vacunación**, el 90% de las mujeres sufrían la infección (varicela) antes de la edad adulta. La vacunación es habitual desde 1995. La incidencia del VVZ en el embarazo es de ~5/10 000.
- **Microbiología:** el virus del herpes es responsable de **la infección primaria que recibe el nombre de *varicela*, mientras que las reactivaciones se conocen como *varicela zóster*.** La varicela zóster materna no suele asociarse con el síndrome congénito de varicela.
- Manifestaciones clínicas (*Obstet Gynecol* 1987;69:214): la infección materna puede ser grave. Neumonía por VVZ = complicación frecuente (10-20%) con el 20-40% de mortalidad cuando no se inicia el tratamiento. El síndrome congénito es poco habitual (< 2%). La transmisión transplacentaria con < 20 sem de gestación se caracteriza por hipoplasia de miembros, cicatrices cutáneas, anomalías neurológicas, anomalías oculares y alta mortalidad. La transmisión después de las 20 sem y la infección dentro de los primeros 5 días del parto tienen una mortalidad tan alta como del 30%. En la infección después de 5 días del nacimiento → la transmisión de Ab maternos conduce a una infección neonatal más benigna.
- **Dx/detección temprana:** en la madre, pápulas y vesículas en diversas etapas de progresión. Cx o inmunofluorescencia. La serología en un estadio temprano de la infxn puede confirmar la ausencia de inmunidad. Realizar PCR del líquido amniótico + Eco para detectar la infección fetal.
- **Tx:** en la varicela primaria, antivirales dentro de las primeras 24 h de la presencia del exantema. Aciclovir 800 mg 5× c/24 h o valaciclovir 1 g c/8 h durante 7 días. Infección secundaria por VVZ: inmunoglobulina dentro de 72 h de la exposición. Puede ser eficaz hasta 10 días después de la exposición. Las mujeres embarazadas con neumonía por varicela deben ser hospitalizadas y recibir tratamiento con aciclovir i.v.
  Postexposición: en los casos en los que haya exposición al virus y la IgG sea negativa sin Hx de varicela, puede administrarse VariZIG®.

Parvovirus (*N Engl J Med* 1987;316:183; *Prenat Diagn* 2011;31:419)

- **Epidemiología:** la incidencia de parvovirus agudo en el emb = 3%. En la vida adulta, el 30-60% de las mujeres han tenido la infección.
- **Microbiología** (*Rev Med Virol* 2003;13:347): el riesgo de transmisión vertical al feto es de casi el 33%. El virus afecta las células progenitoras eritroides fetales.
- **Manifestaciones clínicas:** niños y adultos → eritema infeccioso: exantema en forma de encaje en el rostro con aspecto de bofetada, artropatía y anemia aplásica. Infección fetal: **hidropesía y muerte fetal < 24 sem**; > 24 sem, riesgo persistente de hidropesía, pero ↓ la probabilidad de infección grave y muerte. Hidropesía por anemia (insuficiencia de la médula ósea) → disminución de la supervivencia de los eritrocitos fetales → insuficiencia cardíaca con gasto elevado.
- **Dx/detección temprana:** las mujeres expuestas deben recibir pruebas de serología: IgM+ **sin IgG** = infección aguda. Realizar PCR del líquido amniótico + Eco para confirmar el dx.
- **Tx:** en los casos de infección confirmada → **vigilancia** de hasta 12 sem. **Eco y Doppler de la ACM semanalmente** para detectar anemia. Es posible realizar la transfusión sanguínea para corregir la anemia y ↓ la mortalidad fetal.

Rubéola (*Lancet* 1982;2:781; *Glob Libr Women's Med* 2012)

- **Epidemiología:** es poco frecuente en los Estados Unidos a causa de los programas de vacunación. Cerca del 90% de la población presenta inmunidad.
- La rubéola congénita es muy infrecuente: < 1 caso/año en los Estados Unidos.
- **Microbiología:** es una infección vírica transmitida por gotas o secreciones nasofaríngeas de personas infectadas, a menudo por contacto con un niño con la enfermedad. La infección congénita se presenta mediante la diseminación hematógena a través de la placenta. **Transmisión temprana = mayor probabilidad de defectos graves.**
- **Manifestaciones clínicas:** la madre suele cursar con infección subclínica: fiebre, exantema maculopapular, LAD (retroauricular), similar a una IVRS y sx inespecíficos. La infxn en el primer trimestre suele provocar aborto espontáneo. No son probables las manifestaciones neonatales en **infecciones después de las 20 sem**. Síndrome fetal clásico: restricción del crecimiento, cataratas, defectos cardíacos, defectos de la audición, hepatoesplenomegalia (HEM). Exantema en magdalena de arándanos. Manifestaciones tardías: DM, anomalías tiroideas y panencefalitis.
- **Dx/detección temprana:** detección temprana universal en la visita prenatal inicial → vacunar a las mujeres no inmunes. El diagnóstico se realiza mediante serología con titulaciones inmediatamente después de la exposición. Si los Ab son (+) → probablemente la mujer sea inmune y no exista riesgo para el feto. La conversión de Ab (–) o el ↑ 4× en la titulación indica la infección aguda (repetir las titulaciones en 2-4 sem). Confirmar mediante IgM o PCR directo de la sangre fetal.
- **Tx/prevención:** medidas de soporte para la madre. No existe tx para la prevención de la transmisión o para la infección fetal. Las madres no inmunes deben recibir la vacuna tras el parto. La vacuna SRP no debe administrarse a mujeres embarazadas debido al riesgo teórico de transmisión del virus vivo. Se recomienda evitar el emb durante un mes a partir de la vacunación.

Citomegalovirus (CMV) (*Infect Dis Obstet Gynecol* 2011;2011:1)

- **Epidemiología:** es la infección congénita más frecuente. La prevalencia al nacimiento es de cerca del 0.5%. La seropositividad en las mujeres emb en los Estados Unidos es cercana al 58%. Factores de riesgo: nivel socioeconómico bajo (cerca del 100%), no caucásicas y multiparidad. Es la infección que causa pérdida auditiva neurosensorial con mayor frecuencia.
- **Microbiología:** virus de la familia del herpes; es latente en diversos órganos tras la infección. Se transmite mediante el contacto interpersonal cercano, incluido el contacto sexual y la lactancia.
- **Transmisión** (*Obstet Gynecol Surv* 2010;65:736): CMV congénito por transmisión transplacentaria. La transmisión periparto no altera el desarrollo del neonato. La infección materna primaria tiene una transmisión cercana al 35%. Es más probable que provoque infxn fetal y secuelas. Reactivación del virus latente: tasa de transmisión del 1-2%. La reinfección con una cepa distinta es posible.
- **Manifestaciones clínicas:** infección primaria asintomática o con síntomas similares a la mononucleosis. La infección fetal y las secuelas son más frecuentes antes de las 20 sem de gestación. El 90% son asintomáticas; el 5-10% tienen síntomas francos con mortalidad del 5% o con morbilidad neurológica grave en el 50-60%: **microcefalia**, **ventriculomegalia**, **coriorretinitis**, **HEM** y **pérdida auditiva neurosensorial**. Las infecciones tardías se asocian con hepatitis, neumonía, púrpura y trombocitopenia.
- **Dx/detección temprana:** no se recomienda la detección temprana de rutina en los Estados Unidos. El diagnóstico en el embarazo se hace mediante seroconversión. La IgM es útil en casos de reactivación de la enfermedad. La poca avidez por IgG indica infección primaria. Puede llevarse a cabo un cultivo vírico, pero no distingue entre infección nueva y recurrente. La Eco debe realizarse para detectar anomalías en los casos sospechosos. Si se presenta la infección por CMV → hacer amniocentesis después de las 20 sem para detectar la infección fetal.
- **Prevención:** precauciones de higiene como lavado de manos y evitar el contacto cercano.
- **Tx:** inmunoglobulina para CMV de alta titulación para ↓ la transmisión y la morbilidad fetal/neonatal.

Virus del herpes simple (VHS) (*N Engl J Med* 1997;337:509)

- **Epidemiología:** la seroprevalencia de VHS-1 o VHS-2 en las mujeres embarazadas es de hasta el 72%. El herpes simple congénito es muy infrecuente, 1 en 5 000-20 000. La seroconversión durante el embarazo = 3.7% en mujeres seronegativas para ambos tipos.
- **Microbiología:** el 50-70% del herpes simple congénito se debe a VHS-2. El VHS-1 se presenta por prácticas sexuales orogenitales. Transmisión por vía transplacentaria (poco frecuente) o por el **contacto con la vía genital de la madre durante el parto**. La infección materna **primaria (incidencia del 0.1%)** se asocia con **mayores tasas de transmisión durante el parto**, en comparación con la infección recurrente (los anticuerpos maternos son protectores).
- **Manifestaciones clínicas:** infección primaria con fiebre, malestar general, disuria, LAD inguinal dolorosa y úlceras genitales dolorosas. Gran cantidad de pts **tienen presentación leve o subclínica**. **Vesículas** → úlceras con costras. Los episodios recurrentes varían en frecuencia; por lo general, son más leves y cortos que el episodio inicial. Latencia: en las raíces nerviosas dorsales entre episodios. VHS neonatal: afecta mucosas y piel (~45%), enf del SNC asociada con cerca del 15% de mortalidad (~33%), diseminación multiorgánica relacionada con casi el 50% de mortalidad (~25%). La infección congénita es muy poco frecuente; puede provocar enf sistémica con mortalidad > 50%. Las infecciones maternas del último trimestre se relacionan con aumento de las tasas de parto prematuro, nacimiento prematuro y RCIU.
- **Dx/detección temprana:** no se recomienda la detección temprana universal. Dx mediante cultivo o PCR si existe lesión. La serología puede distinguir el tipo de VHS; la IgM indica infección aguda.
- **Tx** (*MMWR Recomm Rep* 2010;59:1): infección primaria con **aciclovir** 400 mg c/8 h × 7-10 días o valaciclovir 1 g c/12 h × 7-10 días. Infección recurrente: aciclovir 400 mg c/8 h × 5 días o valaciclovir 500 mg c/8 × 3 días. El tratamiento supresor se recomienda en las mujeres con VHS genital **recurrente** desde las 36 sem hasta el parto: aciclovir 400 mg c/8 h o valaciclovir 500 mg c/12 h. En el momento del parto, debe hacerse una **valoración cuidadosa de la vía genital materna**. En las mujeres con lesiones activas en vulva, vagina o cuello uterino **se recomienda cesárea**. Durante el parto, es posible cubrir las lesiones en nalgas, monte del pubis, muslos o ano.

OTRAS INFECCIONES EN EL EMBARAZO

Zika (*NEJM* 2016;115:717) (https://www.acog.org/Clinical-Guidance-and-Publications/Practice-Advisories/Practice-Advisory-Interim-Guidance-for-Care-of-Obstetric-Patients-During-a-Zika-Virus-Outbreak)

- **Epidemiología:** se registraron brotes en Brasil y Centroamérica en el 2015, y anteriormente en la Polinesia francesa (*Lancet* 2016;(16):00651–6).
- **Microbiología:** es causada por un flavivirus (similar al dengue) con neurotropismo; 3-14 días de período de incubación.
- **Transmisión:** clásicamente, por un mosquito (*Aedes aegypti* y *Aedes albopictus*), pero también existe **transmisión sexual**, **transplacentaria** y con la **exposición a líquidos corporales**.
- **Manifestaciones clínicas:** 20% asintomáticas, fiebre, artralgia, malestar general, conjuntivitis. En el emb → riesgo de pérdida del embarazo y anomalías fetales, incluido síndrome de Guillain-Barré.
  - Riesgo de anomalías fetales (síndrome congénito de Zika) en cerca del 10-15% de las mujeres embarazadas: **microcefalia**, cataratas, desarrollo encefálico, retraso en el desarrollo y el crecimiento y MFIU. El riesgo es mayor en el primer trimestre.

- **Diagnóstico:** el diagnóstico se realiza mediante pruebas de anticuerpos y de ácidos nucleicos (PCR); puede realizarse desde el inicio de los síntomas (1-2 sem). También es posible realizar las pruebas serológicas, pero tienen reacción cruzada con otros flavivirus, por lo que se requiere confirmación mediante pruebas de neutralización por reducción en placas (PRP).
- Evitar los viajes: las mujeres emb deben evitar áreas en donde existe riesgo de transmisión del virus Zika (Latinoamérica, Puerto Rico, etc.).
- **Fecundación:** las mujeres con infección por el virus Zika deben esperar al menos 8 sem antes de intentar embarazarse; si la pareja está infectada, utilizar anticonceptivos de barrera durante 6 meses antes de buscar el embarazo.
- Las guías de tratamiento y diagnóstico del virus Zika cambian con frecuencia. Visite el sitio web de los CDC para consultar la información actualizada: www.cdc.gov/zika/pregnancy/index.html

Influenza (*Obstet Gynecol* 2010;115:717) (*véase el cap. 13 [p. 13-6]*)

- **Epidemiología:** durante una pandemia de influenza (incluido el año 2009 con el virus H1N1), ↑ la hospitalización, la admisión a las UCI y la tasa de mortalidad de las mujeres emb.
- **Manifestaciones clínicas:** fiebre, taquicardia y síntomas respiratorios y digestivos. Los cambios fisiológicos en el emb → **menor reserva cardiopulmonar** y **cambios en el sistema inmunitario**. La transmisión transplacentaria es poco frecuente y no tiene importancia clínica. La enfermedad materna es capaz de conducir a parto prematuro.
- **Dx/detección temprana:** está disponible la prueba rápida en ≤ 15 min, pero con sensibilidad baja, de cerca del 63%. En las mujeres embarazadas y en el posparto (< 2 sem), el **tratamiento debe iniciarse empíricamente. No esperar los resultados para el diagnóstico**.
- **Tx:** inhibidores de la neuraminidasa. Ppx para personas expuestas: oseltamivir 75 mg c/24 h × 10 días o zanamivir 10 mg c/24 h × 10 días. Tx: oseltamivir 75 mg c/12 h × 5 días o zanamivir 10 mg c/12 h × 5 días.
- **Prevención:** todas las mujeres embarazadas deben recibir la vacuna desactivada de influenza sin importar la edad gestacional, idealmente antes del comienzo de la temporada de gripe.

Virus de la hepatitis B (VHB) (*véase el cap. 15 [p.15-7]*)

- **Epidemiología:** la prevalencia en los Estados Unidos es cercana al 1% y llega al 15-20% en áreas endémicas (sureste asiático, China, África subsahariana). La mayor fuente de morbilidad a causa de la hepatitis es la infección crónica, que se asocia con cirrosis y carcinoma hepatocelular (CHC). El 5-10% de las infecciones agudas se convierten en crónicas. En las áreas endémicas, la vía de transmisión perinatal/vertical es la variante más frecuente.
- **Microbiología** (*JAMA* 1985;253:1740): la transmisión materno-fetal ocurre principalmente en el parto. La transmisión se presenta en el 40-90% cuando no hay ppx y es mayor si HBeAg+. La cesárea no previene la transmisión. La lactancia NO ↑ la tasa de transmisión (*Obstet Gynecol* 2002;99:1049).
- **Manifestaciones clínicas:** infección materna primaria con dolor abdominal, fiebre, N/V e ictericia. Prácticamente todos los lactantes infectados desarrollan una infección crónica, aunque esta suele ser asintomática. Los neonatos infectados tienen cerca del 25% de riesgo de muerte prematura a causa de hepatopatía más adelante en la vida.
- **Dx/detección temprana:** el dx se realiza mediante Ag de superficie (+) (HBsAg). La inmunidad indica la pérdida de HBsAg y la presencia de HBsAb (Ab). La presencia de IgM anti-HBc indica infección primaria; en ocasiones, solo es signo de infección en transición entre la pérdida del HBsAg y el aumento del HBsAb. El HBeAg es un marcador de infectividad elevada; tiene tasas de transmisión vertical altas. La infección crónica está determinada mediante la persistencia de HBsAg > 6 meses. La ACOG recomienda la detección temprana universal mediante la determinación del HBsAg durante el tamizaje prenatal.
- **Tx:** se recomienda la vacunación universal si la serología es negativa. La lamivudina durante el tercer trimestre puede ↓ las tasas de transmisión (*Obstet Gynecol* 2010;116:147). Se recomienda la HepBIg y la vacuna contra VHB como ppx en los neonatos de madres HBsAg+; ↓ la tasa de transmisión en cerca del 90% (*JAMA* 1985;253:1740).

Virus de la hepatitis C (VHC) (*Hepatology* 2001;34:223; *Am Fam Physician* 2010;82:1225) (*véase el cap. 15*)

- **Epidemiología:** el 1.8% de las personas no internadas en centros psiquiátricos portan anticuerpos contra VHC.
- **Microbiología:** la transmisión vertical ocurre en cerca del 2%, sobre todo durante el parto. Los factores de riesgo para el aumento de la transmisión incluyen alta carga vírica, coinfección con VIH, abuso materno de drogas, RM prolongada durante el trabajo de parto (electrodos en el cuero cabelludo fetal, parto vaginal instrumentado). La cesárea no parece ↓ la transmisión (*Arch Gynecol Obstet* 2011;283:255). No hay evidencia de que la lactancia ↑ la transmisión. Los lactantes infectados en general son asintomáticos, y en ocasiones muestran transaminitis temporal.
- **Dx/detección temprana:** realizar pruebas para hepatitis C con base en los factores de riesgo. Ab VHC+ → obtener la carga vírica y el genotipo. Determinar la presencia de VHC mediante RIBA si se sospecha de falso positivo.
- **Tx:** no administrar medicamentos en el embarazo. Vacunar contra VHB si no hay inmunidad o infección. Tx con sofosbuvir y velpatasvir; son altamente eficaces, pero la respuesta depende del genotipo (*N Engl J Med* 2015:373:2599–607).

Tuberculosis (TB) (*Chest* 1992;101:1114)

- **Epidemiología:** igual en el embarazo que como en la población general. El 5-10% de las mujeres en edad reproductiva presentan una prueba cutánea de tuberculina positiva. TB en el mundo =

primera causa infecciosa de mortalidad materna. Factores de riesgo en los Estados Unidos: bajo nivel socioeconómico, área urbana, abuso de drogas i.v., estado de indigente, migración desde un país no desarrollado y encarcelamiento.

- **Manifestaciones clínicas:** el 3-4% desarrollan TB activa durante el primer año. El 5-15% desarrollarán la infección activa. TB activa: **fiebre, tos, hemoptisis, pérdida de peso, fatiga** y **sudoración nocturna**. La infección activa sin tratamiento tiene una tasa de mortalidad a 5 años del 50%. TB activa → infección congénita mediante transmisión transplacentaria. Esta es muy poco frecuente y se asocia con TB miliar.
- **Dx/detección temprana:** la detección temprana debe realizarse en mujeres con riesgo de progresión de latente a activa. **PCT o estudio de liberación de interferón γ.** Aquellas con una prueba positiva deben ser valoradas mediante RxT.

Clasificación de la reacción de la PCT	
Tamaño de la PCT (mm)	**Grupo en el que se considera positiva**
≥ 5	VIH+, en contacto cercano con casos, RxT anómala e inmunosupresión (quimioterapia, glucocorticoides).
≥ 10	Personas en riesgo de reactivación, insuficiencia renal crónica, DM, malignidad, niños < 4 años de edad, inmigrantes nacidos en países con alta prevalencia de TB y residentes y trabajadores en entornos de alto riesgo.
≥ 15	Personas sanas con baja probabilidad de infección por TB verdadera.
Tomado de: *MMWR Recomm Rep* 2005;54(RR-17):1–141.	

- **Tx** (*MMWR* 2000;49:1):
  - **TB latente:** INH 5 mg/kg/día durante 9 meses. Se puede retrasar el tx de TB latente hasta 2-3 meses después del parto, a menos que exista riesgo elevado de progresión a enf activa (VIH+, contacto reciente).
  - **TB activa:** RIPE (rifampicina, INH, etambutol ± pirazinamida) durante 9 meses como mínimo. Debe evitarse la estreptomicina en el emb (sordera congénita). La lactancia no está contraindicada durante el tratamiento. El lactante debe recibir piridoxina (B_6) si la madre está en tratamiento con INH.

VIRUS DEL PAPILOMA HUMANO (VPH)

Epidemiología

- Es el virus de transmisión sexual más prevalente en todo el mundo.
- Es la causa vírica más frecuente de cáncer en el mundo (5% de todos los tipos de cáncer).
- La prevalencia a nivel mundial es de cerca del 10%, aunque el 80% de los adultos sexualmente activos adquirirán la infección por VPH en algún punto de su vida (*Am J Epidemiology* 2000;151:1158).
- La prevalencia es mayor en adolescentes y mujeres jóvenes poco después de comenzar a tener relaciones sexuales (*JAMA* 2007;297:813).
- **Factores de riesgo:** edad joven, primera relación sexual a edad temprana, cantidad de compañeros sexuales, otras ITS (VIH, VHS, clamidia), tabaquismo, bajo nivel escolar y etnia minoritaria.

Microbiología

- Virus de ADNb. Cerca de 40 cepas de VPH son capaces de infectar las vías anogenitales y pueden causar verrugas anogenitales y cáncer, incluidos los tipos **cervical, vaginal, vulvar, bucofaríngeo, anorrectal** y **peneano**. Tipos de VPH de alto riesgo de causar cáncer: VPH16, 18, 31, 33, 35, 39, 45, 51, 52, 56, 58, 59, 66, 68. Los tipos 16 y 18 causan cerca del 70% de los casos de cáncer (*N Engl J Med* 2003;348:518). Tipos de VPH de bajo riesgo que causan verrugas: VPH6, 11, 42, 43, 44.
- La transmisión suele ser sexual, pero también por contacto directo.
- Las verrugas son especialmente contagiosas → 60% de infectividad con el contacto. La transmisión vertical puede ser tan alta como el 55% durante el parto vaginal. En general, la infección es **temporal** → 90% se alivia a los 24 meses (*Vaccine* 2006;24:S42).
- Factores de riesgo para la persistencia/progresión del VPH a lesiones precancerosas: edad mayor, inmunosupresión, hábito tabáquico y genotipos de alto riesgo (*Vaccine* 2006;24:42).
- El potencial carcinógeno del VPH (*J Virol* 1989;63:4417) se relaciona con lo siguiente:
  - **Gen *E6*** por la activación de p53 (una proteína de supresión tumoral).
  - **Gen *E7*** por la activación de la vía apoptótica Rb.

Manifestaciones clínicas

- Dependen de la cepa y el sitio de infección. Incluyen verrugas genitales y no genitales (condiloma acuminado), enf de Bowen (carcinoma escamoso *in situ*), condiloma gigante y neoplasia intraepitelial.
- **Displasia cervical:** la infección por VPH conduce a la atipia celular y la progresión de bajo a alto grado histológico, que es la base para el desarrollo de cáncer cervicouterino (*J Pathol* 1999;189:12). *Véanse también* los capítulos 1 y 22.

- **Verrugas genitales (condiloma acuminado):** es causado por cepas de bajo riesgo, VPH6 y 11 (90%) (*MMWR Recomm Rep* 2010;59:1). A menudo, son crecimientos papilomatosos asintomáticos que aparecen alrededor del introito. Su aspecto es diverso: hiperpigmentados, papiliformes, planos, papulares, pedunculados (en contraste con el **condiloma plano** de la sífilis, que es plano y aterciopelado). La regresión se presenta en el 20-50% de los casos. La persistencia se asocia con estados inmunodeprimidos y el desarrollo de carcinoma epidermoide. Las lesiones relacionadas con los VPH6 y 11 son cerca del 100% benignas. El 30% de los condilomas planos se asocian con cepas de alto riesgo y tienen potencial oncogénico.

Estudios de diagnóstico

- **Pruebas para VPH:** las pruebas actuales permiten la detección binaria (± VPH de alto riesgo) o específica del genotipo que revela la presencia de cepas específica (VPH16, VPH18). *Véanse* los capítulos 1 y 22.
- **Verrugas genitales:** el dx de condilomas se hace mediante inspección. Solución de ácido acético al 5% → cambios acetoblancos para facilitar la identificación. Considerar la biopsia si el diagnóstico es incierto, la lesión no responde al tratamiento o empeora a pesar del tratamiento, si la pt está inmunocomprometida y si las verrugas son pigmentadas, duras, fijas, hemorrágicas o ulceradas.

Tratamiento (*MMWR Recomm Rep* 2010;59:1)

- El objetivo del tx de las **verrugas genitales** es la disminución de los síntomas y la mejoría estética.
- Esquemas recomendados por los CDC:
  - Aplicados por la paciente:
    - Podofilotoxina gel al 0.5% aplicado c/12 h × 3 días seguido de 4 días de descanso, hasta 4 ciclos.
    - Imiquimod crema al 5% aplicada por las noches tres veces a la semana hasta 16 sem.
    - Sinecatequinas ungüento al 15% c/8 h hasta 16 sem.
    - 5-fluorouracilo crema al 5% c/12 h durante 5 días seguido de 9 días de descanso, hasta 4 ciclos.
    - (No se ha comprobado la seguridad de todos estos tratamientos durante el emb, por lo que deben evitarse).
  - **Administrados por el proveedor:** crioterapia, ácido tricloroacético al 85% o eliminación quirúrgica (resección, láser, electrocirugía y coagulación infrarroja).
- Ppx (*CDC-ACIP* 2011) (*Obstet Gynecol* 2017;129:e173):
  - Vacuna bivalente, tetravalente y nonavalente. La vacuna nonavalente incluye las cepas VPH6, 11, 18, 31, 33, 45, 52, 58; la tetravalente incluye VPH16, 18, así como las cepas de bajo riesgo VPH6, 11. La vacuna bivalente es eficaz contra VPH16 y 18. Se recomienda la vacunación para las mujeres y hombres de 11-26 años de edad. Es muy eficaz para disminuir la enfermedad por VPH (> 90%), pero la adopción es muy deficiente.

SÍFILIS

Epidemiología (www.cdc.gov/std/stats16/default.htm)

- Es una enfermedad poco frecuente que alguna vez fue altamente prevalente.
- Del año 2013 al 2016 hubo un ↑ del 35% en mujeres que se asoció con un ↑ del 28% de la sífilis congénita 1.5/10 000 nacimientos. Ello ha generado preocupación por una epidemia en desarrollo.

Microbiología

- **Es causada por una espiroqueta: *Treponema pallidum*.** Esta se transmite mediante microabrasiones durante las relaciones sexuales o por transmisión vertical. Después de la infección, los microorganismos invaden los ganglios linfáticos para diseminarse a otros órganos.
- La transmisión sexual se presenta en la infección tanto primaria como secundaria. La tasa es cercana al 30%. Es necesario que existan lesiones abiertas y presencia del microorganismo.

Manifestaciones clínicas

- Sífilis primaria:
  - **Chancro** en el sitio de inoculación. La úlcera suele ser única, **indolora** e indurada, asociada con LAD. Localización más frecuente en mujeres: labios mayores + menores, frenillo de los labios menores, cuello uterino y periné. En general, sanan sin tx por la respuesta inmunitaria natural.
- Sífilis secundaria:
  - Semanas o meses después de la infección primaria. Cerca del 25% desarrolla enfermedad sistémica. El **exantema** (suele presentarse en palmas y plantas) se desarrolla en hasta el 90% de las personas. Las lesiones son de 0.5-2 cm de diámetro y se conocen como *monedas de cobre*.
  - **Condiloma plano:** 10-15% de las pacientes. Lesiones blancas elevadas y grandes generalmente cerca del chancro. Son altamente infecciosas: ¡no deben confundirse con los condilomas acuminados (VPH/verrugas)!
  - **Síntomas sistémicos:** fiebre, cefalea, malestar general y LAD.
  - Las personas con inmunodepresión pueden desarrollar enf ocular y lesiones ulcerosas.
- Sífilis latente:
  - **Enf asintomática + pruebas serológicas.** Si la paciente nunca ha tenido síntomas = **latente de duración desconocida**. La distinción entre enf temprana/tardía es < 1 año (**latente temprana**) frente a > 1 año (**latente tardía**), tomando en cuenta los síntomas. Las pts con > 1 año a partir de los síntomas son relativamente no infecciosas.

- Sífilis terciaria (tardía):
  Se desarrolla después de un período latente de 1-30 años después de la infección primaria. Manifestaciones más frecuentes: SNC (neurosífilis), CV (aortitis) y gomas (piel y huesos).
  Neurosífilis: meningitis sifilítica (sífilis en el LCR), sífilis meningovascular (isquemia/infarto del SNC) y sífilis parenquimatosa (tabes dorsal, paresia general).
- Sífilis congénita:
  El embarazo no cambia la evolución de la enf materna. Las manifestaciones fetales dependen del tiempo de transmisión. Infección temprana → altas tasas de AE. Infección tardía → afectación placentaria, hidropesía, RCIU, muerte fetal. La **transmisión ↑ con la EG, pero la gravedad ↓.**
  La transmisión vertical es mayor con la sífilis primaria o secundaria (50%). El tx disminuye el riesgo de transmisión al 1-2%. La sífilis congénita se clasifica como **temprana** o **tardía. Temprana: síntomas antes de los 2 años de edad:** rinitis (respiración ruidosa), exantema, neumonía, HEM y osteocondritis (similar al adulto). **Tardía: síntomas después de los 2 años de edad:** nariz en silla de montar, dientes de Hutchinson (incisivos con forma de clavija), queratitis, sordera, goma y malformaciones esqueléticas y del SNC.

Estudios de diagnóstico

- El microorganismo no puede cultivarse. El dx definitivo se realiza mediante la visualización directa del microorganismo con microscopía de campo oscuro (estándar de referencia) y fluorescencia directa de Ab o PCR.
- **Pruebas serológicas:** no treponémicas (VDRL, RPR) frente a treponémicas (FTA-ABS, estudio para *Treponema pallidum* [TPA]).
  Pruebas no treponémicas: se emplean en la detección temprana de la población (emb, HSH). Bajo costo y ampliamente disponibles. Utilizar las titulaciones para vigilar la respuesta al tx. Se requiere un aumento de cuatro veces en la titulación para garantizar una respuesta al tx. Los falsos positivos se asocian con el emb, las enf autoinmunitarias, el abuso de drogas i.v., la TB, la infección por ricketsias, la hepatitis y el cáncer. La sensibilidad puede ser deficiente, en especial durante las etapas temprana y tardía (70-80%).
  Pruebas treponémicas: más específicas, en general se emplean como método confirmatorio. No pueden utilizarse por sí solas para el diagnóstico de infección recurrente, pues los anticuerpos pueden permanecer positivos aun con un tx exitoso. Los falsos positivos se asocian con lupus, enf de Lyme y leptospirosis.
- **Emb:** realizar la detección temprana en la primera visita prenatal con una prueba no treponémica; repetir en el tercer trimestre y al nacimiento si la pt tiene alto riesgo.
- Realizar punción lumbar en caso de signos de sífilis terciaria/neurosífilis o VIH+ y sífilis latente.

Tratamiento

Esquemas de tx para la sífilis		
Esquemas recomendados para los adultos	**PCN G**	**Alergia a la PCN**
Sífilis primaria o secundaria	2.4 millones de unidades i.m. en una sola dosis	Doxiciclina 100 mg c/12 h × 14 días + tetraciclina 500 mg c/6 h × 14 días
Sífilis temprana latente	2.4 millones de unidades i.m. en una sola dosis	Doxiciclina 100 mg c/12 h × 28 días + tetraciclina 500 mg c/6 h × 28 días
Latente tardía o latente de duración desconocida	2.4 millones de unidades i.m. cada semana durante 3 sem	Doxiciclina 100 mg c/12 h × 28 días + tetraciclina 500 mg c/6 h × 28 días
Sífilis terciaria	2.4 millones de unidades i.m. cada semana durante 3 sem	Consultar a infectología
Neurosífilis	PCN G acuosa cristalina 18-24 U i.v. c/24 h × 10-14 días O PCN 2.4 i.m. c/24 h + probenecid 500 mg c/6 h × 10-14 días	Ceftriaxona 2 g i.v. o i.v. c/24 h durante 10-14 días o consultar con infectología
Mujeres embarazadas	PCN G de acuerdo con la etapa de la infección	Sin alternativas probadas. Desensibilización

- **Reacción de Jarisch-Herxheimer:** reacción febril dentro de las 24 h del inicio del tx → liberación de proteínas inflamatorias derivadas de organismos muertos. Puede producir el parto pretérmino o sufrimiento fetal en caso de embarazo.
- Debe realizarse una evaluación en 6-12 meses después del tx (24 meses si la enf es latente o más grave). Las pruebas serológicas deben mostrar disminución de los anticuerpos en cuatro veces (dos diluciones). Si fracasa el descenso = revalorar la presencia de VIH, puede considerarse el estudio del LCR. El retratamiento consiste en 2.4 millones de unidades i.m. c/sem durante 3 sem.
- Las parejas expuestas dentro de 90 días y las parejas de pts con sífilis de duración desconocida y titulaciones no treponémicas elevadas (> 1:32) deben recibir tratamiento presuntivo (*MMWR Recomm Rep* 2010;59:1).

MOLUSCO CONTAGIOSO

Epidemiología (*J Am Acad Dermatol* 2006;54:47)

- Es frecuente a nivel mundial. Se asocia con la niñez, la inmunodeficiencia (incluyendo VIH) y la dermatitis atópica. La seropositividad es tan alta como del 25% en la población general.

Microbiología

- El **poxvirus** se disemina mediante contacto piel a piel o mediante fómites.
- Se considera una infección de transmisión sexual cuando se presenta en la región genital.

Manifestaciones clínicas

- Pápulas firmes con forma de domo en la piel con superficie brillante y umbilicadas en su centro. Se presentan en cualquier parte, excepto en las palmas de las manos y las plantas de los pies, pero en general son localizadas. Suelen presentarse en pliegues cutáneos: axila y pliegues poplíteos. Las áreas de transmisión sexual incluyen ingles, genitales, muslos y abdomen inferior. Puede presentarse dermatitis alrededor de la lesión: eritema y prurito.
- Las lesiones de gran tamaño (> 15 mm) y ampliamente diseminadas deben generar la sospecha de VIH+.
- Hx natural en la persona inmunocompetente: las lesiones desaparecen de manera espontánea en meses. Las lesiones pueden persistir durante años (*Int J Dermatol* 2006;45:93).

Diagnóstico

- Clínico: se basa en el aspecto de la lesión. Histología: la tinción de hematoxilina y eosina revela la presencia de **cuerpos de Henderson-Patterson** (queratinocitos con cuerpos de inclusión citoplasmáticos).

Tratamiento

- No hay evidencia clara en cuanto al tx, pues las lesiones son autolimitadas. Está indicado el tx de cualquier lesión transmitida sexualmente para evitar la transmisión de la enf. **Realizar una exploración de cuerpo completo** para ubicar todas las lesiones y tratarlas.
- **Crioterapia:** aplicar nitrógeno líquido durante 6-10 s (puede causar hipopigmentación).
- **Otras opciones de primera elección:** curetaje, cantaridina y podofilotoxina (*Cochrane Database Syst Rev* 2009).

CHANCROIDE

Epidemiología

- Es poco frecuente en los Estados Unidos y en los países desarrollados. Es la principal causa de úlceras genitales en países en desarrollo. En los Estados Unidos: población minoritaria, trabajadoras sexuales (mujeres) y usuarios de drogas. **Hasta el 10% tienen infección concomitante con sífilis.**

Microbiología

- ***Haemophilus ducreyi:*** bacilo gramnegativo (aspecto de cardumen). Es extremadamente infeccioso. Tienen una incubación de 3-10 días, que depende de la laceración cutánea. La secreción de citotoxina provoca daño celular que conduce a la ulceración.

Manifestaciones clínicas

- **Pápula eritematosa**, 1-2 cm de diámetro → pústula y úlcera. Se distingue de la sífilis por el dolor que provoca; en ocasiones es purulenta y la base es roja y granular. Habitualmente, se presentan en el frenillo de los labios menores, el vestíbulo, el clítoris y los labios genitales (*Clin Infect Dis* 1997;25(2):292). A menudo se trata de una sola lesión, pero pueden ser múltiples y hemorrágicas.
- LAD presente en la mitad de los casos y puede ser fluctuante y dolorosa.

Diagnóstico (*MMWR Recomm Rep* 2010;39:1)

- El dx de laboratorio es complicado, pues se requieren medios especiales (sens < 20%). Existen pruebas de PCR especiales en laboratorios clínicos privados. El dx "probable" se realiza por medio de los síntomas y las pruebas para sífilis y VHS.

Tratamiento (*MMWR Recomm Rep* 2010;59:1)

- **Recomendación de los CDC:** azitromicina 1 g v.o. o ceftriaxona 250 mg i.m. o ciprofloxacino 500 mg v.o. c/12 h durante 3 días. El ciprofloxacino está contraindicado en las mujeres embarazadas o en lactancia.
- La paciente debe ser revalorada 3-7 días después del comienzo del tx. La ausencia de mejoría clínica dentro de 7 días debe hacer considerar un dx incorrecto, coinfección, VIH+, falta de cumplimiento o resistencia a fármacos. La curación es más lenta en los hombres inmunodeprimidos (VIH) y sin circuncisión. La LAD puede requerir la aspiración o el drenaje con aguja.

PEDICULOSIS PÚBICA

Epidemiología

- En general, se transmite por vía sexual. Con menor frecuencia se transmite mediante fómites en la vestimenta o la ropa de cama. Las poblaciones más afectadas son los adolescentes y los adultos jóvenes.

Etiología

- El microorganismo primario es ***Phthirus pubis***. Las tenazas similares a las de un cangrejo se prenden del vello humano, mientras el organismo se alimenta de la sangre y deposita huevos. Los huevos incuban durante 6-8 días antes de eclosionar.

Manifestaciones clínicas

- Existe **prurito** a causa de las mordeduras y la adherencia.
- Es posible que se **desarrollen lesiones maculopapulares** (abdomen inferior, muslos proximales y nalgas).
- Las manifestaciones se pueden presentar en cualquier área cabelluda, pero generalmente se afecta la región del pubis.

Estudios de diagnóstico

- Presencia de piojos o liendres (huevos) en el estudio microscópico.
- El dx debe conducir a la valoración de los demás miembros de la familia, los contactos sexuales y promover el dx de otras ITS.

Tratamiento (*MMWR Recomm Rep* 2010;59(RR-12):1)

- Los pediculicidas matan tanto los piojos como las liendres.
- **Recomendación de los CDC:** permetrina crema al 1% o piretrinas con butóxido de piperonilo (lavar después de 10 min). Alternativa: malatión 0.5% (8-12 h) o ivermectina (250 μg/kg) (en caso de fracaso del tx). La permetrina y la piretrina son seguras en las pts embarazadas y en lactancia.
- Revalorar después de 7-10 días de comenzar el tx. Es necesario lavar o desechar la ropa de cama y la vestimenta.
  Los piojos mueren 48 h después de eliminarlos del hospedero o con temperatura > 125 °C.

ÚLCERAS GENITALES

Lesiones ulcerosas de las vías genitales

	Sífilis	Herpes	Chancroide	Linfogranuloma venéreo	Granuloma inguinal/donovanosis
Organismo	*Treponema pallidum*	Herpes simple 1 o 2	*Haemophilus ducreyi*	*Chlamydia trachomatis* cepas L1, L2, L3. Más prevalente en África, India, sureste asiático, región del Caribe.	*Klebsiella granulomatis* (bacteria encapsulada gramnegativa). Requiere exposición repetida; incubación prolongada.
Lesión característica	Úlcera única indolora e indurada y con bordes en relieve	Vesículas dolorosas llenas de líquido con base eritematosa	Una o más úlceras dolorosas de diversos tamaños	Úlcera única o pápula; puede ser dolorosa o indolora. Tejido linfático infectado → necrosis en ganglios → absceso.	Nódulos indoloros → lesiones ulcerosas que sangran con facilidad al contacto; pueden desarrollar esclerosis y crecer demasiado. Por lo general, se presentan en los genitales y el cuello uterino. Se asemejan a los queloides.

	Sífilis	Herpes	Chancroide	Linfogranuloma venéreo	Granuloma inguinal/ donovanosis
LAD	Bilateral, no dolorosa	Unilateral o bilateral, dolorosa	Unilateral, dolorosa, supurativa, a menudo fluctuante	Dolor unilateral, puede emitir secreción o material purulento. Etapas: úlcera → curación → LAD → fibrosis/estenosis (*Clin Infect Dis* 2006;42:186).	Ninguno.
Dx	Microscopía de campo oscuro, serología con prueba treponémica para confirmación	Cultivo o PCR de las lesiones	Cultivo o pruebas de PCR especiales	Serología para clamidia según la presentación y pruebas de PCR. IgG > 1:64. Baja tasa de éxito con el cultivo. Existen las pruebas mediante PCR.	Cuerpos de Donovan en microscopía (aspecto de perno de seguridad) con tinción Wright-Giemsa.
Tx	PCN benzatínica. *Véase* la sección del algoritmo correspondiente, según la etapa de presentación	Aciclovir o valaciclovir. *Véase* la sección de dosis específicas	Azitromicina 1 g v.o. o ceftriaxona 250 mg i.m. o ciprofloxacino 500 mg v.o. c/12 h durante 3 días o eritromicina 500 mg v.o. c/8 h durante 7 días	Doxiciclina 100 mg v.o. c/12 h durante 3 sem (sin embarazo). Alternativas: eritromicina 500 mg c/6 h durante 3 sem o azitromicina 1 g por semana durante 3 sem. Aspirar el bubón para prevenir la rotura. Vigilar y tratar a los contactos sexuales < 60 días. (*MMWR Recomm Rep* 2010;59:1).	Doxiciclina 100 mg c/12 h durante ≥ 3 semanas y hasta la resolución de las lesiones. Alternativas: azitromicina 1 g cada semana; ciprofloxacino 750 mg c/12 h; eritromicina 500 mg c/6 h (preferida en el emb) o trimetoprima/ sulfametoxazol c/12 h, todas durante ≥ 3 semanas y hasta la *desaparición de las lesiones.* Agregar aminoglucósidos si no hay respuesta.

Tomado de: Workowski KA, Berman S. Sexually transmitted diseases treatment guidelines, 2010. *MMWR Recomm Rep*. 2010;59(RR-12):1–110 y Holmes K, Sparling P, Stamm W. *Sexually Transmitted Diseases*. 4th ed. New York, NY: McGraw-Hill; 2008.

TIPOS DE HISTERECTOMÍA

Clasificación de los tipos de histerectomía

- **Clasificación de Piver-Rutledge-Smith (1974):** cinco tipos de histerectomía (I-V).
  - **I.** Histerectomía extrafascial simple: solo se extrae el útero (y el cuello uterino). Para los casos de dx no malignos, cáncer de cuello uterino estadio IA1 o cáncer de endometrio limitado al útero.
  - **II.** Histerectomía radical modificada (Wertheim): útero, cuello uterino, vagina proximal (1/3); se seccionan el parametrio, el paracérvix y la arteria uterina medialmente al uréter.
  - **III.** Histerectomía radical (Meigs-Wertheim): útero, cuello uterino, vagina proximal (1/3) y arteria uterina ligada en su origen.
  - **IV.** Histerectomía radical extendida: útero, cuello uterino, 3/4 de la vagina y arteria vesical superior.
  - **V.** Exenteración parcial con extracción del uréter distal o la vejiga.

Histerectomía radical

- El útero es extraído en bloque junto con el parametrio (ligamentos redondo, ancho, cardinal y uterosacro) y la vagina superior. Es posible preservar los ovarios; suele incluirse la disección bilateral de los ganglios linfáticos (DGL). Se utiliza en casos de cáncer de cuello uterino con estadio mayor de IA1 o cáncer de endometrio que afecta el cuello uterino.
- Complicaciones de la histerectomía radical (*Gynecol Oncol* 2009;114:75): disfunción de vejiga/intestinos (hasta en el 85%); linfoquistes que requieren drenaje (3%); fístula vesicovaginal (1%) o ureterovaginal (2%); EP o trombosis venosa profunda (1-3%); hemorragia intraoperatoria o postoperatoria.

Clasificación de la histerectomía radical de Querleu-Morrow

Cuatro tipos de histerectomía radical (A-D) con base en la extensión lateral de la resección.

Tipo	Descripción	Consideraciones quirúrgicas	Indicación
A	Resección mínima del paracérvix	El paracérvix es seccionado medialmente al uréter, pero lateral al cuello uterino. Los ligamentos uterosacro y cardinal son cortados cerca del útero. Resección vaginal (< 10 mm).	Cáncer de cuello uterino invasor temprano (< 2 cm), cáncer de cuello uterino avanzado después de la quimiorradiación.
B	Sección transversal del paracérvix a nivel del uréter	Resección parcial de los ligamentos uterosacro y cardinal. Se destecha y lateraliza el uréter. Resección vaginal (10 mm).	Cáncer de cuello uterino temprano (estadio 1A).
C1	Transección del paracérvix en la unión con la arteria ilíaca interna (con preservación de nervios)	Se corta el ligamento uterosacro a nivel del recto, mientras que el ligamento cardinal se secciona a nivel de la vejiga. Se moviliza el uréter. Resección vaginal de 15-20 mm. Deben identificarse los nervios hipogástricos para su preservación.	Estadios IB-IIA del cáncer de cuello uterino.
C2	Transección del paracérvix en la unión con la arteria ilíaca interna (sin preservación de nervios)	Sección transversal completa del paracérvix. Los nervios hipogástricos no se aíslan ni se preservan.	Estadios IB-IIA del cáncer de cuello uterino.
D1	Resección endopélvica con extensión lateral	Resección de todo el paracérvix (en la pared lateral pélvica) y los vasos hipogástricos.	Exenteración pélvica.
D2	Resección endopélvica con extensión lateral	D1 + resección de todo el paracérvix, los vasos hipogástricos y las estructuras fasciales o musculares adyacentes.	Exenteración pélvica.

Tomado de: *Lancet Oncol* 2008;9(3):297–303. doi:10.1016/S1470-2045(08)70074-3.

CÁNCER DE CUELLO UTERINO

Epidemiología (*Lancet* 2017;398:847)

- Es la cuarta causa de cáncer GIN más frecuente en el mundo; en algunos países es la causa más habitual de cáncer en la mujer.
- **Media de edad al momento del dx:** 40-59 años; picos de distribución bimodal a los 35-39 años y 60-64 años.
- Se espera que la vacunación contra VPH reduzca las tasas en todo el mundo.

Anatomía patológica (*J Clin Pathol* 1998;51:96)

- **Carcinoma epidermoide:** el 80% del cáncer de cuello uterino invasor.
- **AdenoCa:** constituye el 20-25% de los casos de cáncer de cuello uterino. En el 15%, la lesión se ubica dentro del conducto cervical. Cada vez es más frecuente esta presentación.
  AdenoCa mucinoso: es el tipo más frecuente (bien diferenciado).
  Carcinoma endometrioide: constituye el 30% de los adenocarcinomas de cuello uterino.
  Carcinoma de células claras: corresponde al 4% de los adenocarcinomas. La exposición a DES ↑ el riesgo.
- **Carcinoma adenoepidermoide:** tiene componentes glandulares y escamosos benignos y malignos. Es más agresivo que el adenoCa.
- **Carcinoma microcítico** (de células pequeñas): tumores neuroendocrinos. Es clínicamente agresivo; ↑ la susceptibilidad a metástasis; se asocia con el VPH 18; a menudo, muestra el marcador CD56.

Etiología

- Factores de riesgo (*Int J Cancer* 2007;120:885):
  Ausencia de detección temprana de cáncer de cuello uterino. Hábito tabáquico: aumenta 2-3 veces el riesgo en fumadoras y exfumadoras (solo para epidermoide). Múltiples compañeros sexuales (más de 6 compañeros ↑ significativamente el riesgo). Infección por VPH.
  Hx de ITS. Actividad sexual a edad temprana. Mayor paridad. Consumo a largo plazo de ACO (las altas concentraciones hormonales hacen vulnerables a las células a mutaciones). Inmunodepresión (en especial por VIH/trasplante). Nivel socioeconómico bajo. Exposición a DES en el útero. No se conoce predilección por etnicidad, pero la mortalidad es mayor en AA que en caucásicas.

Papel del VPH (*J Pathol* 1999;189:12)

- El VPH está presente en el 99% de los casos de cáncer cervicouterino.
- Los tipos de VPH 16, 18, 31, 33 y 45 → tipos de alto riesgo. VPH más frecuentes = 16 y 18.
  Se expresan en los casos VPH positivos E1-E7 (oncoproteínas tempranas del cáncer de cuello uterino) (E1 y E2 → replicación vírica; E6 y E7 → transformación vírica). E6 y E7 forman complejos con *p53* y *pRB* (genes supresores tumorales); E6 inactiva p53; E7 inactiva Rb.
- **NIC:** lesión precursora. La evolución a cáncer de cuello uterino puede tomar > 10 años.
  NIC 1: el 57% muestra involución espontánea; el 1% progresa a carcinoma.
  NIC 2: el 43% involuciona espontáneamente; el 5% avanza a carcinoma.
  NIC 3: el 30% presenta involución espontánea; el 12% progresa a carcinoma.

Manifestaciones clínicas

- Hemorragia uterina anómala o hemorragia poscoital. Secreción vaginal (serosanguinolenta o amarilla con olor fétido). Hematometra: dolor pélvico, dificultad en la micción o la defecación. Enf metastásica: dolor de espalda, edema de miembros inferiores (generalmente bilateral) y dolor neuropático.
- **Exploración:** cuello uterino firme y en forma de barril; lesión necrótica o frágil en el cuello uterino con posible extensión al parametrio, la pared vaginal lateral y el ligamento uterosacro; puede tener aspecto normal en el adenoCa.

Estudio diagnóstico y estadificación (*véase* la tabla)

- Existen guías de detección temprana mediante citología cervical (American Society for Colposcopy and Cervical Pathology [ASCCP], American Cancer Society [ACS]).
- Estadificación clínica. Las técnicas de imagen avanzadas no influyen en la estadificación, pero pueden afectar el tratamiento.
- Inspección, palpación, RxT, colposcopia, cistoscopia, proctoscopia, PIV, lesiones; conización de cuello uterino.
- Las imágenes preoperatorias pueden guiar el tx. PET y RM como estudios de imagen. PET: sens 75%, espec 98% (*CMAJ* 2008;178:855).

Tratamiento (*véase* la tabla) (*Gynecol Oncol* 1980;9:90; 1980;32:135)

- **Cirugía:** es una alternativa para los estadios IIA o menores.
- **Quimioterapia y radioterapia:** se considera en los estadios IA2-IVB.
- Tratamiento adyuvante: para los factores de riesgo intermedios, según los criterios de Sedlis (*véase* la tabla). La radioterapia disminuye el riesgo de recurrencia en las pts con riesgo intermedio, aunque tiene toxicidad elevada. Se recomienda quimioterapia y radioterapia en pts de alto riesgo (margen [+], ganglios [+], parametrio afectado [+]).
- **Carcinoma cervical recurrente:** evaluación mediante PET para descartar metástasis distantes.
  Recurrencia local después de la cirugía → RT, quimioterapia, quimiorradiación o cirugía.
  Recurrencia central después de la cirugía definitiva o la radioterapia adyuvante: exenteración pélvica. Puede considerarse repetir la RT en pts seleccionadas.

- **Cirugía preservadora de la fertilidad:**
  La traquelectomía radical (pts con enf hasta estadio IB1; tamaño tumoral < 2 cm) tiene tasas de recurrencia similares a la histerectomía radical en pts elegidas cuidadosamente.
  Realizar conización en estadíos IA1 sin afectación del espacio linfovascular (AELV).

Vigilancia postratamiento

- Cáncer detectado dentro de los primeros 6 meses después del tx = cáncer persistente.
- Vigilar mediante exploración c/3-6 meses durante el primer año y con Pap cada año.

Estadificación para el cáncer de cuello uterino de la International Federation of Gynecology and Obstetrics (FIGO), 2009	
Estadio I	
IA1	Invasión ≤ 3 mm del estroma, extensión ≤ 7 mm.
IA2	Invasión > 3 mm del estroma, pero ≤ 5 mm; extensión ≤ 7 mm.
IB1	Lesión ≤ 4 cm en su dimensión mayor.
IB2	Lesión > 4 cm en su dimensión mayor.
Estadio II	
IIA1	2/3 superiores de la vagina, lesión ≤ 4 cm en su dimensión mayor.
IIA2	2/3 superiores de la vagina, lesión > 4 cm en su dimensión mayor.
IIB	Invasión de parametrio evidente: sin afectación de la pared pélvica lateral.
Estadio III	
IIIA	El tumor invade el tercio inferior de la vagina, sin extensión a la pared pélvica lateral.
IIIB	El tumor se extiende a la pared pélvica lateral o causa hidronefrosis.
Estadio IV	
IVA	Diseminación a órganos adyacentes, afectación de la mucosa de la vejiga y el recto.
IVB	Diseminación a órganos distantes.
Tomado de: *Int J Gynaecol Obstet* 2009;105(1):3–4.	

Tratamiento del cáncer de cuello uterino según el estadio	
Estadio IA1 (se desea preservar la fertilidad)	Conización con bisturí frío. Seguimiento tras la conización: Pap, según las guías de la ASCCP para AIS: riesgo del 25% de enf residual en muestras de histerectomía tras la conización con márgenes negativos, del 50% con márgenes positivos.
Estadio IA1 (no se desea preservar la fertilidad)	Histerectomía simple.
Estadios IA2-IB1	Histerectomía radical y DGL pélvicos. La quimiorradiación primaria (RT) es equivalente a la cirugía (en especial en pts no candidatas).
Estadios IB2-IVA	Quimiorradiación (*NEJM* 1999;340:1137). Cisplatino = fármaco de elección para la quimiorradiación: radiosensibilizador, ↓ el riesgo de progresión de la enf y la recurrencia local.
Estadio IVB	Cisplatino, paclitaxel y bevacizumab. Tasa de respuesta al cisplatino: 20-25%. La quimioterapia combinada puede tener ↑ tasas de respuesta. La radiación local puede combinarse con quimioterapia y atención paliativa.

Radiación postoperatoria para las pts de riesgo intermedio (criterios de Sedlis) (*Gynecol Oncol* 1999;73:177)

AELV	Invasión estromal	Tamaño tumoral
Positiva	Tercio profundo	Cualquiera
Positiva	Tercio medio	≥ 2 cm
Positiva	Tercio superficial	≥ 5 cm
Negativa	Tercio profundo o medio	≥ 4 cm

Carcinoma cervical en el embarazo (*Best Pract Res Clin Obstet Gynaecol* 2005;19:611)

- **Estadio IA1:** conización frente a seguimiento con colposcopia cada trimestre; resección quirúrgica tras el parto vaginal si la invasión es ≤ 3 mm y no hay AELV. ↑ del riesgo de hemorragia en el parto. Como alternativa, cesárea + histerectomía simple (estadio IA1) si la paridad está satisfecha.
- **Estadio IA2** (tumores con > 3-5 mm de invasión): pueden vigilarse hasta el parto; llevar a cabo una histerectomía radical modificada + linfadenectomía pélvica durante el parto o 6 sem después. Es aceptable el parto vaginal. Debe realizarse una cesárea en los casos que pertenezcan al estadio IB1 o mayor.

- **Estadios IB1-IIA:** retrasar el tx puede afectar la supervivencia; si el dx se hace después de las 20 sem, puede retrasarse la atención → cesárea clásica; histerectomía radical modificada + DGL pélvicos/paraaórticos. La RT es tan eficaz como la cirugía.
- Si es en o cerca de la fecha de término, se recomienda parto inmediato y tx definitivo. En edades gestacionales < 20 sem, es una opción interrumpir el embarazo y proporcionar el tx definitivo. Considerar la linfadenectomía en el primer trimestre y el segundo trimestre temprano, si no hay invasión de ganglios según el estadio (*Int J Cancer* 2014;24:364).
- La quimioterapia neoadyuvante en el embarazo puede ser una opción para los estadios IB2-IIB.

CÁNCER DE ÚTERO

Epidemiología (*CA Cancer J Clin* 2016;66:7; *J Natl Med Assoc* 2006;98:1930; *Cancer Control* 2009;16:53)

- Cáncer ginecológico más frecuente y cuarto cáncer más habitual en las mujeres en los Estados Unidos.
- Es la octava causa de muerte relacionada con el cáncer entre las mujeres en los Estados Unidos.
- **Incidencia durante la vida:** 2.8%; caucásicas > AA > hispanas > asiáticas. Mortalidad: AA > caucásicas.
- **Edad media al dx:** 62 años (5% < 40 años; 90% > 50 años).
- Los tumores están limitados al útero en más del 60% de los casos.

Hiperplasia endometrial (HE) (*Cancer* 1985;56:403)

- Es una lesión precursora del cáncer de endometrio endometrioide. Se debe a estimulación continua por estrógenos y deficiencia relativa de progestágenos. La clasificación se basa en la arquitectura (simple frente a compleja) y las características citológicas.
  HE simple (sin atipia): ↑ proliferación glandular, estroma abundante y sin atipia nuclear.
  HE compleja (sin atipia): ↑ de la relación glándula:estroma; glándulas irregulares amontonadas; sin atipia nuclear.
  HE simple con atipia: ↑ de la relación glándula:estroma; glándulas de aspecto simple y glándulas revestidas de núcleos atípicos.
  HE compleja con atipia: ↑ franco de la relación glándula:estroma, glándulas francamente amontonadas y atipia nuclear.
- D+C antes del tx para descartar un carcinoma oculto. El 43% padece carcinoma endometrial al momento de la histerectomía como tx de la hiperplasia (*Cancer* 2006;106:1012).

Resultados según el tipo de hiperplasia endometrial

Anatomía patológica	Progresión a cáncer (%)	Regresión (%)	Persistencia (%)
HE simple sin atipia	1	80	19
HE compleja sin atipia	3	80	17
HE simple con atipia	8	69	23
HE compleja con atipia	29	57	14

Tomado de: *Cancer*. 1985;56:403; *Hum Reprod*. 1999;14:479.

- **Tx de la HE sin atipia:**
  Progestágenos (cíclicos o continuos) como AMP 10 mg/día durante 12-14 días cada 3-6 meses o progestágenos locales (DIU LNG) o ACO. Mujeres en la posmenopausia: AMP; D+C en el seguimiento.
  Seguimiento: toma de muestra en repetidas ocasiones si se presenta hemorragia anómala.
- **Tx de HE con atipia:**
  Histerectomía. En caso de que se desee preservar la fertilidad o en no candidatas para la cirugía: DIU LNG o progestágenos continuos: acetato de megestrol (40-60 mg 2-4 veces al día durante 6 meses) → tasa de regresión del 94%.
  Seguimiento: tomar biopsia endometrial o D+C c/3 meses durante al menos 1 año. Si no se presenta regresión, debe aumentarse la dosis de progesterona o considerar la histerectomía.

Anatomía patológica (*J Clin Oncol* 2006;24:4783; *Am J Surg Pathol* 1994;18:687)

- **Gradación:** se realiza con base en las características de los componentes sólidos, las características nucleares y el patrón arquitectónico.
  Grado 1: 5% o menor de patrón de crecimiento sólido no epidermoide o no morular.
  Grado 2: 6-50% de patrón de crecimiento sólido no epidermoide o no morular.
  Grado 3: > 50% de patrón de crecimiento sólido no epidermoide o no morular.
- **Tumores epiteliales:**
  AdenoCa endometrioide: el 75-80% de los casos de cáncer de endometrio; es el más frecuente.
  CSPU: el 10% de los casos de cáncer de endometrio; se asemeja a los tumores de ovario y de las trompas uterinas. Más del 50% de las pts con etapa clínica temprana tienen enf extrauterina. Mal pronóstico; alto riesgo de recurrencia. CIE: es un posible precursor del CSPU.
  Células claras: el 3-4% de los casos de cáncer de endometrio. Mal pronóstico; la supervivencia a 5 años es del 20-65%.
  Otros: *mucinoso, secretor, escamoso.*
- **Tumores mesenquimatosos (sarcomas):** el 2-5% de todos los casos de cáncer de útero.

Tipos de carcinoma endometrial	
Tipo I (80-90%)	**Tipo II (cerca del 10%)**
Grado 1 o 2	Grado 3 endometroide
Histología endometrioide; antecedentes de HE	Serosa papilar, células claras, mucinosa, escamosa, histología transicional (por lo general, no es lesión precursora)
Asociado con estrógenos	Pólipos/áreas atróficas
Buen pronóstico, edad más joven	Peor pronóstico, metástasis tempranas
PTEN, K-ras, mutaciones de ADN por discordancia en la reparación	Mutaciones de *p53*
Tomado de: *Gynecol Oncol*. 1983;15:10 y *Cancer Causes Control* 2010;21:1851.	

Etiología (*Obstet Gynecol* 2005;104:413)

- ↑ de estrógenos sin oposición → HE → cáncer de endometrio.
- **Inestabilidad de microsatélites:** mutación en la línea germinal de los genes de reparación de discordancias (*MLH1, MSH2, MSH6, PMS2*) → síndrome de Lynch: 2-5% de todos los casos de cáncer de endometrio; 40-60% de riesgo vital para el cáncer de endometrio.
- **Factores de riesgo para el cáncer de endometrio:** estrógenos sin oposición por tiempo prolongado (RR 2-10); anovulación crónica (p. ej., SOP); IMC > 30 (RR 2-4); diabetes, HTA (factores independientes); tamoxifeno (RR 2); edad mayor (RR 2-3); nuliparidad (RR 2), menarquia temprana, menopausia tardía, tumor de las células de la granulosa y síndrome de Lynch.
- **Factores protectores para el cáncer de endometrio:** hábito tabáquico (RR 0.5); ACO: ↓ el riesgo de cáncer de endometrio en un 30%; esta protección aumenta con el tiempo de uso.

Manifestaciones clínicas y exploración física (*Obstet Gynecol* 2005;106:413)

- **Presentación:** hemorragia uterina anómala (el 10% de las hemorragias posmenopáusicas son por cáncer de endometrio); anovulación crónica; Pap anómalo en el 30-50%; leucorrea en el 10%; hematometra por estenosis del cuello del útero. El 5% de los casos son asintomáticos.
- **DxD:** vaginitis atrófica, miomas, pólipos endometriales, carcinoma cervical y NIC.

Diagnóstico

- **Toma de muestra endometrial en el consultorio:** abordaje con menor grado de invasividad.
- **Eco pélvica** (no brinda un diagnóstico, pero puede ayudar a priorizar a las pts): grosor endometrial < 5 mm = 99% VPN (*NEJM* 1997;227:1792).
- **D+C fraccionarias:** los resultados de la biopsia endometrial en el consultorio se relacionan bien con el curetaje y el grosor endometrial de hasta 6 mm (*Acta Obst Gynecol Scand* 2001;80:959).
- Considerar la conización cervical si se sospecha afectación del cuello uterino para descartar un carcinoma cervical primario.
- **CA-125:** se eleva en mujeres con enf en estadio avanzado y CSPU. No se realiza de forma rutinaria.
- **RxT, TC/RM:** si se sospecha la enf extrauterina o el CA-125 es elevado.

Estadificación de la FIGO para el cáncer de endometrio, 2010		
		Supervivencia a 5 años (%)
Estadio I	Tumor limitado al útero.	
IA	Sin o < 50% de invasión del miometrio.	IA: 90
IB	≥ 50% de invasión del miometrio.	IB: 78
Estadio II	El tumor invade el estroma cervical.	II: 74
Estadio III	Diseminación local o regional.	
IIIA	Invasión de la serosa uterina ± anexos.	IIIA: 56
IIIB	Invasión vaginal ± parametrial.	IIIB: 36
IIIC	Metástasis a ganglios pélvicos ± paraaórticos.	IIIC: 49-57
IIIC1	Ganglios pélvicos positivos.	
IIIC2	Ganglios paraaórticos ± pélvicos positivos.	
Estadio IV	El tumor invade la vejiga ± el intestino ± presencia de metástasis a distancia.	
IVA	Invasión de la mucosa vesical o intestinal.	IVA: 22
IVB	Metástasis a distancia, incluidos los ganglios intraabdominales ± inguinales.	IVB: 21
Tomado de: AJCC: Corpus Uteri, In: *AJCC Staging Manual*. 7th ed. New York, New York: Springer; 403 y *Obstet Gynecol* 2010;116:1141.		

Tratamiento (*Obstet Gynecol* 2005;106:413; *Int J Gynaecol Obstet* 2000;70:209)

- La cirugía depende del estadio:

  Todos los estadios: histerectomía y SOB (tx estándar).

  Todos los estadios: DGL (pélvicos y paraaórticos) y estadificación → permite la valoración de la extensión de la enf para desarrollar un tratamiento adyuvante. No se conoce el valor del tx de la enf en estadio I (*Obstet Gynecol* 2012;120:383). Los ganglios centinela pueden tener hasta el 93% de sensibilidad (*Gyn Oncol* 2011;123:522) y disminuyen el riesgo de linfedema.

Estadio II → el tratamiento consiste de histerectomía radical y linfadenectomía + terapia adyuvante según el resultado patológico.
Estadios III-IV → cirugía citorreductora.
La cirugía laparoscópica o robótica no es menos eficaz que la cirugía abierta (*Lancet Oncol* 2010;11:763).
En casos en los que se requiera la preservación de la fertilidad para grado $^{1}/_{2}$, sin evidencia de invasión de miometrio y subtipo de riesgo no elevado → tx con progestágenos y vigilancia frecuente seguidos por histerectomía cuando se satisfaga la paridad o no exista respuesta al tx. La tasa de respuesta es del 48% con el 35% de recurrencia (*Gynecol Oncol* 2012;125:477).
Pts con riesgo intermedio-alto: invasión miometrial profunda, grado 2 o 3, AELV, edad > 70 años con un factor de riesgo, edad de 50-69 años con dos factores de riesgo, edad ≥ 18 con tres factores de riesgo → RT adyuvante.
Seroso o de células claras→ quimioterapia adyuvante ± radioterapia.

- **Radioterapia (RT):**
  Estudio PORTEC → la radiación pélvica disminuye la recurrencia locorregional (4.2% frente a 13.7%), pero no afecta la supervivencia global.
  Braquiterapia vaginal → en casos de riesgo de recurrencia o pacientes que tienen recurrencia vaginal → supervivencia del 60-75%.
  En malas candidatas a cirugía, puede considerarse RT *primaria*.
  Tasa de supervivencia para pts tratadas con RT *primaria* sin cirugía: del 50% a los 5 años.
- **Quimioterapia adyuvante:**
  Tx de elección en pts con cáncer de endometrio metastásico o recurrente.
  Quimioterapia combinada (carboplatino y paclitaxel) GOG 209.
  Cáncer seroso y de células claras: carboplatino y paclitaxel = tasa de respuesta del 60-70%.

Vigilancia postratamiento

- Valorar cada 3-6 meses durante 2 años; después, cada 6 meses durante 2 años; finalmente, cada año. Si el CA-125 está elevado en el momento del dx, puede ser determinado en cada visita. La mayoría de las recurrencias se diagnostican dentro de los primeros 2 años; el 10% recurre más de 5 años después del dx original. Las RxT o los Pap de rutina NO mejoran la tasa de supervivencia.

Sarcomas uterinos (*Pathology* 2007;39:55; *Oncol* 1993;50:105)

- Son poco frecuentes (3-9% de todos los tumores uterinos); se originan del mesénquima uterino (estroma).
  Carcinosarcoma (antes conocido como *tumor mülleriano mixto maligno* [TMMM]): tiene un componente epitelial.
  Se presenta con hemorragia posmenopáusica, prolapso de masa, dolor y útero aumentado de tamaño; edad media de 65 años, Hx de exposición a radiación; más frecuente en mujeres AA; vía de diseminación linfática; ↑ del potencial de metástasis extrauterinas; se estadifica como el cáncer de endometrio (*véase* la tabla); utilizar carboplatino/paclitaxel o paclitaxel/ifosfamida como quimioterapia.
  Adenosarcoma: componente epitelial benigno y estromal maligno.
  Es de tamaño variable. Produce invasión local.
  Sarcoma del estroma endometrial: de bajo grado.
  Hemorragia uterina anómala o crecimiento uterino asintomático. Evolución indolente; puede recurrir más adelante. El 70% son estadio I o estadio II al momento del dx. Puede tratarse con terapia hormonal.
  Leiomiosarcoma:
  Edad media al dx: 55 años. Menorragia y masa pélvica. Diseminación por vía hematógena. **Ubicaciones primarias de recurrencia:** pulmón (41%), pelvis (13%). Es agresivo, los estadios I y II tienen supervivencia a 5 años del 51% y 25%, respectivamente (*Histopath* 2009;54:355). Tratamiento con gemcitabina/docetaxel.

Estadificación de la FIGO para los sarcomas uterinos, 2009	
Estadio I	Tumor limitado al útero.
IA	Tumor de 5 cm o menor en su dimensión más grande.
IB	Tumor de más de 5 cm.
Estadio II	El tumor se extiende más allá del útero, pero dentro de la pelvis.
IIA	El tumor invade los anexos.
IIB	El tumor afecta otros tejidos pélvicos.
Estadio III	El tumor infiltra los tejidos abdominales.
IIIA	Una localización afectada (abdominal).
IIIB	Más de una localización afectada.
Estadio IV	
IVA	El tumor invade la vejiga y el recto.
IVB	Metástasis a distancia.

Tomado de: *Int J Gynaecol Obstet* 2009;104(3):177–8.

CÁNCER DE OVARIO (CO)

Definiciones y epidemiología (https://seer.cancer.gov/explorer/application.php)

- Se deriva del epitelio superficial del ovario. La incidencia es > 22 000 mujeres/año en los Estados Unidos.
- Es la quinta causa de muerte por cáncer en los Estados Unidos. Constituye el 90% de los casos de cáncer de ovario.
- Riesgo a lo largo de la vida: 1.5%. Supervivencia a los 5 años: 46%. Edad media al dx: 63 años.
- **Síntomas de alerta:** malestar abdominal inespecífico, distensión abdominal, pérdida del apetito, estreñimiento, náuseas/vómitos, pérdida de peso involuntaria.

Anatomía patológica (*Human Pathology* 2009;40:1213)

- **Tumores serosos:** bajo y alto grado.
  El 40-50% de los CO; es el tipo más frecuente de CO. El 60% son bilaterales. Se observan cuerpos de psammoma en los tumores de bajo grado. Es el tipo histológico más frecuente en las portadoras de *BRCA* y síndrome de Lynch.
- **Tumores mucinosos** (*Int J Gynecol Cancer* 2008;18:209):
  Da cuenta del 10% de los CO. El 8-10% son bilaterales.
- **AdenoCa endometrioide:**
  Constituye el 10% de los casos de cáncer de ovario. El 28% son bilaterales. El 42% se asocian con endometriosis; del 15-20% se relacionan con carcinoma endometrial.
- **Cistoadenocarcinoma de células claras:**
  Constituye el 10% de los casos de cáncer de ovario. El 40% son bilaterales. Se vincula con endometriosis e hiperCa.
- **Carcinoma de células de Brenner/transicionales:**
  Es poco frecuente y mal diferenciado, de igual manera que el carcinoma vesical de alto grado de células transicionales.
- **Carcinosarcoma:**
  Constituye el 1-4% de todas las neoplasias ováricas. Contiene elementos carcinomatosos y sarcomatosos. A menudo, son estadios III o IV al momento del dx. Tiene mala supervivencia global.
- **Tumores metastásicos:**
  Célula en anillo de sello, tumor digestivo (tumor de Krukenberg). AdenoCa colónico. AdenoCa pancreático. Cáncer de mama: se trata del 6-40% de los tumores metastásicos hacia el ovario; a menudo, es bilateral. Carcinoma de células renales. Linfoma de Burkitt. Tumor de potencial de malignidad bajo (limítrofe): mucinoso o seroso.

Etiología (*Int J Gyn & Ob* 2015;131)

- **Factores de riesgo:** nuliparidad; HxF; menarquia temprana; menopausia tardía; etnia caucásica, judía europea, islandesa o hispana; edad mayor, residencia en Norteamérica o el norte de Europa, Hx personales de cáncer de mama y exposición al talco.
- **Factores protectores:** uso a largo plazo de ACO, ligadura de trompas, histerectomía, lactancia.
- **Hipótesis de la etiología:** ovulación permanente y estimulación de gonadotropinas/hormonas/inflamación.
- **Cáncer de mama u ovárico hereditario** (véase el cap. 1, *Detección precoz*).
- Constituye el 10% de los casos de cáncer de ovario. *BRCA1*, *BRCA2* y síndrome de Lynch. Inicio más temprano.
- Riesgo a lo largo de la vida: ***BRCA* 1-2:** 28-44%; es mayor con *BRCA1*. **Síndrome de Lynch:** 12%.

Diagnóstico

- **Eco pélvica:** masas anexiales complejas (tabicación o componentes sólidos, tamaño, floculaciones de la pared, proyecciones papilares).
- **TC o RM abdominopélvica:** masa anexial compleja, adherencias omentales, ascitis, protrusiones peritoneales en forma de botón, implantes diafragmáticos perihepáticos, CA-125 ↑, en especial en los casos de tumores serosos.
- Derivar al departamento de oncoginecología si las masas anexiales son complejas, el CA-125 está elevado y existe ascitis; si el CA-125 está elevado de forma significativa en mujeres premenopáusicas (> 200 U/mL) o posmenopáusicas (> 35 U/mL); y si existen HxF de cáncer de mama u ovario en un familiar de primer grado (*Obstet Gynecol* 2016;128:e210).

Tratamiento (www.nccn.org/patients/guidelines/ovarian/files/assets/common/downloads/files/ovarian.pdf)

- Prevención para las portadoras de *BRCA1*/*BRCA2*: SOB para disminuir el riesgo a los 40 años de edad o en caso de que la paridad esté satisfecha. SOB a los 45-50 años de edad para disminuir el riesgo en caso de mutaciones *BRIP1*/Lynch/*RAD51C* y *D*.
- **Cirugía:**
  Etapa I: HTA, SOB, omentectomía, bx peritoneales, DGL pélvicos y paraaórticos y lavados pélvicos.
  Estadio I con deseo de fertilidad: cirugía preservadora de la fertilidad con salpingooforectomía unilateral, bx peritoneales, omentectomía, DGL pélvicos y paraaórticos y lavados pélvicos.
  Estadios II-IV: HTA, SOB, omentectomía, extirpación de masa de enf grande; reducción óptima a enf residual < 1 cm.
- **Quimioterapia adyuvante:** ≥ estadio IC o de alto grado, que consiste en quimioterapia posquirúrgica sistémica con platino y paclitaxel.
- **Quimioterapia neoadyuvante:** se usa en pts que no son candidatas quirúrgicas inicialmente. No se recomienda la RT adyuvante. Por lo general, se realizan tres ciclos antes de la cirugía citorreductora.

- **Enf recurrente/persistente:**
  - En enf sensible al platino (recurrencia > 6 meses desde el final del tx): carboplatino + paclitaxel (doblete de platino); considerar cirugía citorreductora secundaria.
  - En el dx de resistencia al platino (recurrencia < 6 meses) o refractaria al platino (progresión durante el tx). Tx con un solo fármaco con un quimioterápico alternativo (p. ej., topotecán, paclitaxel, bevacizumab, gemcitabina), un solo fármaco específico (bevacizumab o inhibidor PARP) o un estudio clínico.

Vigilancia postratamiento (https://www.nccn.org/patients/guidelines/ovarian/files/assets/common/downloads/files/ovarian.pdf)

- Valoración ± CA-125 cada 3 meses durante 2 años; después, cada 3-6 meses durante 3 años y, luego, anualmente.
- TC o PET, CA-125 en caso de que se sospeche recurrencia.

Estadificación de la FIGO para el cáncer de ovario, 2014	
Estadio I	Tumor limitado a los ovarios.
IA	Un ovario; la cápsula está intacta no hay tumor superficial y los lavados son negativos.
IB	Ambos ovarios; de lo contrario, como IA.
IC	Tumor limitado a uno o ambos ovarios.
IC1	Diseminación quirúrgica.
IC2	Rotura de la cápsula antes de la cirugía o tumor en la superficie ovárica.
IC3	Células malignas en la ascitis o el lavado peritoneal.
Estadio II	Tumor en uno o ambos ovarios con extensión hacia la pelvis o cáncer peritoneal primario.
IIA	Extensión al útero o las trompas uterinas.
IIB	Extensión a otros tejidos pélvicos.
Estadio III	Implantes peritoneales fuera de la pelvis o ganglios pélvicos (+).
IIIA	Tumor limitado a la pelvis con ganglios linfáticos negativos, pero metástasis peritoneales microscópicas más allá de la pelvis.
IIIA1	
IIIA1 (i)	Solo ganglios retroperitoneales (+).
IIIA1 (ii)	Metástasis ≤ 10 mm.
IIIA2	Metástasis > 10 mm.
	Micrometástasis extrapélvicas; ± ganglios retroperitoneales positivos.
IIIB	Macrometástasis extrapélvicas ≤ 2 cm; ± ganglios pélvicos positivos. Incluye implantes en la cápsula del hígado o el bazo.
IIIC	Metástasis peritoneales extrapélvicas > 2 cm de diámetro; ± ganglios positivos.
Estadio IV	Metástasis distantes, excluyendo implantes peritoneales.
IVA	Derrame pleural con citología (+).
IVB	Metástasis hepáticas/esplénicas parenquimatosas, metástasis a órganos fuera del abdomen (incluidos ganglios linfáticos).
Tomado de: *Int J Gynaecol Obstet* 2009;105:3.	

TUMORES DE CÉLULAS GERMINALES

Definiciones y epidemiología (*Cancer Treat Rev* 2008;34:427)

- Cáncer derivado de células primordiales germinales. Compone el 1-2% de los casos de cáncer de ovario.
- El 58% de los tumores de ovario ocurren en < 20 años de edad. Incidencia: 0.41/100 000 mujeres/año.

Anatomía patológica (*Int J Gynecol Path* 2006;25:305)

- **Disgerminomas (LDH+):**

  Representan el 1-2% de todos los tumores ováricos y el 32% de los tumores malignos de células germinales. Adolescentes y adultos jóvenes.

  El 10-15% son bilaterales. Se deben a la proliferación monofásica de las células germinales primitivas con linfocitos T infiltrantes.

  Es el equivalente del seminoma testicular; se caracteriza por ser OCT4 y CD30 positivo en la tinción; su aspecto celular es de huevo frito.

  La diseminación linfática es frecuente, así como la hiperCa humoral; su crecimiento es rápido.

  Tiene tasas de curación elevadas cuando se trata (88.6%).
- **Tumor del seno endodérmico (tumor del saco vitelino) (AFP+, LDH+):**

  Compone el 14-20% de los tumores malignos de células germinales. Se presenta en mujeres adolescentes o jóvenes; 1/3 ocurre en la premenarquia.

  Cuerpos de Schiller-Duval (característica microscópica con capilar central rodeado de células parietales aplanadas). Tinción positiva para AFP, citoqueratina y FAP.

  Tumor agresivo y unilateral.

  Diseminación hematógena precoz hacia ubicaciones distantes. Es relativamente quimiorresistente.
- **Tumor mixto de células germinales (expresión variable de marcadores tumorales):**

  Representa el 5% de todos los tumores malignos de células germinales. Cuenta con dos o más elementos malignos de células germinales con al menos uno de ellos primitivo. El disgerminoma es el componente más frecuente.
- **Teratoma (maligno) inmaduro (expresión variable de marcadores tumorales)**

  Tejido embrionario; principalmente neuroepitelial. Existen grados 1, 2 y 3 según la cantidad de tejido neuroepitelial. Unilateral.

- **Teratoma maduro:**
  Es sólido, quístico (dermoide, 95%) o fetiforme. Está compuesto por estructuras adultas o fetales; sin componentes embrionarios. Es el tumor ovárico más frecuente. El cariotipo es 46,XX.
  Solo el 1-2% son malignos; la malignidad más frecuente es el carcinoma epidermoide. El 0.2-2% muestran transformación maligna.
- **Teratomas monodérmicos:**
  Estroma ovárico, carcinoide, tumor del sistema nervioso central, grupo de los carcinomas, grupo de los sarcomas, tumor sebáceo, tumor hipofisario, tumor del primordio retiniano, otros.
- **Subtipos infrecuentes:**
  - **Carcinoma embrionario (AFP+, LDH+, hCG+, E2+):**
    Compone el 4% de los tumores de células germinales malignos. Edad promedio: 15 años.
    Grupos cohesivos de células primitivas de gran tamaño con núcleos superpuestos, bordes mal definidos y células del sincitiotrofoblasto gigantes. La producción de hCG conduce a seudoprecocidad isosexual. La tinción es positiva para OCT3, OCT4 y CD30.
  - **Poliembrioma:**
    Se presenta en mujeres jóvenes. Existe gran cantidad de cuerpos embrioides que semejan embriones presomitas. Es posible que la hCG/AFP estén elevadas. A menudo se asocia con un teratoma inmaduro.
  - **Coriocarcinoma no gestacional (hCG+):**
    Compone el 2% de los tumores de células germinales malignos. Los trofoblastos intermedios y los citotrofoblastos están cubiertos por sincitiotrofoblastos en un patrón plexiforme. Son positivos a hPL, inhibina y citoqueratina.

Manifestaciones clínicas

- Dolor abdominal (55-80%), masa abdominal/pélvica, aumento de tamaño abdominal, fiebre (10-25%), ascitis, torsión o rotura ovárica; distensión abdominal (35%), hemorragia vaginal (10%).
- Duración corta de los síntomas (2-4 sem).
- El 60-70% se presentan en estadio I o II, el 20-30% en estadio III y el estadio IV es poco frecuente. Las metástasis se derivan de la diseminación peritoneal o linfática; la diseminación hematógena es más frecuente que en el CO.
- El disgerminoma se relaciona con amenorrea primaria/disgenesia gonadal.

Diagnóstico

- **Radiografía de tórax:** valorar la presencia de metástasis.
- **Eco pélvica:** lesión quística con tubérculo ecogénico denso (nódulo de Rokitansky para el teratoma maduro). El CA-125 no es útil.
- **TC abdominal/pélvica:** masas complejas; atenuación de grasa en los teratomas maduros; calcificación; calcificación moteada en los disgerminomas (*Radiographics* 1998;18:1525).
- Realizar cariotipo si se sospecha de disgerminoma y hay Hx de amenorrea primaria.
- La estadificación es la misma que para los CO, *véase* antes.

Marcadores séricos de tumor de células germinales

	AFP	hCG	LDH	E2	Inhibina	Testosterona	Andrógenos	DHEA
Disgerminoma	–	±	+	±	–	–	–	–
Saco vitelino	±	+	±	±	–	–	–	–
Teratoma inmaduro	±	–	±	±	–	–	–	±
Coriocarcinoma	–	+	±	–	–	–	–	–
Del seno endodérmico	+	–	+	–	–	–	–	–
Poliembrioma	±	+	–	–	–	–	–	–
Mixto de células germinales	±	±	±	–	–	–	–	–

La inhibina es (+) en las células de la granulosa y (±) en las células de Sertoli-Leydig y el gonadoblastoma. Testosterona/andrógenos (+) en las células de Sertoli-Leydig y (±) en el gonadoblastoma. *Véanse* los tumores estromales de los cordones sexuales más adelante.
De: Pectasides D, Pectasides E, Kassanos D. Germ cell tumors of the ovary. *Cancer Treat Rev.* 2008;34(5): 427–41.

Tratamiento

- **Cirugía:** HTA, SOB, omentectomía, biopsias peritoneales, lavados pélvicos, DGL pélvicos y paraaórticos (8-28% de riesgo de metástasis según la histología), disminución quirúrgica de masa si no se pretende preservar la fertilidad.
  La cirugía preservadora de la fertilidad es posible si el ovario contralateral tiene aspecto normal; también puede realizarse una cistectomía. Bx del ovario contralateral si existe disgerminoma o si tiene aspecto anómalo.
  Realizar inspección quirúrgica secundaria si hay masa residual tras quimioterapia o teratoma residual.
- **Quimioterapia adyuvante:**
  El estándar de referencia es el BEC (bleomicina, etopósido, cisplatino).
  Tratar las recurrencias de nuevo con quimioterapia.
- **Vigilancia primaria:** estadio IA de grado 1, teratoma inmaduro y disgerminomas de estadio IA o IB.
- **Radiación adyuvante:** es el tratamiento alternativo para los disgerminomas que no son candidatos para quimioterapia o cirugía.

Vigilancia postratamiento (*Am J Obstet Gynecol* 2011;204:466)

- Exploración y marcadores tumorales c/2-4 meses durante 2 años; después, anualmente. Realizar estudios de imagen si no hay marcadores tumorales confiables. Obtener TC y marcadores tumorales si se sospecha una recurrencia.
- El pronóstico general se basa en el estadio, la enf residual, el tipo histológico, la AFP preoperatoria y la elevación de la β-hCG; la edad no es un factor.

TUMORES ESTROMALES DE LOS CORDONES SEXUALES

Epidemiología (*Gyn Oncol* 2005;97:519)

- 1.2% de todos los casos de cáncer de ovario primario. La evolución es indolente con pronóstico favorable; no suele haber metástasis a ganglios linfáticos; edad de diagnóstico promedio: 50 años.

Anatomía patológica (*J Clin Oncol* 2007;25:294)

- **Tumor de células de la granulosa (TCG):**
  - Corresponde al 70% de los tumores del estroma de los cordones sexuales. Incidencia: se presenta en 0.4-1.7/100 000 mujeres. Es más frecuente en mujeres no caucásicas y con obesidad.
  - En las mujeres adultas se asocia con estrógenos, hemorragia anómala (66%), HE (25-50%) y cáncer de endometrio (5%).
  - Tipo juvenil (5%): el 90% corresponde a niñas prepúberes; el 95% es unilateral; cuenta con pronóstico excelente.
  - Los *cuerpos de Call-Exner* son material eosinofílico y desechos nucleares (núcleos en grano de café). El 95% es unilateral. El 78-91% se detecta en estadio I; tiene buen pronóstico. El 5-10% coexiste con cáncer de endometrio, por lo que se debe realizar bx endometrial.
- **Tumores de las células de Sertoli-Leydig:**
  - Constituyen el 0.2% de todas las neoplasias ováricas. El 98% es unilateral. La edad promedio de presentación es de 20-30 años.
  - El 90% de los casos se detectan en estadio I; la supervivencia a 5 años es del 70-90%; puede recurrir pronto después del tx/dx.
  - Los túbulos de las células epiteliales secretan esteroides → virilización en el 30% de las pts; se observan cristales de Reinke en el estudio patológico.
- **Tecoma:**
  - Benigno. Se presenta en mujeres en la posmenopausia. Estrógenos → HE (15%).
  - Tecomas luteinizados → virilización. Contienen citoplasma abundante en lípidos; son tumores sólidos y amarillentos.
- **Fibroma:**
  - Benigno. Es el tumor del estroma de los cordones sexuales más frecuente; constituye el 4% de las neoplasias ováricas.
  - El 4-8% son bilaterales. Ocurre en mujeres en la posmenopausia. Presencia de haces en espiral de fibroblastos fusiformes y colágeno. Se asocia con síndrome de Meigs y síndrome del nevo basal.
- **Tumores de células esteroideas:** el 0.1-0.2% de todos los tumores ováricos. Se clasifican en luteomas estromales, tumores de células de Leydig y tumores de células esteroides sin especificar.
- **Otros:** tumores estromales esclerosantes, tumor de los cordones sexuales con túbulos anulares y ginandroblastomas.

Manifestaciones clínicas

- **Presentación:** hemorragia anómala, distensión abdominal y dolor abdominal. Pubertad precoz isosexual con TCG juveniles. Existe virilización debido a los andrógenos en los tumores de las células de Sertoli-Leydig. El síndrome de Meigs se compone de fibroma, ascitis y derrame pleural.

Diagnóstico (*Radiographics* 1998;18:1525)

- **Eco pélvica/TC pélvica:** de gran tamaño, unilateral, multiquístico con componentes sólidos; las calcificaciones son poco frecuentes; hay carcinomatosis en caso de TCG (poco habitual). Las masas son bien definidas e hipoecoicas en los tumores de células de Sertoli-Leydig y no existen proyecciones papilares.
- **RM pélvica:** alta intensidad de la señal a causa de la hemorragia tumoral; los TCG tienen aspecto espongiforme; los tumores de células de Sertoli-Leydig son masas sólidas, mientras que los fibrotecomas tienen baja intensidad de la señal en T2.

La estadificación es idéntica que para los CO.

Marcadores de los tumores estromales de los cordones sexuales						
Testosterona	**Andrógeno**	**E2**	**Inhibina**	**Testosterona**	**Andrógeno**	**DHEA**
–	–	±	–	–	–	–
±	–	±	–	–	–	–
±	±	±	–	–	–	±
De: Pectasides D, Pectasides E, Kassanos D. Germ cell tumors of the ovary. *Cancer Treat Rev.* 2008;34(5): 427–41.						

Tratamiento

- **Cirugía:** *véase* la tabla más adelante.

Vigilancia postratamiento (*Am J Obstet Gynecol* 2011;204:466)

- Exploración y marcadores tumorales c/2-4 meses durante 2 años; después, continuar c/6 meses durante 3 años y, finalmente, cada año.
- Obtener TC y marcadores tumorales si se sospecha una recurrencia.

Tratamiento de los tumores de células germinales	
Estadio IA	HTA, SOB, estadificación (omentectomía, biopsias peritoneales, DGL pélvicos y paraaórticos, así como lavados pélvicos). Cirugía preservadora de la fertilidad y la estadificación en caso de que se desee tener más hijos en el futuro. No está indicada la quimioterapia adyuvante.
Estadio IC, ascitis maligna, actividad mitótica abundante o estadio >1	HTA, SOB, estadificación y extirpación de masa. Cirugía preservadora de la fertilidad y estadificación si se desea preservar la fertilidad. Quimioterapia adyuvante (BEC o platino/taxano).
Enf recurrente o enf pélvica/abdominal	Cirugía de extirpación de masa cuando sea posible. Tratamiento postoperatorio con base en los tratamientos previos: quimioterapia basada en platino, radiación para la enf localizada o terapia hormonal.
Recurrencia a distancia	Quimioterapia con base en platino o tx hormonal en pacientes seleccionadas.

CÁNCER DE VAGINA

Epidemiología

- Comprende el 2-3% de todos los casos de cáncer ginecológico. Incid de NIV: 0.2/100 000 mujeres.
- **Edad media:** 70-90 años. El 80% tiene histología epidermoide.

Anatomía patológica (*Curr Opin Obstet Gynecol* 2005;17:71)

- La **NIV** es una lesión precursora. Se presenta con mayor frecuencia en el tercio superior de la vagina. Está asociada con la NIC. El riesgo de transformación a carcinoma vaginal invasor es del 9-10%.
- **Carcinoma epidermoide:**
  Corresponde al 85% de los casos de cáncer de vagina. La diseminación es superficial, después invade el tejido paravaginal. Metástasis a hígado/pulmón.
- **AdenoCa:**
  Explica el 15% de todos los casos. Produce metástasis al pulmón y los ganglios supraclaviculares y pélvicos. Las metástasis desde otros sitios son más frecuentes que el adenoCa vaginal primario.
- **AdenoCa de células claras:** exposición a DES. Se presenta junto con la adenosis vaginal.
- **Melanoma:** < 1-3% de las lesiones malignas de vagina. Pigmentada o no pigmentada.
- **Sarcoma botrioide:** es multicéntrico, se presenta en la pared anterior y cuenta con aspecto de uva. Es más frecuente en los niños.
- **Carcinoma adenoepidermoide:** corresponde al 1-2% de los casos de cáncer de vagina. Tiene alta agresividad.
- **Carcinomas secundarios:** extensión desde el cuello uterino, metástasis endometriales, extensión local de intestino/vejiga y enf trofoblástica gestacional.

Etiología

- Se detecta VPH 16 y 18 en el cáncer invasor y la NIV. Exposición a DES. La endometriosis se asocia con el adenoCa. Exposición a radiación.

Manifestaciones clínicas

- La hemorragia vaginal o la secreción sanguinolenta con frecuencia indican lesiones avanzadas. Síntomas urinarios.

Diagnóstico

- Bx para estudio de la enf del tejido; visualización mediante colposcopia con solución de Lugol (enf localizada o difusa/multifocal). Realizar también biopsia de cuello uterino y vulva.

Tratamiento

- **NIV I:** observación.
- **NIV II o III:** resección local amplia, vaginectomía parcial o total, 5-FU intravaginal, ácido tricloroacético, imiquimod al 5%, terapia láser (*J Low Genit Tract Dis* 2012;16:00).
- **Carcinoma epidermoide (CE) estadio I:** < 0.5 cm de grosor con radiación intracavitaria, resección local amplia o vaginectomía total; > 0.5 cm de grosor con vaginectomía radical con DGL pélvicos e inguinales (si están presentes en el tercio inferior), radiación de los ganglios pélvicos/inguinales en afectación del tercio inferior o mal diferenciado/infiltrante.
- **AdenoCa estadio I:** vaginectomía radical total, histerectomía, DGL, reconstrucción vaginal ± radiación intracavitaria/intersticial.
- **CE estadio II/adenoCa:** braquiterapia/RTHE o vaginectomía radical o exenteración pélvica ± RT.
- **CE estadios III y IVA/adenoCa:** intersticial, intracavitaria y RTHE.
- **CE estadios IVB/adenoCa:** radiación o quimioterapia.
- **Melanoma:** resección local amplia, resección con ganglios inguinofemorales, exenteración pélvica, radiación, quimioterapia o inmunoterapia (*Int J Gynecol Cancer* 2004;14:687).
- **Recurrencia local:** exenteración pélvica o radiación.
- **Recurrencia a distancia:** quimioterapia.
- **Pronóstico:** supervivencia a 5 años para el estadio I del 70% y del 50% para los estadios avanzados.

Estadificación de la FIGO para el cáncer de vagina, 2009	
Estadio I	Tumor limitado a la pared vaginal.
Estadio II	Tumor que afecta el tejido subvaginal; no se extiende a las paredes pélvicas.
Estadio III	El tumor se extiende a la pared pélvica.
Estadio IV	El tumor se extiende a la pelvis verdadera o ha invadido la mucosa de la vejiga o el recto.
IVA	El tumor invade la vejiga o la mucosa rectal o se extiende de forma directa más allá de la pelvis.
IVB	Diseminación a distancia.
Tomado de: *Int J Gynaecol Obstet* 2009;105(1):3–4.	

Vigilancia postratamiento *(Am J Obstet Gynecol* 2011:204:466)

- Si es de bajo riesgo, valoración c/6 meses durante 2 años; después, anualmente durante 2 años; si es de alto riesgo, c/3 meses durante 2 años; después, c/6 meses durante 2 años y, finalmente, cada año. Considerar la citología. TC o PET si hay recurrencia.

CÁNCER DE VULVA

Definiciones y epidemiología *(Hematol Oncol Clin N Am* 2012;26:45)

- **NIV:** displasia limitada al epitelio (NIV II-III).
- **Carcinoma vulvar:** lesión que invade a través de la membrana basal.
- **Incidencia:** cáncer de vulva: 2.3/100 000 mujeres/año; NIV: 1.2-2.1/100 000 mujeres.
- Comprende el 4-7% de todos los casos de cáncer ginecológico. Edad media al dx: 68 años.
- **Riesgo a lo largo de la vida:** 0.27%.

Anatomía patológica

- **NIV de tipo habitual:** verrucosa, basaloide, mixta. Relacionada con el VPH.
- **NIV de tipo diferenciado:** se asocia con liquen escleroso e hiperplasia epidermoide. NO se relaciona con el VPH. Existe riesgo de desarrollar carcinoma epidermoide queratinizante.
- **CE:** comprende el 92% de los casos de cáncer de vulva. Verrucoso y basaloide; tipos queratinizante, no queratinizante, basaloide, verrucoso, verrugiforme y acantolítico; invasivo o invasión superficial. Localizaciones más frecuentes: labios mayores (50%), labios menores (15-20%). VPH 16 y 18; el 40% de los casos de cáncer invasor son positivos para VPH; el 80% de las NIV son positivas para VPH; la vacunación puede prevenirlos.
- **Carcinoma basocelular:** compone el 2-4% de las malignidades vulvares. Es un tumor infiltrante con células basales de la epidermis. Los labios mayores son el sitio de aparición más frecuente. Carcinoma basocelular basoescamoso o metatípico: es un componente epidermoide maligno que se presenta en el 3-5% de los carcinomas basocelulares (tratar como carcinoma epidermoide).
- **Carcinoma de la glándula de Bartolino:** el 40% es adenoCa, el 40% es carcinoma epidermoide y el 15% es carcinoma adenoideo quístico. Obtener biopsia de cualquier absceso de la glándula de Bartolino en cualquier mujer > 35 años.
- **Sarcoma:** compone el 1-2% de las malignidades vulvares. Leiomiosarcoma, liposarcoma, fibrosarcoma, neurofibrosarcoma, rabdomiosarcoma, schwannoma maligno, angiosarcoma, sarcoma epitelioide.
- **Carcinoma verrucoso:** infrecuente. Tiene aspecto similar a una coliflor. Es de crecimiento lento e invade localmente (incluso invade el hueso).
- **Melanoma maligno:** es la segunda causa de malignidad vulvar. Los labios menores y el clítoris son los sitios de afectación más frecuentes. Se presentan *de novo* como lesiones pigmentadas y asintomáticas.
- **Enf de Paget de la vulva:** < 1% de las neoplasias vulvares. Concurrente con un adenoCa subyacente en el 4-20% de los casos. El 12% es invasor, con una tasa de recurrencia del 35%. Células grandes y pálidas (células de Paget). Aspecto elevado y aterciopelado. Se relaciona con adenoCa de otra localización (mamas/colon): 30%.

Manifestaciones clínicas

- **Presentación:** prurito, irritación, ardor y dolor vulvar y disuria. Lesiones pigmentadas, ulceradas, pápulas, nódulos o lesiones similares a cicatrices. Condiloma persistente (30% asociado con NIV 3).

Diagnóstico

- Obtener biopsia de lesiones planas, elevadas o pigmentadas; verrugas en mujeres posmenopáusicas o mujeres con fracaso del tratamiento tópico. Colposcopia.

Tratamiento *(J Natl Compr Canc Netw* 2017;15:92)

- **NIV:** resección local amplia (bajo riesgo de recurrencia si los márgenes son negativos); ablación con láser si no se sospecha de cáncer (delimitar los márgenes por colposcopia); imiquimod tópico al 5%.
- **Carcinoma vulvar escamoso:**
  Estadio I: resección local amplia si es microinvasor (< 1 mm de invasión) o resección local radical con DGL centinela unilateral completa (DGL bilateral si la lesión está a más de 2 cm de la línea media).

Estadio II: vulvectomía radical modificada con DGL inguinales y femorales bilateral. Radiación si los márgenes son < 8 mm, existe invasión linfovascular o tienen > 5 mm de grosor.

Estadio III: vulvectomía radical modificada con DGL inguinales y femorales bilateral, además de radiación.

Estadio IV: vulvectomía radical seguida de radiación.

Recurrencia: depende de la ubicación y la extensión de la recurrencia. Las opciones incluyen reescisión, vulvectomía radical, exenteración pélvica, radiación y quimioterapia.

- **Carcinoma basocelular:** resección local radical.
- **Carcinoma de la glándula de Bartolino:** resección local radical o hemivulvectomía; considerar la DGL inguinales ipsilaterales.
- **Sarcoma:** resección local radical.
- **Carcinoma verrucoso:** resección local radical; la radiación está contraindicada (induce la transformación anaplásica que puede conducir a metástasis).
- **Melanoma maligno:** resección local radical si la invasión es < 1 mm; considerar la DGL inguinales ipsilaterales si la invasión es > 1 mm.
- **Enf de Paget de la vulva:** resección local amplia; vulvectomía radical modificada si existe adenoCa subyacente.
- **Pronóstico:** la supervivencia a los 5 años es del 72.7%; se basa en el diagnóstico; el ↑ de los ganglios es el determinante más importante de la supervivencia. Mejora si los márgenes quirúrgicos son adecuados (1-2 cm) en la cirugía primaria.

Seguimiento postratamiento (*J Natl Compr Canc Netw* 2017;15:92)

- Valoración c/3-6 meses durante 2 años; después, c/6-12 meses durante 3-5 años y, finalmente, cada año.

  TC o PET si se sospecha recurrencia. Vigilancia de la NIV: c/6 meses durante un año, después anualmente; la recurrencia es elevada (30-50%).

Estadificación de Clark, Breslow y Chung para el melanoma (*véase también* el cap. 1)

	Clark	Breslow	Chung
I	Limitado al epitelio	0.75 mm o menor	Limitado al epitelio
II	Penetración de la membrana basal; extensión hacia la dermis papilar	0.76-1.50 mm	Penetración de la membrana basal; extensión de 1 mm o menor desde la capa granular
III	Llena la dermis papilar	1.51-2.25 mm	Penetración de entre 1.1 y 2 mm desde la capa granular
IV	Invasión de la dermis reticular profunda	2.26-3 mm	Invasión más allá de 2 mm desde la capa granular
V	Invasión del tejido adiposo subcutáneo	> 3 mm	Invasión del tejido subcutáneo adiposo

Tomado de: Jahnke A, Makovitzky J, Briese V. Primary melanoma of the female genital system: A report of 10 cases and review of the literature. *Anticancer Res.* 2005;25(3A):1567–74.

Estadificación de la FIGO para el cáncer de vulva, 2009

Estadio I	Tumor limitado a la vulva.
IA	Lesión de tamaño ≤ 2 cm, limitado a la vulva o el perineo y con invasión del estroma ≤ 1 mm; sin metástasis ganglionares.
IB	Lesión > 2 cm o con invasión del estroma > 1 mm; limitado al perineo y sin afectación ganglionar.
Estadio II	Tumor de cualquier tamaño con extensión a las estructuras perineales adyacentes (tercio inferior de la uretra, tercio inferior de la vagina y el ano) con ganglios negativos.
Estadio III	Tumor de cualquier tamaño con o sin extensión a estructuras perineales adyacentes y ganglios inguinofemorales positivos:
IIIA	i) Una metástasis ganglionar ≥ 5 mm. ii) Una o dos metástasis ganglionares < 5 mm.
IIIB	i) Dos o más metástasis ganglionares ≥ 5 mm. ii) Tres o más metástasis ganglionares < 5 mm.
IIIC	Ganglios afectados y diseminación extracapsular.
Estadio IV	Tumor que invade otras estructuras regionales (dos tercios superiores de la uretra y la vagina) o estructuras distantes.
IVA	i) Tumor que invade la mucosa de la uretra o vagina, o la mucosa de la vejiga o rectal; fijo a huesos pélvicos. ii) Ganglios inguinofemorales ulcerados o fijos.
IVB	Metástasis distantes, incluidos los ganglios linfáticos pélvicos.

Tomado de: *Int J Gynaecol Obstet* 2009;105(1):3–4.

NEOPLASIA TROFOBLÁSTICA GESTACIONAL (NTG)

Definición y epidemiología

- Se origina a partir de la proliferación anómala de trofoblastos placentarios. La incidencia es diversa, según el área geográfica (2/1000 en Japón; 0.6-1.1/1000 en Europa/América del Norte) (*NEJM* 1996;335:1740).
- La NTG incluye cuatro tipos de enf relacionadas: mola hidatiforme completa y parcial, mola invasora, tumor placentario del sitio trofoblástico y coriocarcinoma. La NTG invasiva suele seguir al embarazo molar, pero puede presentarse después de cualquier embarazo.

Embarazo molar

Características de la mola hidatiforme completa e incompleta		
Característica	**Mola completa**	**Mola incompleta**
Cariotipo	46,XX (90%), 46,XY (10%)	69,XXY (90-93%), 69,XXX (7%)
Tejido embrionario o fetal	Ausente	Presente
Edema hidatiforme de las vellosidades coriónicas	Difuso	Local
Hiperplasia trofoblástica	Difusa, variable	Local
Festoneado de las vellosidades coriónicas	Ausente	Presente
Inclusiones trofoblásticas del estroma	Ausente	Presente
Sitio de implantación del trofoblasto	Atipia difusa y franca	Atipia moderada y localizada
Inmunotinción de P57Kip2	Negativa	Positiva
Factores de riesgo	Dieta baja en carotenos. Deficiencia de Vit A. Extremos de la edad materna. AE previo	AE previo. Menstruación irregular. Empleo de ACO > 4 años
Riesgo de NTG	15%	1-4%
Tomado de: *N Engl J Med* 1996;33:1740; *J Repro Med* 2004;49:527.		

- **Presentación clínica:** en la actualidad se diagnostica con mayor frecuencia mediante Eco de las 12 sem de gestación. Presentación clásica como se menciona a continuación (*NEJM* 1996;335:1740).
  Mola hidatiforme completa: hemorragia vaginal (89-97%), útero más grande que lo esperado para la edad gestacional (38-51%), quistes ováricos tecaluteínicos (26-46%), hiperemesis gravídica (20-26%), preeclampsia (12-27%), hipertiroidismo y dificultad respiratoria (2-27%).
  Mola hidatiforme parcial: signos y síntomas de aborto incompleto o retenido; PEG o RCIU; es menos probable que se presente con complicaciones médicas.
  Realizar el diagnóstico mediante Eco pélvica, concentración sérica de hCG, HG, TP/TPT, estudios de la función renal y hepática; determinación y cruce de grupo sanguíneo, radiografía de tórax preevacuación, si se presentan signos de hipertiroidismo → TSH, T_3/T_4; hiperemesis → química sanguínea.

Figura 22-1 Imagen ecográfica transversal del útero en un embarazo molar con el patrón característico en tormenta de nieve

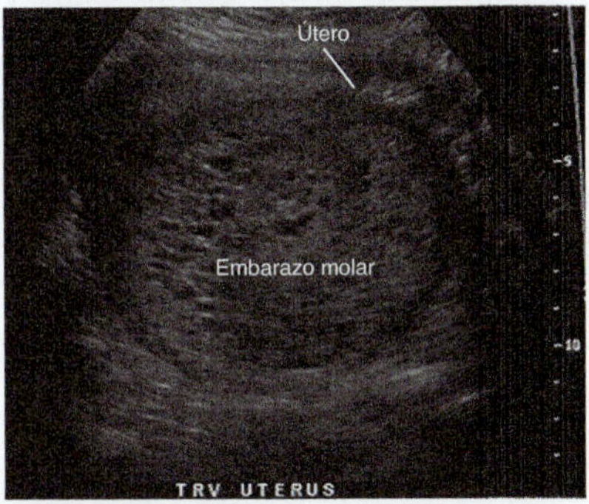

Cortesía de: Patricia Johnson, University of Virginia.

- **Tx:**
  Curetaje mediante succión seguido de curetaje con bisturí si la pt desea preservar la fertilidad. Inmunoglobulina Rh para las mujeres RhD negativas. La histerectomía es una opción si la pt no desea tener hijos.
  Es controvertido utilizar quimioterapia profiláctica después de un embarazo molar (*Obstet Gynecol* 1986;67:690). Disminuye la NTG posmolar del 47% al 15% en las molas completas de alto riesgo (OMS > 6; *véase* a continuación).
- **Vigilancia después del tratamiento** (*Obstet Gynecol* 2004;103:1365):
  Determinar la concentración de hCG dentro de las 48 h después de la extracción.
  Vigilar la concentración de hCG cada 1-2 sem hasta lograr la normalización (< 5).
  Determinar la concentración de hCG mensualmente durante 6 meses una vez que sea negativa.
  Se requiere de un método anticonceptivo hormonal confiable durante la vigilancia.

Mola invasora (*Chemo Research and Practice* 2011;2011:1; *Obstet Gynecol* 2004;103:1365)

- El diagnóstico se realiza si:
  Las concentraciones de hCG se mantienen ≥ 4 (±10%) determinaciones durante al menos 3 meses.
  Existe un aumento ≥ 10% en la hCG en ≥ 3 determinaciones durante al menos 2 sem.
  Presencia histológica de coriocarcinoma.
  Persistencia de hCG 6 meses después de la extracción molar (y ausencia de un nuevo embarazo).
- Se observa la NTG metastásica en el 4% de los casos después de la evacuación de una mola completa (*Chemo Research and Practice* 2011;2011:1).
  Ubicaciones más frecuentes para las metástasis: pulmón (80%), vagina (30%), encéfalo (no realizar biopsia) (10%) e hígado (10%).

Coriocarcinoma (*Obstet Gynecol* 2004;103:1001)

- Se origina a partir de los citotrofoblastos y los sincitiotrofoblastos. No contiene vellosidades coriónicas. El 50% se derivan de una mola hidatiforme completa, el 25% a partir de embarazos normales y el 25% de aborto espontáneo/emb ectópico. Es el más agresivo. Tiene una mortalidad cercana al 14% (*Gynecol Oncol* 2006;103:698).

Enfermedad trofoblástica placentaria

- Es una variante frecuente del coriocarcinoma. Se compone predominantemente de citotrofoblastos intermedios. Su marcador tumoral es el hPL.
- Secreta pequeñas cantidades de β-hCG → la carga del tumor puede ser amplia antes de que las concentraciones de hCG sean detectables.
- Con mayor frecuencia siguen a un embarazo/aborto molar; pueden presentarse en meses o años.

Supervivencia después de la NTG

- El pronóstico depende de la edad, el intervalo entre el emb y la enf, así como la concentración sérica de β-hCG.
- Embarazos subsecuentes después de una NTG (*NEJM* 1996;335:1740).
- El 1% de los embarazos subsecuentes resultan en emb molar; las mujeres con NTG en remisión tienen tasas de embarazos normales después de la NTG; no hay ↑ de la incidencia de aborto espontáneo, anomalías congénitas o cesárea.
- **Riesgo bajo:** el 84% de las NTG en estadio I y el 87% de las de estadios II-III de bajo riesgo → remisión completa con un solo quimioterápico (*J Reprod Med* 2006;51:835; *Semin Oncol* 1995;22:166; *J Reprod Med* 1992;37:461; *Obstet Gynecol* 1987;9:390; *Gynecol Oncol* 1994;54:76).
- **Alto riesgo:** el 80% de las pts con enf en estadio IV logran remisión con terapia múltiple.
- **Riesgo de recaída:** es del 2% con NTG no metastásica; del 4% con NTG metastásica de bajo riesgo, y del 13% con NTG metastásica de alto riesgo (*Cancer* 1996;66:978). Tiempo medio para la recurrencia: 6.5 meses. Tasa de supervivencia para la NTG recurrente: 77.8% (*J Reprod Med* 2006;51:829).

Estadificación de la FIGO para la NTG, 2009	
Estadio I	Enf limitada al útero.
Estadio II	NTG que se extiende fuera del útero, pero está limitada a las estructuras genitales (anexos, vagina, ligamento ancho).
Estadio III	NTG que se extiende a los pulmones, con o sin afectación genital conocida.
Estadio IV	Todos los demás sitios metastásicos (encéfalo, hígado).
Tomado de: *Int J Gynaecol Obstet* 2009;105(1):3–4.	

Sistema de puntuación pronóstico de la OMS adaptado por la FIGO				
Bajo riesgo, puntuación de la OMS de 0 a 6; alto riesgo, puntuación de la OMS ≥ 7.				
Puntuación	0	1	2	4
Edad (años)	< 40	≥ 40	–	–
Antecedentes del emb	Mola	Aborto	Término	–
Intervalo en meses desde el emb índice	< 4	4-6	7-12	≥ 12
β-hCG sérica pretratamiento	$< 10^3$	10^3 a $< 10^4$	10^4 a $< 10^5$	$\geq 10^5$
Tumor de máximo tamaño	–	3 a < 4 cm	≥ 5 cm	–
Localización de las metástasis	Pulmón	Bazo, riñón	Tubo digestivo	Hígado, encéfalo
Cantidad de metástasis	–	1-4	5-8	> 8
Fracaso previo de los quimioterápicos	–	–	1	≥ 2

Esquemas de tratamiento para la NTG	
Protocolo para la NTG de bajo riesgo (estadio I o estadios II/III de bajo riesgo y puntuación de la OMS ≤ 6)	
Tratamiento inicial	Metotrexato o actinomicina D. Histerectomía si se ha satisfecho la paridad (con un solo quimioterápico adyuvante).
Tratamiento en caso de resistencia	EMACO. Histerectomía (con quimioterápico múltiple adyuvante). Resección uterina local (para preservar la fertilidad).
Seguimiento	12 meses de concentraciones de hCG indetectables. Anticoncepción durante 12 meses.
Protocolo para la NTG de alto riesgo (estadio II o estadio III y puntuación de la OMS ≥ 7)	
Tratamiento inicial	EMACO o EMAEP (etopósido, metotrexato, actinomicina D, carboplatino).
Tratamiento en caso de resistencia	VBP. Realizar cirugía si está indicada.
Seguimiento	12 meses de concentraciones de hCG indetectables. Anticoncepción durante 12 meses.
Protocolo para la NTG estadio IV	
Tratamiento inicial	EMACO; con metástasis encefálicas → radiación/dexametasona, craneotomía para las lesiones periféricas; con metástasis hepáticas → embolización y resección para control de las complicaciones.
Tratamiento en caso de resistencia	EMAEP; VBP; protocolos experimentales; cirugía, según la indicación; infusión o embolización de la arteria hepática.
Seguimiento	Determinación semanal de las concentraciones de hCG hasta que sean indetectables durante 3 semanas, después cada mes durante 24 meses. Anticoncepción durante 24 meses.
Tomado de: May T, Goldstein DP, Berkowitz RS. Current chemotherapeutic management of patients with gestational trophoblastic neoplasia. *Chemother Res Pract.* 2011;2011:806256.	

QUIMIOTERAPIA

Biología tumoral (*Principles and Practice of Gynecologic Oncology*. 5th ed. Philadelphia, PA: Lippincott Williams & Wilkins; 2009:381)

- Los efectos adversos de los quimioterápicos se explican mediante los tres tipos de crecimiento tisular normales.
  Estático: células bien diferenciadas, división infrecuente (neuronas, ovocitos).
  Expansivo: células en general estáticas, proliferan con el estrés (hepatocitos, endotelio vascular).
  Renovante: proliferación continua (médula ósea, epitelio digestivo y epidermis).
- **Crecimiento gompertziano:** crecimiento tumoral exponencial durante la división celular, que es seguido de retraso exponencial del crecimiento. A medida que ↑ la masa, también ↑ el tiempo para la duplicación del tamaño tumoral; el tiempo de duplicación de las metástasis es más corto que el de la lesión primaria. Las células en proliferación rápida tienen una fase G1 corta → estas células son las más quimiosensibles.
- Se logra una supervivencia y cura prolongadas cuando la población celular ↓ a 10^1-10^4 células, que se considera enf microscópica → motivo por el que se utiliza la quimioterapia adyuvante después de la cirugía reductora de masa.

Figura 22-2 Ilustración de las interacciones tumor-hospedero en el desarrollo y la diseminación del cáncer

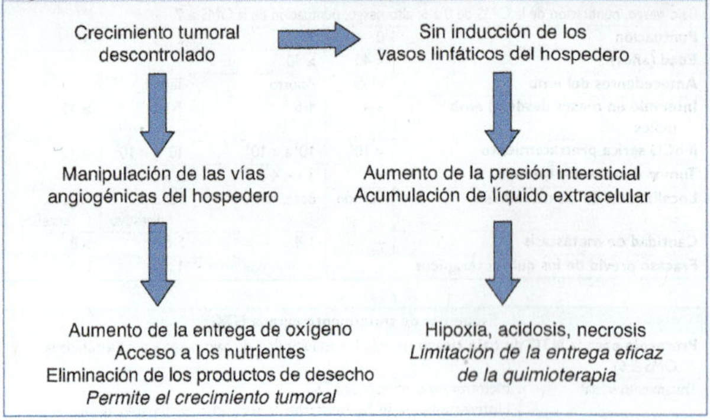

Figura 22-3 Ilustración del ciclo celular con los puntos de control importantes

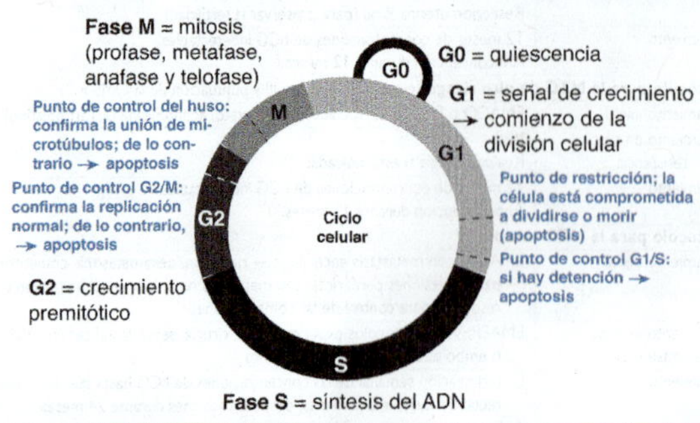

Tipos de quimioterapia

- **Quimioterapia neoadyuvante:** antes de la cirugía o la RT.
- **Quimioterapia adyuvante:** después de la cirugía o la RT.
- **Quimioterapia concurrente:** se administra junto con la radiación para sensibilizar al tumor a los efectos radioactivos.

Quimioterapias de uso frecuente en los cánceres ginecológicos

- Platino/taxano: los más frecuentes como primera elección en los casos de cáncer de ovario, primario de peritoneo, de tubas uterinas y de endometrio son el carboplatino y el paclitaxel.
- El cisplatino se utiliza para la radiosensibilización en los casos de cáncer de cuello uterino.
- Quimioterápicos para las recurrencias:
  - Las opciones incluyen platino/taxano (si es sensible a platino), doxorrubicina liposómica pegilada, gemcitabina, topotecán, etopósido y docetaxel.
  - Fármacos hormonales: aumento en el uso de los inhibidores de la aromatasa en algunos subtipos histológicos de cáncer de ovario o endometrio recurrentes; aún en experimentación.
  - Productos biológicos nuevos: se emplean en el mantenimiento o las recurrencias, incluyen antiangiogénicos (bevacizumab), inhibidores PARP (olaparib, pazopanib) e inmunoterapia (nivolumab).

Efectos tóxicos frecuentes

- Se clasifican de acuerdo con los criterios habituales para los efectos adversos → grados 1-4.
- **Toxicidad en médula ósea:**

  Es el efecto adverso que limita la dosis con mayor frecuencia.

  Neutropenia → efecto tóxico en médula ósea más frecuente. Se presenta dentro de 7-14 días después del dx.

  La administración de G-CSF y filgrastim pegilado no mejora la supervivencia a largo plazo, en comparación con la disminución de la dosis.

- **Gastrointestinales:**
  - Las náuseas son el efecto más frecuente.
  - Náuseas anticipatorias: se presentan antes de la administración de la quimioterapia.
  - Náuseas de inicio agudo: se presentan dentro de 1 h de la quimioterapia, duran < 24 h.
  - Náuseas de inicio tardío: ocurren > 1 día después de la quimioterapia y persisten durante varios días.
  - Cisplatino: es el fármaco más emetógeno que se emplea en el cáncer ginecológico.
- **Alopecia:**
  - Produce efectos psicológicos graves; casi siempre es reversible.
- **Toxicidad cutánea:**
  - Reacción alérgica o de hipersensibilidad
  - Hiperpigmentación de la piel
  - Fotosensibilidad
  - Eritrodisestesia plantar palmar
  - Necrosis local por extravasación
- **Neurotoxicidad:**
  - La neuropatía periférica es la manifestación más frecuente.
  - Se observan las tasas más altas con cisplatino, paclitaxel y docetaxel.
  - Parestesias → pérdida de la sensibilidad vibratoria y propioceptiva → deterioro funcional.
- **GU:**
  - Cisplatino → tox renal por metabolitos (el cisplatino tiene escasa tox renal).
  - Ifosfamida y ciclofosfamida → cistitis hemorrágica por uno de sus subproductos; administrar acroleína-mesna para unir y neutralizar la acroleína en la vejiga.
- **Reacciones de hipersensibilidad:**
  - Reacción temprana → paclitaxel.
    - Se presenta debido a la reacción frente a Cremophor EL® (aceite de ricino polietoxilado), el compuesto en el que se prepara el paclitaxel.
    - El 80% de las reacciones se presentan en el primero o segundo ciclo.
  - Reacción tardía → carboplatino.
    - Se presenta con mayor frecuencia durante el segundo ciclo de quimioterapia para la recidiva (ciclos 7-13).
    - Se considera que se debe al recuerdo del antígeno.

RADIOTERAPIA

Radioterapia de haz externo (RTHE)

- RT conformacional tridimensional:
  - Se utiliza la TC para guiar la geometría de la radioterapia → es el estándar de atención del cáncer ginecológico (*Gynecol Oncol* 1997;66:351).
  - Radioterapia de intensidad modulada (*Int J Radiat Oncol Biol Phys* 2002;52(5):1330).
  - RT conformacional tridimensional especializada.
  - Permite la modulación de cada haz y el aumento de la dosis para cada ubicación tumoral con la consecuente disminución de la dosis sobre el tejido normal (puede ser útil en la RTHE de campo extendido).
  - Terapia con protones: RTHE con protones de alta energía; mejor precisión.
- **Definiciones de RTHE:**
  - **Márgenes de campos pélvicos estándares:**
    - Superior → intervalo entre S1 y L5 (enf temprana) o L4 y L5 (enf avanzada).
    - Campo AP-PA 15 × 15 cm con amplitud lateral de 8-9 cm.
  - **RTHE de campo extendido** → incluye ganglios paraaórticos en el campo de radiación (T12-L1).
    - Útil en el cáncer de cuello uterino con enf ganglionar paraaórtica, pero ↑ los efectos adversos debido a la inclusión de más tejido normal (riñones, intestino).
  - **Bloqueo de la línea media**→ se utiliza para bloquear los tejidos adyacentes a la zona de braquiterapia durante la RTHE.
  - **Refuerzo parametrial** → se utiliza en pts con afectación parametrial/paredes laterales después de la RTHE.
  - **Fracciones** → la dosis total se administra en fracciones (1.8-2 Gy) diariamente.
    - Disminuye la dosis al tejido sano y permite la reparación del daño subletal al ADN.
- **Efectos adversos:** agudos (≤ 3 meses tras el tx) o inicio tardío (> 3 meses después del tx).
  - Piel → ulceración, necrosis; digestivos → diarrea, fístula, perforación; urinarios → cistitis y fístulas.
  - Órganos de la reproducción → menopausia prematura; médula ósea/huesos pélvicos → linfopenia transitoria, fracturas.

Braquiterapia

- Dosis de radiación de alta concentración dirigida al tejido inmediatamente adyacente.
- **Braquiterapia intersticial** (cáncer de vulva/vagina): fuentes temporales de radiación dentro de agujas huecas que se insertan en el lecho tumoral.

- **Braquiterapia intracavitaria** (cáncer de endometrio y cuello uterino): se colocan fuentes radioactivas en las cavidades corporales (Barakat RR, Berchuck A, Markman M, et al. *Principles and Practice of Gynecologic Oncology*. 5th ed. Philadelphia, PA: Lippincott Williams & Wilkins; 2009:381).
  - Tasas de dosis baja (TDB) → utiliza iridio o cesio.
    - 40-100 cGy/h.
    - Requiere uno o dos tratamientos que duran 48-72 h cada uno.
    - Es necesario el ingreso hospitalario.
  - Tasa de dosis alta (TDA) → utiliza iridio.
    - 20-250 cGy/min.
    - Requiere tres a cinco tratamientos ambulatorios después de la introducción.
  - La eficacia y las complicaciones tardías son similares con la TDA y la TDB (*Cochrane Database Syst Rev* 2010;7:CD007563).
- **Referencias anatómicas para la braquiterapia**
  - **Punto A** → 2 cm por arriba y 2 cm a los lados del orificio cervical externo (punto de cruce entre el uréter y la arteria uterina).
  - **Punto B** → 3 cm a los lados del punto A (ubicación de los ganglios obturadores).

Radioterapia para el cáncer ginecológico

Cáncer	Tipo de radiación
Cuello uterino (estadios 1B-IV)	RTHE definitiva de pelvis completa (± campo extendido) con quimiosensibilización con cisplatino, refuerzo parametrial, braquiterapia (TDA o TDB).
Endometrio	RTHE adyuvante de pelvis completa y braquiterapia adyuvante del manguito vaginal, según la indicación.
Vulva (después de la resección)	RTHE adyuvante de pelvis completa.
Enf avanzada	Quimioterapia + RTHE, tratamiento paliativo.
Vagina	RTHE de pelvis completa ± refuerzo y braquiterapia (*Int J Radiat Oncol Biol Phys* 2005;62:138).

Figura AP-1-1 Pelvis ósea de la mujer

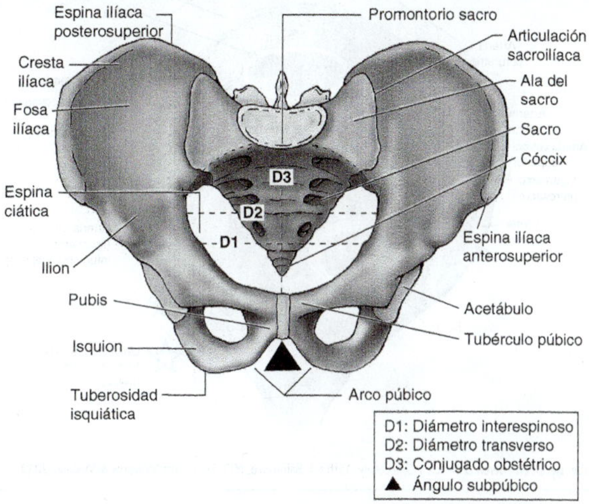

De: Moore KL, Dalley AF. *Clinically Oriented Anatomy*. 5th ed. Baltimore, MD: Lippincott Williams & Wilkins; 2006.

Figura AP-1-2 Órganos reproductores internos de la mujer en una vista posterior

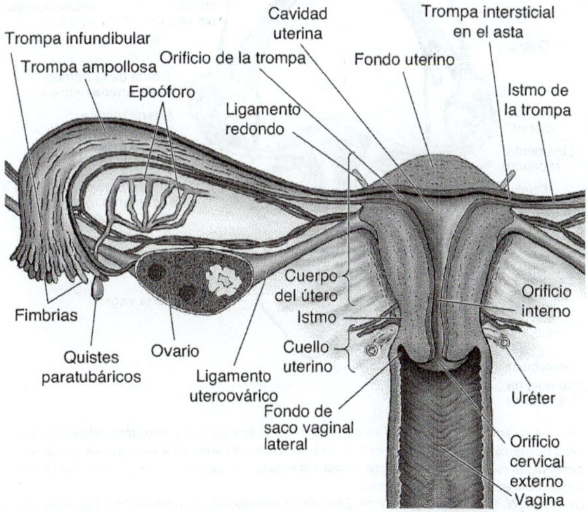

De: Moore KL, Dalley AF. *Clinically Oriented Anatomy*. 5th ed. Baltimore, MD: Lippincott Williams & Wilkins; 2006.

Figura AP-1-3 Trayecto del uréter y sus relaciones con los sitios de vulnerabilidad

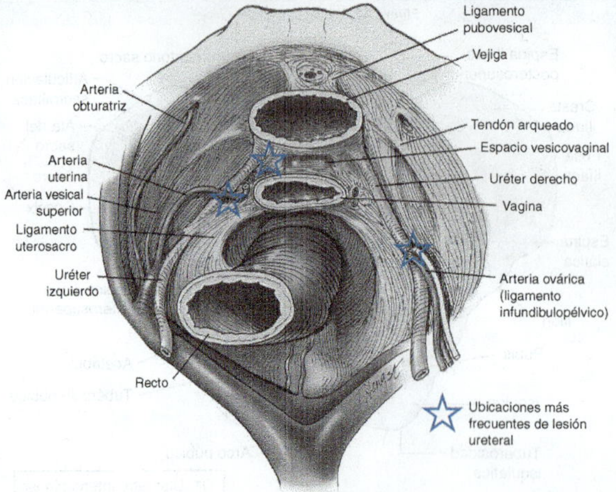

De: Berek DL. *Berek & Novak's Gynecology*. 15th ed. Baltimore, MD: Lippincott Williams & Wilkins; 2012.

Figura AP-1-4 Irrigación de los órganos pélvicos y genitales externos

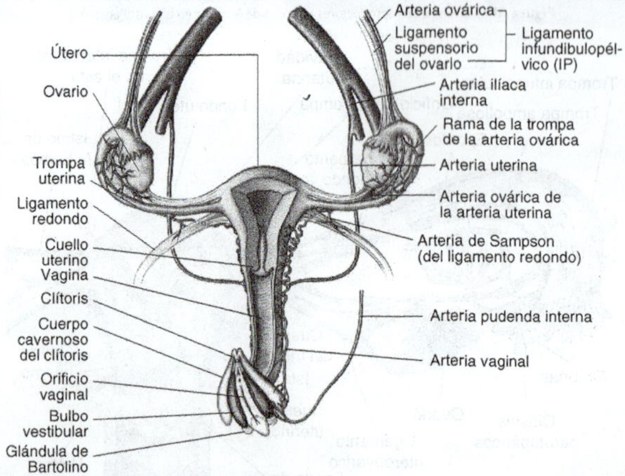

Obsérvese la arteria ovárica desde la aorta anterior entre las arterias renal y mesentérica inferior; la vena ovárica izquierda drena a la renal izquierda; la vena ovárica derecha drena en la vena cava inferior; la irrigación vaginal es conducida por la arteria uterina + la división anterior de la ilíaca interna; el plexo venoso vaginal drena en las venas ilíacas internas.

De: Rohen JW, Yokochi C, Lutjen-Drecoll. *Color Atlas of Anatomy*. 7th ed. Baltimore, MD: Lippincott Williams & Wilkins; 2011.

Figura AP-1-5 Irrigación pélvica

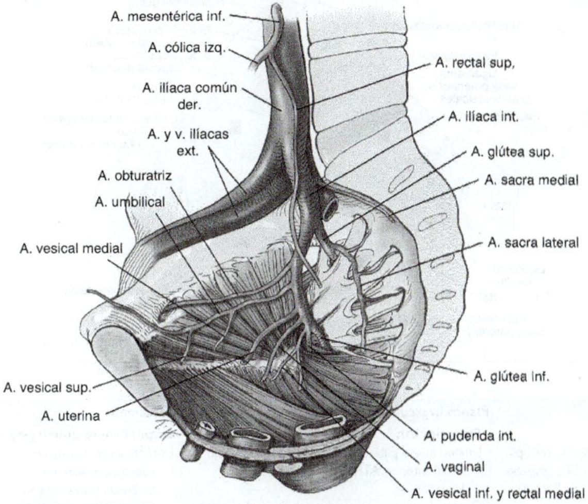

De: Berek DL. *Berek & Novak's Gynecology*. 15th ed. Baltimore, MD: Lippincott Williams & Wilkins; 2012.

Irrigación pélvica. Consideraciones

Arteria	Ramas	Importancia quirúrgica
Ilíaca común	1. Arteria ilíaca interna 2. Arteria ilíaca externa	El uréter cruza la bifurcación en el borde pélvico.
Ilíaca externa	1. Arteria epigástrica inferior 2. Arteria ilíaca circunfleja profunda 3. Arteria femoral (origen de la arteria epigástrica superficial)	La arteria epigástrica inferior puede lesionarse durante el acceso laparoscópico; puede dar lugar a la rama obturatriz accesoria.
Ilíaca interna	1. **División anterior** Arteria obturatriz Umbilical → vesical superior → obliterada Arteria uterina Arteria vaginal Arteria vesical inferior Arteria rectal media Arteria pudenda interna Arteria glútea inferior	Puede realizarse la ligadura de la división anterior para controlar la hemorragia uterina.
	2. **División posterior** Arteria iliolumbar (ramas ilíaca y lumbar) Arterias sacras laterales Arteria glútea superior	Ligadura → necrosis glútea.
Pudenda interna	1. Rectal inferior 2. Arteria perineal 3. Ramas labiales posteriores 4. Arteria del bulbo del vestíbulo 5. Arteria dorsal del clítoris 6. Arteria profunda del clítoris	Sale de la pelvis a través del agujero ciático mayor hacia la región glútea → se curva alrededor del ligamento sacroespinoso para ingresar en el perineo a través del agujero ciático menor (a través del conducto pudendo con la vena y el nervio).

Figura AP-1-6 Planos avasculares de la pelvis de la mujer

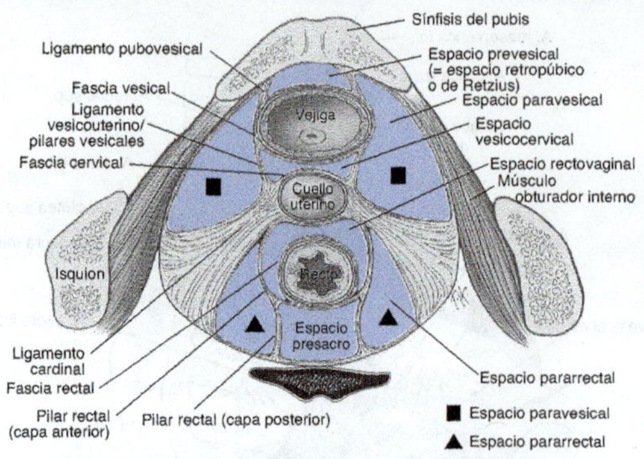

Planos avasculares de la pelvis de la mujer: consideraciones		
	Descripción	**Importancia quirúrgica**
Espacio retropúbico (espacio de Retzius)	Límites: hueso púbico, músculos de la pared abdominal anterior; ATFP y espina isquiática por los lados. Contenido: haz neurovascular del clítoris; haz neurovascular obturador ± arteria obturatriz accesoria, rama de la ilíaca externa.	Durante un procedimiento de colposuspensión retropúbica de Burch, la disección de este espacio puede causar hemorragia del plexo de Santorini alrededor de la uretra.
Espacio vesicovaginal	Espacio central. Límites: vejiga por delante; pilares de la vejiga por los lados; adventicia de la vaginal por detrás. Contenido: tejido areolar difuso.	Durante la histerectomía abdominal, se realiza la disección con hoja sobre la línea media para abrir el espacio; produce sangrado de los pilares de la vejiga a los lados.
Espacio rectovaginal	Espacio central. Límites: vagina por delante, pilares rectales por los lados y el recto por detrás. Contenido: tejido areolar difuso.	Se requiere abrir en la histerectomía complicada o en la sacrocolpopexia para unir la malla a la vagina posterior.
Espacio presacro	Espacio central. Límites: recto, colon sigmoide y fondo de saco posterior por delante; ilíacas común e interna por los lados; periostio sacro por detrás. Contenido: tejido areolar difuso y vasos presacros, incluidos los vasos sacros medios y laterales; las arterias rectales superior y media pueden atravesar este espacio.	Es necesario abrir el espacio en la sacrocolpopexia y la neurectomía presacra.
Espacios paravesicales (■)	Dos espacios laterales (■). Límites: vejiga por delante; pilares vesicales por el medio; obturador interno y elevador del ano, así como la pared pélvica por los lados; complejo del ligamento cardinal por detrás; arteria umbilical media (obliterada) por arriba; se conecta por delante con el espacio de Retzius. Contenido: tejido areolar laxo, haz neurovascular dorsal del clítoris, arteria obturatriz accesoria.	Es necesario abrir este espacio en la colposuspensión retropúbica de Burch, la histerectomía radical y la reparación de defectos paravaginales.
Espacios pararrectales (▲)	Dos espacios laterales (■). Límites: ligamento cardinal por delante; recto por el medio; sacro por detrás; ilíaca interna y pared pélvica por los lados. Contenido: tejido areolar difuso.	Se requiere el acceso a este espacio si el fondo de saco posterior está obliterado, en la histerectomía radical y en la fijación sacroespinosa. La ureterólisis es un prerrequisito.

Figura AP-1-7 Irrigación superior del abdomen

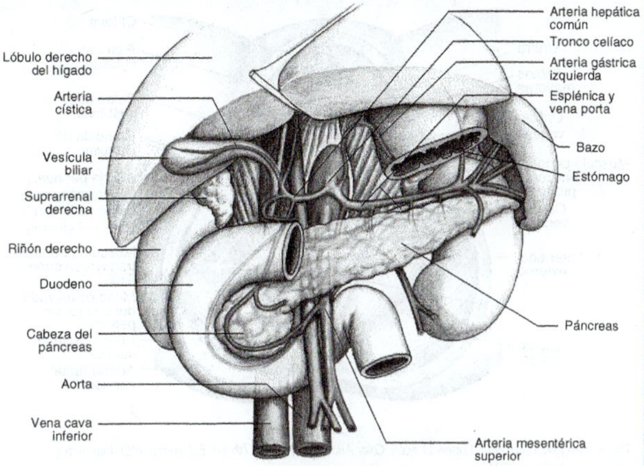

De: Rohen JW, Yokochi C, Lutjen-Drecoll. *Color Atlas of Anatomy*. 7th ed. Baltimore, MD: Lippincott Williams & Wilkins; 2011.

Figura AP-1-8 Irrigación del colon

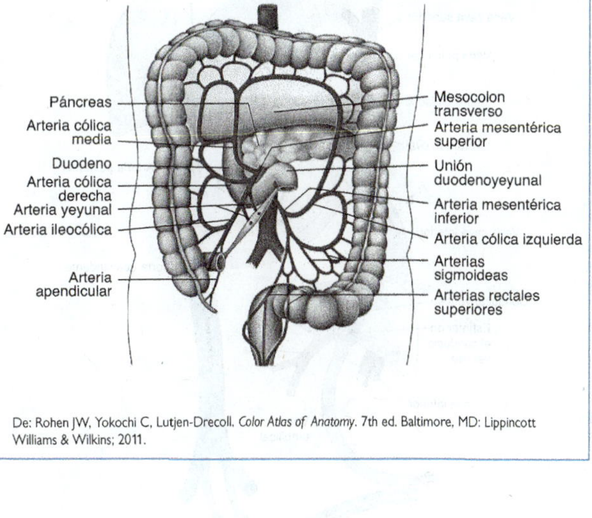

De: Rohen JW, Yokochi C, Lutjen-Drecoll. *Color Atlas of Anatomy*. 7th ed. Baltimore, MD: Lippincott Williams & Wilkins; 2011.

Figura AP-1-9 Triángulo urogenital y suelo pélvico

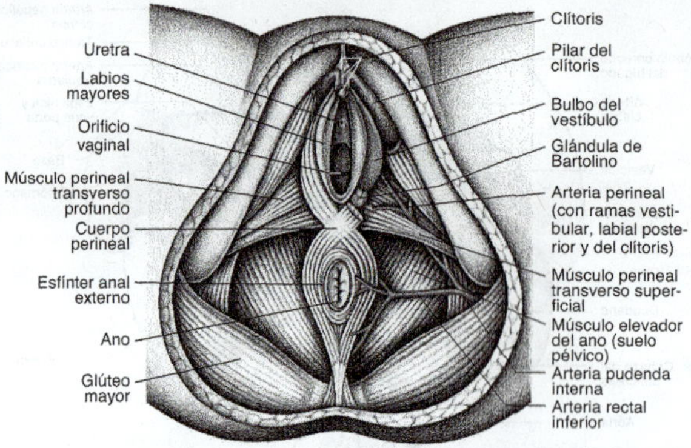

De: Rohen JW, Yokochi C, Lutjen-Drecoll. *Color Atlas of Anatomy*. 7th ed. Baltimore, MD: Lippincott Williams & Wilkins; 2011.

Figura AP-1-10 Circulación fetal

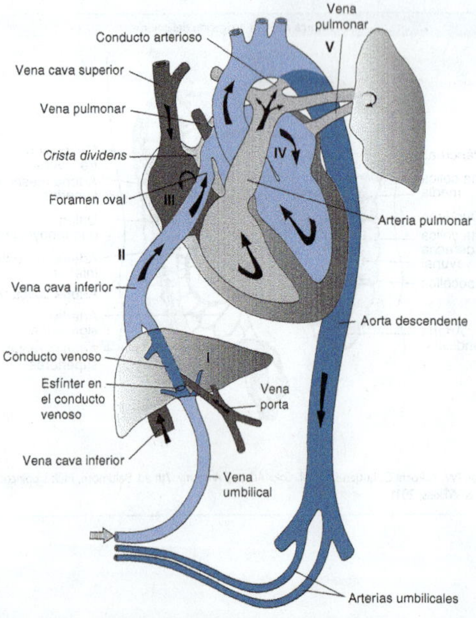

Flechas, flujo sanguíneo. La sangre oxigenada y desoxigenada se mezclan en el hígado (*I*), vena cava inferior (*II*), aurícula derecha (*III*), aurícula izquierda (*IV*) y confluencia del conducto arterioso y la aorta descendente (*V*).
De: Sadler TW. *Langman's Medical Embryology*. 12th ed. Baltimore, MD: Lippincott Williams & Wilkins; 2012.

COLOCACIÓN DE DISPOSITIVO INTRAUTERINO (DIU)

Sistema intrauterino de levonorgestrel (SIU-LNG) (Mirena®) (adaptado de: Bayer HealthCare Pharmaceuticals Inc., physician insert, 2009)

- **Momento:** introducir después de haber descartado el embarazo, después de la interrupción del embarazo o en el posparto.
- **Preparación:** consentimiento informado, exploración bimanual, hCG urinaria; considerar AINE preprocedimiento.
- **Procedimiento (estéril):**

Considerar el bloqueo paracervical.
Limpiar el cuello uterino con solución antiséptica.
Colocar las pinzas de Pozzi en el labio anterior del cuello uterino.
Realizar un sondaje de la cavidad uterina.
Véase http://www.mirena-us.com/hcp/placement-&-removal/precise-placement.jsp
Verificar que el deslizador del introductor se empuje por completo hacia el dispositivo. Revisar que los brazos sean paralelos al deslizador. Colocar el anillo a la altura determinada mediante la sonda uterina.
Sostener firmemente el deslizador. Aplicar contratracción suave con las pinzas de Pozzi. Avanzar suavemente el tubo de inserción hacia el útero hasta que el anillo esté a 1.5-2 cm del orificio cervical externo. Mientras se sostiene el introductor, liberar el dispositivo al retroceder el deslizador hasta que la parte superior llegue a la marca. Avanzar el introductor hasta que el anillo toque el cuello uterino.
Liberar el SIU-LNG retrayendo por completo el deslizador.
Cortar los hilos a 2-3 cm visibles fuera del cuello uterino.
Considerar Eco para verificar la posición. Retirar si no está posicionado correctamente. No recolocar el mismo dispositivo.
Considerar la verificación del DIU en 4-6 sem después de la colocación.

DIU de T de cobre 380A (ParaGard®) (adaptado de: Teva Women's Health, Inc., physician insert, 2010)

- **Momento:** igual que para el SIU-LNG. Puede utilizarse como anticoncepción de urgencia dentro de los 5 días del coito sin protección.
- **Preparación:** igual que para el SIU-LNG.
- **Procedimiento:**

Considerar el bloqueo paracervical.
Limpiar el cuello uterino con solución antiséptica.
Colocar las pinzas de Pozzi en el labio anterior de cuello uterino.
Realizar un sondaje de la cavidad uterina.
Véase http://www.paragard.com/Pdf/ParaGard-PI.pdf
Mediante una técnica estéril, colocar el DIU en el tubo de inserción doblando sus dos brazos horizontales contra el brazo vertical y empujar las puntas de los brazos dentro del tubo de inserción (< 5 min hasta la inserción).
Introducir el émbolo en el tubo de inserción hasta que toque el final del DIU sin expulsarlo.
Ajustar el anillo azul a la longitud del útero. Avanzar el tubo de inserción al fondo uterino (el anillo azul debe estar en el agujero externo).
Sostener firmemente el émbolo y retraer el tubo de inserción 1 cm para liberar el DIU.
Avanzar el tubo de inserción hacia el fondo. Sostener firmemente el tubo y retraer el émbolo.
Extraer el tubo por completo. Cortar los hilos a 3-4 cm.
Considerar Eco para verificar la posición. Retirar si no está posicionado correctamente. No recolocar el mismo dispositivo.
Considerar la verificación del DIU 4-6 sem después de la colocación.

COLOCACIÓN DE DISPOSITIVO SUBDÉRMICO

Implante de etonogestrel (Nexplanon®) (adaptado de: Merck & Co Inc., physician insert, 2016)

- **Momento:** igual que para el SIU-LNG.
- **Preparación:** consentimiento informado.
- **Procedimiento (estéril):**

Colocar el brazo en flexión a nivel del codo y rotación externa para que la muñeca esté paralela al oído o la mano se coloque junto a la cabeza.
Identificar el sitio de inserción en la cara interna del brazo superior no dominante, cerca de 8-10 cm por arriba del epicóndilo medial del húmero, evitando el surco entre los músculos bíceps y tríceps.
Marcar la localización donde se colocará el implante. Marcar un punto unos centímetros más proximal que la primera marca como guía.
Introducir justo por debajo de la piel para evitar el contacto con vasos sanguíneos y nervios profundos.

Limpiar el sitio de inserción con una solución antiséptica; considerar anestésico con epinefrina para disminuir el sangrado; anestesiar el área a lo largo de la vía de inserción.
Retirar el aplicador del empaque. Verificar que la aguja del implante sea estéril y que el implante sea visible.
Sostener el aplicador justo por arriba de la aguja por la superficie texturizada; retirar la capucha transparente de la aguja (deslizar horizontalmente, seguir la flecha que se aleja de la aguja).
NO tocar el deslizador morado hasta que se inserte por completo por debajo de la piel.
Estirar la piel alrededor del sitio de inserción con el pulgar y el índice de la mano libre; puncionar la piel con la punta de la aguja en un ángulo < 30°.
Descender el aplicador hasta la posición horizontal. Al elevar la piel con la aguja, deslizar esta por completo hasta la marca proximal de la piel a lo largo del trayecto anestesiado.
Mantener el aplicador en la misma posición y retraer ligeramente el deslizador morado; después, retraerlo por completo hasta que se detenga. Retirar el aplicador.
Verificar la ubicación del implante mediante palpación; hacer que la pt lo sienta.
Aplicar vendaje compresivo durante 24 h.

Figura AP-2-1 Inserción de Nexplanon®

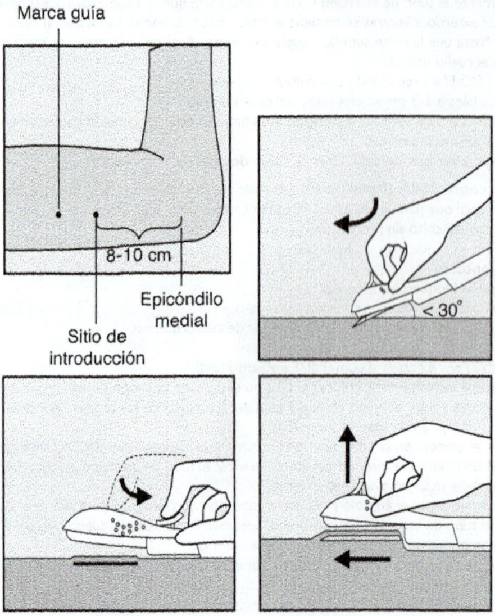

Tomado de: Merck & Co Inc, physician insert.

INCISIÓN Y DRENAJE DE ABSCESO DE BARTOLINO

- **Indicación:** en casos de aumento de tamaño quístico o formación de absceso. No evitará recurrencias.
- **Preoperatorio:**
  Identificar el punto de incisión (superficie interna del absceso. DENTRO del anillo himeneal).
  Obtener consentimiento informado (riesgo de recurrencia y posible necesidad de procedimientos adicionales).
- **Pasos:**
  Infiltrar la piel con anestesia local.
  Realizar la incisión con un bisturí del número 11.
  Explorar el interior del quiste/absceso y abrir cualquier loculación.
  Se puede emplear un catéter de Word para disminuir la recurrencia. Insertar el catéter de Word desinflado en el interior de la cavidad quística e inyectar 2-3 mL de solución salina estéril a través del catéter para inflar el balón. Plegar el extremo del catéter de Word en el interior de la vagina.
  Dejar en el sitio durante 4-6 sem para permitir la reepitelización de la nueva vía de drenaje.

Figura AP-2-2 Introducción y marsupialización con el catéter de Word

Colocación de catéter de Word

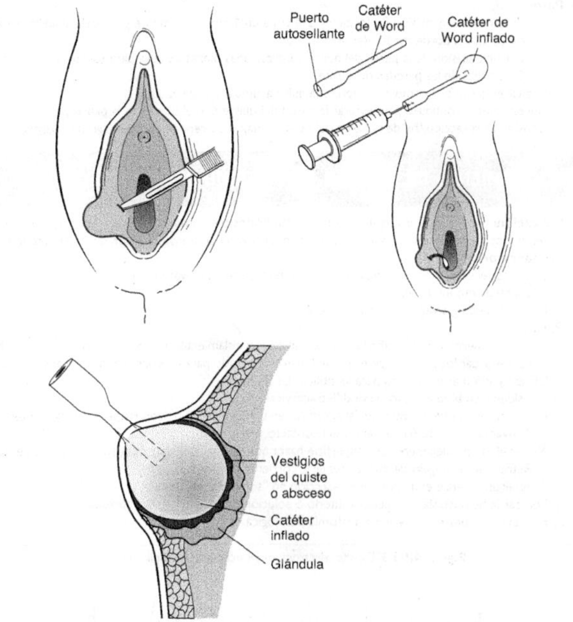

Después de la anestesia local y la preparación, utilizar una incisión por punción para crear una abertura en el quiste de unos 1-1.5 cm de profundidad. Introducir la punta del catéter de Word e inflar el globo con agua o gel lubricante. Mantener el catéter dentro durante 4 sem.

Marsupialización de Bartolino

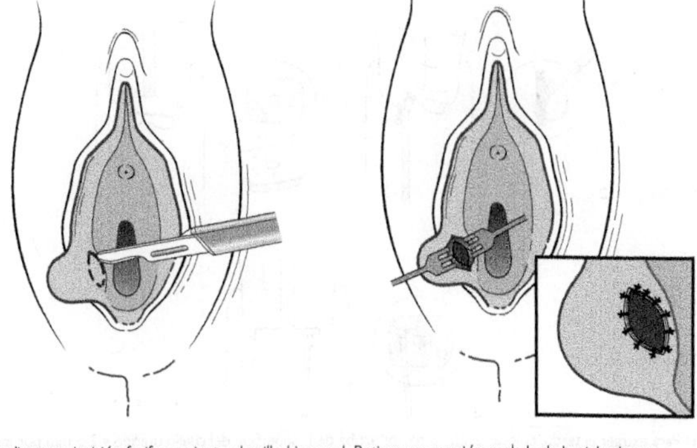

Realizar una incisión fusiforme junto al anillo himeneal. Retirar una porción ovalada de la piel vulvar y la pared subyacente del quiste. Suturar la pared del quiste con la piel vestibular adyacente (tomado de: Zuber TJ, Mayeaux EJ. *Atlas of Primary Care Procedures*. Philadelphia, PA: Lippincott Williams & Wilkins; 2004).

Marsupialización del quiste de Bartolino con o sin resección

- **Indicación:** formación recurrente del quiste. El objetivo es crear un nuevo orificio para el conducto.
- **Preoperatorio:** obtener el consentimiento informado y la autorización médica preoperatoria según la necesidad.
- **Pasos:**
  - Comenzar con una incisión fusiforme de 2-4 cm a un 1 cm lateralmente y paralela al anillo himeneal cerca del borde medial del labio menor.
  - Realizar una incisión de la pared del quiste y utilizar unas pinzas de Allis para tomar la piel y los bordes de las paredes del quiste.
  - Drenar el quiste por completo y abrir cualquier acumulación de líquido.
  - Utilizar puntos continuos para suturar la pared del quiste con el borde de la piel adyacente.
  - Considerar resección/bx de la pared del quiste si hay recurrencias o alto riesgo de malignidad.

PROCEDIMIENTO DE ESCISIÓN ELECTROQUIRÚRGICA (PEEQ) CON ASA

- **Indicación:** para identificar mejor las lesiones glandulares o escamosas despúes de un estudio sin resultados satisfactorios. Se realiza la resección de la zona de transformación del cuello uterino.
- **Preoperatorio:**
  - Descartar el embarazo (a menos que haya gran sospecha de invasión).
  - Consentimiento informado.
  - Revisar la citología vaginal y la colposcopia.
- **Pasos:**
  - Conectar a tierra a la pt e introducir un espéculo con aislamiento eléctrico con un sistema de tubos para evacuar los gases. Elegir el asa de tamaño adecuado para extirpar la zona de transformación.
  - Utilizar yodo o ácido acético para identificar las lesiones.
  - Considerar un bloqueo paracervical/intracervical.
  - Introducir un asa de 3-5 mm lateral al orificio en un ángulo de 90° con respecto al cuello uterino. Activar la corriente (corte) antes del contacto con el tejido.
  - Mover el asa paralelamente a la superficie hasta que se llegue al lado opuesto del orificio cervical. Retraer en un ángulo de 90°. Detener la corriente eléctrica.
  - Realizar un curetaje endocervical o resección en "sombrero de copa".
  - Realizar la hemostasia con electrocauterio o solución de Monsel. Aplicar presión.
  - Etiquetar la muestra y enviarla a anatomía patológica.

Figura AP-2-3 Escisión electroquirúrgica con asa del cuello uterino

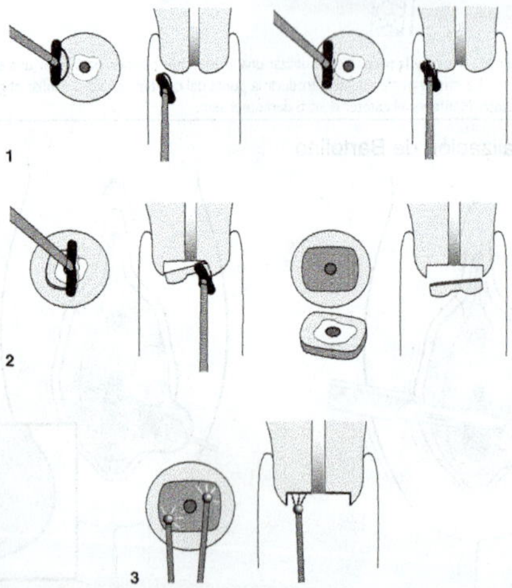

1) Para extraer el tejido, colocar el asa justo por arriba de la superficie del cuello uterino y 2-5 mm por los lados de la lesión, y emitir corriente antes de que el asa toque el cuello uterino. 2) Pasar el asa lentamente a través del tejido hasta que esta se encuentre 2-5 mm más allá de la zona de transformación en el lado opuesto. 3) Suele aplicarse fulguración superficial a todo el cráter y a cualquier punto de hemorragia.
De: Zuber TJ, Mayeaux EJ. *Atlas of Primary Care Procedures*. Philadelphia, PA: Lippincott Williams & Wilkins; 2004.

BIOPSIA ENDOMETRIAL

- **Indicaciones:**
  Se utiliza para descartar cáncer endometrial en pacientes de alto riesgo con hemorragia uterina anómala (HUA) (> 45 años, obesidad, HxF, SOP, etc.) como parte del estudio diagnóstico de una anomalía glandular en el Pap o para seguimiento después de un tx conservador de la hiperplasia endometrial.
  Es necesaria antes de la ablación endometrial y, a menudo, antes de la histerectomía.
- **Preoperatorio:** descartar un embarazo y obtener el consentimiento informado.
- **Pasos:**
  Realizar la exploración mediante espéculo.
  Limpiar el cuello uterino con solución antiséptica. Considerar la colocación de pinzas de Pozzi.
  Introducir la cánula Pipelle® de muestreo endometrial a través del conducto cervical hasta el fondo uterino.
  Extraer el estilete para succionar; utilizar rotación o movimientos de atrás hacia adelante para obtener tejido apropiado. Repetir según la necesidad.

AMNIOCENTESIS

- **Indicaciones:**
  Detección de madurez pulmonar, dx genético y para descartar infección.
  Confirmación de rotura de membranas usando la prueba de inyección de contraste en el saco amniótico ("prueba del tampón").
  Con el objetivo de aliviar síntomas de presión en el polihidramnios.
- **Preoperatorio:** obtener el consentimiento informado.
- **Pasos:**
  Utilizar la Eco para identificar bolsas grandes de líquido amniótico lejos del feto.
  Limpiar la piel con solución antiséptica sobre el sitio en donde se pretende insertar la aguja.
  Considerar la inyección de anestésico local en el sitio de toma de muestra.
  Introducir la aguja raquídea hacia el líquido amniótico bajo supervisión ecográfica.
  Retraer el estilete, unir la jeringa y succionar para obtener una muestra de líquido.

DILATACIÓN Y CURETAJE (EVACUACIÓN)

- **Indicaciones:** antes de una ablación endometrial, para obtener una muestra definitiva del endometrio, interrumpir el embarazo y extraer productos retenidos de la concepción.
- **Preoperatorio:**
  Descartar el embarazo (a menos que se desee la interrupción).
  Obtener el consentimiento informado y la autorización médica preoperatoria, según la necesidad.
  Considerar el ablandamiento cervical con misoprostol.
- **Pasos:**
  EBA para determinar el tamaño/posición uterinos. Considerar un sondaje para vaciar la vejiga.
  Introducir un espéculo, limpiar el cuello uterino con una solución antiséptica, colocar las pinzas de Pozzi al labio anterior del cuello del útero.
  Asegurar que la anestesia sea apropiada (general, regional o local).
  Mediante una técnica estéril, avanzar los dilatadores por el orificio cervical interno para abrir gradualmente el cuello uterino. La dilatación correcta depende del procedimiento.
  Puede realizarse el curetaje con un dispositivo de succión o con una cureta afilada. Para el curetaje por succión, el tamaño de la cureta depende de la edad gestacional o el tamaño uterino.
  Introducir la cureta hacia el fondo y tomar una muestra de las paredes y el fondo.
  Considerar los fórceps para eliminar grandes fragmentos de tejido o guiar mediante Eco en procedimientos complicados.
  Asegurar la hemostasia en las ubicaciones de las pinzas de Pozzi al terminar el procedimiento; puede ser necesaria la presión prolongada, el nitrato de plata o las suturas.

CONIZACIÓN CON BISTURÍ FRÍO (CBF)

- **Indicación:**
  Para identificar de mejor manera las lesiones glandulares o escamosas después de un estudio sin resultados satisfactorios. Se realiza la resección de la zona de transformación del cuello uterino.
  En general, se reserva para casos más complicados y pts con recurrencia después de PEEQ.
  Se asocia con complicaciones OB con mayor frecuencia que el PEEQ y la conización con láser.

- **Preoperatorio:**
  Descartar el embarazo (a menos que haya gran sospecha de invasión).
  Obtener el consentimiento informado y la autorización médica preoperatoria, según la necesidad.
  Revisar los resultados de patología de la citología vaginal y la colposcopia.
- **Pasos:**
  Verificar que la anestesia sea adecuada y realizar sondaje para vaciar la vejiga.
  Utilizar yodo o ácido acético para la identificación de las lesiones.
  Inyectar vasopresina o dilución de epi en la circunferencia del estroma del cuello uterino, por fuera de la línea de resección.
  Colocar suturas de sujeción a las 3 y las 9 del reloj para manipular el cuello uterino.
  Realizar una incisión que genere un margen de 2-3 mm alrededor de la lesión y la zona de transformación. Verificar la inclusión del conducto endocervical al mantener el ángulo adecuado del bisturí. Considerar la colocación de un sonda o un dilatador del cuello uterino para dirigir la biopsia a lo largo del conducto endocervical.
  Realizar el curetaje endocervical.
  Llevar a cabo hemostasia con solución de Monsel o un electrocauterio.

HISTEROSCOPIA POR CIRUGÍA

- **Indicaciones:**
  Valoración y tx de pólipos, miomas, adherencias y tabiques. También en caso de requerir ligadura de las trompas o eliminación de productos retenidos u objetos extraños.
- **Preoperatorio:**
  Obtener un consentimiento informado y descartar un embarazo. De ser necesario, obtener la autorización médica preoperatoria.
  En las mujeres premenopáusicas, considerar realizar el procedimiento en la fase proliferativa temprana o tratar con progestágenos para inducir la atrofia endometrial.
  En mujeres posmenopáusicas, considerar el misoprostol en caso de cuello uterino con estenosis.
- **Pasos:**
  Garantizar la anestesia adecuada y realizar sondaje para vaciar la vejiga.
  Realizar una EBA para determinar la posición y el tamaño uterinos.
  Introducir un espéculo, limpiar el cuello uterino con una solución antiséptica, colocar las pinzas de Pozzi en el labio anterior del cuello uterino.
  Mediante una técnica estéril, avanzar los dilatadores por el orificio cervical interno para abrir gradualmente el cuello uterino. Dilatar hasta el diámetro del histeroscopio.
  Introducir el histeroscopio en la cavidad uterina y explorar la cavidad.
  Los medios para la distensión incluyen electrólitos isotónicos (SSN, Ringer) y no electrólitos (glicina, manitol). La presión de infusión debe ser de entre 45 y 80 mm Hg, según la presión arterial media (PAM) de la pt.
  Realizar el procedimiento indicado.
  Vigilar el déficit de líquidos. Planificar la detención del procedimiento si el déficit alcanza los 750 mL; detener si se alcanzan los 1500 mL (no electrólitos) o 2500 mL (electrólitos).

ABLACIÓN ENDOMETRIAL

- **Indicaciones:** sangrado menstrual abundante (menorragia).
- **Preoperatorio:**
  Obtener el consentimiento informado y descartar un embarazo. De ser necesario, obtener la autorización médica preoperatoria.
  Descartar cualquier malignidad o hiperplasia antes de realizar un procedimiento de toma de muestra uterina (p. ej., biopsia endometrial).
  Planificar la anticoncepción postablación.
- **Pasos:**
  Verificar que la anestesia sea adecuada. Colocar la sonda para vaciar la vejiga. Exploración bimanual.
  Introducir un espéculo, limpiar el cuello uterino con una solución antiséptica y colocar las pinzas de Pozzi al labio anterior del cuello uterino.
  Introducir una sonda en el útero.
  Mediante una técnica estéril, avanzar los dilatadores por el orificio cervical interno para abrir gradualmente el cuello uterino. Dilatar hasta el diámetro del dispositivo de ablación.
  Considerar la valoración histeroscópica si existe sospecha de anomalías cavitarias (pólipos, etc.).
  Realizar el procedimiento indicado (las variaciones incluyen la resectoscopia, la resectoscopia con punta de bola rodante, el balón térmico, la técnica hidrotérmica, la radiofrecuencia, las microondas y la crioablación).
  Vigilar el déficit de líquido si se utiliza un medio de distensión.

LIGADURA HISTEROSCÓPICA DE TROMPAS

- **Indicaciones:** no se desea la fertilidad.
- **Preoperatorio:**
  Obtener el consentimiento informado y la autorización médica preoperatoria, según la necesidad. Descartar el embarazo.
  Es mejor realizarla en la fase proliferativa temprana del ciclo o después de tx con ACO, AMPD, entre otros, para inducir la atrofia endometrial y mejorar la visualización.
- **Pasos:**
  Verificar que la anestesia sea adecuada. Colocar sonda para vaciar la vejiga. Exploración bimanual.
  Introducir un espéculo, limpiar el cuello uterino con una solución antiséptica y colocar las pinzas de Pozzi en el labio anterior del cuello uterino.
  Mediante una técnica estéril, avanzar los dilatadores por el orificio cervical interno para abrir gradualmente el cuello uterino. Dilatar hasta el diámetro del histeroscopio.
  Actualmente, el único sistema aprobado es el microinserto (Essure®).
  Canalizar cada orificio tubárico con el dispositivo Essure®. Seguir las instrucciones del fabricante para desplegar el dispositivo.
  La paciente debe emplear métodos anticonceptivos hasta que se documente la oclusión tubárica mediante HSG (a los 3 meses).

LAPAROSCOPIA

- **Indicaciones:** acceso mínimamente invasivo al abdomen.
- **Preoperatorio:**
  Obtener el consentimiento informado y la autorización médica preoperatoria, según la necesidad.
  Colocar a la paciente en posición de litotomía dorsal. Considerar flexionar los brazos.
  Decidir el punto de entrada (p. ej., umbilical o CSI) y el método de entrada (p. ej., Veress o abierto).
- **Pasos:**
  Anestesia general con bloqueo neuromuscular, sonda orogástrica, sonda de Foley y EBA.
  Considerar introducir un manipulador uterino.
  Utilizar un bisturí para realizar una incisión de tamaño suficiente para introducir el trocar laparoscópico.
  Es posible introducir los trocares de diversas maneras:
    Introducción de la aguja de Veress en la cavidad abdominal con elevación de la pared abdominal. Pueden percibirse dos "chasquidos" cuando la aguja atraviesa la fascia y el peritoneo. La entrada en la cavidad abdominal se confirma mediante una prueba de infusión de solución salina o determinando la presión de entrada (la presión inicial < 5 mm Hg es confirmatoria). Insuflar el abdomen con CO_2 hasta una presión máxima de 10-12 mm Hg. Extraer la aguja de Veress. En este punto se puede introducir un trocar en la cavidad peritoneal.
    Colocación directa del trocar: introducir el trocar directamente sin insuflación y con elevación de la pared abdominal.
    Acceso óptico del trocar: visualizar directamente la pared abdominal a través del trocar durante la inserción.
    Entrada abierta (técnica de Hasson): se realiza una incisión de 1-2 cm por debajo del ombligo. Disecar el tejido de la fascia, cortar la fascia, abrir el peritoneo e introducir un trocar romo. Fijar con suturas en los bordes laterales de la incisión de la fascia.
  Inspeccionar sistemáticamente el abdomen y la pelvis; buscar lesiones derivadas del ingreso.
  Realizar el procedimiento (histerectomía, cistectomía, ooforectomía, ligadura de trompas, etc.).
  Desinsuflar el abdomen, cerrar la fascia en caso de que las incisiones sean de 10 mm o mayores. Cerrar la piel.

HISTERECTOMÍA TOTAL ABDOMINAL

- **Indicaciones:** hemorragia uterina anómala, miomas sintomáticos, prolapso de órganos pélvicos, endometriosis y neoplasias ginecológicas.
- **Preoperatorio:**
  Obtener el consentimiento informado y la autorización médica preoperatoria, según la necesidad.
  Biopsia endometrial (en los casos de hemorragia uterina anómala), Pap.
  Colocar en decúbito supino o posición de litotomía.
- **Pasos:**
  Anestesia general, antibióticos preoperatorios, EBA y sonda de Foley.
  Entrar en la cavidad abdominal mediante la incisión adecuada (línea media, Pfannenstiel, etc.).
  Considerar un retractor de la pared abdominal y las compresas abdominales para la retracción de los intestinos.

Tomar los ligamentos redondos, uteroováricos y las trompas uterinas con pinzas de Kelly curvas para elevar el útero y obtener tracción.

Dividir el ligamento con dos suturas de transfixión (o con el cauterio bipolar) y extender la incisión hacia el ligamento ancho con energía monopolar o tijeras.

Disecar el ligamento ancho en sus hojas anterior y posterior.

Identificar el uréter.

Extender la incisión del ligamento ancho inferomedialmente hacia el nivel del pliegue vesicouterino. Abrir la hoja posterior hacia los ligamentos uterosacros.

Para ooforectomía: identificar el uréter. Abrir una ventana en el ligamento ancho para aislar el ligamento suspensorio (infundibulopélvico [IP]). Pinzar el ligamento IP con dos pinzas de Heaney o Zeppelin y cortar entre estas. Ligar con suturas el pedículo distal con un nudo libre y una sutura de transfixión; ligar el pedículo proximal con un solo nudo libre. Puede utilizarse la energía bipolar para el corte/ligadura.

Para preservar los ovarios: abrir una ventana avascular en el ligamento ancho para aislar la trompa uterina y el ligamento uteroovárico. Pinzar entre estas dos estructuras; cortar y ligar con suturas.

Repetir los pasos anteriores en el lado contrario del útero.

Separar el peritoneo vesicouterino del útero anterior y el cuello uterino.

Identificar las arterias uterinas y disecar cuidadosamente el tejido conjuntivo circundante. Utilizar pinzas de Heaney o Zeppelin para atravesar los vasos uterinos a cada lado en un ángulo de 90°; incorporar el vaso, no el tejido uterino o cervical adyacente. Cortar el vaso y ligar doblemente. Considerar el pinzamiento corriente arriba de la muestra para evitar la hemorragia retrógrada.

Pinzar el ligamento cardinal; seccionarlo y ligarlo doblemente.

Tirar del útero hacia arriba y pinzar a través de los ligamentos uterosacros. Cortar los ligamentos cerca del útero (evitar los uréteres) y ligar con suturas.

Colocar dos pinzas curvas inmediatamente debajo del cuello uterino. Cortar por arriba de estas pinzas para eliminar el útero y el cuello uterino.

Cerrar el manguito vaginal con suturas en ocho. Incorporar los ligamentos uterosacros y cardinales en la reparación del manguito para obtener mejor soporte.

Verificar la hemostasia, irrigar y cerrar el abdomen.

HISTERECTOMÍA VAGINAL

- **Indicaciones:** *véase* antes. Considerar esta vía especialmente en pacientes con prolapso.
- **Preoperatorio:** los mismos que para la histerectomía abdominal.
- **Pasos:**

Anestesia adecuada, antibióticos. EBA, sonda de Foley con paciente en posición de litotomía dorsal.

Colocar un espéculo con peso y usar separadores de Deaver para exponer el cuello uterino.

Sujetar los labios anterior y posterior del cuello uterino con dos pinzas de Pozzi o de tiroides.

Inyectar vasopresina o lidocaína/epinefrina alrededor de la unión cervicovaginal.

Practicar una incisión con electrocauterio (Bovie®) o bisturí en la unión cervicovaginal.

Con una tracción hacia abajo, disecar la vejiga separándola del cuello uterino hasta visualizar el peritoneo anterior.

Abrir el peritoneo anterior con tijeras de Metzenbaum y deslizar el separador de Deaver a lo largo del cuello uterino.

Tirar hacia arriba y abrir el peritoneo posterior hasta el fondo de saco de Douglas con la ayuda de tijeras.

Tirar del útero hacia afuera e identificar los ligamentos uterosacros. Pinzar los ligamentos; cortar y ligar con puntos de sutura.

Pinzar, cortar y ligar con suturas los ligamentos cardinales, las arterias uterinas, los ligamentos uteroováricos y los ligamentos redondos. Si se va a practicar una ooforectomía, identificar, pinzar, cortar y ligar con suturas los ligamentos IP en lugar de los ligamentos uteroováricos.

Asegurar la hemostasia. Cerrar el manguito vaginal con puntos de sutura sueltos o con una sutura continua. Incorporar los ligamentos uterosacros y cardinales en la reparación del manguito para obtener mejor soporte.

CESÁREA

- **Indicación:** anomalías de la presentación, detención de la dilatación/descenso, FCF preocupante, fracaso en la inducción, placenta previa o cesárea previa.
- **Preoperatorio:**

Consentimiento informado. Determinar si es posible/deseada la ligadura de trompas.

Conocimiento de la presentación fetal, localización de la placenta y hemoglobina preoperatoria.

Posición en decúbito dorsal con inclinación izquierda. Considerar la posición de litotomía si hay detención del descenso.

- **Pasos:**
  Probar la adecuación de la anestesia (neuroaxial, general, etc.).
  Abordaje abdominal: incisión de Pfannenstiel o en la línea media vertical.
  Pfannenstiel (más frecuente): dos dedos sobre la sínfisis del pubis y ligeramente curva hacia arriba. La fascia se corta transversalmente y se diseca del recto subyacente por los lados, por debajo y por arriba con la ayuda de tijeras de Mayo o electrocauterio. Los músculos rectos se separan en la línea media. Ingresar en el peritoneo y extender la incisión mediante tijeras de Metzenbaum o con el dedo.
  Otros abordajes abdominales: incisión de Maylard unos 3-8 cm sobre la sínfisis. La fascia se corta transversalmente, se ligan los vasos epigástricos inferiores y los músculos rectos se dividen de forma transversal.
  Incisión de Cohen: 3-4 cm sobre la sínfisis. La fascia se corta en la línea media, se extiende, se separan los rectos y se ingresa en el peritoneo mediante disección roma.
  Considerar un colgajo de vejiga mediante una incisión en el peritoneo vesicouterino sobre la línea media con tijeras de Metzenbaum y extensión de la incisión a ambos lados. Utilizar disección roma o cortante para exponer el segmento uterino inferior y colocar un separador de vejiga.
  Histerotomía: por lo general, se realiza de forma transversal en el segmento inferior, sobre el borde de la vejiga. Extender la incisión con disección roma (cefalocaudal) o con tijeras de vendaje. Considerar la incisión transversal alta o clásica, según la presencia de adherencias o el acceso, la posición fetal, la edad gestacional, entre otros.
  Parto:
  Presentación de vértex: deslizar la mano bajo la cabeza del lactante y elevarla hasta la altura de la incisión con delicadeza para evitar la tracción con la mano. Solicitar al asistente que presione sobre el fondo del útero para facilitar el nacimiento una vez que el vértex está a nivel de la histerotomía y se encuentra flexionado.
  Presentación de nalgas/transversal: identificar y extraer las piernas hasta el nivel de las nalgas o tomar las nalgas fetales. Extraer las nalgas con los dedos en la EIA y los pulgares en el sacro. Envolver al feto con una toalla húmeda y extraer hasta la escápula. Rotar y separar los brazos para extraer los hombros. Flexionar la cabeza con los dedos sobre los maxilares (maniobra de Mauriceau-Smellie-Veit) para extraer la cabeza.
  Extraer la placenta mediante masaje uterino o manualmente. Considerar la exteriorización del útero.
  Limpiar el útero de coágulos o tejido placentario restante con una esponja seca.
  Cerrar la histerotomía con una o dos capas. El cierre de la primera capa se realiza con una sutura continua cruzada. A continuación, puede utilizarse una sutura continua invaginante.
  Realizar la ligadura de trompas si está indicada o se ha acordado antes de la cirugía.
  Reaproximar la fascia con una sutura continua absorbible o permanente.
  Cerrar la capa subcutánea si tiene más de 2 cm de grueso; cerrar la piel con sutura subcutánea o grapas.

LIGADURA DE TROMPAS POSPARTO

- **Indicación:** no se desea la fertilidad.
- **Preoperatorio:** obtener el consentimiento informado, incluidas las opciones anticonceptivas no permanentes.
- **Pasos:**
  Anestesia general, espinal o epidural; colocar una sonda de Foley.
  Practicar una pequeña incisión cutánea (2-4 cm) infraumbilical transversal.
  Profundizar hasta la fascia, cortarla transversalmente y acceder al peritoneo.
  Inmediatamente después del parto, el fondo uterino se sitúa justo por debajo del ombligo. Identificar las trompas uterinas (de Falopio) y seguirlas hasta las fimbrias.
  Ligar las trompas mediante uno de los siguientes métodos:
  Pomeroy modificado: tomar la porción del istmo de la trompa a cerca de 4 cm del cuerno uterino con la pinza de Babcock para crear un asa con la trompa. Ligar la base del asa con *catgut* simple. Dividir el mesosálpinx en el centro del asa. Extraer el muñón de la trompa formada por el asa ligada.
  Método de Parkland: utilizar una pinza de Babcock para sostener un segmento de la tuba cerca de 3-4 cm del cuerno uterino. Crear una ventana en el área avascular del mesosálpinx subyacente. Ligar doblemente y distalmente la trompa proximal. Extraer el segmento de la trompa.
  Método de Irving: realizar todos los pasos del método de Parkland. A continuación, introducir el extremo proximal de la trompa en una bolsa creada en el miometrio.
  Método de Uchida: disecar el mesosálpinx de la trompa uterina y extraer un segmento de la trompa. Suturar y cerrar el mesosálpinx; introducir el muñón proximal de la trompa dentro del mesosálpinx. El muñón distal se deja exteriorizado.

Como alternativa, puede realizarse la salpingectomía total.
Verificar la hemostasia.
Cerrar la fascia y la capa subcutánea si es de más de 2 cm de espesor, así como la piel.
Pueden realizarse técnicas similares en el momento del parto por cesárea.

CERCLAJE CERVICAL

- **Indicación:** indicado por los antecedentes, por la exploración o por la ecografía.
- **Preoperatorio:** obtener el consentimiento informado, confirmar la viabilidad, verificar que las membranas están intactas, descartar infección intraamniótica y comentar la detección temprana genética con la pt antes de la colocación.
- **Pasos:**

  Anestesia general, espinal o epidural.

  Vaciar la vejiga, poner en posición de litotomía y colocar el espéculo y los retractores para exponer el cuello uterino.

  Tomar el cuello uterino con pinzas de anillos.

  Usar cinta de Mersilene®, suturas de Prolene®, Ticron® o Ethibond®.

  Cerclaje de McDonald: con suturas, marcar el cuello uterino de las 12 a las 10 del reloj, tan próximo a la unión del epitelio vaginal rugoso como sea posible. Las siguientes marcas se colocan de las 8 a las 6 y de las 2 a las 12. Tensar con firmeza y anudar. Dejar un extremo de 2-3 cm para poder quitar el punto. Considerar la colocación de más de un punto de sutura.

  Cerclaje de Shirodkar: abrir el espacio vesicocervical practicando una pequeña incisión en la unión cervicovaginal. Empujar la vejiga hacia arriba con una disección cuidadosa. Abrir el espacio rectovaginal posterior del mismo modo. En ocasiones, es útil la hidrodisección antes de la incisión. Emplear pinzas de Allis de ángulo recto para traccionar los vasos lateralmente. Suturar a través del cuello uterino anteroposterior en forma de "U" (dos puntadas). Considerar el cierre de la incisión de la mucosa.

  Verificar la hemostasia.

  Reconfirmar los ruidos cardíacos fetales.

  Considerar la medición de la longitud del cuello uterino después del procedimiento.

REPARACIÓN DE LACERACIONES OBSTÉTRICAS

- **Preoperatorio:** garantizar la iluminación adecuada, los instrumentos y la anestesia (neuroaxial o local). Si no es posible visualizar por completo la laceración o la fuente de la hemorragia, trasladar a la pt a un quirófano.
- **Pasos:**

  Explorar el cuello uterino, la vagina, los labios y el área periuretral.

  Exploración rectal para valorar las laceraciones de tercer y cuarto grado.

  Explorar sistemáticamente el cuello uterino. Utilizar pinzas de anillos para facilitar la visualización. Reparar con puntos separados absorbibles.

  Las laceraciones hemostáticas de primer grado no requieren reparación.

  Para las laceraciones de segundo grado, utilizar suturas ancladas 1-2 cm por arriba del ápice. Cerrar la laceración con sutura continua anclada hasta el anillo himeneal. Verificar el cierre del espacio muerto debajo del epitelio vaginal.

  Atravesar la sutura por debajo de la mucosa vaginal hasta la capa muscular del cuerpo perineal (punto en corona).

  Cerrar la capa muscular con una sutura continua.

  Cerrar la piel con suturas subcutáneas o separadas.

  Realizar un tacto rectal para verificar que no se encuentra material de sutura en el recto.

BLOQUEO DEL NERVIO PUDENDO (V. FIG. 4-3)

- **Indicación:**

  Para obtener la analgesia necesaria para el parto o la reparación de las laceraciones perineales.
- **Preoperatorio:**

  Obtener el equipo y la iluminación adecuados.
- **Pasos:**

  Utilizar una guía de aguja (trompeta de Iowa) y una aguja de 20G.

  Preparar 10 mL de lidocaína al 1% sin epinefrina.

  Identificar la apófisis espinosa del isquion.

  Inyectar 2.5 mL por encima y por debajo de la apófisis espinosa en cada lado.

  Comprobar el reflejo anal.

CIRCUNCISIÓN MASCULINA

- **Indicación:** procedimiento quirúrgico electivo con base en la petición de los progenitores.
- **Preoperatorio:**
  Consentimiento informado.
  Explorar al lactante y garantizar: longitud adecuada del cuerpo del pene (> 1 cm), ausencia de anomalías congénitas, ausencia de diátesis hemorrágica y rafe mediano normal.
- **Pasos:** los tres principales métodos utilizan las pinzas GOMCO, Hollister Plastibell® y Mogen. La pinza GOMCO es la que se emplea con mayor frecuencia y se asocia con menos complicaciones.
  Infiltrar anestesia local y limpiar la piel.
  Determinar al tamaño de la campana que se necesitará (el borde de la campana debe llegar hasta el frenillo y extenderse mínimamente por encima de la corona).
  Colocar dos pinzas hemostáticas a las 3 y las 9 en punto en el prepucio.
  Emplear una tercera pinza hemostática para abrir el espacio entre el glande y el prepucio; de esta manera se evitan las posiciones de las 5 y las 7 en punto.
  A continuación, se usa la pinza hemostática para crear una línea aplastada en la cara dorsal del prepucio (a > 1 cm del surco coronal). Cortar la piel aplastada y retraer el prepucio.
  Colocar la campana sobre el glande, dentro del prepucio.
  Inspeccionar con el fin de garantizar que el resto de la piel del cuerpo del pene queda simétrica y sin tensión.
  Apretar la pinza, cortar el prepucio y resecar los tejidos residuales.
  Esperar 5 min antes de abrir la pinza.
  Inspeccionar por si existe hemorragia y aplicar presión en caso necesario.
  Colocar una gasa empapada en vaselina alrededor de los bordes del prepucio.
  Verificar que el lactante sea capaz de orinar antes de dar de alta.
  Mantener los apósitos durante 12-24 h.

INSTRUMENTOS QUIRÚRGICOS HABITUALES

Tijeras:
  Mayo (rectas/curvas): se emplean para cortar tejido grueso, como fascia y adherencias.
  Metzenbaum: se utilizan para la disección y el corte del peritoneo. Tijeras finas.
  Para vendaje: de uso rudo; por lo general, se utilizan para extender la histerotomía en la cesárea.
  Jorgenson: de uso rudo y en ángulo agudo; por lo general, se emplean para cortar el cuello uterino de la vagina en la histerectomía.

Figura AP-2-4 Tijeras que se utilizan frecuentemente en la cirugía GIN/OB

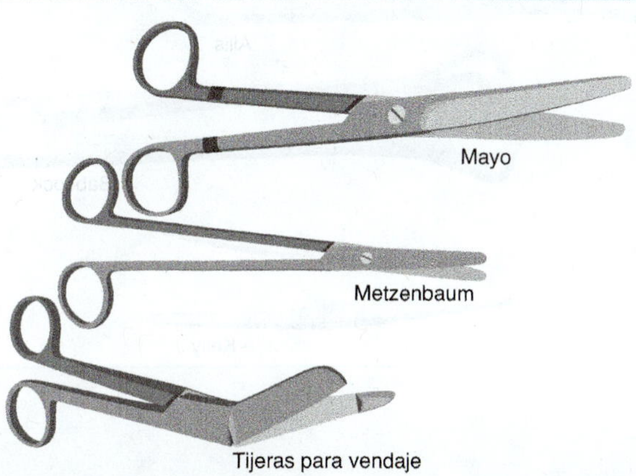

Pinzas:

DeBakey: se emplean para tomar los vasos y utilizar el electrocauterio para sellado.

Ferris-Smith: son pinzas de uso rudo que se utilizan para tomar los tejidos avasculares, como las fascias.

Rusas: cuentan con una superficie de prensión grande; suelen utilizarse para el cierre de la histerotomía en una cesárea.

Adson: se utilizan para tomar piel, a menudo en el cierre.

Diente de ratón: se emplean para tomar tejido avascular como la fascia.

Figura AP-2-5 Pinzas que se utilizan frecuentemente en la cirugía GIN/OB

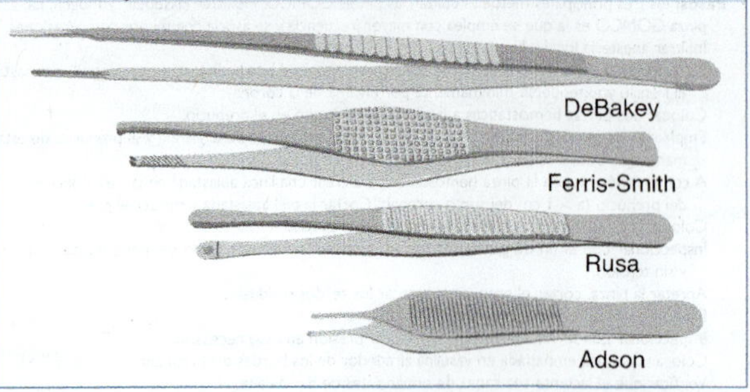

Otras pinzas:

Ochsner/Kocher: de uso rudo y dentadas para tomar tejidos grandes, como la fascia o el manguito vaginal.

Allis: sirven para tomar firmemente el tejido; son menos traumáticas que las Ochsner/Kochers.

Babcock: son atraumáticas; se emplean para tomar estructuras tubulares, como las trompas uterinas.

Kelly (rectas/curvas): sirven para tomar firmemente el tejido; se emplean para tomar pedículos vasculares o para obtener tracción.

Figura AP-2-6 Pinzas que se utilizan frecuentemente en la cirugía GIN/OB (solo extremos distales)

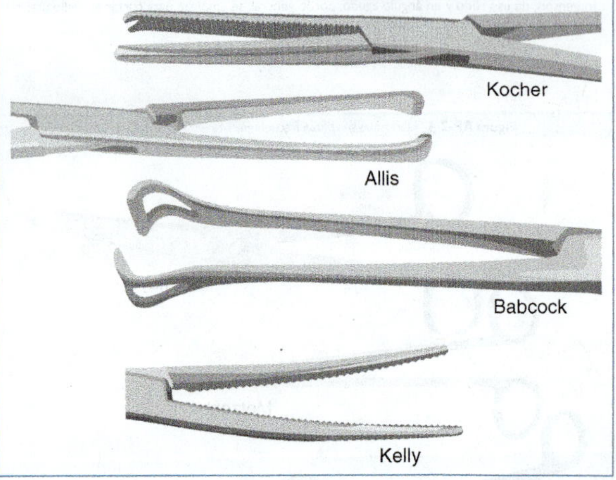

Analgésicos, *véase también* la p. 4-7

Fármaco	Mecanismo de acción	Clase en el embarazo (FDA) Lactancia (AAP/Thompson)	Indicación estándar	Esquema típico	Efectos adversos y contraindicaciones
Paracetamol	Desconocido	B Compatible	Analgésico, antipirético	325-500 mg c/8 h, no exceder los 4000 mg c/24 h.	Disfunción hepática.
Ácido acetilsalicílico	Inhibición de la síntesis de prostaglandinas (inhibe la ciclooxigenasa); inhibición de la agregación plaquetaria	D Efectos significativos en algunos lactantes; utilizar con precaución	Analgésico, antiplaquetario	81-325 mg v.o. c/24 h.	Alergia a los AINE, malestar digestivo; contraindicado con úlceras digestivas.
Ibuprofeno	AINE, inhibición de la síntesis de prostaglandinas	C: primero y segundo trimestre D: tercer trimestre Compatible	Analgésico, antiinflamatorio	200-800 mg v.o. c/6-8 h.	Alergia a los AINE, malestar digestivo, contraindicado con úlceras digestivas y precaución con HTA. No se emplea en el embarazo.
Fentanilo	Agonista de los receptores de opioides	C Compatible	Analgésico (opiáceo)	La dosis varía con base en la vía: i.v., transdérmica, bomba i.v. controlada por la paciente.	N/V, depresión respiratoria, estreñimiento y prurito.
Hidromorfona	Agonista de los receptores de opioides	C Compatible	Analgésico (opiáceo)	La dosis varía con base en la vía: i.v., i.m., v.o., bomba i.v. controlada por la pt.	N/V, depresión respiratoria, estreñimiento, prurito.
Morfina	Agonista de los receptores de opioides	C Compatible	Analgésico (opiáceo)	La dosis varía de acuerdo con la vía: i.v., i.m., v.o., bomba i.v. controlada por la pt.	N/V, depresión respiratoria, prurito; contraindicada con insuficiencia renal.
Oxicodona	Agonista de los receptores de opioides	B Compatible	Analgésico	5-15 mg v.o. c/4-8 h.	N/V, estreñimiento, depresión respiratoria.
Hidrocodona	Analgésico de acción central	C Compatible	Analgésico, antitusivo	5-10 mg v.o. c/4-8 h.	N/V, estreñimiento, depresión respiratoria.

Anestésicos locales, *véase* la p. 4-1

Profilaxis antibiótica para cirugía obstétrica y ginecológica, *véase* la p. 3-7

Antibióticos (seleccionados; *véanse también* los temas específicos; para IVU/pielonefritis, *véase* la p. 14-5)

Fármaco	Mecanismo de acción	Clase en el embarazo (FDA) Lactancia (AAP/Thompson)	Indicación estándar	Esquema típico	Efectos adversos y contraindicaciones
Ampicilina	β-lactámico: inhibe la síntesis de la pared celular.	B Compatible	Ppx para SGB	2 g i.v. después 1 g i.v. c/4 h	N/V, diarrea y exantema.
			Corioamnionitis (con gentamicina)	2 g i.v. c/6 h	
			Atb de latencia (RPM)	2 g i.v. c/6 h × 48 h, seguida de amoxicilina	
Amoxicilina	β-lactámico: inhibe la síntesis de la pared celular.	B Compatible	IVU (emb), otitis media, infección de vías respiratorias	500-875 mg c/12 h × 7-10 días	N/V, diarrea y exantema.
			Atb de latencia (RPM)	250 mg c/8 h × 5 días (después de esquema i.v. de ampicilina)	
Cefazolina	Cefalosporina (primera generación, β-lactámico): inhibe la síntesis de la pared celular.	B Compatible	Ppx preoperatoria	2 g i.v. × 1	N/V y diarrea.
			Alternativa para la ppx para SGB	2 g i.v. × 1, después 1 g c/6 h	
Gentamicina	Aminoglucósidos: inhibe la síntesis de proteínas al unirse a la subunidad ribosómica 30S.	D Compatible	Corioamnionitis Endometritis	1.5 mg/kg i.v. c/8 h O 5 mg/kg i.v. c/24h	La insuficiencia renal requiere el ajuste de dosis. Existe riesgo de ototoxicidad.
Clindamicina	Inhibe la síntesis de proteínas mediante la unión a la subunidad ribosómica 50S.	B Compatible (evitar lo más posible, vigilar al lactante)	Ppx preoperatoria	600 o 900 mg i.v. × 1	*C. difficile* causante de colitis, N/V.
			Alternativa para ppx para SGB (alergia a la PCN, comprobar la resistencia)	900 mg c/8 h	
			Endometritis (con gentamicina) Celulitis en heridas, incluido SARM	300-450 mg v.o. c/6 h × 7-14 días	

Ciprofloxacino	Fluoroquinolona: interfiere con la síntesis de ADN.	C (evitar en el embarazo) Compatible (evitar lo más posible, vigilar al lactante)	IVU, infección digestiva o respiratoria	400 mg i.v./v.o. durante 7-14 días	Exantema, diarrea, colitis por *C. difficile* y N/V. Evitar el embarazo por sus efectos musculoesqueléticos fetales.
Trimetoprima/ sulfametoxazol	Trimetoprima: interfiere con la producción de ácido tetrahidrofólico y la formación de ADN. Sulfonamida: bloquea la síntesis bacteriana de ácido dihidrofólico.	D Riesgo mínimo en el lactante	IVU y celulitis (incluyendo SARM)	160/800 mg c/12 h v.o. × 3 días (7-14 días para IVU complicada)	Exantema, N/V, diarrea, disfunción hepática; se contraindica en la alergia frente a las sulfas. Evitar en primer y tercer trimestres del embarazo, si es posible.
Nitrofurantoína	Inhibe la síntesis de proteínas.	B Compatible	IVU (emb)	100 mg c/12 h v.o. × 5-7 días	N/V, insuficiencia hepática. Contraindicada en el parto y el trabajo de parto o cuando este último es inminente.
Ceftriaxona	Cefalosporina (tercera generación, β-lactámico).	B Compatible	Pielo	1 g i.v. c/24 h	Alergia/anafilaxia, N/V y diarrea.
			Gonorrea/EPI	250 mg i.m. × 1 dosis	
Piperacilina/tazobactam	β-lactámico + inhibidor de la β-lactamasa.	B Compatible	EPI Bacteriemia Neumonía	3.375-4.5 g i.v. c/6 h × 7-10 días	Exantema, molestias digestivas y leucopenia.
Eritromicina	Macrólido: inhibe la síntesis de proteínas al unirse a la subunidad ribosómica 50S.	B Compatible	Clamidia	500 mg v.o. c/4 h	Molestias digestivas y exantema.
			Atb de latencia (RPM)	250 mg i.v. c/6 h × 48 h, después v.o. c/8 h × 5 días	
Azitromicina	Macrólido: inhibe la síntesis de proteínas al unirse a la subunidad ribosómica 50S.	B Riesgo mínimo en el lactante	Clamidia Neumonía extrahospitalaria Atb de latencia (RPM)	1 g v.o. × 1 dosis 500 mg v.o. c/24 h × 3-5 días (también i.v.)	Molestias digestivas e insuficiencia hepática.
Fosfomicina	Inhibe la síntesis de la pared celular bacteriana.	B No puede descartarse el riesgo en el lactante	IVU (evitar si se sospecha de pielonefritis)	3 g v.o. × 1	Molestias digestivas y cefalea. Evitar en el embarazo, pues se cuenta con información limitada.

Fármaco	Mecanismo de acción	Clase en el embarazo (FDA) Lactancia (AAP/Thompson)	Indicación estándar	Esquema típico	Efectos adversos y contraindicaciones
Vancomicina	Inhibe la síntesis de la pared celular bacteriana.	C No puede descartarse el riesgo en el lactante	Infección cutánea con SARM y bacteriemia	15-20 mg/kg i.v. c/12 h	Síndrome del cuello rojo, precaución en casos de insuficiencia renal. Verificar las concentraciones plasmáticas durante todo el tx.
			Ppx para SGB (si existe alergia a la penicilina)	1 g i.v. c/12 h durante el trabajo de parto	
			Infección por *C. difficile*	125 mg v.o. c/6 h × 10-14 días	
PCN	β-lactámico.	B Compatible	Ppx para SGB	5 millones de unidades × 1 i.v., después 2.5 millones de unidades c/4 h i.v.	Alergia/anafilaxia, N/V y diarrea.
Cefalexina	Cefalosporina (primera generación, β-lactámico): inhibe la síntesis de la pared celular.	B Compatible	Infección de tejidos blandos, celulitis IVU	500 mg v.o. c/12 h × 7-14 días	Alergia/anafilaxia, N/V y diarrea.
Metronidazol	Desactivación de las enzimas bacterianas.	B No puede descartarse el riesgo en el lactante, evitar si es posible	Vaginosis bacteriana	500 mg v.o. c/12 h × 7 días	N/V, exantema, reacción de tipo disulfiram con el alcohol; evitar en el primer trimestre del embarazo.
			Trichomonas vaginalis	2 g v.o. × 1 dosis	
			EPI	500 mg v.o. c/12 h × 14 días	
			Colitis por *C. difficile*	500 mg v.o. c/8 h × 10-14 días	
Doxiciclina	Tetraciclina: inhibe la síntesis de proteínas.	D Evitar la lactancia	Clamidia	100 mg c/12 h × 7 días	N/V, fotosensibilidad; contraindicada en todo el embarazo.
			EPI	100 mg c/12 h × 14 días	

Anticoagulantes

Enoxaparina	Antifactor Xa, antitrombina (HBPM)	B Compatible	Ppx para TVP	40 mg s.c. c/24 o c/12 h	TIH e hipersensibilidad.
			Tx para TVP	1 mg/kg c/12 h	Pérdida sanguínea grave, contraindicada en la anestesia epidural si < 12-24 h desde la última dosis.
Heparina	Activación de la antitrombina III	C Compatible	Igual	5 000 U s.c. c/8 h Infusión i.v. 5 000-10 000 c/12 h	Igual que las HBPM. Contraindicada en la anestesia epidural si < 6 h desde la última dosis.
Warfarina	Inhibición de la síntesis de los factores de la coagulación dependientes de la vitamina K (2, 7, 9, 10, proteínas C y S)	X Compatible	Igual	Variable: INR objetivo de 2-3	Hemorragia, no administrar en el embarazo; contraindicada con la anestesia epidural hasta que se normalice el INR.

Antieméticos

Vitamina B_6 (piridoxina)	Mecanismo de acción desconocido	A Compatible	N/V	10-25 mg c/6 h	Neuropatía en dosis muy altas.
Succinato de doxilamina	Antihistamínico no específico	C Puede disminuir la producción de leche	N/V	12.5 mg c/24 o c/12 h	Sedación.
Proclorperazina	Depresión de la zona de activación del quimiorreceptor	C No puede descartarse el riesgo en el lactante	N/V	5-10 mg v.o./vía rectal c/6-8 h	QT prolongado, discinesia tardía.
Metoclopramida	Promoción de la motilidad digestiva; inhibición de los receptores de dopamina	B No puede descartarse el riesgo en el lactante	N/V	10-20 mg v.o./i.v. c/8 h	Discinesia tardía, síndrome neuroléptico maligno.
Ondansetrón	Antagonista selectivo del receptor 5HT-3	B No puede descartarse el riesgo en el lactante	N/V	4-8 mg v.o./i.v. c/4-8 h	Estreñimiento, QT prolongado.
Clorhidrato de prometazina	Antagonista de los receptores H1	C Compatible	N/V	12.5-25 mg v.o./vía rectal/i.v. c/6 h	Sedación; la administración i.v. puede provocar necrosis.

Fármacos anticonvulsivos, *véase* la p. 18-5

Quimioterapia para el cáncer ginecológico

Fármaco	Mecanismo de acción	Indicación estándar	Esquema típico	Efectos adversos y contraindicaciones
Carboplatino	Fármaco alquilante	Cáncer de ovario Cáncer de endometrio	Con base en la SC	Mielosupresión (trombocitopenia). Hipersensibilidad, N/V, alopecia y alteraciones electrolíticas.
Cisplatino	Fármaco alquilante	Cáncer de ovario (tratamiento IP) Cáncer de cuello uterino Tumores de células germinales NTG	Con base en la SC	Neuropatía y ototoxicidad. Nefrotoxicidad, N/V, anemia, leucopenia y trombocitopenia.
Paclitaxel	Estabiliza los microtúbulos	Cáncer de ovario Carcinosarcoma Cáncer de endometrio Cáncer de mama	Con base en la SC	Alopecia, N/V, neuropatía, reacción de hipersensibilidad y mielosupresión.

Fármaco	Mecanismo de acción	Indicación estándar	Esquema típico	Efectos adversos y contraindicaciones
Docetaxel	Estabilización de los microtúbulos	Cáncer de ovario recurrente	Con base en la SC	Alopecia, edema, cambios en piel y uñas, N/V, diarrea y mucositis.
Bevacizumab	Ab IgG monoclonales que se unen al VEGF → inhibición de la angiogénesis	Cáncer de ovario Cáncer de cuello uterino (recurrente, metastásico)	Con base en el peso	HTA, hemorragia/perforación del tubo digestivo, proteinuria y tromboembolia arterial.
Olaprib	Inhibidores PARP	Cáncer de ovario recurrente con mutación de *BRCA* conocida	400 mg v.o. c/12 h	Exantema, N/V, pancitopenia y artralgia.
Topotecán	Inhibición de la topoisomerasa I	Cáncer de ovario recurrente	Con base en la SC	Alopecia, mielosupresión, N/V y fatiga.
Gemcitabina	Análogo nucleósido que inhibe la síntesis de ADN	Cáncer de ovario recurrente	Con base en la SC	N/V, mielosupresión, exantema y estomatitis.
Doxorrubicina	Inhibición de la topoisomerasa I	Cáncer de mama Cáncer de ovario (Doxil = forma liposómica)	Con base en la SC	EPP, alopecia, mielosupresión (leucopenia), N/V, cardiotoxicidad (requiere MUGA antes de comenzar) y mucositis.
Bleomicina	Inducción de roturas de cadenas de ADN	NTG, tumores de células germinales	Con base en la SC	Fibrosis pulmonar, alopecia, hiperqueratosis, estomatitis y EPP.
Etopósido	Inhibición de la topoisomerasa II	NTG, tumores de células germinales y ováricos recurrentes	Con base en la SC	Alopecia, N/V, diarrea, fiebre/malestar general, LMA y mielosupresión (leucopenia).
Metotrexato	Inhibición de la dihidrofolato-reductasa → disminución de la síntesis de purinas	NTG	15-30 mg v.o./i.m. × 5 días	N/V, hepatotoxicidad, fotosensibilidad, estomatitis y fibrosis pulmonar.
		Embarazo ectópico	50 mg/m^2 i.m.	
Actinomicina D	Unión al ADN, por lo que se intercala entre pares de bases	NTG	Con base en el peso	N/V, diarrea, esofagitis y agranulocitosis.
Ifosfamida	Agente alquilante	Cáncer de cuello uterino recurrente, sarcoma endometrial de alto grado	Con base en la SC	N/V, cistitis hemorrágica (dar con mesna), encefalopatía y mielosupresión (leucopenia).
Ciclofosfamida	Agente alquilante	NTG, cáncer de ovario recurrente	Con base en el peso	N/V, fibrosis pulmonar, cardiotoxicidad y leucemia mieloide.
Fluorouracilo (5-FU)	Inhibición de la timidilato sintetasa	Cáncer de cuello uterino, displasia vaginal	Crema al 5% vía tópica, según la indicación	N/V, diarrea, mielosupresión y espasmo de arterias coronarias.

Medicamentos para el control del colesterol, *véase* la p. 1-10

Tratamientos para el estreñimiento y ablandadores de heces, *véase* la p. 9-7

Anticoncepción

Fármaco	Mecanismo de acción	Clase en el embarazo Lactancia	Indicación estándar	Esquema típico	Efectos adversos y contraindicaciones
Medroxiprogesterona (Depo-Provera®)	Inhibe la ovulación, disminuye la motilidad de las trompas, causa atrofia del endometrio y engrosamiento del moco cervical.	X Compatible	Anticoncepción, menorragia	150 mg i.m. cada 3 meses.	Puede causar hemorragia irregular, aumento de peso, dolor en mamas, cefalea, pérdida reversible de la masa ósea y retraso de la fertilidad. Contraindicada en casos de infertilidad, enf hepática, ACV, hipertensión o cáncer de mama.
SIU Mirena® (sistema intrauterino de liberación de levonorgestrel)	Engrosa el moco cervical, adelgaza el endometrio, disminuye la motilidad intestinal y puede inhibir la ovulación.	X Compatible	Anticoncepción, menorragia	El dispositivo intrauterino es eficaz durante 5 años.	Riesgo de embarazo ectópico, hemorragia irregular, perforación uterina/posición anómala/expulsión. Contraindicado en casos de anomalías uterinas. No introducir si hay infección activa del cuello uterino o el útero, o Hx de infección en los 3 meses anteriores. No es necesario retirar si el DIU está en su posición adecuada durante más de un mes y hay diagnóstico reciente de EPI; solo tratar.
DIU Paragard® (dispositivo intrauterino anticonceptivo de cobre)	Crea un entorno espermicida.	X Compatible	Anticoncepción	El dispositivo intrauterino es eficaz durante 10 años.	*Véase* antes. Puede empeorar la dismenorrea o la menorragia. Contraindicado en la enf de Wilson.
Implante subdérmico (etonogestrel)	Inhibe la ovulación, disminuye la motilidad tubárica, adelgaza el endometrio y engrosa el moco cervical.	X Compatible	Anticoncepción	El implante subdérmico es eficaz durante 3 años.	Hemorragia impredecible. Contraindicada en casos de enf hepática, ACV, hipertensión o cáncer de mama.
Noretindrona	Engrosa el moco cervical, previene la ovulación (cerca del 50% de las veces), disminuye la motilidad de las trompas y adelgaza el endometrio.	X Compatible	Anticoncepción, menorragia	5 mg v.o. c/24 h.	Contraindicada en casos de enf hepática, ACV, hipertensión o cáncer de mama.

Fármaco	Mecanismo de acción	Clase en el embarazo Lactancia	Indicación estándar	Esquema típico	Efectos adversos y contraindicaciones
ACO combinados Dosis baja (Alesse®, Loestrin®) Dosis media (Orthocyclen®) Dosis alta (Ovral®) Multifásicos (Ortho Tri-Cyclen®) Ciclo extendido (Seasonale®, Seasonique®)	Inhibe la ovulación, engrosa el moco cervical, disminuye la motilidad de las trompas y adelgaza el endometrio. Aumenta la globulina de unión a hormonas esteroideas circulantes (disminuye las señales androgénicas y el acné).	X Por lo general, compatible	Anticoncepción, menorragia, menstruación irregular, dismenorrea y acné	Dosis bajas: 20 µg de etinilestradiol. Dosis media: 30-35 µg de etinilestradiol. Dosis alta: 50 µg de etinilestradiol. Presentaciones con múltiples progestágenos.	Pueden causar dolor en mamas, cefalea, náuseas, hemorragia intercurrente. Aumento del riesgo de episodios trombóticos (pero menor riesgo que en el embarazo). Están contraindicados si hay Hx de TVP, enf vascular, cáncer de mama, migraña con aura, ACV, DM o HTa con mal control, hábito tabáquico con más de 35 años de edad, enf hepática o biliar, o LES.
Nuva-Ring® (etinilestradiol/etonogestrel)	*Véase* antes.	X Por lo general, compatible	Anticoncepción, menorragia, menstruación irregular	Colocar un anillo vaginal durante 3 sem, retirar durante una semana; repetir para cada anillo nuevo.	*Véase* antes. Puede causar irritación vaginal o molestias.
Parche Ortho Evra® (norelgestromina/etinilestradiol transdérmico)	*Véase* antes.	X Por lo general, compatible	Anticoncepción, menorragia, menstruación irregular	Colocar en el abdomen inferior, las nalgas o el tórax superior (no las mamas), o en la cara externa del brazo. Cambiar cada semana durante 3 sem y retirar durante 1 sem.	*Véase* antes. Puede causar irritación cutánea. Emplear con cautela si la pt pesa > 90 kg.

Fármacos para la diabetes, *véase también* la p. 17-3 para los datos sobre la insulina

Fármaco	Mecanismo de acción	Clase en el embarazo Lactancia	Indicación estándar	Esquema típico	Efectos adversos y contraindicaciones
Metformina	Inhibe la gluconeogénesis hepática, aumenta la sensibilidad a la insulina, mejora la captación periférica de glucosa.	B Compatible	DM II SOP	500 mg c/12 h, aumentar hasta 2000 mg c/24 h.	Malestar digestivo, acidosis láctica; contraindicada en la insuficiencia renal. No utilizar con medio de contraste renal.
Sulfonilureas (gliburida, glipizida, glimepirida)	Cierran los canales K_{ATP} en las membranas plasmáticas de las células β → aumento de la secreción de insulina.	B No puede descartarse el riesgo en el lactante	DM II DMG A2 (gliburida)	Es diversa según el fármaco. Gliburida: dosis máxima de 20 mg c/24 h.	Aumento de peso, hipoglucemia; contraindicada con alergia a las sulfas.
Tiazolidinedionas (pioglitazona, rosiglitazona)	Activa el factor de transcripción nuclear PPAR-g.	C No puede descartarse el riesgo en el lactante	DM II	Pioglitazona: 15-30 mg v.o. c/24 h. Rosiglitazona: 4-8 mg v.o. c/24 h.	Edema, aumento de peso; contraindicada en la insuficiencia cardíaca. No se emplea en el embarazo.

Insulina (diversas formas) • Insulina lispro (Humalog®) • Regular (Novalin R®) • NPH (Novalin N®) • Insulina glargina (Lantus®)	Agonista del receptor de insulina. Inicio/pico/duración 15 min/30-90 min/3-5 h 30-60 min/50-120 min/5-8 h 1-3 h/8 h/20 h 1 h/sin pico/24 h	B Compatible	DM 1, DM 2, DMG	Es diversa (administración s.c.). También infusión i.v. de insulina (regular).	Hipoglucemia.

Hipoglucemiantes orales, *véase* la p. 17-7

Medicamentos para la diarrea, *véase* la p. 9-8

Tratamientos para la epilepsia, *véase* la p. 18-5

Reemplazo hormonal (posmenopausia)

Estrógenos • Oral (EEC, Premarin®) • Parche (17β-estradiol, Climara®)	TRH sistémica	Menopausia/sx vasomotores	Oral: 0.3, 0.45, 0.65, 0.9 o 1.25 mg c/24 h Parche: 0.0375, 0.5, 0.075 o 0.1 mg/día, colocar semanalmente	Aumento del riesgo de ACV, TEV y cáncer de mama. Están contraindicados con Hx de cáncer de mama, coagulopatía o en mujeres que fuman. Las preparaciones solo con estrógenos están contraindicadas en las pts con útero (riesgo de hiperplasia endometrial).
Estrógenos-progesterona • Oral (CEE + acetato de medroxiprogesterona, Prempro®) • Parche (17β-estradiol + acetato de noretindrona, Combipatch®)	TRH sistémica	Síntomas menopáusicos/vasomotores en pts con útero	0.3-0.625 mg de EEC + 1.5 mg de MDPA c/24 h 0.05 mg/día de E_2 + 0.14-0.25 mg/día de ANET, colocar el parche dos veces cada semana	Aumento del riesgo de ACV, TEV y cáncer de mama. Están contraindicados con Hx de cáncer de mama, coagulopatía o en mujeres que fuman.
Estrógenos vaginales • EEC, Premarin® • 17β-estradiol, Estrace®	TRH local	Atrofia vaginal	0.5 g vía vaginal c/24 h durante 2 sem, después dos veces a la semana 2 g vía vaginal c/24 h durante 2 sem, después dos veces a la semana	Están contraindicados con Hx de cáncer de mama o endometrial.

Medicamentos para la hipertensión y la preeclampsia (*véase también* la p. 12-4)

Fármaco	Mecanismo de acción	Clase en el embarazo (FDA) Lactancia (AAP/Thompson)	Indicación estándar	Esquema típico	Efectos adversos y contraindicaciones
Alfametildopa	No es bien conocido el mecanismo de acción, agonista α_2 central → inhibe el sistema nervioso simpático.	B Compatible	HTA	250-500 mg v.o. c/8 h.	Está contraindicada si hay tx concomitante con IMAO; precaución en caso de ICC.
Hidralazina	No se conoce el mecanismo de acción; vasodilatador.	C Compatible	HTA	10-25 mg v.o. c/6 h. 5-20 mg i.v. c/20 min para el control agudo de la PA.	Taquicardia.
Labetalol	Bloqueador adrenérgico no selectivo; bloquea los receptores β_1, β_2 y α_1.	C Compatible	HTA (incluye preeclampsia y urgencia hipertensiva)	HTA: 200 mg v.o. c/12 hasta 2 400 mg c/24 h. Urgencia hipertensiva: 20 mg i.v., seguidos por 40 mg i.v., seguidos por 80 mg i.v. (máx 300 mg en 24 h).	Bradicardia; utilizar con precaución en casos de asma grave.
Sulfato de magnesio	Antagonista no selectivo de los canales de calcio.	A Compatible	Ppx de crisis convulsivas en la preeclampsia Tx de crisis convulsivas en la eclampsia	4 g i.v. en bolo, después 2 g/h. 5 g i.m. en cada nalga si no hay vía i.v.	Contraindicaciones: miastenia grave. Produce rubor, cefalea, visión borrosa, mareos. Toxicidad por magnesio: hiporreflexia, somnolencia, edema pulmonar, depresión respiratoria y arritmia cardíaca.
Nifedipino	ACC.	C Compatible	HTA	Presentación de liberación extendida: máximo 120 mg c/24 h. Liberación inmediata: 10 mg, 20 mg, 20 mg c/20 min para control agudo de la PA.	Riesgo teórico de hipotensión con uso concomitante de sulfato de Mg; HoTN. Precaución con disfunción hepática.

Tratamiento de la hipertensión, *véase* la p. 12-4

Medicamentos para la incontinencia, *véase* la p. 7-5

Medicamentos para la infertilidad

Clomifeno	Interrumpe la retroalimentación negativa central de los estrógenos y aumenta la secreción de FSH → maduración de los folículos ováricos.	X Contraindicada	Inducción de la ovulación	50 mg v.o. c/24 h duante 5 días (por lo general, se comienza en el día 5 del ciclo), puede ↑ en incrementos de 50 mg hasta los 250 mg.	Sofocos (bochornos), cambios del estado de ánimo, quistes ováricos y aumento del riesgo de embarazos múltiples.
Letrozol	Inhibidor de la aromatasa, inhibe la secreción ovárica de estradiol y aumenta la secreción de FSH → maduración de los folículos ováricos.	X Contraindicada	Inducción de la ovulación (mejor que clomifeno para el SOP)	2.5-5 mg v.o. c/24 h durante 5 días.	Sofocos, cambios del estado de ánimo, dolor articular, fatiga y aumento del riego de embarazo múltiple.
Gonadotropinas	Preparaciones con FSH/LH.	X Contraindicada	Estimula la maduración del folículo ovárico	Comenzar con 50-75 UI/día i.m. (diversos protocolos).	Síndrome de hiperestimulación ovárica (aumento del riesgo de embarazo múltiple).

Insulina, tipos y características, *véase* la p. 17-3

Suplementos de hierro y sus presentaciones, *véase* la p. 16-2

Medicamentos hipolipemiantes, *véase* la p. 1-10

Tratamiento de la migraña, *véase* la p. 18-4

Medicamentos para la osteoporosis

Bisfosfonatos • Alendronato • Risedronato • Ibandronato	Inhibición de los osteoclastos.	Osteoporosis (tx y ppx), hiperCa por malignidad	Alendronato: 35 mg v.o. una vez cada semana. Risendronato: 35 mg v.o. una vez cada semana. Ibandronato: 150 mg v.o. mensualmente, 3 mg i.v. cada 3 meses.	Esofagitis erosiva, osteonecrosis: precaución en casos de cirugía dental e infección. Contraindicado si enf renal.
MSRE • Raloxifeno	Se une a los receptores de estrógenos (activa e inhibe), disminuye la absorción de hueso.	Osteoporosis (tx y prevención) Cáncer de mama	60 mg v.o. c/24 h.	ACV, TEV; contraindicado en el emb; precaución en caso de enf coronaria.
Calcitonina	Disminuye la cantidad de osteoclastos, aumenta la actividad de osteoblastos.	HiperCa	4 μg/kg s.c. o i.m. c/12 h.	Puede causar tetania hipocalcémica.
		Osteoporosis	200 unidades intranasales c/24 h.	

Medicamentos psiquiátricos/para abuso de sustancias

Fármaco	Mecanismo de acción	Clase en el embarazo (FDA) Lactancia (AAP/Thompson)	Indicación estándar	Esquema típico	Efectos adversos y contraindicaciones
Zolpidem	Agonistas GABA no benzodiazepínicos	C Precaución en la lactancia	Mejoría del sueño	5-10 mg por la noche	Sedación.
Buprenorfina	Agonista/antagonista del receptor de opioides	C Compatible, vigilar al lactante	Dependencia de opiáceos	10-30 µg/h en parche transdérmico	Exantema y malestar digestivo.
Bupropión	Inhibidor de la recaptación de dopamina/noradrenalina	C Compatible	Depresión y cese del hábito tabáquico	LI: 100 mg v.o. c/6 u 8 h LP: 150-300 mg v.o. c/24 h	HTA, estreñimiento, N/V y menor umbral para las crisis convulsivas.
Citalopram	ISRS	C Compatible, pero se prefieren otras alternativas	Depresión y ansiedad	20-40 mg v.o. c/24 h	Malestar digestivo, disfunción sexual y prolongación del QT.
Disulfiram	Inhibidor de la aldehído-deshidrogenasa (enzima que metaboliza el etanol)	C Puede ser de preocupación	Alcoholismo	500 mg v.o. c/24 h	Dermatitis. Puede provocar una reacción mortal de abstinencia al alcohol.
Fluoxetina	ISRS	C Compatible	Depresión y ansiedad	20-80 mg v.o. c/24 h	Malestar digestivo, cefalea, mareos, fatiga, disfunción sexual, síndrome serotoninérgico y prolongación del QT.
Litio	Desconocido	D Efectos en el recién nacido, utilizar con precaución	Trastorno bipolar	Variable según la presentación	Hipotiroidismo, toxicidad, disfunción renal, malestar digestivo y efectos cardiovasculares. Defectos CV fetales.
Metadona	Agonista de los receptores de opioides	C Compatible	Dependencia de opiáceos	80-120 mg v.o. diario para tratamiento de mantenimiento	Arritmia cardíaca, prolongación del QT, estreñimiento y mareos.
Sertralina	ISRS	C Compatible	Depresión y ansiedad	25-100 mg v.o. c/24 h	Malestar digestivo, cefalea, mareos, fatiga y disfunción sexual.
Trazadona	Inhibidor de la recaptación de serotonina y antagonista del receptor	C Compatible	Mejoría del sueño, depresión	50-150 mg v.o. cada noche	Malestar digestivo, mareos, prolongación del QT e HoTN postural.
Lorazepam	Benzodiazepina (se une al receptor GABA)	D Compatible	Ansiedad, adyuvante para el sueño, abstinencia de alcohol	0.5-2 mg c/24 h (en dosis divididas) v.o., i.v.	Mareos, somnolencia y delírium; precaución en casos de insuficiencia respiratoria.

Tratamiento de la pielonefritis, *véase* la p. 14-7

Esteroides tópicos, *véase* la p. 20-4

Esteroides sistémicos

Betametasona	Antiinflamatorio: acelera la producción de surfactante	C Compatible	Madurez pulmonar fetal	12.5 mg i.m. c/24 h × 2 dosis (24-36 sem y 5 días de edad gestacional)	Hiperglucemia materna, leucocitosis e hipoglucemia fetal.
Dexametasona	Antiinflamatorio	C Compatible	Madurez pulmonar fetal	12 mg i.m. c/12 h × 2 dosis (24-36 sem y 5 días de edad gestacional)	Hiperglucemia materna, leucocitosis e hipoglucemia fetal.
			Antiinflamatorio: enfermedades reumatológicas Trombocitopenia	10 mg i.v. c/12 h	
Prednisona	Análogo de los glucocorticoides	C Compatible	Antiinflamatorio, enf reumatológicas, trombocitopenia	Diversa, según la indicación	HTA, retención hídrica, euforia, síndrome de Cushing e hiperglucemia.

Tratamiento de la sífilis, *véase* la p. 21-8

Tocolíticos

Nifedipino	ACC	C Compatible	Trabajo de parto pretérmino (tocólisis)	Dosis de carga 30 mg en una sola ocasión 10-20 mg v.o. c/6-8 h	HoTN, taquicardia y mareos. Con precaución en caso de administración de Mg.
Sulfato de magnesio	ACC (antagoniza los efectos contráctiles del calcio)	A Compatible	Neuroprotección para el parto pretérmino (antes de las 32 sem) Tocólisis (controvertido)	6 g i.v. como dosis de carga; después, 1-2 g/h 4 g i.v. como dosis de carga; después, 1-2 g/h	Rubor, cefalea, visión borrosa y mareos. Toxicidad por magnesio: hiporreflexia, somnolencia, edema pulmonar y depresión respiratoria.
Indometacina	Inhibición de la prostaglandina sintetasa	C Compatible	Trabajo de parto pretérmino (tocólisis)	100 mg v.o. como dosis de carga; después, 50 mg v.o. c/6 h × 8 dosis	Oligohidramnios. Cierre prematuro del conducto arterioso. No administrar con > 32 sem de embarazo.
Terbutalina	Agonista β-adrenérgico	B Compatible	Contracciones pretérmino Taquisístole ECV	0.25 mg s.c. × 1 (puede repetirse si es necesario)	Taquicardia, nerviosismo y arritmia cardíaca. Advertencia en contra de su uso prolongado, pues tiene efectos cardiovasculares en la madre.

Tratamiento de la infección de las vías urinarias, *véase* la p. 14-5

Uterotónicos (*véase también* el cap. 11)

Fármaco	Mecanismo de acción	Indicación estándar	Esquema típico	Efectos adversos y contraindicaciones
Oxitocina	Estimula los receptores uterinos de oxitocina → aumenta la contractilidad uterina.	Hemorragia posparto, inducción o aumento del trabajo de parto	10-80 U en 1 L de solución cristaloide 10 U i.m. (si no hay acceso i.v.)	N/V, emesis e hiponatremia.
Misoprostol	Análogo de prostaglandina E_1 → estimula las contracciones uterinas.	Hemorragia posparto; maduración cervical, aborto del primer trimestre	600-1 000 μg vía rectal, v.o. o bucal 25-100 μg c/4 h vía vaginal, v.o., o bucal para la maduración cervical	N/V, diarrea, fiebre, escalofríos; contraindicada en mujeres con histerotomía previa en el tercer trimestre del embarazo.
Metilergonovina	Alcaloide ergotamínico → aumenta la contractilidad uterina.	Hemorragia posparto	0.2 mg i.m. c/2-4 h hasta 5 dosis 0.2 mg v.o. c/6 h × 4 dosis	HTA, N/V. Contraindicada en la HTA.
Carboprost	Prostaglandina $F_2\alpha$ → estimula las contracciones uterinas.	Hemorragia posparto	0.25 mg i.m. c/15-90 min, máximo ocho dosis (2 mg) en 24 h	N/V, diarrea, rubor y escalofríos; contraindicada en el asma.
Dinoprostona	Prostaglandina E_2 → estimula las contracciones uterinas.	Maduración cervical	10 mg en el fondo de saco vaginal para la maduración cervical	N/V, diarrea, fiebre y cefalea.

Figura AP-4-1 Soporte vital básico, algoritmo de paro cardíaco en el adulto (2015)

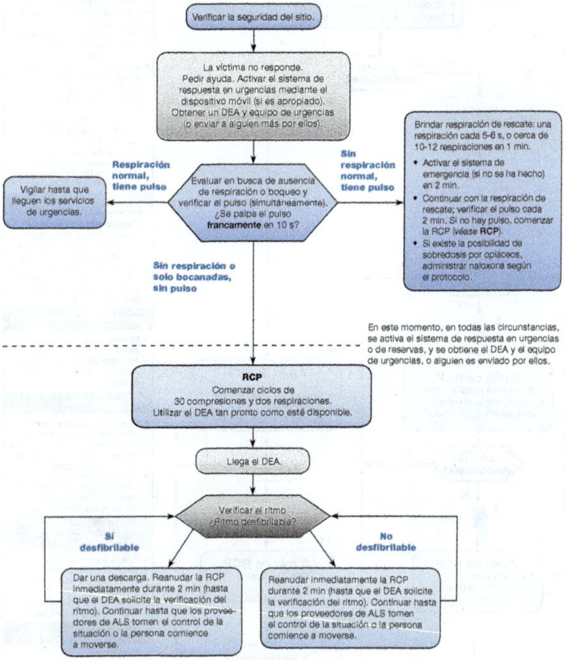

Tomado de: *Circulation*. 2010;122:S685.

Figura AP-4-2 Algoritmo de paro cardíaco en el adulto (2015)

FV/TV sin pulso/asistolia/AESP

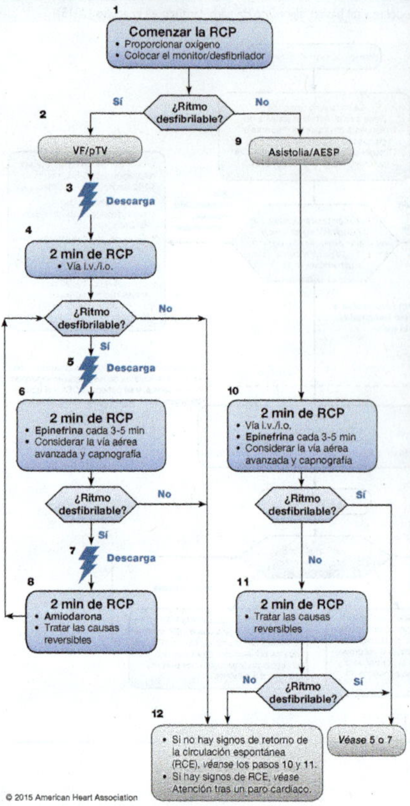

RCP de calidad

- Presionar fuerte (al menos 5 cm) y rápido (100-120/min), y permitir la expansión torácica.
- Disminuir las interrupciones en las compresiones.
- Evitar la ventilación en exceso.
- Rotar al compresor cada 2 min, o antes si se fatiga.
- Si no se cuenta con vía aérea avanzada, razón de compresiones: ventilaciones 30:2.
- Onda de capnografía cuantitativa
  - Si P_{ETCO_2} < 10 mm Hg, intentar mejorar la calidad de la RCP.
- Presión intraarterial
  - Si la presión de la fase de relajación (diastólica) < 20 mm Hg, intentar mejorar la calidad de la RCP.

Energía de choque para la desfibrilación

- **Bifásica:** recomendación del fabricante (p. ej., dosis inicial de 120-200 J); si no se conoce, usar la máxima disponible. La segunda dosis y las subsiguientes deben ser equivalentes, y pueden considerarse mayores dosis.
- **Monofásica:** 360 J.

Tratamiento farmacológico

- **Epinefrina i.v./i.o:** 1 mg cada 3-5 min.
- **Amiodarona i.v./i.o.:** primera dosis, 300 mg en bolo; segunda dosis, 150 mg.

Vía aérea avanzada

- Intubación endotraqueal o vía aérea avanzada supraglótica.
- Capnografía o capnometría para confirmar y vigilar la colocación del tubo endotraqueal.
- Una vez que se haya instalado la vía aérea, dar una respiración cada 6 s (10 respiraciones/min) con compresiones torácicas.

Retorno de la circulación espontánea (RCE)

- Pulso y presión arterial.
- Aumento súbito y sostenido de la P_{ETCO_2} (por lo general, ≥ 40 mm Hg).
- Ondas de presión arterial espontáneas con vigilancia intrarterial.

Causas reversibles

- **H**ipovolemia
- **H**ipoxia
- **H**idrógeno, iones (acidosis)
- **H**ipo/hipercalemia
- **H**ipotermia
- **N**eumotórax a tensión
- **T**aponamiento cardíaco
- **T**oxinas
- **T**rombosis pulmonar
- **T**rombosis coronaria

Tomado de: *Circulation*. 2015;132(suppl 2):S444.

Figura AP-4-3 ACLS para taquicardia con pulso en el adulto (2015)

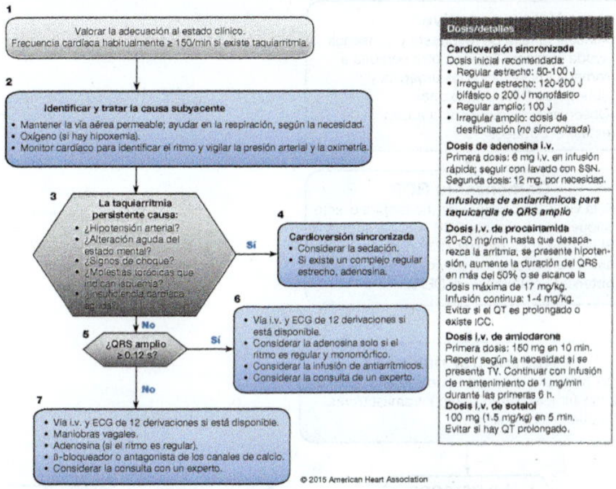

Tomado de: *Circulation*. 2010;122:S729.

Figura AP-4-4 ACLS para bradicardia con pulso en el adulto (2015)

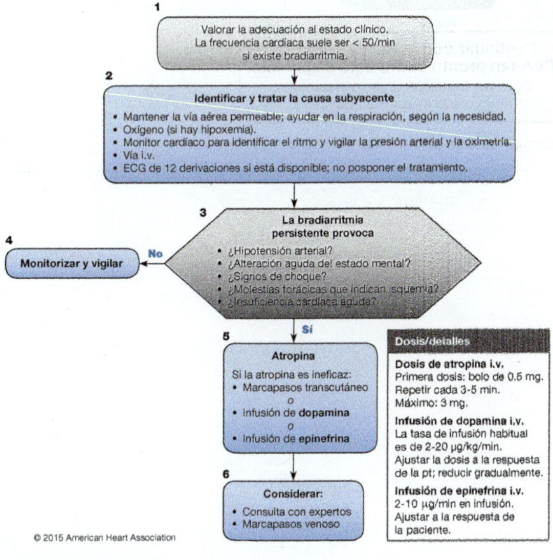

Tomado de: *Circulation*. 2015;132:S315.

Figura AP-4-5 ACLS para atención de urgencias asociadas con opiáceos (2015)

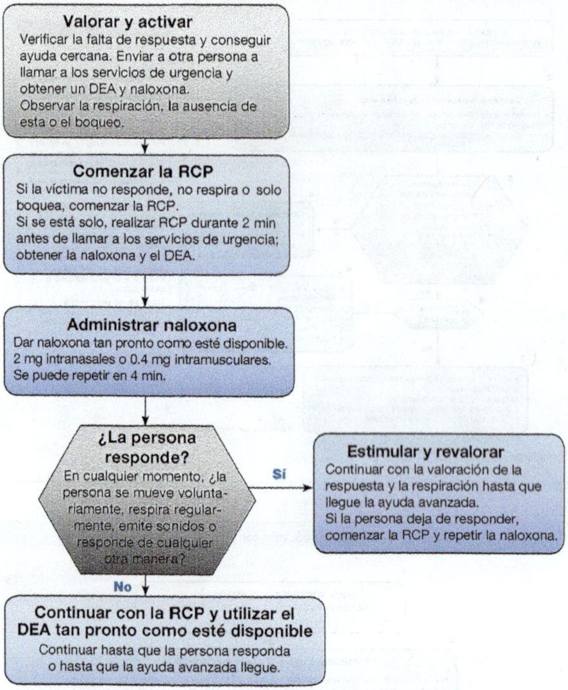

Tomado de: *Circulation*. 2010;122:S685.

Figura AP-5-1 Algoritmo de reanimación neonatal (2015)

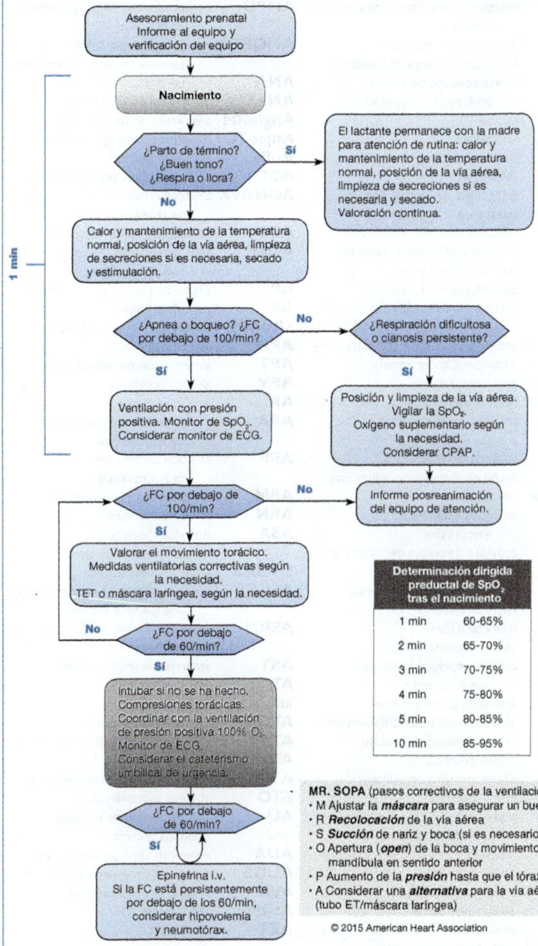

Determinación dirigida preductal de SpO_2 tras el nacimiento	
1 min	60-65%
2 min	65-70%
3 min	70-75%
4 min	75-80%
5 min	80-85%
10 min	85-95%

MR. SOPA (pasos correctivos de la ventilación):

- M Ajustar la ***máscara*** para asegurar un buen sellado
- R ***Recolocación*** de la vía aérea
- S ***Succión*** de nariz y boca (si es necesario)
- O Apertura (***open***) de la boca y movimiento de la mandíbula en sentido anterior
- P Aumento de la ***presión*** hasta que el tórax se eleve
- A Considerar una ***alternativa*** para la vía aérea (tubo ET/máscara laríngea)

© 2015 American Heart Association

Tomado de: Wyckoff MH, Aziz K, Escobedo MB, et al. *Circulation*. 2015;132(suppl 2):S543. Publicado en *Pediatrics* 2015;136(suppl 2):S196. Disponible en: pediatrics.aappublications.org/content/136/Supplement_2/S196.

ABREVIATURAS

A

a/c asociado con
AA afroamericana
AAC anticuerpos anti-*Saccharomyces cerevisiae*
AAF aspiración con aguja fina
AAP American Academy of Pediatrics
AAPR anticonceptivos de acción prolongada reversibles
AB aborto
Ab anticuerpos
ABC vía aérea-respiración-circulación
Absor absorbancia
ACC antagonista de canales de calcio
ACh acetilcolina
aCL anticuerpos anticardiolipínicos
ACLS Soporte vital cardíaco avanzado
ACM arteria cerebral media
ACO anticonceptivos orales
ACOD anticoagulante oral directo
ACOG American College of OB/GYN
ACP analgesia controlada por el paciente
ACS American Cancer Society
ACT agua corporal total
ACTH hormona adrenocorticotrópica
ACV accidente cerebrovascular (ictus)
AD aurícula derecha
add antes de dormir
ADE ancho de distribución eritrocítica
adenoCa adenocarcinoma
ADH hormona antidiurética o vasopresina
ADIFO actividad derivativa del inhibidor del factor VIII
ADIV abuso de drogas intravenosas
ADNb ADN bicatenario
ADNfl ADN fetal libre
AE aborto espontáneo
AECP analgesia epidural controlada por el paciente
AEI arteria epigástrica inferior
AELV afectación del espacio linfovascular
AESP actividad eléctrica sin pulso
AFP alfafetoproteína
AFPSM alfafetoproteína en el suero materno
AFTD ausencia de flujo telediastólico
AFU altura del fondo uterino
Ag antígeno
AG anestesia general
AG/EG anestesia general/edad gestacional
AH anemia hemolítica
AHAI anemia hemolítica autoinmunitaria
AHEA ácido hidroxietoxiacético
AI aurícula izquierda
AIHB ácido iminodiacético hepatobiliar
AIL autosondaje intermitente limpio
AINE antiinflamatorios no esteroideos
AIS adenocarcinoma *in situ*
AIT ataque isquémico transitorio
AL anticoagulante lúpico
ALT alanina-aminotransferasa
AME atrofia muscular espinal
Ami amilasa
Amp amplitud/ampicilina
AMP acetato de medroxiprogesterona
AMPD acetato de medroxiprogesterona de depósito
AMQEE aspiración microquirúrgica de espermatozoides del epidídimo
ANA anticuerpos antinucleares
ANET acetato de noretindrona
AngioRM angiorresonancia magnética
AngioTC angiotomografía computarizada
AnPe angina de pecho
AOC anticonceptivos orales combinados
AONAVK anticoagulante oral no antagonista de la vitamina K
AOS apnea obstructiva del sueño
AOSP anticonceptivos orales solo con progestágeno
AP angina de pecho/anteroposterior
AP aurícula primitiva
aPa/APLA anticuerpos antifosfolipídicos
APN atención prenatal
APT alimentación parenteral total
APV alcohol polivinílico
AR aurícula derecha
ARA antagonista de los receptores de angiotensina
ARF ablación térmica por radiofrecuencia
ARM angiorresonancia magnética
ARN ácido ribonucleico
ASA American Society of Anesthesiologists
5-ASAS ácido 5-aminosalicílico
ASCCP American Society for Colposcopy and Cervical Pathology
ASRM American Society for Reproductive Medicine
AST aspartato-aminotransferasa
AT ácido tranexámico
atb antibióticos
ATC antidepresivo tricíclico
ATFP arco tendinoso de la fascia pélvica
AT-III antitrombina III
ATM articulación temporomandibular
ATO absceso tuboovárico
AU anticoncepción de urgencia
AU albúmina urinaria
AUA American Urological Association
AUGS American Urogynecologic Society
AVA área de la válvula aórtica
Azitro azitromicina
AZT zidovudina

B

βB β-bloqueador
BA brecha aniónica
BASE *Brief Abuse Screen for the Elderly*
BC bulbo cardíaco
BCLS soporte vital cardíaco básico
BD báscula deslizante
BEC bleomicina/etopósido/cisplatino
BEII borde esternal inferior izquierdo

BEM biopsia endometrial
BESD borde esternal superior derecho
BESI borde esternal superior izquierdo
BGN bacilos gramnegativos
BiAsp insulina aspart bifásica
BIPSS *bilateral inferior petrosal sinus sampling*
BMZ betametasona
BNP péptido natriurético cerebral
BRD bloqueo de rama derecha
BUMP bolsa única más profunda
BUN nitrógeno ureico en sangre
BVM bolsa vertical máxima
bx biopsia
BxEM biopsia endometrial

C

C caucásico
c/ con
c/12 h cada 12 h
c/24 h cada 24 h
c/c consistente con
c/p complicado por
CA circunferencia abdominal
Ca calcio
CA cáncer
CAP catéter de arteria pulmonar
CAP conducto arterioso persistente
CARPREG *Cardiac Disease in Pregnancy Score*
CASI células atípicas de significado indeterminado
CBC carcinoma basocelular
CBF conización con bisturí frío
CC cardiopatía congénita
CCM cese del ciclo menstrual
CCNPH cáncer colorrectal no polipósico hereditario
CD cetoacidosis diabética
CDC Centers for Disease Control and Prevention
CDIS carcinoma ductal *in situ*
CDV calidad de vida
CE carcinoma epidermoide
CEC curetaje endocervical
Ces cesárea
CG características graves
CI cistitis intersticial
CID coagulación intravascular diseminada
CIE carcinoma intraepitelial endometrial
CIE colestasis intrahepática del embarazo
CII cuadrante inferior izquierdo
CIS carcinoma *in situ*
CIWA-Ar *Clinical Institute Withdrawal Assessment for Alcohol, Revised*
CKI inhibidor de la creatina-cinasa
CK-MB creatina-cinasa-MB
CLIS carcinoma lobulillar *in situ*
CME criterios médicos de elegibilidad
CMT cáncer medular de tiroides
CMV citomegalovirus
CO carcinoma de ovario
CO conjugado obstétrico
corio corioamnionitis
corpt coronariopatía
cort corticoesteroides
COX ciclooxigenasa
CPAP presión positiva continua de la vía aérea
CPIU catéter de presión intrauterina
cPOP cuantificación del prolapso de órganos pélvicos
CPPL cefalea pospunción lumbar
CPRE colangiopancreatografía retrógrada endoscópica
CPT capacidad pulmonar total
CrCl depuración de creatinina
CREST Collaborative Review of Sterilization
CRF capacidad residual funcional
CRH hormona liberadora de corticotropina
cripto criptosporidiosis
CrP creatinina plasmática
CrU creatinina urinaria
CSD cuadrante superior derecho
CSI cuadrante superior izquierdo
CSPU carcinoma seroso papilar uterino
CTCEA Criterios de terminología común para los efectos adversos
CTE cardiotocografía externa
CTFH capacidad total de fijación de hierro
CTO cinta transobturatriz
CU colitis ulcerosa
CV cardiovascular
CVAS calidad de vida asociada con la salud
CVC catéter venoso central
CVF capacidad vital forzada
CVLT cinta vaginal libre de tensión
cx cultivo
CxU contracciones uterinas
CyS cultura y sensibilidad

D

D+C dilatación y curetaje
D+E dilatación y evacuación
DBHNF dosis bajas de HNF
DBP diámetro biparietal
DCE disección coronaria espontánea
DCI dispositivo de compresión intermitente
DCNI dispositivos de compresión neumática intermitente
DCP desproporción cefalopélvica
DEA desfibrilador externo automático
DEI deficiencia esfinteriana intrínseca
DES dietilestilbestrol
DEXA absorciometría dual de rayos X
DGL disección de ganglios linfáticos
DGP diagnóstico genético preimplantacional
DHEA deshidroepiandrosterona
DHEA-S sulfato de deshidroepiandrosterona
DHT dihidrotestosterona
DI diabetes insípida
dig digoxina
disfxn disfunción

DIU dispositivo intrauterino
DIU LNG dispositivo intrauterino liberador de levonorgestrel
DL derrame de líquido
dlm dentro de límites normales
DM diabetes mellitus
DM1 diabetes mellitus de tipo 1
DM2 diabetes mellitus de tipo 2
DMG diabetes mellitus gestacional
DMO densidad mineral ósea
DMSO dimetil sulfóxido
DO densidad óptica
doL dolor lumbar
DP dismenorrea primaria
DPC dolor pélvico crónico
DPCO capacidad de difusión pulmonar de CO
DPG difosfoglicerato
DPGP detección precoz genética preimplantacional
DPP derivado proteico purificado
DR dificultad respiratoria
DS dismenorrea secundaria
DSM *Diagnostic and statistical manual of mental disorders*
DSM diámetro de saco medio
DTA defecto del tabique atrial
DTAV defectos del tabique auriculoventricular
DTIV defecto del tabique interventricular
DTN defecto del tubo neural
DVY distensión venosa yugular
Dx diagnóstico
DxD diagnóstico diferencial

E

E2 estradiol
EA efectos adversos
EA eclosión asistida
EA estenosis aórtica
EAE esfínter anal externo
EAI esfínter anal interno
EAU embolización de la arteria uterina
EB exceso de base
EBA exploración bajo anestesia
EBS endocarditis bacteriana subaguda
EC enfermedad de Crohn
ECA estudio controlado aleatorizado
ECA enzima convertidora de angiotensina
ECCF electrodo de cuero cabelludo fetal
ECG electrocardiograma
Eco ecografía
EcoC ecografía de compresión
EcoC ecocardiograma
EcoTV ecografía transvaginal
ECT ecocardiografía transtorácica
ECV enfermedades cardiovasculares
EDPE Escala de depresión posnatal de Edimburgo
EDS Ehlers-Danlos
EE estría endometrial
EEC estrógenos equinos conjugados
EEC espinal-epidural combinada
EET extracción de espermatozoides testiculares
Ef exploración física
EFgRM ecografía focalizada guiada por resonancia magnética
EFHb electroforesis de la hemoglobina
EFNa excreción fraccional de sodio
EFurea excreción fraccional de urea
EG edad gestacional
EGE edad gestacional estimada
EGO examen general de orina
EHH estado hiperglucémico hiperosmolar
EHRN enfermedad hemolítica del recién nacido (y el feto)
EIA espina ilíaca anterosuperior
EICG enfermedad de inmunodeficiencia combinada grave
EICH enfermedad injerto contra hospedero
EII enfermedad intestinal inflamatoria
EIRP estimación integral del riesgo de preeclampsia
EIU embarazo intrauterino
ELA embolia del líquido amniótico
ELISA ensayo de inmunoadsorción enzimática
EM estenosis mitral
EM esclerosis múltiple
EMA edad materna avanzada
EMA estado mental alterado
EMACO etopósido, metotrexato, actinomicina D, ciclofosfamina, vincristina
EMAEP cisplatino/carboplatino, etopósido, metotrexato y actinomicina
EMDI espectrometría de masas por dilución isotópica
EMG electromiografía
EMRR esclerosis múltiple recurrente remitente
EMSP entrenamiento muscular del suelo pélvico
EN enterocolitis necrosante
enf enfermedad
EP embolia pulmonar
EPI enfermedad pélvica inflamatoria
epi epinefrina
EPOC enfermedad pulmonar obstructiva crónica
EPP eritrodisestesia plantar palmar
EPU electroforesis de proteínas urinarias
ERC enfermedad renal crónica
ERET enfermedad renal en etapa terminal
ERGE enfermedad por reflujo gastroesofágico
ERI endocrinología reproductiva e infertilidad
Eritr eritrocitos
Eritro eritromicina
ERPQ enfermedad de riñón poliquístico
ERV volumen de reserva espiratorio
esp espiratorio
espec especificidad
espont espontáneo

est	estándar
ETC	enfermedad del tejido conjuntivo
EtE	etinilestradiol
ETS	enfermedad de transmisión sexual
evid	evidencia
EVP	enfermedad vascular periférica
EvW	enfermedad de Von Willebrand
EyS	entradas y salidas

F

FAE	fármaco antiepiléptico
FAP	fosfatasa alcalina placentaria
FAST	valoración por ecografía focalizada para traumatología
FAT	fármacos antitiroideos
FAV	fístula arteriovenosa
FCF	frecuencia cardíaca fetal
FDA	Food and Drug Administration
FdC	fallo del crecimiento
FDG	fluorodesoxiglucosa
FE	fracción de eyección
feoc	feocromocitoma
FEP	fecha estimada de parto
FEV	volumen espiratorio forzado
FEVI	fracción de eyección ventricular izquierda
FID	fosa ilíaca derecha
FIE	foco intracardíaco ecogénico
FIGO	International Federation of Gynecology and Obstetrics
FIM	factor inhibidor mülleriano
FISH	hibridación fluorescente *in situ*
FIV	fecundación *in vitro*
FNf	fibronectina fetal
FQ	fibrosis quística
FR	factor de riesgo
FRAX	*Herramienta de evaluación de riesgo de fractura*
FRC	capacidad residual funcional
FSH	hormona foliculoestimulante
FTA-ABS	absorción fluorescente de anticuerpos treponémicos
FTDI	flujo telediastólico invertido
FU	fluorouracilo
FVC	capacidad vital forzada
FVIII	factor VIII
FVL	factor V de Leiden
FVV	fístula vesicovaginal
FvW	factor de Von Willebrand
Fx	fractura
Fxn	función

G

G5%	solución de glucosa al 5%
G6PD	glucosa-6-fosfato deshidrogenasa
GA	gasometría arterial
GABA	ácido γ-aminobutírico
GAD	decarboxilasa del ácido glutámico
GC	gasto cardíaco
GC/CT	gonococo/*Chlamydia trachomatis*
G-CSF	factor estimulante de colonias de granulocitos
GEG	grande para la edad gestacional
GGT	γ-glutamil-transpeptidasa
GH	hormona de crecimiento
GI	gastrointestinal
GMPc	monofosfato de guanosina cíclico
GnRH	hormona liberadora de gonadotropina
GU	genitourinario
GU	gasto urinario

H

H	hispano
H+P	huevos y parásitos
HAM	hormona antimülleriana
HAP	hipertensión arterial pulmonar
Hb/Hct	hemoglobina y hematócrito
HbA	hemoglobina A
HbA_1c	hemoglobina A_1c
HBcAg	antígeno central de la hepatitis B
HbF	hemoglobina F
HBPM	heparina de bajo peso molecular
HbS	hemoglobina S
HbSC	hemoglobina SC
HbSS	hemoglobina SS
HC	hipocinesia
β-hCG	gonadotropina coriónica humana
Hct	hematócrito
HDC	hernia diafragmática congénita
HDE	hemodinámicamente estable
HDL	lipoproteína de alta densidad
HE	hiperplasia endometrial
HEAA	acetato de hidroxietilamonio
HEG	hiperemesis gravídica
HELLP	hemólisis, enzimas hepáticas elevadas, plaquetopenia
HEM	hepatoesplenomegalia
HepBIg	inmunoglobulina de la hepatitis B
HER	receptor del factor de crecimiento epidérmico humano
HFM	hemorragia fetomaterna
HFNI	hidropesía fetal no inmunitaria
HG	hemograma
HGAE	hígado graso agudo del embarazo
HGC	hibridación genómica comparativa
HHF	hipercalcemia hipocalciúrica familiar
HHM	hipercalcemia humoral por malignidad
HHO	eje hipotalámico-hipofisario-ovárico
HHS	eje hipotálamo-hipófisis-suprarrenal
HIC	hemorragia intracerebral
HIE	hipertensión inducida por el embarazo
hiperaldo	hiperaldosteronismo
HIS	histerografía con infusión salina
HIV	hemorragia intraventricular
HLA	antígeno humano leucocitario
HLT	histerectomía laparoscópica total
hMG	gonadotropina menopáusica humana
HN	hueso nasal
HNF	heparina no fraccionada
HOC	hiperestimulación ovárica controlada
HoTN	hipotensión arterial
HPB	hiperplasia prostática benigna
hPL	lactógeno placentario humano
HPM	hemorragia posmenopáusica
HPP	hemorragia posparto

HPTC hipertensión pulmonar tromboembólica crónica
HSA hemorragia subaracnoidea
HSC hiperplasia suprarrenal congénita
HSCNC hiperplasia suprarrenal congénita no clásica
HSG histerosalpingografía
HSH hombres que tienen sexo con hombres
HTA hipertensión arterial
HTA histerectomía total abdominal
HTAc hipertensión arterial crónica
HTAg hipertensión gestacional
HTAp hipertensión pulmonar
HUA hemorragia uterina anómala
HV hemorragia vaginal
HVI hipertrofia ventricular izquierda
HVRM *Herramienta de valoración de riesgo de melanoma*
HVVC hemofiltración venovenosa continua
HxEf anamnesis y exploración física
HxF antecedentes familiares
HxP antecedentes personales
HxPA antecedentes del padecimiento actual
HxQ antecedentes quirúrgicos

I
IA ingrediente activo
IBP inhibidor de la bomba de protones
IC intervalo de confianza
ICC insuficiencia cardíaca congestiva
ICIS infusión continua de insulina subcutánea
IDM inhalador de dosis medida/ inyección diaria múltiple
IECA inhibidor de la enzima convertidora de angiotensina
IFN interferón
IGF factor de crecimiento insulínico
IGIV inmunoglobulina intravenosa
IGN índice de gravedad de la neumonía
IHQ infecciones de la herida quirúrgica
IICE inyección intracitoplasmática de espermatozoides
IIU inseminación intrauterina
IL interleucina
ILA Índice de líquido amniótico
IM infarto de miocardio
IMAO inhibidor de la monoaminooxidasa
IMC índice de masa corporal
IMEST IM con elevación del segmento ST
IMSEST IM sin elevación del segmento ST
InA insuficiencia aórtica
incl incluye/incluyendo
infxn infección
INH isoniacida
InM insuficiencia mitral
innomin innominada
INR razón normalizada internacional
intravag intravaginal
IO infección oportunista
IOM Institute of Medicine
IOP insuficiencia ovárica prematura
IP infundibulopélvico/intraperitoneal
IP inhibidor de la proteasa
IP insuficiencia pulmonar
IR índice de reticulocitos
IRA insuficiencia renal aguda
IRC insuficiencia renal crónica
IRCR índice de riesgo cardíaco revisado
IRSN inhibidores de la recaptación de serotonina y noradrenalina
IRV volumen de reserva inspiratorio
ISRS inhibidor selectivo de la recaptación de serotonina
IT insuficiencia tricuspídea
ITP inducción del trabajo de parto
ITS infección de transmisión sexual
IUE incontinencia urinaria de esfuerzo
IUM incontinencia urinaria mixta
IUU incontinencia urinaria de urgencia
IVRS infección de vías respiratorias superiores
IVU infecciones de vías urinarias
IyD incisión y drenaje

K
K-B Kleihauer-Betke
KOH hidróxido de potasio
KPO kit de predicción de la ovulación

L
L/S lecitina/esfingomielina
LA líquido amniótico
Lab pruebas de laboratorio
LAD linfadenopatía
lap laparoscópico
LC longitud cervical
LCC longitud cráneo-cadera
LCHAD 3-hidroxiacil-CoA de cadena larga-deshidrogenasa
LCR líquido cefalorraquídeo
LDH lactato deshidrogenasa
LDL lipoproteína de baja densidad
LES lupus eritematoso sistémico
Levo levofloxacino
LF longitud del fémur
LH longitud del húmero
LH hormona luteinizante
LI liberación inmediata
LIVM líquidos intravenosos de mantenimiento
LMA leucemia mieloide aguda
LOEA lesiones obstétricas del esfínter anal
LP liberación prolongada
LPAAT lesión pulmonar relacionada con la transfusión
LPS lipopolisacáridos
LRA lesión renal aguda
LSN límite superior del normal
LTB ligadura de trompas bilateral
LUNA ablación laparoscópica de nervio uterosacro
LVT longitud vaginal total

M
MA mecanismo de acción
MAC metotrexato, actinomicina D, ciclofosfamida
MAP médico de atención primaria

MAV malformación arteriovenosa
MC maduración cervical
MCD miocardiopatía dilatada
MCE mujeres con epilepsia
MCF movimiento cardíaco fetal
MCVR malformación congénita de las vías respiratorias
MdM múltiplo de la mediana
ME medias elásticas
ME musculoesquelético
MF movimiento fetal
MFIU muerte fetal intrauterina
MI miembro inferior
MIBG metaiodobencilguanidina
Mitoc mitocondrial
MMF medicina maternofetal
MMK Marshall-Marchetti-Krantz
MNS modulación del nervio sacro
MPF madurez pulmonar fetal
MPM metaloproteinasa de la matriz
MQAC malformación quística adenomatoide congénita
MRKH Mayer-Rokitansky-Kuster-Hauser
MSH hormona estimulante de melanocitos
MSPU muestreo de sangre periumbilical
MSRE moduladores selectivos de los receptores de estrógeno
MTX metotrexato
MUGA ventriculografía isotópica (*multigated acquisition*)
MVC muestreo de vellosidades coriónicas
MVI multivitamínico

N

N/V náuseas y vómitos
NA noradrenalina
NAAS neumonía asociada con asistencia
NaP sodio en plasma
NaU sodio urinario
NAV neumonía asociada con la ventilación mecánica
NCCN National Comprehensive Cancer Network
NCEP National Cholesterol Education Program
NCI National Cancer Institute
NEH neumonía extrahospitalaria
NEM neoplasia endocrina múltiple
neu neumonía
NIA neoplasia intraepitelial anal
NIA nefritis intersticial aguda
NIC neoplasia intraepitelial cervical
NICHD National Institute of Child Health and Human Development
NIH neumonía intrahospitalaria
NIH National Institutes of Health
NIV neoplasia intraepitelial vaginal
NIV neoplasia intraepitelial vulvar
nml normal
NNRTI inhibidor no nucleosídico
NNT número necesario a tratar
no circ no circuncidados
NPH protamina neutra de Hagedorn (insulina NPH)
NPJ neumonía por *Pneumocystis jirovecii*
NTA necrosis tubular aguda
NTG neoplasia trofoblástica gestacional
Ntx neumotórax
NYHA New York Heart Association

O

OB obstetricia
OC conjugado obstétrico
ODA occipucio derecho anterior
OEIS complejo onfalocele-extrofia-ano imperforado-espinal
OHARI obstrucción de hemivagina y anomalía renal ipsilateral
17-OHP 17-hidroxiprogesterona
OID obstrucción de intestino delgado
OME oxigenación por membrana extracorpórea
OMS Organización Mundial de la Salud
ONC/GIN oncoginecología
OTC de venta libre (*over-the-counter*)

P

PA postoeroanterior
PA presión arterial
PAAN prueba de amplificación de ácidos nucleicos
PAD presión arterial diastólica
PAM presión arterial media
pANCA anticuerpos anticitoplasma perinucleares de neutrófilos
PAP presión de arteria pulmonar
Pap Papanicoláu
PAPP-A proteína A plasmática asociada con el embarazo
PARP polimerasa de poli-ADP ribosa
PAS presión arterial sistólica
PBF perfil biofísico
PBN peso bajo al nacer
PC parálisis cerebral
PC perímetro cefálico
PCEC presión capilar en cuña
PCER parto por cesárea de repetición electiva
PCG prueba de carga de glucosa
PCN penicilina
PCP procedimiento coronario percutáneo
PCR reacción en cadena de la polimerasa
PCRE parto por cesárea de repetición electiva
PCT prueba cutánea de tuberculina
PdC productos de la concepción
PDE fosfodiesterasa
PE paquetes eritrocitarios
PEC personal de enfermería certificado
PECg preeclampsia grave
PECPA personal de enfermería certificado de práctica avanzada
PED personal partero de entrada directa
PEEQ procedimiento de escisión electroquirúrgica
PEG polietilenglicol
PEG pequeño para la edad gestacional

PEPC	personal de enfermería partero certificado
PER	prueba en reposo (cardiotocografía)
Perfil EA	perfil de efectos adversos
PET	tomografía por emisión de positrones
PFC	plasma fresco congelado
PFE	peso fetal estimado
PFH	pruebas de función hepática
PFP	pruebas de función pulmonar
PFT	pruebas de función tiroidea
PG	prostaglandinas
PGE1	prostaglandina E1
PGE2	prostaglandina E2
PGF	prostaglandina F
PHQ	*Patient Health Questionnaire*
pielo	pielonefritis
PIV	pielografía intravenosa
PL	punción lumbar
PLGF	factor de crecimiento placentario
PLT	plaquetas
PMB	perfil metabólico básico
PMC	perfil metabólico completo
PMCU	presión máxima de cierre uretral
PMI	punto de máximo impulso
PMN	linfocitos polimorfonucleares
PMN	células polimorfonucleares
PMP	posmenopausia
PMPF	prueba de madurez pulmonar fetal
POC	presión osmótica coloide
PORTEC	radioterapia postoperatoria en el cáncer de endometrio
POT	peroxidasa tiroidea
PP	posparto
PPC	personal partero certificado
PPCC	presión pulmonar capilar en cuña
PPDG	pubertad precoz dependiente de gonadotropinas (central)
PPF	presión de punto de fuga
PPPC	personal partero profesional certificado
PPT	parto pretérmino
ppx	profilaxia
pr	por vía rectal
PRAMS	*Sistema de valoración del riesgo en el embarazo*
PRE	pérdida recurrente de embarazo
preE	preeclampsia
PRL	prolactina
proCR	proteína C reactiva
progest	progestágenos
prom	promedio
PRP	pruebas por reducción en placas
PSE	pérdida de sangre estimada
pt	paciente
PTEN	homólogo de la fosfatasa y la tensina
PTG	prueba de tolerancia a la glucosa
PTGO	prueba de tolerancia a la glucosa oral
PTH	hormona paratiroidea
PTHrP	proteína asociada con la hormona paratiroidea
PTI	púrpura trombocitopénica inmunitaria
PTPCP	prueba de trabajo de parto después de una cesárea previa
PTT	púrpura trombótica trombocitopénica
PTT-SUH	púrpura trombocitopénica trombótica-síndrome urémico hemolítico
PTU	propiltiouracilo
PUPPP	pápulas y placas urticariales pruriginosas del embarazo
PUVA	psoraleno y ultravioleta A
PV/VP	por vía vaginal/ventrículo primitivo
PVC	presión venosa central
PVCP	parto vaginal con cesárea previa
PVE	parto vaginal espontáneo
PVY	presión venosa yugular
Px	pronóstico

Q

QPC	quistes del plexo coroideo
QS	química sanguínea

R

RA	riesgo absoluto
RAI	yodo radiactivo
RAIU	captación de yodo radiactivo
Rb	retinoblastoma
RCE	rotación cefálica externa
RCF	ruidos cardíacos fetales
RCIU	restricción del crecimiento intrauterino
RCP	reanimación cardiopulmonar
RdC	retraso del crecimiento
retic	reticulocitos
RFA	recuento de folículos antrales
RhD	Rhesus D
RhoGAM	Inmunoglobulina Rh humana
RI	radiólogo intervencionista
RIBA	inmunotransferencia
RL	Ringer lactato
RM	rotura de membranas
RMDC	recuperación mejorada después de la cirugía
RMF	resistencia multifarmacológica
RP	razón de posibilidades
RPM	rotura prematura de membranas
RPM	residuo posmiccional
RPMP	rotura prematura de membranas pretérmino
RPR	reagina plasmática rápida
RR	riesgo relativo
RRA	reducción de RA
RRAI	reflejo rectoanal inhibitorio
RT	radioterapia
RTHE	radioterapia de haz externo
RTIM	radioterapia de intensidad modulada
RTP	reflejo tendinoso profundo
RUV	riñones, uréteres, vejiga
RVP	resistencia vascular pulmonar
RVS	resistencia vascular sistémica
Rx	radiografía

rxn reacción
RxT radiografía de tórax

S

S/D sistólica/diastólica
SAAF síndrome de anticuerpos antifosfolipídicos
SAN síndrome de abstinencia neonatal
SARM *Staphylococcus aureus* resistente a la meticilina
SASM *Staphylococcus aureus* sensible a la meticilina
SC superficie corporal
SCA síndrome coronario agudo
SCAT sobrecarga circulatoria asociada con la transfusión
SCN sistema nervioso central
SDR síndrome de dificultad respiratoria
SDRA síndrome de dificultad respiratoria agudo
SDV síndrome de dolor vesical
SED síndrome de Ehlers-Danlos
SEG semanas de edad gestacional
sens sensibilidad
SERP síndrome de encefalopatía reversible posterior
sFlt tirocina-cinasa 1 similar al fms soluble (= sVEGFR-1)
SG saco gestacional
SGB *Streptococcus* del grupo B
SHEO síndrome de hiperestimulación ovárica
SHIH síndrome de hemicardio izquierdo hipoplásico
SIA síndrome de insensibilidad a andrógenos
SIAC síndrome de insensibilidad a los andrógenos completo
SIAI síndrome de insensibilidad a los andrógenos incompleto
sida síndrome de inmunodeficiencia adquirida
SII síndrome de intestino irritable
SIM sustancia inhibidora mülleriana
SIU sistema intrauterino
SIU-LNG sistema intrauterino de levonorgestrel
SL sublingual
SMA sangrado menstrual abundante (menorragia)
SMD síndrome mielodisplásico
SMS síndrome de muerte súbita
SMU servicio médico de urgencias
SMX sulfametoxazol
SNC sistema nervioso central
SNG sonda nasogástrica
SOB salpingo-ooforectomía bilateral
SOP síndrome de ovario poliquístico
SPEP electroforesis de proteínas séricas
SPI síndrome de las piernas inquietas
SPM síndrome premenstrual
SRAG síndrome respiratorio agudo grave
SRIS síndrome de respuesta inflamatoria sistémica
SRP sarampión, rubéola, parotiditis
SSA/SSB antígenos anti-A y anti-B relacionados con el síndrome de Sjögren
SSN solución salina normal
STC síndrome del túnel carpiano
STGG síndrome de transfusión gemelo-gemelo
SU servicio de urgencias
SUFU Society of Urodynamics, Female Pelvic Medicine, & Urogenital Reconstruction
SUH síndrome urémico hemolítico
SV signos vitales
SVCR síndromes de vasoconstricción cerebral reversibles
Sx síntomas
SxVM síntomas vasomotores

T

T testosterona
T+C tipificación y pruebas cruzadas
T+D tipificación y detección
T4L tiroxina libre
TA transabdominal
T-ACE tolerancia, irritabilidad, disminución del consumo, bebida por la mañana
TAG trastorno de ansiedad generalizada
TAIN trombocitopenia aloinmunitaria neonatal
TARGA tratamiento antirretroviral de gran actividad
TARV tratamiento antirretroviral
TARV/TRA terapia antirretroviral/terapia reproductiva asistida
TB tuberculosis
TBG globulina fijadora de tiroxina
TC transcervical
TC tomografía computarizada
TCB temperatura corporal basal
TCG tumor de células de la granulosa
TCMD TC con multidetector
TDA tasa de dosis alta
TDB tasa de dosis baja
TDF factor determinante de testículos
TDM trastorno depresivo mayor
TDPa tétanos, difteria, *pertussis* acelular
TDPM trastorno disfórico premenstrual
TDSH trastorno del deseo sexual hipoactivo
TDVI telediastólica del ventrículo izquierdo (dimensión)
TE terapia con estrógenos
TE traqueoesofágica
TEAF trastorno del espectro alcohólico fetal
TEC terapia electroconvulsiva
TEPT trastorno por estrés postraumático
TET tubo endotraqueal
TEV tromboembolia venosa
TFCF trazado de la FCF
TFEM tasa de flujo espiratorio máximo
TFG tasa de filtración glomerular
TG triglicéridos
TH terapia hormonal

THC	tetrahidrocannabinol/marihuana
TIH	trombocitopenia inducida por heparina
TME	tratamientos modificadores de la enfermedad
TMMM	tumor mülleriano mixto maligno (carcinosarcoma uterino)
TMO	trasplante de médula ósea
TMP	trimetoprima
TN	tubo neural
TN	translucencia nucal
TNF	factor de necrosis tumoral
TNM	tumor, ganglio linfático, metástasis
TOCO	tocodinamómetro
TP	tiempo de protrombina
TPA	tratamiento de la pareja acelerado
tPA	activador plasminógeno tisular
TPPT	trabajo de parto pretérmino
TPT	tiempo parcial de tromboplastina
TPyP	parto y trabajo de parto
TRA	terapia de reproducción asistida
TRAb	anticuerpo del receptor de TSH
TRH	terapia de reemplazo hormonal
TRR	terapia de reemplazo renal
TSE	tasa de sedimentación eritrocitaria
TSH	tirotropina
TSH-R	receptor de TSH
TSI	inmunoglobulina estimulante de TSH
TSV	taquicardia supraventricular
TTPa	tiempo parcial de tromboplastina activado
TTPa	tiempo de tromboplastina parcial activado
TV	taquicardia ventricular
TVC	trombosis venosa cerebral
TVP	trombosis venosa profunda

U

UCI	unidad de cuidados intensivos
UCIN	unidad de cuidados intensivos neonatales
uE3	estriol sin conjugar
UFC	unidades formadoras de colonias
UMV	unidades Montevideo
UPM	último periodo menstrual
Uro	Urología
USFAI	ultrasonido focalizado de alta intensidad
USPSTF	U.S. Preventive Services Task Force

V

VAB	válvula aórtica bivalva
vac	vacuna
Vanco	vancomicina
VB	vaginosis bacteriana
VB	vesícula biliar
VBP	vinblastina, bleomicina, carboplatino
VC	volumen corriente
VCAM	molécula de adhesión celular vascular
VCI	vena cava inferior
VCM	volumen corpuscular medio
VD	violencia doméstica
VD	ventrículo derecho
VDRL	laboratorio de investigación de enfermedades venéreas
VEB	virus de Epstein-Barr
VEF1	volumen espiratorio forzado en 1 s
VEGF	factor de crecimiento endotelial vascular
VEM	velocidad de estatura máxima
Veno-TC	venotomografía computarizada
VHA	virus de la hepatitis A
VHB	virus de la hepatitis B
VHC	virus de la hepatitis C
VHD	virus de la hepatitis D
VHE	virus de la hepatitis E
VHR	vejiga hiperactiva
VHS	virus del herpes simple
VIH	virus de la inmunodeficiencia humana
VIVA	vacuna contra la influenza de virus vivos atenuados
VL	volumen latido
VLA	volumen de líquido amniótico
VLP	vulvodinia localizada provocada
VLTH	virus linfotrópico T humano
VM	válvula mitral
vol	volumen
VP	ventrículo primitivo
VPH	virus del papiloma humano
VPI	violencia por la pareja íntima
VPN	valor predictivo negativo
VPN	vitaminas prenatales
VPP	valor predictivo positivo
VR	volumen residual
VRE	volumen de reserva espiratorio
VRI	volumen de reserva inspiratorio
VRM	venorresonancia magnética
VSG	velocidad de sedimentación globular
VSM	velocidad sistólica máxima
VSR	virus sincitial respiratorio
VT	volumen corriente
VTDVI	volumen telediastólico del ventrículo izquierdo
VVZ	virus de la varicela zóster

W

WHI	*Women's Health Initiative*

Nota: el número de página seguido de una f o una t indican una figura o tabla, respectivamente.

B

C

D

W

X

Y

Z

MPP0625